国家职业技能等级认定培训教材

国家基本职业培训包教材资源

公共营养师

（三级）

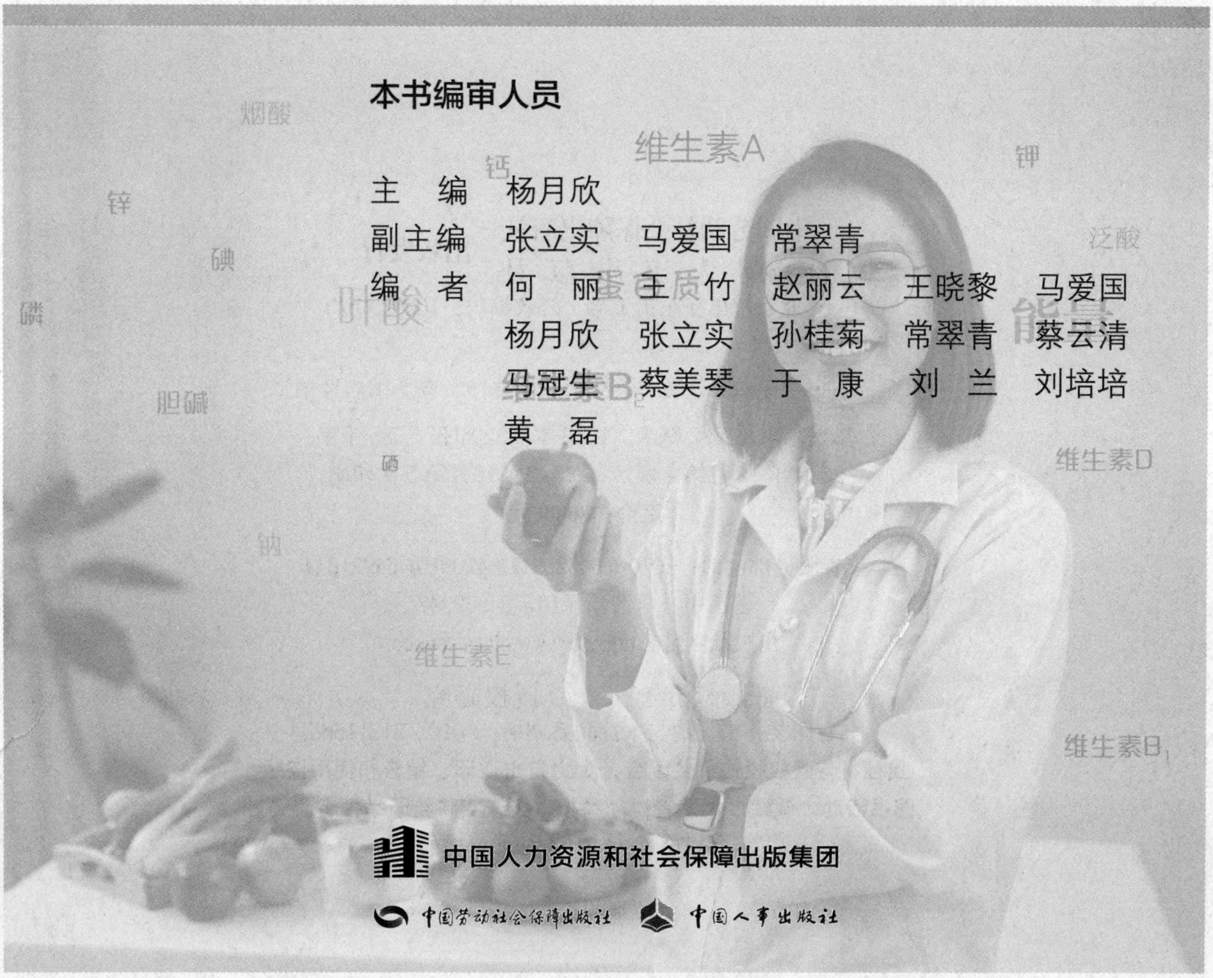

本书编审人员

主　编　杨月欣

副主编　张立实　马爱国　常翠青

编　者　何　丽　王质竹　赵丽云　王晓黎　马爱国　杨月欣　张立实　孙桂菊　常翠青　蔡云清　马冠生　蔡美琴　于　康　刘　兰　刘培培　黄　磊

中国人力资源和社会保障出版集团

中国劳动社会保障出版社　中国人事出版社

图书在版编目（**CIP**）数据

公共营养师：三级 / 人力资源社会保障部教材办公室组织编写. -- 北京：中国劳动社会保障出版社：中国人事出版社，2020

国家职业技能等级认定培训教材

ISBN 978-7-5167-4724-7

Ⅰ.①公… Ⅱ.①人… Ⅲ.①营养学 - 职业技能 - 鉴定 - 教材 Ⅳ.①R151

中国版本图书馆 CIP 数据核字（2020）第 238840 号

中国劳动社会保障出版社
中 国 人 事 出 版 社 **出版发行**

（北京市惠新东街 1 号 邮政编码：100029）

*

三河市华骏印务包装有限公司印刷装订 新华书店经销

787 毫米 ×1092 毫米 16 开本 32 印张 585 千字

2020 年 12 月第 1 版 2022 年10月第 5 次印刷

定价：80.00 元

读者服务部电话：（010）64929211/84209101/64921644

营销中心电话：（010）64962347

出版社网址：http：//www.class.com.cn

前　言

为加快建立劳动者终身职业技能培训制度，大力实施职业技能提升行动，全面推行职业技能等级制度，推进技能人才评价制度改革，促进国家基本职业培训包制度与职业技能等级认定制度的有效衔接，进一步规范培训管理，提高培训质量，人力资源社会保障部教材办公室组织有关专家在《公共营养师国家职业标准》（以下简称《标准》）制定工作基础上，编写了公共营养师国家职业技能等级认定培训系列教材（以下简称等级教材）。

公共营养师等级教材紧贴《标准》要求编写，内容上突出职业能力优先的编写原则，结构上按照职业功能模块分级别编写。该等级教材共包括《公共营养师（基础知识）》《公共营养师（四级）》《公共营养师（三级）》《公共营养师（二级）》《公共营养师（一级）》5本。《公共营养师（基础知识）》是各级别公共营养师均需掌握的基础知识，其他各级别教材内容分别包括各级别公共营养师应掌握的理论知识和操作技能。

本书是公共营养师等级教材中的一本，是职业技能等级认定推荐教材，也是职业技能等级认定题库开发的重要依据，已纳入国家基本职业培训包教材资源，适用于职业技能等级认定培训和中短期职业技能培训。

本书在编写过程中得到中国营养学会等单位的大力支持与协助，在此一并表示衷心感谢。

人力资源社会保障部教材办公室

出版说明

“民以食为天”，随着经济社会快速发展，生活水平不断提高，人们对关系到自身健康的食品安全和食品营养愈加关注，国家对大众营养的重视程度亦有很大提高。近10年来，营养法规、标准、概念等不断更新，2018年修订的《中华人民共和国食品安全法》，中国营养学会修订的《中国居民膳食营养素参考摄入量（2013版）》《中国居民膳食指南（2016）》，进一步规范和完善了食品安全与食品营养领域的法律法规，为维护大众切身利益提供了法律保障。

近几年，各地相继成立了150余个营养师协会，健康中国行动中提出了合理膳食行动、健康知识普及行动等15项行动。为了适应新时期营养改善工作的开展，推进我国职业技能等级认定制度的完善，进一步加强营养人才队伍的建设，我们在2012年出版的公共营养师国家职业资格培训教程（以下简称国家教程）的基础上重新梳理、编辑了本套教材，一是对原国家教程的延续和更新，二是在国家新的人才制度体系下教材的创新。

与公共营养师国家教程相比，本套教材重点在以下五个方面进行了更新：一是采用了人力资源社会保障部推行的国家基本职业培训包技术；二是内容采用了营养新标准、新规定和新技术，删除了陈旧而且较少使用的数据和标准；三是补充了营养案例和营养计算方法；四是对专业术语、评价标准进行了统一和规范；五是调整了部分章节内容，使之更全面并突出重点，详尽地反映公共营养师应具备的知识和技能。

随着营养专业知识和技术不断进步与发展，公共营养师职业必然会面临更多新知识、新技术的挑战，本套教材也会随之不断改进和完善。公共营养师国家教程出版后，承蒙广大读者关心和爱护，不少读者来信来电指出不足，这里谨表衷心感谢，并希望您能对本套教材继续提出宝贵意见，以使教材日臻完善。

杨月欣

2020年4月于北京

目 录 CONTENTS

职业模块 1 膳食调查和评价

膳食调查是公共营养师常用的工作技能，在四级公共营养师的培训教程中介绍了《中国食物成分表》的应用和称重法，这里将讲解回顾法和记账法。我国已经在1959年、1982年、1992年和2002年分别开展过四次大型的膳食调查。2010年，卫生部疾病预防控制局将过去10年开展一次的中国居民营养与健康状况调查变换为常规性的营养监测。通过开展全国性膳食调查和评价，全面分析和了解了我国人群的膳食营养状况，发现了国民在膳食营养中存在的问题。通过纵向分析我国人群膳食结构的变化趋势，提出了相关的政策建议，为政府制定营养改善策略和行动计划提供了依据。这些工作都是在膳食调查的基础上进行的。

1 培训课程

食物摄入量调查

为了解不同个体和人群的膳食结构，包括摄入的食物品种及每日从食物中所摄取各种营养素的量，营养工作者需要选择适当的膳食调查方法对有关人群进行膳食调查。膳食调查通常采用的方法有称重法、记账法、化学分析法、询问法和食物频率法等。这些方法可单独使用，也可联合使用。可根据调查研究的目的、研究人群、对结果的精确性要求、经费以及研究时间的长短来确定适当的调查方法。

除化学分析方法以外，其他的几种膳食调查方法都只是对食物摄入量的一个估计。准确地估计食物的重量是提高膳食调查准确度的重要因素，而选择合适的方法，无疑更是获得准确膳食摄入量的保障。

学习单元 1 膳食摄入量调查——24 小时回顾法

询问法是目前比较常用的膳食调查方法，是根据询问调查对象所获得的膳食情况，对其食物摄入量进行计算和评价的一种方法，此方法适合于个体调查及特种人群的调查。询问法包括 24 小时回顾法和膳食史回顾法，两种方法也可以结合使用。

24 小时回顾法是以询问的形式回顾性收集膳食信息的一种膳食调查方法，通过询问调查对象过去 24 小时实际的膳食情况，可对其食物摄入量进行计算和评价，是目前获得个人膳食摄入量资料最常用的一种调查方法。无论是大型的全国膳食调查，还是小型的研究课题，都可以采用这种方法来评估个体的膳食摄入情况。近年来，我国全国性的住户调查中个体食物摄入状况的调查均采用此方法，即采用 24 小时回顾法对所有家庭成员进行连续 3 天个人食物摄入量调查，记录消费的所有食物种类和量，以此分析调查对象的膳食和营养素的摄入量及其与营养状况的关系。

学习目标

- 掌握 24 小时回顾调查表的设计方法
- 了解 24 小时回顾法的原理、优缺点
- 掌握 24 小时回顾法的技术要点和具体的实施程序
- 能用 24 小时回顾法开展膳食摄入量的调查

知识要求

1. 24 小时回顾法的原理

24 小时回顾法是通过询问的方法，使调查对象回顾和描述在调查时刻以前 24 小时内摄入的所有食物的数量和种类，借助食物模型、家用量具或食物图谱对其食物摄入进行计算和评价。

2. 24 小时回顾法的优缺点

24 小时回顾法的主要优点是所用时间短、调查对象不需要具备较高文化水平，就能得到个体的膳食摄入状况，便于与其他相关因素进行分析比较，这种膳食调查结果对于人群营养状况的原因分析也是非常有价值的。缺点是调查对象的回顾依赖于短期记忆，需对调查者进行严格培训，不然调查者之间的差别大，很难达到标准化要求。

3. 24 小时回顾法的技术要点

24 小时回顾法可用于家庭中个体的食物消费状况调查，也适用于描述不同人群个体的食物摄入情况，包括一些散居式特殊人群调查。具体询问获得信息的方式也有很多种，包括使用开放式表格或事先编制好的调查表通过电话、录音机或面对面的方式进行询问，其中最典型的方法是使用开放式调查表进行面对面的询问。设计合理的调查表是关系到膳食调查质量的关键因素。

由于 24 小时回顾法的信息是通过调查者进行引导性提问而获得的，因此调查者一定要经过认真培训，要掌握某些引导方法以帮助调查对象回忆起一天内消耗的所有食物。在询问过程中，要求调查者不但要有熟练的专业技巧，还要有诚恳的态度，才能获得准确的食物消费资料。在回顾后可借用一份食物清单进行随时记录，便于核对，因为一些食物或零食很容易被遗忘。

24 小时回顾法一般完成时间为 15 ~ 40 min，以面对面方式进行调查的应答率较高；对于所摄入的食物可进行量化估计；一年中可以进行多次回顾，以提供个体日常食物的消费情况，便于结合个体健康状况、职业、教育水平等因素来进行比较。遇老人和儿童回忆不清楚时，可以询问其看护人。在调查中，家庭主妇和其他家庭成员可以帮助回顾每个人摄入的食物种类和实际食物的消费量。24 小时回顾法常用来评价全人群的膳食摄入量，也适合描述不同组别个体的膳食平均摄入量。

在实际工作中，一般选用与膳食史结合的方法，或者采用 3 日连续调查方法（每天入户回顾 24 小时进餐情况，连续进行 3 日）。有研究显示，连续 3 日 24 小时回顾调查所得膳食摄入量的结果与全家食物称重记录法调查的结果相比较，二者之间的差别不显著。这说明只要做好质量控制，应用连续 3 日 24 小时回顾法调查的食物摄入量应能基本接近真实的摄入量。

24 小时回顾法要求每个调查对象回顾和描述 24 小时内摄入的所有食物的

种类和数量。24 小时一般是指从调查当日最后一餐吃东西开始向前推 24 小时。食物量通常参照家用量具、食物模型或食物图谱进行估计。

4. 设计 24 小时回顾调查表

调查表的设计首先要明确调查对象、时间、地区等基本信息。24 小时膳食回顾调查表主要包括以下 7 方面内容。

24 小时回顾调查表的设计可参考《国家职业技能等级认定培训教材——公共营养师（四级）》称重法表格内容。

（1）食物名称

食物名称是指调查对象在过去的 24 小时内进食的所有食物的名称，可以是主食，如米饭、大米粥、馒头、面条等；可以是菜名，如宫保鸡丁、冬笋炒肉等；也可以是水果、小吃等名称。

（2）原料名称

原料名称是指前述的食物名称中所列食物的各种原料名称。例如，馒头的原料是面粉，冬笋炒肉的原料是冬笋和猪肉。应当注意原料名称是计算各种营养素摄入量的依据，各种食物中所含的营养素可以通过《中国食物成分表》查得。

（3）原料编码

原料编码是指《中国食物成分表》中各种原料的编码。每种食物的原料应和唯一的编码一一对应。

（4）原料重量

原料重量是指各种原料的实际摄入量（g）。由调查对象回忆过去 24 小时内进食各种食物的原料重量确定。

（5）进餐时间

进餐时间通常分为早餐、中餐、晚餐，以及上午小吃、下午小吃和晚上小吃。

（6）进餐地点

进餐地点是指进食每餐及各种小吃的地点，如在家、单位、学校、饭馆、摊点等。

（7）加工地点

加工地点是指食物加工的地点，如在家、单位、学校、饭馆、摊点等。

5. 24 小时回顾法个人人日数换算

一个人 24 小时为一个人日，习惯上每日只吃两餐，或者由于特殊情况（如重体力劳动、夜班生产等）每日少于或多于三餐者也为一个人日。

个人人日数计算在家庭和集体就餐单位调查中很重要，24 小时回顾法在外

总人日数是指全体全天个人总餐之和。只有在调查集体、家庭人员且每日吃饭人数不同时才用。

就餐也要询问，并计算在餐次总数内。

其公式为：

个人人日数 = 早餐餐次总数 × 早餐餐次比 + 中餐餐次总数 × 中餐餐次比 + 晚餐餐次总数 × 晚餐餐次比

全家总人日数 = 所有在家用餐个人的人日数之和

在做集体膳食调查时，例如在某幼儿园调查，早餐有 20 名儿童进餐、中餐有 30 名、晚餐有 25 名。人日数计算如下。

（1）确定餐次比

餐次比的确定一般早餐为 30%、中晚餐各为 30% ~ 40% 为宜，也可按照儿童的三餐能量比各占 1/3 计算，儿童餐次比不是一成不变的数值。

（2）计算群体总人日数

上例中，若假设儿童的三餐能量比各占 1/3，总人日数：（20+30+25）× 1 ÷ 3= 25 人日。若该幼儿园三餐能量分配比例为早餐 20%、中餐 40%、晚餐 40%，则总人日数计算为：20 × 0.2+30 × 0.4+25 × 0.4=26 人日。

技能要求

设计 24 小时回顾调查表

1. 工作准备

（1）准备好调查用的纸、笔、尺。

（2）了解调查目的。

2. 工作程序

如表头为“北京天桥街道居民 24 小时回顾调查表”。

程序 1　确定表头

根据调查目的、地点等，表头应一目了然。

程序 2　确定调查对象基本内容

调查对象的基本内容包括个人基本情况、住址和联系方式，以便整理资料时联系和修改。日期也是重要的记录内容，因为不同的季节，食品供应不同，可以为今后分析和建立健康档案做准备。

程序 3　确定回顾调查表的内容

24 小时回顾调查的内容可以根据实际需要有所不同，一般应包括餐次、食物名称、原料编码、摄入量等。不需询问进餐地点时则可以省略这部分内容。

原料编码是该食物在《中国食物成分表》上的编码，设计此项目是为满足输入计算机和统计分析时的需要。

程序 4　设计表格

把餐次作为纵向内容，把调查内容作为横向内容，简单设计的调查表格式见表 1–1。

在设计调查表时，调查对象的住址和联系电话一定不能忽略，以便当整理资料发现问题时，可与调查对象及时核对。

表 1–1　24 小时回顾调查表

序号：　　　　　　　　　　　　　　　　　　　　调查日期：

姓名：		性别：		住址：		电话：
餐次	食品名称	原料名称	原料编码	原料重量	备注	进餐地点
早						
中						
晚						

进餐地点选择：1. 在家　2. 单位 / 学校　3. 饭馆 / 摊点　4. 亲戚 / 朋友家　5. 幼儿园　6. 节日 / 庆典

程序 5　编写解释说明

表格设计完成后，除了内容需要进一步完善外，还需要对原料统一规定重量单位（如 g），对进餐地点及加餐等需要进行说明，以便不同的人员在指导调查对象填表时起到提示作用。

进餐地点可根据不同的调查对象和调查目的来确定。

程序 6　试用

表格完全设计好后，需要找 3～10 个调查对象试用，以检查项目的完整性、说明提示是否被理解和表格的方便性，修改完善后再用于调查。

程序 7　补充内容

为了修正仅调查一日可能出现的片面性，常常结合膳食调查史的方法，与 24 小时回顾调查一起记录膳食情况，这时就需要增加膳食史记录。

通常膳食史的调查是利用频率法来询问和记录的，因此表格设计常常与频率法相同，项目依据食品类别设立，一般询问一个月或三个月的常用食物摄入次数和消费量。可以在表 1–1 的基础上增加此项，见表 1–2。

表 1–2　24 小时回顾及近期膳食史调查表

3 日 24 小时调查表与一日的调查表基本相同，只是需要连续调查 3 日。在设计 24 小时调查时，一般都希望这 3 日能代表被调查者日常的膳食习惯，因此在设计 3 日时应尽可能包括一个周末。

序号：　　　　　　　　　　　　　　　　　　　　　　　　调查日期：

姓名：		性别：		住址：		电话：
餐次	食品名称	原料名称	原料编码	原料重量	备注	进餐地点
早						
中						
晚						

近期膳食史调查（一个月内食品消费情况）

序号	食品名称	消费量	序号	食品名称	消费量
1	谷类		6	禽肉类	
2	薯类		7	畜肉类	
3	蔬菜类		8	水产类	
4	豆类		9	蛋类	
5	植物油		10	奶类	

进餐地点选择：1. 在家　2. 单位 / 学校　3. 饭馆 / 摊点　4. 亲戚 / 朋友家　5. 幼儿园　6. 节日 / 庆典

3. 注意事项

由于 24 小时回顾法主要依靠调查对象的记忆能力来回忆和描述他们的膳食摄入情况，因此不适于年龄较小的儿童与年龄较大的老人。

24 小时回顾法的应用

1. 工作准备

（1）设计调查表

在调查前根据调查目的和调查对象设计好调查用的记录表，可做适当修改。

（2）准备食物模型、图谱、各种标准容器

调查中可引入食物模型、图谱和各种标准容器（如标准的碗、盘、杯子和瓶子等）以及各种食物不同大小的参考重量，从而对摄入食物进行数量估计。

（3）熟悉调查对象家中常用的（或地区常用的）容器和食物重量

如碗、盘、杯子和瓶子，或者馒头、苹果、梨等，熟悉其容量或重量，做到能估计常用食物的重量。

（4）《中国食物成分表》或营养计算软件

（5）培训和调查

调查者要掌握一定的调查技巧，如要了解市场上主副食供应的品种和价格；了解食物生熟比值和体积之间的关系，即按食物的体积能够准确估计出生食与熟食的比值；在家庭就餐时，一般是一家人共同食用几盘菜肴，因此在调查时要耐心询问每人就餐时摄入的比例，这样在掌握每道菜所用原料的基础上，即能计算出每人的实际摄入量。

借助食物模型开展调查，是帮助调查对象回忆、估计食物重量的好方法。

2. 工作程序

程序 1　入户说明来意

调查者入户调查时，首先应该自我介绍，并说明来意，与调查对象做简短沟通，使其了解调查的目的、意义，建立起信任，以便积极配合。让其简短回顾前一天所从事的活动，这将有助于调查对象对膳食的回忆，并为后面的如“您在朋友家里吃了什么东西没有？”等问题做铺垫。

程序 2　说明调查内容

调查者简要介绍调查内容，明确告诉调查对象回顾调查的时间周期。调查内容应包括调查对象的基本信息、就餐时间、食物名称、原料名称、原料重量及就餐地点等。

调查者通常需要经过培训后上岗。

程序 3　调查和记录

调查者按照 24 小时内进餐顺序分别询问食用的食物和数量，摄入的所有食物（包括饮料，但不包括调味品）的种类和数量，在外（餐馆、单位或学校食堂等）用餐的种类和数量以及零食。将结果都登记在表 1–3 中。对于每一餐次，调查者可按照食物的几大类，如谷物（主食）、蔬菜、肉、蛋、奶、豆类、水果、糖、油脂、纯热量食品等，帮助每个家庭成员完善回忆内容，避免遗漏。

表 1–3　24 小时回顾调查样表

姓名：		性别：	年龄：	联系方式：	
食物名称	原料名称	原料编码 D1	原料重量（g）D2	进餐时间 D3	进餐地点 D4

注：D3：1. 早餐　2. 上午小吃　3. 午餐　4. 下午小吃　5. 晚餐　6. 晚上小吃
D4：1. 在家　2. 单位 / 学校　3. 饭馆 / 摊点　4. 亲戚 / 朋友家　5. 幼儿园　6. 节日 / 庆典

24 小时回顾调查要求调查者耐心、细致，正确估计食物份额大小。填写原料名称和编码要准确，在《中国食物成分表》中列入了一部分成品食物的编码，填写调查表时可以直接填写成品食物的名称，如 200 g 馒头。如果在原料名称中填写了馒头，就应该在编码里填写馒头的编码，而不能填写面粉的原料编码。

个人调查无须进行程序 7 的计算。

程序 4　引导回顾记录要点

调查者应根据调查对象的回顾如实填写调查表格。如调查对象回顾不清，应该设法利用食物图谱或常用的容器等帮助其回顾。特别应该注意三餐之外的各种水果和零食的回顾并记录摄入量。

程序 5　弥补调查不足

调查结束时，再称量各种调味品的消费量，以求核实。如果同时进行称重法调查，此步骤可省略。至此调查工作结束。

程序 6　资料的核查

在调查完成后要及时对调查表的内容进行检查与复核。调查资料可用 Excel 或营养计算软件统一录入，每份数据录入 2 次，对建立的数据库要进行核实、查错及清理。

程序 7　个人人日数的计算

以下列刘甲一家为例，见表 1–4。

表 1-4 家庭成员每人每日用餐情况登记表

家庭编号______　　省 / 区（T1）______　　市 / 县（T2）______

区 / 乡（T3）______　　居委会 / 村（T4）______　　调查户（T5）______

姓名（A1）	刘甲			郑乙			刘丙			刘丁			王戊		
序号（A2）	01			02			03			04			05		
性别	男			女			女			男			男		
年龄（岁）（V26）	68			54			28			18			18		
职业	离休			家务			工人			中专生			学生		
劳动强度（V27）	1			3			3			2			2		
生理状况（V28）	0			0			0			0			0		
时间	早 V33	中 V34	晚 V35	早 V33	中 V34	晚 V35	早 V33	中 V34	晚 V35	早 V33	中 V34	晚 V35	早 V33	中 V34	晚 V35
第一天	0	0	1	0	0	1	0	0	1	0	0	1	0	0	1
第二天	1	0	1	1	1	1	0	1	1	1	1	1	0	0	0
第三天	1	0	1	1	1	1	0	0	1	1	0	0	0	0	0
第四天	1	0	0	1	1	0	0	1	0	1	1	0	0	0	0
用餐人次总数（V29）	3	0	3	3	3	3	0	2	3	3	2	2	0	0	1
餐次比（V30）	0.5	0	0.5	0.2	0.4	0.4	0.2	0.4	0.4	0.2	0.4	0.4	0.2	0.4	0.4
人日数（V31）	3.0			3.0			2.0			2.2			0.4		
总人日数（V32）	10.6														

就餐人数登记是集体用餐膳食调查时所必需的。人日数据依此进行计算。

填表时，在家进过餐的所有人都要填上，哪怕是客人，只吃过一餐饭。每个人的餐次比数值相加都应该等于1。

注：

劳动强度：1. 轻体力劳动（一般指办公室工作、修理电器钟表、售货员、服务员、实验操作、讲课等）；2. 中等体力劳动（一般指学生日常活动、机动车驾驶、电工安装、车床操作、金属制造等）；3. 重体力劳动（一般指非机械化农业劳动、炼钢、舞蹈、体育运动、装卸、采矿等）。

生理状况：0. 正常　1. 孕妇　2. 乳母

用餐情况：1. 在家用餐　0. 未在家用餐

表中，刘甲的个人人日数 =3×0.5+3×0.5=3.0　即人日数 = ∑（用餐人数 × 餐次比）

郑乙的个人人日数 =3×0.2+3×0.4+3×0.4=3.0

无论在家还是在外就餐，只要是吃了该餐，就要计算在内。

3. 注意事项

（1）调查者一般从询问调查对象前一天所吃或喝的第一种食物开始，按时间向前推进。这种按时间顺序调查某一天食物摄入量的方法是通常采用的方法。但是，如果调查对象很难回忆起前一天吃的是什么时，也可以从现在开始回忆，再回忆过去的 24 小时。

（2）用于估计食物量的工具要能够代表调查对象居住社区中通常使用的测量用具。

（3）由于调查主要依靠调查对象的记忆能力来回忆和描述他们的膳食种类和摄入量，因此不适合于年龄在 7 岁以下的儿童和年龄在 75 岁及以上的老人。

（4）传统的 24 小时回顾法中包括调味品的摄入量统计。但由于对调味品的回顾误差较大，我国于 1992 年进行第三次全国营养调查时对 24 小时回顾法进行了改进，调味品的资料采用了称重法获得的调味品的数据，即采用称重法修正的 24 小时回顾法。由于在膳食调查中常采用多种调查方法相结合，故目前的 24 小时回顾法也多作为修正的调查方法。

（5）3 日 24 小时回顾法的调查时间原则上是从周一到周日随机抽选 3 天，但是在实际生活中，工作日和休息日的膳食常常有很大差异。因此，为了使调查结果能更好地反映调查对象的一般膳食情况，通常选择两个工作日和一个休息日。

（6）24 小时回顾法多用于家庭中个体的食物消耗状况调查，对调查者的要求比较高，需要掌握一定的调查技巧，并保持诚恳的态度，才能获得准确的食物消费信息。

连续进行 3 日的 24 小时回顾调查是简便易行的，且可获得调查对象的饮食状况数据。如果用 1 日的 24 小时回顾调查结果去评价调查对象日常的膳食营养状况，往往偏差较大。

学习单元 2 膳食摄入量调查——24 小时回顾和膳食史结合方法

学习目标

- ➢ 掌握 24 小时回顾法和膳食史法结合的方法、步骤、使用范围和优缺点
- ➢ 能将 24 小时回顾法和膳食史法结合起来进行家庭膳食调查

知识要求

1. 膳食史法的原理和特点

膳食史法为 Bruke 所创立，他鉴于人体生长发育受到长期饮食习惯的影响，认为采用膳食史法可获得调查对象通常的膳食模式和食物摄入的详细情况，得到的数据可以用来对个体食物与营养素摄入量特征进行描述，并按照摄入量进行分类，还可以用来评价不同组人群的相对平均摄入量，或组内摄入量的分布情况。它与 24 小时回顾法的不同之处在于不只是询问调查对象昨天或前几天的食物消费情况，而是询问过去一段时间的膳食模式，即反映了长时期的膳食习惯。如果膳食有季节性变化，可以分季节进行调查询问。

膳食史的“一段时间”常指最近一个月、三个月或半年等。

膳食史法已被广泛用于营养流行病学调查研究，当食物消费种类多、随季节变化大时，采用膳食史法可以更加全面地了解居民膳食的摄入情况。对于许多慢性疾病而言（如心血管疾病、糖尿病、肿瘤及慢性营养不良等），研究过去的膳食状况比研究现在的更有意义。膳食史法的优点是可以进行具有代表性的膳食模式的调查，并且样本量大，费用低，使用人力少，一般不影响调查对象的膳食习惯和进餐方式。与 24 小时回顾法相比，膳食史法是一种抽象的方法，进行这样的调查需要营养专家的指导。另外，该方法能得到人们日常习惯性的膳食模式，所以对调查对象也提出了更高的要求。两种调查方法结合使用能较全面地反映出人群膳食调查的结果，并发挥询问调查法的优势。

24 小时回顾法和膳食史法都是开放式的调查，可以容纳调查对象所提到的任何一种食物或食物组合，并对有关食物的种类、来源、加工和处理方法、对食物的详细描述及食物量等反映食物特性的信息都没有限定。另外，这种结合

方法表现食物和饮食习惯的范围非常广泛，因此特别适合于对不同文化群体的摄入量估计。当调查不同的个体时，也易于看到文化差异的影响。

2. 表格设计要求

膳食史法由三部分组成：第一部分是询问膳食摄入的历史，询问调查对象通常的每日膳食摄入模式，可以用一些家用量具、食物模型或食物图谱估计食物量。第二部分是核对，用一份包含各种食物的详细食物清单来核对，以确证、阐明其总的饮食模式。最后一部分是调查对象记录当前 3 天的食物摄入量，可以用 24 小时回顾法。

在设计膳食调查表方面，建议用数据库的方法，即利用以前从目标人群中收集到的资料来设计食物种类表和食物份额。

3. 注意事项

膳食史法是调查调查对象在过去一段时间内的日常膳食模式和摄入量，因此，对那些每天饮食有较大变化的个体是不适宜的。而且该调查方法对调查对象的要求较高，要求调查结果能反映出调查对象在一段较长时间内的饮食特点。

回顾法调查存在的误差主要包括三个方面。

（1）膳食摄入量的漏报或低估

研究发现，漏掉曾吃过的食物比多填了未曾吃过食物的情况更多见。容易被漏掉的食物大多是那些平时消费频率低的食物，或是那些主菜的辅助材料。因此，在回顾过程中可以进一步询问一些容易被忽略的食物，如饮料和餐间零食，也可以询问在炒菜时是否添加了别的配料等问题。另外，通常调查对象提供的在外用餐的信息也不够详细。

（2）对食物大小或摄入量进行错误估计

据调查，分量小的食物被估计偏高的程度较多，进食量较大的人对摄入量的估计偏低的较多。对固体食物量的估计要比对液体食物量的估计准确，对无形状食物（如面条和酱类等）和溶解性食物的食物量估计准确性最低。对肉眼不能分辨出的食物量的估计难度较大，如咖啡或茶中的牛奶、肉汁中的调味品，以及加在其他食物中的沙拉酱、番茄酱、果酱、人工黄油和食物配料等溶解性食物。那些摄入量远低于平均水平的人比较容易高估他们的摄入量，同样，那些摄入量高于平均水平的人有低估摄入量的趋势。而通过与照片或食物模型比较，调查对象能够根据他们的食物大小给出估计量。对调查对象进行如何使用食物模型的训练可提高其食物估计量的准确性。

（3）调查对象的主观因素

调查对象记录的食物可能与社会期望因素有关，即当一个人很关心其所吃的食物时，他就有可能更趋向于选择那些社会接受的或被认为对健康有益的食物。调查对象和调查者缺乏依从性是误差的另一个潜在来源。调查对象对提供完整准确信息的积极性受其对研究结果的重要性和适用性认识程度的影响。调查者或其他人员向调查对象介绍研究目的时的热情和能否把这些热情传递给所有调查对象是一个关键因素。因此，调查者要花一些时间解释研究的目的和重要性，与调查对象之间建立起一种轻松、友善但又严谨、负责的事务式关系，营造出一种相互信任的氛围。

技能要求

回顾和膳食史调查结合法

1. 工作准备

（1）常用的家用量具。

（2）常见食物的模型或食物图谱。

（3）较为详尽的当地居民经常摄入食物的清单。

2. 工作程序

膳食史法通常注重于总膳食中的食物，但有时也专门调查膳食结构中的某些组成。最原始的方法有三个组成部分：第一部分，记录某人通常所吃的食品；第二部分，用详细的食物清单来核对膳食模式，通过了解饮食习惯列出一张张详细的食物清单，提醒调查对象修正膳食模式；第三部分，要求调查对象保存当前 3 日的食物记录，从而估计出所吃食物的种类与重量。

调查者入户次数过多、入户时间不合适、调查对象对调查不理解和主观上有厌倦情绪等因素，都会导致调查对象的配合程度不高。

程序 1　介绍工作目的

在开展调查前，调查小组要与社区领导或关键知情人联系，介绍调查目的、内容和涉及人员等，由他们介绍和安排入户，这样更容易被住户接受和给予配合。在开展调查时，可考虑采用直接入户与电话调查相结合的方法。调查者入户时态度要亲切自然，取得调查对象的信任，询问问题时要表述清楚，让调查

通常进行膳食调查时，入户时间多在晚饭后或与调查对象约定时间。

对象能够充分理解工作目的和内容，询问时注意观察调查对象的情绪变化和肢体语言所传达的是否为愿意配合的信息，必要时可另约时间进行调查。

程序 2　熟悉调查表

在填写问卷前，调查者和调查对象要尽量熟悉调查表内容，调查者要详细说明如何填写问卷，才能得到调查对象在过去某段时间内平均每天的食物摄入情况。调查表见表 1–2“近期膳食史调查”，结果总表见表 1–5。

表 1–5　平均每天膳食摄入情况回忆表

家庭地址：　　　　　　　　个人姓名：　　　　　　调查日期：　　年　月　日

餐次或零食	食物名称	摄入数量	原料名称	原料数量	制作方法	其他说明

程序 3　询问膳食摄入模式

对于食物数量的填写，需要调查者和调查对象有较为准确的食物量估算能力。在现场工作中发现，调查对象对于食物摄入量的估算普遍不够重视，缺乏估算能力和概念，需要调查者在开始调查前进行讲解，有的还需要调查者帮助进行估算。关于数量的描述一定要清楚，不清楚的地方要补充调查，以便更好地估计出食物的摄入量。如果在调查中，制作和使用不同分量的各种食物及餐具图片、食物模型等，将有助于调查对象对食物量的估算，从而得到准确的食物摄入量数据。

程序 4　采用详细食物清单来核对

采用在过去某段时间内相同地区、人群的膳食习惯的调查或文献记载资料作为食物清单（包括食物种类、数量、加工制作方法等）。用此食物清单提醒调查对象是否遗漏了某些食品，或忽略了食物的特殊烹调方法，以减少膳食史法调查的误差。

程序 5　调查 3 日的食物摄入量

调查对象当前 3 日的食物摄入情况调查，一般采用 24 小时回顾法，得到调查对象现在的食物摄入情况信息，这些信息对于了解调查对象过去的食物摄入情况具有一定意义。尽可能在调查前告诉调查对象把盛装食物的容器一直沿用到调查结束时，可以较准确估算调查对象食物的摄入量。

要求调查对象列出在前 24 小时内所吃的食物及其数量（见表 1–6），要求用家用量器作计量单位，例如，将各种蔬菜切成平时烹调的形状，然后取一碗称其重量，以后用碗计数。也可运用实物比例图谱及几个容量由小到大的碗作为定量工具，辅助调查对象回忆过去 1 日所吃食物的分量。例如，用 4 个不同大小的量匙辅助回忆每道菜所用的烹调用油及调味料分量。

表 1–6　24 小时膳食询问表

家庭地址：　　　　　　个人姓名：　　　调查日期：　　　年　月　日

0 调查日	1 编号	2		3 原料名称	4 原料编码	5 原料数量（g）	6 进餐时间	7 进餐地点	8 制作方法	9 制作地点
		食物名称	食物编码							
	1									
	2									
	3									
	4									
	5									
	6									
	7									
	8									
	9									

注：

第 6 项填写选项：1. 早餐　2. 上午小吃　3. 午餐　4. 下午小吃　5. 晚餐　6. 晚上小吃

第 7 项填写选项：1. 在家　2. 单位 / 学校　3. 饭馆 / 摊点　4. 亲戚 / 朋友家　5. 幼儿园　6. 节日 / 庆典　7. 其他

第 8 项填写选项：1. 煮　2. 炒　3. 炸　4. 蒸　5. 烙　6. 熟食　7. 烤　8. 生吃　9. 其他

第 9 项填写选项同第 7 项

每个调查对象回顾连续 3 日的每天 24 小时内所摄入的所有食物（包括饮料但不包括调味品）的种类和数量，包括在家及在外（餐馆、单位食堂）用餐的种类、数量以及零食量，回忆不清楚的孩子及老人则询问其看护人。在调查中，家庭主妇和其他家庭成员可帮助提供每个人摄入的食物种类和实际食物消费量的数据。

调味品的摄入量在24小时回顾调查中没有记录，需要称重全家调味品的消费量，按照一定的比例分配到每个人。

程序6　描述烹饪方法

详细描述所摄入食物和饮料的制作方法，如有可能还应记录食物的商品名称、摄入时间和地点。

程序7　检查数量

估算所有食物和饮料的数量时，可用常用的家庭器皿估量。

程序8　记录

将所有的访问记录准确写入调查表，调查者还应询问调查对象进食维生素及矿物质补充剂的量。

根据《中国食物成分表》计算分析营养素摄入量，然后进行膳食调查的评价。膳食史法可以得到食物的摄取频率和数量，以及有关食物制备方法的资料和调查对象的饮食结构。

3. 注意事项

（1）随着收集数据天数的增加，调查对象的配合度会逐渐下降，特别是要求做连续数日调查的时候，情况更为严重。有时会选择调查4～5日的摄入量，这是目前估计能量和宏量营养素摄入量较为合理的做法。在一年四季的每个季节采集3～4日的膳食回忆资料则比较理想，这样一年中总共可采集到每位调查对象的12～16日的摄入量情况。

（2）一个人对食物摄入情况的回忆能力与多种因素有关，其中包括年龄、性别、文化程度、情绪、注意力及进食方式的连续性，文化程度和经济收入较低的调查对象回忆误差较大。可以准备一份“容易被遗忘的食物清单”，以帮助唤醒调查对象的回忆，减少因不经意而漏掉的项目，如一些小吃、饮料和甜品等。为了减少误差，当调查对象一时回答不准确或不愿意回答时，调查者要重复一遍问题并耐心解释，以得到准确信息。

（3）这两种膳食调查法都采取入户调查的方式，因此调查者对调查内容和方法的掌握程度以及他们与调查对象之间的沟通非常重要。在开展调查前，应该对调查者进行有效的培训和考核，通过考核后才能参加调查工作。

训练有素的调查者应当熟悉当地主副食的种类、定量供给情况，市场供应食物的品种、价格和产销情况，并对食物加工、熟重及体积之间的关系有较明确的概念；懂得运用沟通交流的技巧，帮助调查对象回忆他所吃过的食物，使回忆法的局限性最小化。调查者应尽可能营造一个放松、悠闲的气氛，使调查对象能够最大限度地回忆起其进食行为。

相关链接

人群膳食在一定的时间内具有一定的连续性和稳定性，并且现时膳食对远期膳食的回顾也会产生很深的影响。研究还发现，膳食回顾资料含有一部分当前膳食信息和一部分过去的膳食信息。目前尚未确定对远期膳食的最佳评价方法是当前实际的膳食，还是对过去膳食的回忆。但如果研究所关心的是远期膳食情况，那么还是应把目光集中在调查所关注的那个时期。对调查结果的分析认为，10 年以内回忆资料的错误程度不是很严重，但若超过 10 年，则存在很大的不确定性。所以膳食史法调查的时间范围通常选择过去 10 年以内。

此外，对过去膳食情况与疾病关系开展调查时，疾病暴露期之后调查对象的膳食会发生改变，即当前膳食可能会使回忆资料产生偏倚。在得知诊断结果，或得知膳食对疾病进程或治疗效果产生影响后，病例（而不是对照）人群会改变膳食，这种情况对病例对照研究结果的影响可能最为突出。病例对照研究的最大问题是，与对照相比，病例往往会系统地过高或过低估计过去的膳食摄入量。

学习单元 3　膳食摄入量调查——记账法

记账法是根据账目的记录得到调查对象的膳食情况来进行营养评价的一种膳食调查方法，它是最早、最常用的膳食调查方法，是其他膳食调查方法的发展基础，常和称重法一起应用。它是由调查对象或调查者称量记录一定时期内的食物消费总量，调查者通过这些记录并根据同一时期进餐人数，就能计算出每人每天各种食物的平均摄入量。

在集体就餐的伙食单位（如幼儿园、学校和部队），如果不需要个人食物摄入量的数据，只要平均值，则可以不称量每人每天摄入的熟重，只称量总的熟食量，然后减去剩余量，再被进餐人数平均，即可得出平均每人每天的食物摄入量。

学习目标

- 了解记账法的目的、意义
- 掌握记账法的使用范围、优缺点和实施程序
- 能用记账法对家庭或特殊膳食群体开展膳食摄入量的调查

知识要求

1. 记账法的原理和优缺点

记账法多用于建有伙食账目的集体食堂等单位，根据该单位每日购买食物的发票和账目、就餐人数的记录，得到在一定时期内的各种食物消耗总量和就餐者的人日数，从而计算出平均每人每日的食物消费量，再按照《中国食物成分表》计算这些食物所供给的能量和营养素数量。

记账法的操作较简单，费用低，所需人力少，适用于大样本膳食调查，且易于为膳食管理人员所掌握，使调查单位能定期地自行调查计算，并可作为改进膳食质量的参考。该法适合于家庭调查，也适合于幼儿园、中小学校或部队的调查。记账法可以调查较长时期的膳食，如1个月或更长。有些研究为了了解慢性病与饮食的关系，可采用长达一年的膳食记录方法，时间长短根据研究项目的需求而定。在记录精确和每餐用餐人数统计确实的情况下，能够得到较准确的结果。与其他方法相比较，不但可以调查长时期的膳食，而且适合于进行全年不同季节的调查。缺点是调查结果只能得到全家或集体中人均的膳食摄入量，难以分析个体膳食摄入情况。

2. 记账法的基本方法和要点

记账法的基础是膳食账目，所以要求被调查单位的伙食账目完善，数据可

靠。对于家庭，一般没有食物消费账目可查，如用记账法进行调查，可在调查开始前登记其所有储存的及新购进的食物种类和数量，并且登记调查期间购入的食物，在调查结束时再次称量全部剩余食物的重量，然后计算出调查期间消费的食品总量。由于家庭成员年龄、性别等相差较大，因此人数也需按混合系数计算其营养素摄入量。

技能要求

记账法调查

1. 工作准备

（1）《中国食物成分表》、计算器或计算软件。

（2）相关的数据调查、计算表格。

（3）培训相关调查人员。对从事调查的人员进行统一培训，使其掌握调查的程序、方法和各种数据的计算程序，明确营养评价的指标和标准。

（4）确定调查单位和时间。与被调查单位相关负责人取得联系，约定调查日期和接待人员，阐明调查的目的和意义，取得其积极配合。

2. 工作程序

程序 1　与膳食管理人员见面

调查现在到将来一段时间的膳食情况，可先向相关工作人员介绍调查的过程和膳食账目与进餐人员记录的要求，使其能够按照要求详细记录每日购入的食物种类、数量和进餐人数，同时也要登记调查开始时存余食物和调查结束时的剩余食物。

程序 2　了解食物结存

首先了解食物的结存情况，分类别称重或询问估计所有剩余的食物。

程序 3　了解进餐人数

对进餐人数应统计准确并要求按年龄、性别和工种、生理状态等分别登记。如果调查对象个体之间差异不大，如儿童膳食调查，因食物供给量不分性别、劳动强度，进餐人数登记表设计时可以简化，见表 1–7。

表 1-7　某小学用餐人数登记表

年龄		6 岁~			7 岁~			8 岁~			9 岁~		
餐次		早	中	晚	早	中	晚	早	中	晚	早	中	晚
时间	××月××日 … ××月××日												
用餐总人数													
总人日数													
折合成年男子系数													
折合成年男子总人日数													

废弃数量的估计和称量很重要，生熟比的计算一定要准确。

程序 4　了解食物购进数量

对调查期间购进的各种食物的量进行记录。

程序 5　食物的消费量计算和记录

食物的消费量统计需逐日分类准确记录，具体写出食物名称，见表 1-8。

表 1-8　食物消费量记录表

食物名称		大米	玉米	猪肉	虾	鱼类	白菜	萝卜	……
结存数量									
购入食物量	××月××日								
	××月××日								
剩余数量									
废弃数量									
实际总消费量									
备注									

根据调查所得到的资料计算在调查期间伙食单位所消费的各种食物的总量。

程序 6　计算总人日数

人日数是代表调查对象用餐的天数，一个人吃早、中、晚三餐为 1 个人日。例如，调查某幼儿园的膳食情况，如果该幼儿园三餐的能量分配为早餐 30%，午餐 30%～40%，晚餐 30%～40%，某日三餐各有 20 名、30 名、20 名儿童用餐，那么该日的总人日数为 20×30%+30×40%+20×30%=24 人日。调查期间总人日数等于调查期间各天人日数总和。

如果被调查单位用餐人员在年龄、劳动强度等方面参差不齐，则应该按照表 1–9 进行登记。

表 1–9　调查期间总人日数登记表

年龄	身体活动水平	男			女			平均每日总人日数
		早	中	晚	早	中	晚	
成人	轻							
	中							
	重							
60 岁以上	轻							
	中							
	重							

程序 7　核对记录结果

核对编号、项目，检查无误后，填写记录人和核对人。

程序 8　编号与归档

按照序号整理调查表，用档案袋装好，写好项目号、名称、单位、日期、保存人等封存待用。

3. 注意事项

（1）如果食物消费量随季节变化较大，应在不同季节内开展多次短期调查，则结果比较可靠。

（2）如果被调查单位人员的劳动强度、性别、年龄等组成不同，不能以人群的平均值作为每人每日营养素摄入水平，必须用混合系数的折算方法算出“标准人”的每人每日营养素摄入量，再做比较与评价。

（3）在调查过程中，要注意摄入自制的食品时也要分别登记原料、产品及其食用数量。

（4）记账法中注意要称量各种食物的可食部。如果调查的某种食物为市品重（毛重），计算食物营养成分应按市品计算。根据需要也可以按《中国食物成分表》中各种食物可食的百分比转换成可食部数量。

（5）在调查期间，不要疏忽各种小杂粮和零食的登记，如绿豆、蛋类、糖果等，避免遗漏。

（6）单纯记账法一般不能调查调味品（包括油、盐、味精等）的摄入量，通常可结合食物称重法来调查这些调味品的消费种类和量。

学习单元4　膳食摄入量调查——称重记账法

称重记账法是称重法和记账法相结合的一种膳食调查方法。这种膳食调查方法兼具了称重法的准确和记账法的简便，是目前应用非常广泛的一种膳食调查方法。在我国开展的四次全国营养调查中，均采用了该种方法。它是由调查对象或调查者称量记录一定时期内的食物消费总量，通常用于调查集体伙食单位或家庭中食物消费。通过现场称重和询问可以搜集到一定时期的食物消费量和进餐人数登记情况，利用一些计算和分析方法，可以获得平均食物摄入量和营养素摄入量等信息。

学习目标

- 了解称重记账法的目的、意义
- 掌握称重记账法的使用范围、优缺点和实施程序
- 掌握称重记账法调查表的设计方法
- 能用称重记账法对家庭或特殊膳食群体开展膳食调查

知识要求

1. 称重记账法调查表的设计

（1）食物消费量的记录

开始调查前称量家庭结存的食物（包括库存、厨房、冰箱内所有的食物），然后详细记录每日购入的各种食物量和每日废弃的各种食物量，在调查周期结束后要称量剩余的食物量（包括库存、冰箱和厨房内的食物）。

表格内容结合了称重法和记账法的项目。

然后将每种食物的最初结存或库存量，加上每日购入量，减去每种食物的废弃量和最后剩余量，即为调查阶段所摄入的该种食物重量。

为了保证记录的准确性，调查中应对食物的名称及主要原料进行详细记录。

（2）进餐人数的登记

家庭调查时要记录每日每餐的进餐人数和进餐人的性别、年龄、劳动强度及生理状态，如孕妇、乳母等。

2. 相关计算方法

（1）计算食物实际消费量

根据记账法中统计的 3 日内家庭的食物结存量、购进总量、废弃总量和剩余总量来计算。公式为：

家庭每种食物实际消费量 = 结存量 + 食物总量 − 废弃总量 − 剩余总量

（2）计算每人每日各种食物的摄入量

家庭平均每人每日每种食物摄入量 = 实际消费量 ÷ 家庭总人日数

（3）计算每人每日各种营养素的摄入量

平均每人每日营养素摄入量是根据《中国食物成分表》中各种食物的能量及营养素的含量来计算的。公式有：

食物中某营养素含量 = 食物量（g）÷ 100 × 可食部分比例 × 每百克食物中营养素含量

家庭某种营养素总摄入量 = 家庭摄入所有食物中某营养素的量累加

$$\text{平均每人每日某营养素摄入量} = \frac{\text{家庭某种营养素总摄入量}}{\text{家庭总人日数}}$$

（4）标准人的概念及计算方法

由于调查对象的年龄、性别和劳动强度有很大的差别，所以无法用营养素的平均摄入量进行相互间的比较。因此，一般将各个人群都折合成标准人进行比较。折合的方法是以 18 ~ 49 岁从事轻体力劳动的男性为标准人，以其能量需要量 9.41 MJ（2 250 kcal）作为 1，其他各类人员按其能量需要量与 9.41 MJ 之比得出各类人的折合系数，然后将一个群体各类人的折合系数乘以其人日数之和，再被其总人日数除即得出该人群折合标准人的系数（混合系数）。标准人日计算公式为：

标准人日 = 标准人系数 × 人日数

总标准人日数为全家或集体每个人标准人日之和。

中国居民能量需要量及标准人系数见表 1-10。

表 1-10 中国居民能量需要量及标准人系数

年龄（岁）	身体活动水平	男性		女性	
		EER（MJ/d）	标准人系数	EER（MJ/d）	标准人系数
1～	—	3.77	0.40	3.35	0.36
2～	—	4.6	0.49	4.18	0.44
3～	—	5.23	0.56	5.02	0.53
4～	—	5.44	0.58	5.23	0.56
5～	—	5.86	0.62	5.44	0.58
6～	中	6.69	0.71	6.07	0.65
7～	中	7.11	0.76	6.49	0.69
8～	中	7.74	0.82	7.11	0.76
9～	中	8.37	0.89	7.53	0.80
10～	中	8.58	0.91	7.95	0.84
11～	中	9.83	1.04	8.58	0.91
14～	中	11.92	1.27	9.62	1.02
18～	轻	9.41	1.00	7.53	0.80
	中	10.88	1.16	8.79	0.93
	重	12.55	1.33	10.04	1.07
孕中期	轻	—	—	8.79	0.93
孕晚期	轻	—	—	9.41	1.00
乳母	轻	—	—	9.62	1.02
50～	轻	8.79	0.93	7.32	0.78
	中	10.25	1.09	8.58	0.91
	重	11.72	1.25	9.83	1.04
65～	轻	8.58	0.91	7.11	0.76
	中	9.83	1.04	8.16	0.87
80～	轻	7.95	0.84	6.28	0.67
	中	9.2	0.98	7.32	0.78

人均食物或营养素摄入量除以混合系数即可得出该人群标准人的食物和营养素摄入量。计算出人群标准人的食物和营养素摄入量后，就能够在不同年龄、性别和劳动强度的人群之间进行比较。

标准人的平均每日某营养素摄入量 = 平均每人每日某营养素摄入量 ÷ 混合系数

技能要求

称重记账法调查表的设计

1. 工作准备

（1）准备好调查用的纸、笔、尺。

（2）了解调查目的、对象水平等。

2. 工作程序

程序 1　确定调查对象和家庭成员

调查对象的基本内容包括个人家庭基本情况、住址和联系方式，以便调查后进行资料整理发现问题时的联系和修改。因为不同季节的食物种类存在差异，所以调查日期也是重要的记录内容，以利于今后分析和建立健康档案。

程序 2　确定需要调查家庭食物的种类

家庭食物量记录可以针对某几种主要的家庭食物（如大米、面粉、猪肉等）来调查，也可以将开始调查时所有的家庭食物都进行登记。在进行调查表设计之前，应根据调查需要确定食物种类。

程序 3　确定需要调查的天数

根据调查需要，确定需要进行家庭膳食调查的天数，通常采用连续 3 日的称重记账法。

程序 4　记录每种食物数量

开始要列出各种食物现有量（结存数量），再将每种食物都按“购进量或自产量”和“废弃量”分栏列出，在调查期间每天都要一一记录。根据各种食物在调查期间的总量变化计算出实际的消费量。

设计的表格举例见表 1–11。

表 1-11　家庭食物量登记表　　单位：g

食物编码							
食物名称	大米		标准面		猪肉		……
结存数量							
日期	购进量或自产量	废弃量	购进量或自产量	废弃量	购进量或自产量	废弃量	……
14 日							
15 日							
16 日							
总量							
剩余总量							
实际消费量							

程序 5　设计家庭成员每人每日用餐登记表

（1）确定家庭成员人数

在登记表中要记录所有家庭成员在调查期间是否在家中进餐，以便计算总人日数和平均摄入量。

（2）记录家庭成员的基本情况

根据调查需要，调查时还要记录每个家庭成员的年龄、性别、劳动强度、生理状态等基本信息。

程序 6　确定调查天数和用餐人次总数

餐次比也可实际询问计算，以主食和动物食品重量为主要参考。

通常进行连续 3 日调查。记录每日每个家庭成员的用餐人次和餐次比。在家用餐填 1，未在家用餐填 0，未用餐填—；餐次比根据调查对象的实际情况填写，一般早、中、晚三餐分别为 30%、30%～40%、30%～40%。家庭成员每人每日用餐登记表见表 1-12。

程序 7　修改表格的格式

把表中的文字、表头、字号等进行修改和格式调整，以达到美观和印刷要求。

程序 8　表格试用和完善

检查表格的完整性和方便性，如有不妥应进一步完善。

表 1-12 家庭成员每人每日用餐登记表

姓名												
年龄（岁）												
性别												
劳动强度												
生理状况												
进餐时间	早	中	晚	早	中	晚	早	中	晚	早	中	晚
14 日												
15 日												
16 日												
用餐人次总数												
餐次比												
人日数												
总人日数												

注：劳动强度：1. 轻体力劳动 2. 中等体力劳动 3. 重体力劳动

生理状况：0. 正常 1. 孕妇 2. 乳母

用餐情况：1. 在家用餐 0. 未在家用餐

3. 注意事项

（1）称重记账法中注意要称量各种食物的可食部。如果调查的某种食物为市品重（毛重），食物营养成分应按市品计算。根据需要也可以按《中国食物成分表》中各种食物的可食百分比转换成可食部数量。

（2）在调查期间，不要忽略各种小杂粮和零食的登记，如绿豆、蛋类、糖果等，否则调查期间若摄入这类食物，很容易被漏掉。调查要特别注意油、盐、酱、醋等调味品的实际称量重量。

（3）人日数和总人日数的计算。人日数是代表调查对象用餐的天数。在现场调查中，不一定能收集到整个调查期间调查的全部进餐次数，应根据餐次比（早、中、晚三餐所摄入的食物量和能量占全天摄入量的百分比）来折算。一个人吃早、中、晚三餐就为 1 个人日。既可以计算家庭中某一个个体的调查期间总人日数，也可以计算一个集体中成员的总人日数。在实际工作中，使用不同的膳食调查方法，个人人日数的计算有所不同：家庭食物称重法中在外就餐不计算在餐次总数内，但个人的人日数和全家总人日数计算公式与前文介绍的相同。

膳食摄入量调查——称重记账法

（以家庭为单位的4日称重记账法调查为例）

1. 工作准备

（1）调查表

根据调查目的和评价指标，设计相应的调查表，包括家庭食物量登记表和家庭成员每人每日用餐登记表。

（2）《中国食物成分表》

在调查最后得到的各种食物摄入量的基础上，要通过查《中国食物成分表》计算出相应的营养素摄入量。

（3）食物秤和称量用具

在调查过程中，要认真称量各种食物的购入量和损失量。在使用前，要校准食物秤，确定标准的称量和读数方法，准备好各种食物的专门称量用具。

（4）计算器或计算软件

数据整理中涉及大量的数据计算，为了保证计算的准确性和高效性，要借助计算器或相关的计算软件。

（5）人员培训与确定调查家庭

在调查前，要对调查者进行统一培训，使其掌握调查的程序和方法以及数据的处理要求，明确评价指标和相应的标准，能够按照要求合理地开展调查工作。确定调查家庭和人员，约定时间、地点。

2. 工作程序

程序1　入户

进入一户家庭，首先向调查对象讲明调查目的、意义，取得其积极配合。

程序2　发放调查表和称量用具

详细介绍表格填写方法。在条件允许的情况下，调查者尽可能每日检查调查表的填写情况，以便随时发现问题并及时处理。对于自己不能单独完成的家庭，则由调查者负责称量和记录。

程序 3　填写家庭食物量登记表中的食物编码

对照《中国食物成分表》，按照以上讲授方法，把调查所得食物名称和成分表对号，填写编码。

程序 4　登记家庭结存

开始调查前称量家庭结存的所有食物量（包括库存、厨房、冰箱内所有的食物），并登记在表 1–13 中。

表 1–13　家庭食物量登记表

家庭编号______　省 / 区______　市 / 县______
区 / 乡______　居委会 / 村______　调查户______

食物编码								
食物名称	米		小麦粉（标准粉）		土豆		芹菜	
结存数量（g）	10 000		7 500					
日期	购进量或自产量（g）	废弃量（g）	购进量或自产量（g）	废弃量（g）	购进量或自产量（g）	废弃量（g）	购进量或自产量（g）	废弃量（g）
8 月 10 日								
8 月 11 日								
8 月 12 日								
8 月 13 日								
总量（g）								
剩余总量（g）								
实际消费量（g）								

由于家庭成员的年龄、性别等相差较大，因此需要按混合系数计算其营养素摄入量。

程序 5　登记购进量和废弃量，同时详细记录调查期间每日各种食物的购进量和废弃量，登记在表 1–13 中

购进总量 = 第一天购进量 + 第二天购进量 + 第三天购进量 + 第四天购进量

废弃总量 = 第一天废弃量 + 第二天废弃量 + 第三天废弃量 + 第四天废弃量

程序 6　记录用餐人数

详细记录调查期间的每日用餐人数，登记在表 1–14 中，以便于统计调查期间用餐的人日数。

表 1-14 家庭成员每人每日用餐登记表

家庭编号________ 省 / 区________ 市 / 县________

区 / 乡________ 居委会 / 村________ 调查户________

姓名	王甲			张乙			赵丙			李丁		
序号	01			02			03			04		
性别	男			女			男			女		
年龄（岁）	67			55			29			19		
工种	退休			家务			工人			中专生		
劳动强度	1			3			3			3		
生理状况	0			0			0			0		
时间	早	中	晚	早	中	晚	早	中	晚	早	中	晚
8 月 10 日	1	1	1	1	1	1	0	1	1	1	0	1
8 月 11 日	1	1	1	1	1	1	0	1	1	1	1	1
8 月 12 日	1	1	1	1	1	1	0	1	1	1	1	1
8 月 13 日	1	1	1	1	1	1	0	0	0	0	0	0
用餐人次总数	4	4	4	4	4	4	0	3	3	3	2	3
餐次比	20%	40%	40%	20%	40%	40%	20%	40%	40%	20%	40%	40%
折合人日数	4			4			2.4			2.6		
总人日数	13											

注意废弃的食物重量和可食用部分重量。

注：（1）家庭成员序号为 1～9

（2）劳动强度：1. 轻体力劳动 2. 中等体力劳动 3. 重体力劳动

（3）生理状况：0. 正常 1. 孕妇 2. 乳母

（4）用餐记录：1. 在家用餐 0. 未在家用餐

程序 7 记录剩余食物

调查结束时对所有剩余食物进行称重，包括库存、厨房及冰箱内的食物。并登记在表 1-15 中。

表 1-15　家庭食物量登记表

家庭编号______　　省 / 区______　　市 / 县______

区 / 乡______　　居委会 / 村______　　调查户______

食物编码								
食物名称	大米		小麦粉（标准粉）		土豆		芹菜	
结存数量（g）	10 000		7 500					
日期	购进量或自产量（g）	废弃量（g）	购进量或自产量（g）	废弃量（g）	购进量或自产量（g）	废弃量（g）	购进量或自产量（g）	废弃量（g）
8 月 10 日	1 500	0	0	0	550	50	0	0
8 月 11 日	1 500	0	0	0	0	0	600	100
8 月 12 日	0	0	200	0	650	50	500	80
8 月 13 日	0	0	0	0	0	0	0	0
总量（g）	13 000	0	7 700	0	1 200	100	1 100	180
剩余总量（g）	8 400		6 400		0		0	
实际消费量（g）	4 600		1 300		1 100		920	

程序 8　收取调查表

认真检查填写内容，并对数据真实性进行确认，不完整或存在问题的调查表均作为废表处理。收取合格调查表。

程序 9　根据表格计算调查期间家庭的各种食物的实际消费量

实际消费量 = 结存量 + 购进总量 − 废弃总量 − 剩余总量

例如：家庭米实际消费量 =10 000+1 500+1 500−8 400=4 600 g

程序 10　根据表格计算调查期间家庭成员用餐的人日数和总人日数

人日数是代表调查对象用餐的天数。一个人吃早、中、晚三餐为 1 个人日。在调查中，不一定能够收集到整个调查期间调查对象的全部用餐次数，应按照餐次比（早、中、晚三餐所摄入的食物量和能量占全天摄入量的百分比）来折算。

例如，规定餐次比是早餐占 20%，中餐、晚餐各占 40%，如果某一家庭成员某日仅记录到早餐、中餐，其当日人日数为 1×20%+1×40%=0.6 人日。调查期间总人日数为每日家庭总人日数之和，见表 1–14。

3. 注意事项

（1）调查期间不要忽视三餐之外的各种小杂粮和零食的登记，如绿豆、糖果、蛋类等。

（2）在称重记账法调查中，很多食物称量不到其可食部的净重。如调查的某种食物为市品量（毛重），计算食物营养成分应按照市品计算。根据需要也可以按《中国食物成分表》中各种食物的可食百分比，转换成可食部数量。

（3）为了使调查结果具有良好的代表性和真实性，最好在不同的季节分次进行调查，一般每年应进行 4 次，至少应在春冬季和夏秋季各进行一次。调查对象的选择和样本量的大小应具有足够的代表性。

（4）在集体伙食单位如果不需要个人的数据，只要平均值（如幼儿园、学校和部队），可以不称量每人摄入的熟重，只称量总的熟食量，然后减去剩余量，再被进餐人数平均，即可得出平均每人的摄入量。

培训课程 2 膳食调查结果的计算与评价

膳食调查的目的是了解一定时期内的人群膳食摄入状况以及人们的膳食结构和饮食习惯，借此来评定正常营养需要得到满足的程度。膳食调查后，结果的计算、分析、评价是一项重要工作，是得到准确的食物消费数据并在此基础上对营养摄入做出客观评价的基本方法。

膳食调查结果计算与评价包括膳食结构分析、营养摄入量分析、能量和营养素来源分析等。

学习单元 1 膳食结构分析与评价

膳食结构是指各类食物的品种和数量在膳食中所占的比重。根据各类食物所能提供能量及各种营养素的数量和比例，可以衡量膳食结构的组成是否合理。将膳食中动物性、植物性食物所占不同比重，以及能量、蛋白质、脂肪和碳水化合物的供能比作为划分膳食结构的标准，可以将世界不同地区的膳食结构分为：动植物性食物平衡的膳食结构、以植物性食物为主的膳食结构、以动物性食物为主的膳食结构和地中海膳食结构。我国居民的传统膳食以植物性食物为主，谷类、薯类和蔬菜的摄入量较高，肉类的摄入量较低，豆类制品摄入总量不高且随地区而不同，奶类摄入量在大多数地区都不高。这种膳食结构的特点是高碳水化合物、高膳食纤维和低动物脂肪。

学习目标

- 掌握膳食结构的分析与评价方法和程序
- 能初步判断膳食结构存在的营养问题，并能提出合理化的改进意见

知识要求

1. 膳食结构分析

根据调查对象24小时膳食调查结果，计算五类食物，即谷类，蔬菜和水果类，鱼、禽、肉、蛋类，奶类和豆类，以及油脂类食物的摄入量。然后与《中国居民平衡膳食宝塔》（以下简称《平衡膳食宝塔》）提出的理想膳食模式进行比较，对调查对象的膳食结构进行分析评价。

2. 膳食结构评价的依据与方法

膳食结构评价的依据是《平衡膳食宝塔》。评价方法是根据24小时膳食调查结果将食物分为9类，统计各类食物的摄入总量。将调查对象的劳动强度按低、中、高的不同水平与《平衡膳食宝塔》建议的不同能量膳食的各类食物参考摄入量进行比较，分析判断各类食物摄入量是否满足人体需要。

技能要求

膳食结构的分析与评价

1. 工作准备

准备一份一日的24小时回顾调查结果，准备平衡膳食宝塔图一份。下面是董女士在6月24日中午到25日中午的进餐情况，见表1-16。

2. 工作程序

程序1　食物分析

常用的分类方法是首先按《中国食物成分表》找到食物编码和分类，见表1-17。

表 1-16 董女士 6 月 24 日中午到 25 日中午进餐情况

董女士 女 47 岁 身高：158 cm 体重：78 kg 劳动强度：中体力劳动

饮食时间	食物名称	原料名称	原料重量（g）
早餐（25 日）	鸡蛋灌饼 1 个 牛奶 1 袋 桃子 1 个	小麦粉	75
		鸡蛋	60
		牛奶	250
		桃	175
		豆油	5
中餐（25 日）	米饭 1 碗 油菜炒瘦肉 1 份 栗子 15 颗 西瓜 2 大片	稻米	100
		油菜	100
		猪瘦肉	15
		栗子	75
		豆油	20
		西瓜	625
晚餐（24 日）	米饭 1 碗 油菜炒瘦肉 1 份 芹菜炒瘦肉 1 份 哈密瓜 2 片	稻米	100
		油菜	200
		猪瘦肉	90
		芹菜	160
		哈密瓜	250
		豆油	15

表 1-17 常用分类方法

食物类别	重量（g）	食物类别	重量（g）
米及其制品		奶类及其制品	
面及其制品		蛋类及其制品	
其他谷类		植物油	
薯类		动物油	
豆类及其制品		糕点类	
蔬菜类及其制品		糖、淀粉	
水果类及其制品		食盐	
坚果类		酱油	
畜肉类及其制品		酱类	
禽肉类及其制品		其他	
鱼虾类			

表 1-17 用来检查每一大类食物中是否有特殊情况，如蔬菜中土豆是否过多，深绿色菜是否过少，豆浆到大豆的计算等。

程序 2　食物归类

例如，把表 1–16 中的食物按《平衡膳食宝塔》归类，见表 1–18。

表 1–18　24 小时各类食物的摄入量　　　单位：g

食物类别	谷类	蔬菜	水果	畜禽肉类	蛋类	水产品	大豆及坚果	乳制品	烹调油
摄入量	275	460	1 125	105	60	0	75	250	40
宝塔推荐量（按能量 2 200 kcal 水平）	275	450	300	75	50	75	35	300	25

在进行食物归类时应注意，有些食物要进行折算才能相加。例如，计算乳类摄入量时，不能将鲜奶与奶粉的消费量直接相加，应按蛋白质含量将奶粉量折算成鲜奶量后再相加；各种豆制品也同样需要折算成大豆的量，然后才能相加。

奶类和豆类的品种多，在《中国食物成分表》中可能不会全部包括。在从豆浆到大豆、从奶粉到鲜奶进行折算时，可以乘以该产品 100 g 的蛋白质含量，再除以大豆或鲜奶中蛋白质的含量。

（1）对于豆类及其制品，以每百克各种豆类及其制品中蛋白质的含量与每百克大豆中蛋白质的含量（35.1 g）的比作为系数，折算成大豆的量。

相当于大豆的量（g）= 摄入量（g）× 蛋白质含量 ÷35.1

（2）对于奶类及其制品，以每百克各种奶类及其制品中蛋白质的含量与每百克鲜奶中蛋白质的含量（3 g）的比作为系数，折算成鲜奶的量。

相当于鲜奶的量（g）= 摄入量（g）× 蛋白质含量 ÷3

程序 3　食物摄入量计算填写

把食物调查表中的摄入量按《平衡膳食宝塔》归类计算并填写表 1–18，把《平衡膳食宝塔》推荐量填入最后一行。

程序 4　比较和分析

将调查对象 24 小时各类食物的消费量和相应的《平衡膳食宝塔》建议的量进行比较，一方面评价食物的种类是否齐全，是否做到了食物种类多样化；另一方面需要评价各类食物的消费量是否充足。在表 1–18 中，除大豆、水产品和乳制品以外，其余食物均达到《平衡膳食宝塔》中低能量组的食物量要求。

但其中水果类、油脂类摄入过多。《平衡膳食宝塔》建议不同能量膳食的各类食物参考摄入量见表 1-19。

表 1-19　不同能量需要水平的平衡膳食模式和食物量

食物种类（g）	不同能量摄入水平（kcal）							
	1 600	1 800	2 000	2 200	2 400	2 600	2 800	3 000
谷类	200	225	250	275	300	350	375	400
薯类	50～100					125	125	125
蔬菜	300	400	450	450	500	500	500	600
水果	200	200	300	300	350	350	400	400
畜禽肉类	40	50	50	75	75	75	100	100
蛋类	40	40	50	50	50	50	50	50
水产品	40	50	50	75	75	75	100	125
大豆	15	15	15	25	25	25	25	25
坚果	10	10	10	10	10	10	10	10
乳制品	300	300	300	300	300	300	300	300
烹调油	20～25	25	25	25	30	30	30	35
食盐	<6	<6	<6	<6	<6	<6	<6	<6

程序 5　评价

需要注意的是，《平衡膳食宝塔》建议的每人每日各类食物适宜摄入量适用于 2 岁以上人群，因此应用时要根据个人年龄、性别和劳动强度选择适宜的食物参考摄入量。可与表 1-19 比较，先确定属于哪一种能量再比较各类食物的多少。

与《平衡膳食宝塔》中的数据比较，董女士在 6 月 24 日中午至 25 日中午进餐的食物中，谷类、蔬菜、水果、肉禽、蛋类、奶类及奶制品的摄入量均达到了要求，但油脂摄入量过多（超过推荐摄入量 15 g），水产品和豆类食物的摄入量不足。总体来看这一天的食物摄入没有达到平衡膳食的要求。

程序 6　建议

按照以上分析结果，给出建议和评价。

给董女士的建议是：

（1）应适量摄入豆类及豆制品。

（2）适当降低总能量的摄入，主要是降低油脂和动物性食物的摄入量。

（3）猪肉的摄入量应适当减少，增加水产品和禽肉的摄入量。

（4）继续保持充足的水果、蔬菜和奶类的摄入量，适当增加薯类的摄入量。

3. 注意事项

（1）在进行食物归类时应注意，有些食物（如奶制品和豆制品）需要进行折算才能相加。

（2）《平衡膳食宝塔》建议的各类食物摄入量是一个平均值和比例，日常生活无须每天都样样照此，但是要经常遵循宝塔各层各类食物的大体比例进行膳食搭配。

（3）《平衡膳食宝塔》给出了一日中各类食物摄入量的建议，还要注意合理分配三餐食物量。三餐食物量的分配及间隔时间应与作息时间和劳动状况相匹配。特殊情况可以适当调整。

学习单元 2　膳食能量摄入量计算与评价

人体的一切生命活动都离不开能量。人类通过摄取动物性、植物性食物获得所需的能量，动物性、植物性食物中所含的营养素可分为碳水化合物、脂肪、蛋白质、矿物质、维生素和水。其中，只有碳水化合物、蛋白质和脂肪经体内代谢后可释放能量，三者统称为“产能营养素”，它们在体内都有其特殊的生理功能并且彼此相互影响，因此三者在总能量供给中应有一个恰当的比例，了解能量、蛋白质和脂肪的食物来源以及三餐供能比也至关重要。

根据《中国食物成分表》可以计算出膳食中各种营养素的摄入量。如果某种营养素长期摄入不足或摄入过多就可能产生相应的营养不足或营养过剩的危害。为了帮助个体和人群安全地摄入各种营养素，避免可能产生的营养不足或营养过剩的危害，营养学家根据有关营养素需要量的知识，提出了适用于各个年龄、不同性别及不同劳动强度、不同生理状态人群的膳食营养素参考摄入量（DRIs），可以依据 DRIs 对个体或群体的营养素摄入量进行分析和评价，并且提出建议。

学习目标

- 掌握膳食调查中能量、蛋白质、脂肪食物来源分布的计算方法
- 掌握三餐供能比的计算方法
- 能根据调查结果初步判断人体摄入能量的状况，并能提出合理化改进意见

知识要求

1. 产能营养素的概念

营养素可分为五大类，即碳水化合物、脂肪、蛋白质、矿物质和维生素，如果加上水，则为六大类。其中，碳水化合物、脂肪和蛋白质经体内代谢后可释放能量，故三者统称为“产能营养素”。

2. 能量、蛋白质、脂肪食物来源分布的计算方法

（1）能量的食物来源分布计算

将食物分为谷类、豆类、薯类、动物性食物、纯热能食物和其他六大类，按照六类食物分别计算各类食物提供的能量及能量总和后，可以计算各类食物提供的能量占总能量的百分比。

（2）能量的营养素来源分布计算

根据蛋白质、脂肪、碳水化合物的能量折算系数，可以分别计算出蛋白质、脂肪、碳水化合物三种营养素提供的能量及占总能量的比例。

1）蛋白质供能比：$\dfrac{\text{蛋白质摄入量}\times 4}{\text{总能量摄入量}}\times 100\%$

2）碳水化合物供能比：$\dfrac{\text{碳水化合物摄入量}\times 4}{\text{总能量摄入量}}\times 100\%$

3）脂肪供能比：$\dfrac{\text{脂肪摄入量}\times 9}{\text{总能量摄入量}}\times 100\%$

（3）蛋白质的食物来源分布计算

1）将食物分为谷类、豆类、薯类、动物性食物和其他几大类。

2）分别计算各类食物提供的蛋白质摄入量及蛋白质总和。

3）计算各类食物提供的蛋白质占总蛋白质的百分比，尤其是动物性及豆类食物蛋白质占总蛋白质的比例。

（4）脂肪的食物来源分布计算

1）将食物分为动物性食物和植物性食物两大类。

2）分别计算动物性食物和植物性食物提供的脂肪摄入量和脂肪总量。

3）计算各类食物提供的脂肪占总脂肪的百分比。

从能量、蛋白质、脂肪的食物来源分布可以看出调查对象的基本食物结构。

3. 三餐提供能量比例的计算方法

分别把早餐、中餐、晚餐摄入的食物所提供的能量除以一日总摄入的能量再乘以 100%，就得到三餐各提供能量的比例。

4. 评价方法

《中国居民膳食营养素参考摄入量》① 是膳食营养素摄入量结果分析和评价的主要依据，根据不同年龄、不同性别、不同身体活动水平时摄入的能量值与相应状况下的 DRIs 能量值进行比较，即可判断个体能量的摄入是否达到了标准要求。针对群体，可以计算出达到能量推荐摄入量（RNI）的人数百分比，并进行群体膳食结构评价。

技能要求

膳食能量计算与评价

1. 工作准备

准备一份个人 24 小时回顾调查表（见表 1–20），准备计算器、纸、笔等。

表 1–20　刘某 24 小时回顾调查表

食物名称	原料名称	原料编码	原料重量（g）	进餐时间	进餐地点
鸡蛋	鸡蛋	31101	60	早	家
馒头	面粉	10101	100	早	家
米饭	大米	12001	100	中	家
炒芹菜	芹菜	45311	300	中	家
米饭	大米	12001	100	晚	家
炒豆腐	豆腐	31301	150	晚	家

注：该表中的原料编码是参照 1991 年出版的《中国食物成分表》标注的。

① 本书中，《中国居民膳食营养素参考摄入量》为《中国居民膳食营养参考摄入量（2013 版）》。

2. 工作程序

程序 1 食物分类

首先将调查对象一日摄入的所有食物进行食物分类。

（1）谷类及其制品。

（2）豆类。

（3）薯类。

（4）动物性食物：包括畜肉类及制品、禽肉类及制品、乳类及制品、蛋类及制品和鱼虾类。

（5）纯热能食物：包括植物油、动物油、食用糖、淀粉和酒类。

（6）其他：除上述五类食物之外的所有食物。

刘某 24 小时的膳食归类为：谷类 300 g、动物性食物 60 g、豆类 150 g、蔬菜 300 g。

程序 2 计算能量摄入量

根据《中国食物成分表》，分别计算各类食物提供的三大产能营养素摄入量。

再计算出三大产能营养素提供的能量。例如：刘某一日摄入的蛋白质为 42.6 g，脂肪为 63.0 g，碳水化合物为 218.3 g，则她的膳食中三大产能营养素提供的能量分别为：

蛋白质：42.6×4=170.4 kcal

脂肪：63.0×9=567 kcal

碳水化合物：218.3×4=873.2 kcal

程序 3 计算能量总和

将三类营养素提供的能量摄入量相加计算出能量总和。

如上例：全天总能量 =170.4+567+873.2=1 610.6 kcal

程序 4 计算食物供能的百分比

利用公式计算动物性食物和植物性食物提供的能量占总能量的百分比。

如上例，若全天来源于动物性食物的种类和数量已知，通过查阅《中国食物成分表》，可知能提供 76 kcal 能量，76÷1 610.6=4.7%，则动物性食物提供的能量占全天能量的 4.7%，来源于植物性食物的能量是 1 610.6−76=1 534.6 kcal，占全天能量的 95.3%。

程序 5 计算三种营养素提供的能量占总能量的比例

分别计算出蛋白质、脂肪、碳水化合物三种营养素提供的能量占总能量的比例。

提供能量百分比 = 各类营养素提供能量 ÷ 能量总和 ×100%

如上例：来源于蛋白质的能量比例 =170.4 ÷ 1 610.6=10.6%；

来源于脂肪的能量比例 =567 ÷ 1 610.6=35.2%；

来源于碳水化合物的能量比例 =873 ÷ 1 610.6=54.2%。

程序 6　调查结果分析与评价

根据 DRIs 推荐的膳食能量来源比例，来自蛋白质的能量应占 10% ~ 15%，来自脂肪的能量占 20% ~ 30%，来自碳水化合物的能量比例占 50% ~ 65%，根据此标准对上述结果进行评价。

从计算出的结果来看，来源于蛋白质的能量比例为 10.6%，基本达到要求；来源于脂肪的能量比例为 35.2%，明显超过标准；而来源于碳水化合物的能量比例为 54.2%，基本达到最低的标准要求。因此，刘某应该减少脂肪的摄入量，适当增加碳水化合物和蛋白质的摄入量。

相关链接

根据《中国居民膳食营养素参考摄入量》中的推荐摄入量（RNI）或适宜摄入量（AI）进行个体营养素摄入量是否充足的评价，可用 RNI 来制定膳食目标，无 RNI 时用 AI。也可以用可耐受最高摄入量（UL）来评价膳食调查结果，当摄入量低于 UL 时，提示摄入不足，高于 UL 时，则提示摄入过量。

1. 应用 DRIs 设计健康群体和个体的摄入量

指标	用于个体	用于群体
EAR	不应用于个体摄入量的目标评价	用来设计群体中摄入不足可接受的低发生率
RNI	摄入量目标，日常摄入量达到或高于此量时，发生不足的可能性很低	不应用来设计群体的摄入量目标
AI	摄入量目标，日常摄入量达到或高于此量时，发生不足的可能性很低。由于没有健康群体摄入量的平均值，因此其可行度较低	设计人群的平均摄入量，平均日常摄入量达到或高于此量意味着摄入不足的发生率很低
UL	通常设计的摄入量应低于该水平，避免过多摄入发生副作用的潜在危害	用来将因过量摄入而产生危害的人群比例最小化

2. EER（能量需要量）

对个体，EER 代表该摄入量范围的中点值，因此它低于一半人的需要而高于另一半人的需要。摄入此量可保持特定年龄、性别、体重、身高、身体活动水平的健康成年人的能量平衡。

学习单元 3　膳食营养素计算与评价

为了了解个体或群体从膳食中摄入的各种营养素量，进而判断摄入量是否符合人体的营养需要，要进行膳食营养素的计算与评价。

学习目标

- 掌握膳食营养素计算的基本方法
- 掌握膳食营养素摄入评价的基本方法

知识要求

1. 膳食营养素分析步骤

根据调查对象 24 小时膳食调查结果，计算各类食物的摄入量，根据各类食物的摄入量计算出每类食物中各种营养素的含量，再将不同种类食物中各种营养素的含量相加，就可得到摄入的各类食物中各种营养素的总含量。

2. 膳食营养素评价依据与方法

结合不同调查对象的性别、年龄、身体活动水平，根据以上计算出的营养素摄入量与《中国居民膳食营养素参考摄入量》（RNI 或 AI）进行比较，分析个体膳食摄入的食物中含有的营养素是否达到了《中国居民膳食营养素参考摄入量》的要求，分析群体中各种营养素达到《中国居民膳食营养素参考摄入量》要求的人数百分比。

参考《国家职业技能等级认定培训教材——公共营养师（基础知识）》中 DRIs 的应用。

技能要求

膳食营养素计算与评价

1. 工作准备

（1）《中国居民膳食营养素参考摄入量》作为参考标准、《中国食物成分表》。

（2）准备一份一日的 24 小时回顾调查结果进行分析与评价，如学习单元 1 中董女士一日 24 小时的食物摄入情况表。

2. 工作程序

程序 1　计算家庭中平均每人每日各种食物的摄入量

家庭平均每人每日每种食物摄入量 = 实际消费量（g）÷ 家庭总人日数

程序 2　计算家庭混合系数

混合系数即每个标准人日数之和除以全家总人日数。

家庭混合系数 =（家庭成员 1 标准人系数 × 人日数 + 家庭成员 2 标准人系数 × 人日数 +……）÷ 全家总人日数

程序 3　利用公式计算标准人的每日每种食物摄入量

标准人的每日每种食物摄入量 = 平均每人每日各种食物摄入量 ÷ 混合系数

程序 4　计算平均每人每日营养素和能量摄入量

根据《中国食物成分表》中各种食物的能量及营养素的含量，计算每人每日膳食总营养素摄入量。计算时可采用统计分析表格，见表 1–21。

例如，计算出上例董女士摄入食物中所有营养素的含量，见表 1–22。

平均每人每日某营养素摄入量 = 个人某种营养素总摄入量 ÷ 个人人日数

标准人的平均每日某营养素摄入量 = 平均每人每日某营养素摄入量 ÷ 标准人系数

程序 5　膳食营养素评价

将程序 4 计算出的各种营养素含量与《中国居民膳食营养素参考摄入量》进行比较，评价个体或群体是否达到了标准要求。如上例，判断董女士一天的营养素是否能达到标准要求。

表 1-21 能量和营养素统计分析表格

类别	原料名称	质量（g）	能量（kcal）	蛋白质（g）	脂肪（g）	碳水化合物（g）	维生素 A（μgRAE）	胡萝卜素（μg）	硫胺素（mg）	核黄素（mg）	尼克酸（mg）	维生素 C（mg）	钙（mg）	铁（mg）	锌（mg）	硒（μg）
谷类	米															
	标准粉															
	小计															
薯类																
	小计															
禽肉类																
	小计															
鱼类																
	小计															
豆类及其制品																
	小计															
合计																

表 1-22　董女士摄入食物中所有营养素的含量

营养素	能量（kcal）	蛋白质（g）	脂肪（g）	维生素 A（μgRAE）	维生素 B_1（mg）	维生素 B_2（mg）	烟酸（mg）	维生素 C（mg）	钙（mg）	铁（mg）	锌（mg）	硒（μg）
摄入量	2 103.6	72.4	59.5	641.1	1.47	1.44	14.5	175.7	722.4	17.4	12.4	36.9

将营养素的摄入量与推荐摄入量（RNI）或适宜摄入量（AI）进行比较，见表 1-23。

表 1-23　董女士的营养素摄入量与推荐摄入量比较

营养素	摄入量	推荐摄入量 / 适宜摄入量（RNI/AI）	占比
能量（kcal）	2 103.6	2 100	100%
蛋白质（g）	72.4	55	132%
脂肪（g）	59.5（25.4%）	20% ~ 30%	范围内
维生素 A（μgRAE）	641.1	700	92%
维生素 B_1（mg）	1.5	1.2	125%
维生素 B_2（mg）	1.4	1.2	117%
烟酸（mg）	14.5	12	121%
维生素 C（mg）	175.7	100	176%
钙（mg）	722.4	800	90%
铁（mg）	17.4	20	87%
锌（mg）	12.4	7.5	165%
硒（μg）	36.9	60	62%

评价：董女士摄入的营养素中除硒尚不满足要求外，其余营养素均达到或超过标准。

程序 6　数据归档

对调查的数据进行编号、分装档案袋，写明调查时间、地点、调查对象姓名、项目来源、内容、日期、保管人姓名后封存，以备统计分析用。

学习单元 4 膳食调查结果计算与分析

本单元将学习一个膳食调查结果的完整计算和分析。手工计算是比较烦琐的工作，需要十几个表格和较长的时间；计算机计算依赖程序的建立和熟悉软件的程度，但总的来说节约人力物力，也大大提高了计算的准确性。但是手工计算基本程序的学习有利于理解和记忆，本单元主要是做这方面的练习。

学习目标

- 熟悉膳食调查结果计算程序
- 掌握膳食调查结果计算和分析方法

技能要求

1. 工作准备

仍以学习单元 1 董女士的 24 小时膳食调查数据为例。

（1）调查对象个人资料

姓名：董某　　性别：女　　年龄：47 岁　　身高：158 cm

体重：78 kg　　BMI：31.2　　劳动强度：中体力劳动

（2）24 小时膳食回顾调查情况（6 月 24 日中午到 25 日中午，见表 1-24）

（3）完成数据录入和数据库建立

表 1-24　24 小时膳食回顾调查情况

进餐时间	食物名称	原料名称	原料重量（g）
早餐（25 日）	鸡蛋灌饼 1 个 牛奶 1 袋 桃子 1 个	小麦粉	75
		鸡蛋	60
		牛奶	250
		桃	175
		豆油	5

续表

进餐时间	食物名称	原料名称	原料重量（g）
中餐（25 日）	米饭 1 碗 油菜炒瘦肉 1 份 栗子 15 颗 西瓜 2 大片	稻米	100
		油菜	100
		猪瘦肉	15
		西瓜	625
		栗子	75
		豆油	20
晚餐（24 日）	米饭 1 碗 油菜炒瘦肉 1 份 芹菜炒瘦肉 1 份 哈密瓜 2 片	稻米	100
		油菜	200
		猪瘦肉	90
		芹菜	160
		哈密瓜	250
		豆油	15

2. 工作程序

程序 1　核对膳食摄入记录表

检查食物名称、重量的正确性和合理性。

程序 2　计算食物摄入量

食物归类合并，计算实际摄入量，填入表 1-25。与《平衡膳食宝塔》建议量比较，具体评价如前面的学习单元。

食物归类注意交换法和可食部计算。

表 1-25　食物摄入量表　　单位：g

食物类别	实际摄入量	《平衡膳食宝塔》参考摄入量
油脂类	40	25～30
奶类及奶制品	250	300
大豆及坚果	25	25～35
畜禽肉类	105	40～75
鱼虾类	0	40～75
蛋类	60	40～50
蔬菜	460	300～500
水果	1 125	200～350
谷类	275	200～300

程序 3 计算各种营养素摄入量（见表 1-26）

按照食物实际名称查找《中国食物成分表》对应数值，计算能量和各营养素的摄入量。

表 1-26 营养素摄入量

营养素	摄入量	推荐摄入量 / 适宜摄入量（RNI/AI）	占比	可耐受最高摄入量 UL
能量（kcal）	2 103.6	2 100	100%	
蛋白质（g）	72.4	55	132%	
脂肪（g）	59.5（25.4%）	20% ~ 30%	范围内	
维生素 A（μgRAE）	641.1	700	92%	3 000
维生素 B_1（mg）	1.5	1.2	123%	
维生素 B_2（mg）	1.4	1.2	120%	
烟酸（mg）	14.5	12	121%	35
维生素 C（mg）	175.7	100	176%	2 000
钙（mg）	722.4	800	90%	2 000
铁（mg）	17.4	20	87%	42
锌（mg）	12.4	7.5	165%	40
硒（μg）	36.9	60	62%	400

程序 4 计算能量食物来源（见表 1-27）

表 1-27 能量食物来源

食物种类	摄入量（kJ）	占总摄入量比例（%）
谷类	944.00	44.87
豆类	0	0
薯类	0	0
其他植物性食物	483.80	23.00
动物性食物	361.20	17.17
纯热能食物	314.70	14.96

能量来源分析，了解食物能量比例。

程序 5　计算三大营养素供能比（见表 1-28）

表 1-28　三大营养素供能比

营养素	实际值	参考值
蛋白质	13.5%	15% ~ 20%
脂肪	27%	20% ~ 30%
碳水化合物	59.5%	50% ~ 65%

程序 6　计算蛋白质的食物来源分配

谷类蛋白质：33%。

豆类蛋白质：0%。

动物性蛋白质：49%。

其他食物蛋白质：18%。

其中优质蛋白质所占比例：49%（包括豆类蛋白质和动物性蛋白质）。

程序 7　计算脂肪的食物来源分配

动物性脂肪：30%。

植物性脂肪：70%。

程序 8　初步结果分析和记录

（1）三餐供能比例为早餐 : 中餐 : 晚餐 =27% : 39% : 34%。

（2）优质蛋白质摄入比例为 49%，无豆类蛋白质摄入。

（3）动物性脂肪摄入量为 30%，植物性脂肪摄入量为 70%，油脂摄入量为 40 g，大于推荐量的 25 g。

（4）三大产能营养素供能比例为蛋白质 : 脂肪 : 碳水化合物 =13.5% : 27% : 59.5%。

（5）豆类和薯类食物缺乏，鱼虾类食物缺乏，谷类、蔬菜、畜禽类、蛋类和奶类摄入量适中，水果摄入充足。

可以认为：

（1）三大产能营养素供能比例基本适宜。

（2）缺乏豆类蛋白质的摄入。

（3）油脂摄入量过多，超过推荐摄入量 15 g。

（4）与《平衡膳食宝塔》比较，董女士的膳食结构中豆类和薯类食物缺乏，鱼虾类食物缺乏，谷类食物、畜禽类、蛋、蔬菜摄入量与推荐量接近，油脂摄入过高，饮食结构欠平衡。

（5）三餐供能比例比较恰当。

程序 9 储存计算结果

创建文件名，一般以调查地点、日期等命名，主要是方便记忆或者看见文件名称即可知道是文件内容，然后进行储存和备份，以防丢失。数据库建立、报告撰写见下一学习单元。

学习单元 5 数据库的建立和结果保存

依据各种膳食调查表格的结构，设计相应的膳食调查数据录入程序，把膳食调查数据录入数据库中，从而建立膳食调查数据库。该数据库的建立一方面便于膳食调查资料的档案管理，另一方面为进一步进行膳食调查数据分析奠定了基础。本单元以 24 小时膳食调查为例，说明膳食调查数据库的建立和结果的保存。

学习目标

➢ 掌握膳食调查数据库建立和档案保存的方法

知识要求

1. 选择合适的应用软件

根据膳食调查问卷选择适当的软件，在该软件下建立相应的膳食调查数据录入程序。

2. 确定变量和编码

依据调查表建立数据库，数据库应该包括五个变量。

（1）调查对象编码，变量名为 ID，变量的长度至少为两位。

（2）食物编码，变量名为 D1，变量长度为 6 位。查《中国食物成分表》即可得到相应食物的食物编码。食物编码由6位数字组成，前2位数字是食物的类别编码，第3位数字是食物的亚类编码，最后3位数字是食物在亚类中的排列序号。

（3）食物重量，变量名为D2，变量长度为3位。

（4）进餐时间，变量名为D3，变量长度为1位。

（5）进餐地点，变量名为D4，变量长度为1位。

3. 膳食调查数据库的建立

膳食调查数据库是依照某种数据模型组织起来并存放在二级存储器中的数据集合。这种数据集合应该具有如下特点：尽可能不重复，以最优方式为某个特定组织的多种应用服务，其数据结构独立于使用它的应用程序，对数据的增、删、改和检索由统一软件进行管理和控制。从发展的历史看，数据库是数据管理的高级阶段，它是由文件管理系统发展起来的。

数据库的基本结构分为三个层次，反映了观察数据库的三种不同角度。原始数据，它是用户加工的对象，由内部模式描述的指令操作处理的位串、字符和字组成；概念数据层，它是数据库的中间一层，是数据库的整体逻辑表示，指出了每个数据的逻辑定义及数据间的逻辑联系，是存储记录的集合，它所涉及的是数据库所有对象的逻辑关系，而不是它们的物理情况，是数据库管理员概念下的数据库；逻辑数据层，它是用户所看到和使用的数据库，表示一个或一些特定用户使用的数据集合，即逻辑记录的集合。

数据库不同层次之间的联系是通过映射进行转换的。数据库应具有以下主要特点。

（1）实现数据共享

数据共享包含所有用户可同时存取数据库中的数据，也包括用户可以用各种方式通过接口使用数据库，并提供数据共享。

（2）减少数据的冗余度

与文件系统相比，由于数据库实现了数据共享，从而避免了用户各自建立应用文件。减少了大量重复数据，减少了数据冗余，维护了数据的一致性。

（3）数据的独立性

数据的独立性包括数据库的逻辑结构和应用程序相互独立，也包括数据物理结构的变化不影响数据的逻辑结构。

（4）数据实现集中控制

在文件管理方式中，数据处于一种分散的状态，不同的用户或同一用户在不同操作时其文件之间毫无关系。利用数据库可对数据进行集中控制和管理，并通过数据模型表示各种数据的组织以及数据间的联系。

（5）数据一致性和可维护性

数据库应具有一致性和可维护性，以确保数据的安全性和可靠性。

1）安全性控制。防止数据丢失、错误更新和越权使用。

2）完整性控制。保证数据的正确性、有效性和相容性。

3）并发控制。在同一时间周期内，允许对数据实现多路存取，又能防止用户之间的不正常交互作用。

4）故障的发现和恢复。由数据库管理系统提供一套方法，可及时发现故障和修复故障，从而防止数据被破坏。

4. 膳食调查数据库的存档

把膳食调查得到的数据库命名，分类保存，并以不同形式复制留存，如纸质文档、计算机内、移动硬盘内，以防丢失。

技能要求

调查数据库的建立

1. 工作准备

准备 10 份 24 小时膳食调查表和《中国食物成分表》。

2. 工作程序

程序 1　熟悉膳食调查表

熟悉和了解所要录入的调查表，明确需要在膳食调查数据库中录入的变量名称、性质和长度。目前最为常用的表是 24 小时膳食调查表，依据该调查表建立的数据库应该包括五项：调查对象编码、食物编码、食物重量、进餐时间、进餐地点。

程序 2　编辑和确定编码

为了计算机输入和计算方便，需要人为给予每一项一个编码，一般的编码由英文字母和阿拉伯数字组成，顺序编排下去，见表 1-29。

表 1-29　24 小时膳食回顾调查表

调查对象编码（ID）□□

食物名称	食物编码 D1	食物重量（g）D2	进餐时间 D3	进餐地点 D4
牛奶	101101	200	1	1
油条	011409	100	1	1
苹果	061101	180	2	2
馒头	011404	100	3	2
茄子	043101	200	3	2
猪肉	081101	80	3	2
香蕉	065014	200	4	2
米饭	012401	200	5	1
鸡胸肉	091108	80	5	1
柿子椒	043111	120	5	1
草鱼	121102	200	5	1
黄瓜	043208	120	5	1
西瓜	066201	350	5	1

D3：1. 早餐　2. 上午小吃　3. 午餐　4. 下午小吃　5. 晚餐　6. 晚上小吃

D4：1. 在家　2. 单位 / 学校　3. 饭馆 / 摊点　4. 亲戚 / 朋友家　5. 幼儿园　6. 其他

程序 3　确定数据库结构

使用适当的软件，建立数据库结构。数据管理软件，如 SQL、Excel、SPSS、EPI、CSpro 等都提供了建立数据库结构、数据录入和数据保存分析的功能，都提供了数据库建立和数据管理功能，可以选择适当的软件建立 24 小时膳食调查数据库结构。

程序 4　核查调查表

为保证数据录入顺利进行，在录入前需要对膳食调查表进行核查，应该特别注意的是把现场调查中没有填入的食物编码从《中国食物成分表》中查出，并将其填入调查表中。

程序 5　录入和核对

将调查表数据录入数据库中，每完成一条调查信息的录入都需要保存数据，随着录入膳食数据的增加，数据库会逐渐增大。录入完成后，需采用核对、双录入等方法检查数据准确性。

程序 6　完成和储存

所有膳食调查信息核对完成后，得到完整的膳食调查数据库，储存即可。

以膳食调查数据库为基础，可以对膳食结构、营养素摄入量做进一步分析。

3. 注意事项

（1）不同的膳食调查方法有相应的膳食调查表，应该根据各种调查表特有的结构建立数据库结构。

（2）数据录入软件允许限定变量的取值范围，这也需要在建立数据库结构的过程中加以设定。设定取值范围可以避免数据录入错误，提高数据质量。

学习单元 6　人群膳食调查报告的撰写

膳食调查、计算分析和评价结束后，接下来就该撰写报告了。膳食调查报告以分析和发现该人群或多个人群的膳食营养问题或变化趋势为主要目标，是需要扎实基础知识和分析能力的工作。膳食调查报告一般分为背景、目标、方法、结果、讨论几个部分，具体见技能要求。

学习目标

- 掌握人群膳食调查报告的撰写方法与基本内容
- 能撰写膳食调查报告

知识要求

膳食调查是调查目标人群在一定时间内通过膳食所摄取的能量和各种营养素的含量，以此来评定该调查对象正常营养需求得到满足的程度。膳食调查报告主体内容应包括以下几个方面。

（1）居民食物摄入状况。

（2）居民能量和主要营养素摄入状况。

（3）居民膳食能量、蛋白质、脂肪的来源。

（4）居民膳食结构状况与《中国居民膳食指南》（以下简称《膳食指南》）的比较。

通常采用统计分析软件进行人群数据的录入、整理与分析。膳食调查报告的写法和格式如下。

1. 膳食调查报告主要部分的写法

膳食调查报告一般包括标题、署名、正文、参考文献。篇幅为3 500～5 000字。

（1）标题

标题是文章中心，起到一目了然的作用，如《房山第二幼儿园膳食调查》，从中能了解到地点、人群性质、内容三个主要方面。有时还可以设定副标题，一般是正标题揭示主题，副标题写出调查的事件或范围，如《膳食调查报告——农民工膳食营养状况调查和分析》等。

（2）署名

标题下面要署名，即撰写报告人的姓名、单位。

（3）正文

正文由两个部分构成：前言和调查报告的主体。

1）前言。扼要说明调查的目的、时间、地点、对象或范围、做了哪些调查、本文所要报告的主要内容是什么。这一部分主要是介绍基本情况和提出问题，写法可灵活多样。

2）调查报告的主体。主体主要是对事实的叙述和评价。一般把调查所采用的主要方法、人员情况、结果归纳为几个方面写出。每个小部分有一个中心，加上序码来表明，或加上小标题来提示、概括这部分的内容，使之层次清晰。

2. 膳食调查报告的格式

膳食调查报告的格式内容包括题目、报告撰写者姓名和单位、前言、主体（人群对象、材料、方法、结果）、讨论、结语、参考文献、致谢等。

技能要求

人群膳食调查报告的撰写

1. 工作准备

（1）准备纸、笔、计算器等。

（2）一份膳食调查计算和评价数据，如城乡膳食调查数据，公共营养师应对数据有初步的了解和分析，或者参与了调查或计算过程。

2. 工作程序

程序 1　撰写提纲

提纲内容包括背景、目标、方法、结果、结论等几个部分，其中结果的描述是重点内容，又可分为调查对象基本信息、食物消费或膳食构成分析、能量和营养素摄入分析及营养评价等。

程序 2　撰写背景和目标

这里要描述调查的根据、目的、意义，以及为什么要做这个调查，一般情况下要对大环境（全国情况、政策等）和小环境（调查地点）等进行描述，应避免空洞无物。

程序 3　描述调查方法

描述调查方法是为了更好地理解结果的来源，也是数据获得和分析的正确性和可靠性的根据。如调查表设计和内容，调查方法是 24 小时回顾法还是与膳食史结合，采用的称量工具是什么，分析软件的名字等。

程序 4　描述被调查的群体人口基本情况

结果分析中第一是要明确调查了“谁”，包括地区分布、年龄分布、家庭人均年收入水平分布、居民文化程度分布及居民职业分布。一般多采用占调查总量的百分比来表示分布状况，见表 1–30。

表 1-30　2007 年北京市某街道 0～30 岁居民构成情况

年龄分组	人数	百分比（%）
5 岁以下	10	5
5～10 岁	20	10
11～15 岁	30	15
16～20 岁	40	20
21～25 岁	50	25
26～30 岁	50	25
合计	200	100

程序 5　描述食物摄入状况

按谷类、薯类、动物性食物、豆类及其制品、奶类及其制品、蔬菜水果类及食用油、调味品、坚果、糕点、食糖和淀粉类等食物的摄入状况来进行分类描述。有时也把上述几类食物进一步细分，如把谷类分为米类、面类、玉米和其他谷类等，把动物性食物分为猪肉、动物内脏、鱼虾类、蛋类、禽类和其他畜肉等。为了进行不同年龄、不同性别之间的比较，一般把不同年龄段的人群摄入的食物量转化为每标准人日摄入量来进行比较。通过分析居民食物的摄入状况，除可以得到每标准人日各类食物的摄入量以外，还可以得到居民对各类食物的消费率、食物摄入的构成比，不同性别、不同地区、不同年龄段人群的食物摄入量，以及不同年代的变化趋势等诸多结果，见表 1-31。

表 1-31　中国城乡居民蔬菜水果摄入量

单位：g/ 标准人日

地区	深色蔬菜	浅色蔬菜	蔬菜合计	水果
城市	88.1	163.8	251.9	69.4
农村	91.8	193.8	285.6	35.6
合计	90.7	185.4	276.1	45.0

程序 6　描述居民膳食能量和主要营养素摄入状况

这些描述都是基于数据分析的。

（1）对能量的描述

1）不同地区居民能量的摄入量及分布。

2）不同性别、年龄居民能量的摄入状况。

3）不同家庭人均年收入水平居民能量的摄入状况。

4）不同地区居民能量摄入量与 DRIs 比较，见表 1-32。

表 1-32 中国城乡居民能量摄入量占 EER 的百分比的分布 %

占 EER 百分比	合计	城市	农村
<60%	9.6	15.2	7.7
60% ~	26.6	30.6	25.3
80% ~	33.0	28.9	34.4
100%	20.8	17.1	22.0
120%	10.0	8.2	10.7

（2）对蛋白质的描述

1）不同地区居民蛋白质的摄入量及分布。

2）不同性别、年龄居民蛋白质的摄入状况。

3）不同家庭人均年收入水平居民蛋白质的摄入状况。

4）不同地区居民蛋白质摄入量与 DRIs 比较，见表 1-33。

表 1-33 中国城乡居民蛋白质摄入量占 RNI 的百分比的分布 %

占 RNI 百分比	合计	城市	农村
<60%	18.6	19.4	18.4
60% ~	30.4	27.4	31.4
80% ~	24.6	22.7	25.3
100%	26.4	30.5	24.9

（3）对脂肪的描述

1）不同地区居民脂肪的摄入量及分布。

2）不同性别、年龄居民脂肪的摄入状况。

3）不同家庭人均年收入水平居民脂肪的摄入状况。

（4）对碳水化合物的描述

1）不同地区居民碳水化合物的摄入量及分布。

2）不同性别、年龄居民碳水化合物的摄入状况。

3）不同家庭人均年收入水平居民碳水化合物的摄入状况。

4）碳水化合物的食物来源。

（5）对维生素、常量元素、微量元素的描述

1）不同地区居民维生素、常量元素、微量元素的摄入量及分布。

2）不同性别、年龄居民维生素、常量元素、微量元素的摄入状况。

3）不同家庭人均年收入水平居民的维生素、常量元素、微量元素摄入状况。

4）不同地区居民维生素、常量元素、微量元素摄入量与DRIs比较，见表1-34。

表1-34　中国城乡居民硒摄入量与EAR、RNI百分比的分布　%

与EAR、RNI对比	合计	城市	农村
<EAR	60.9	54.3	63.4
EAR–RNI	15.0	15.1	14.9
>RNI	24.1	30.6	21.6

程序7　居民膳食结构现状与《膳食指南》比较

（1）食物多样，谷类为主。从居民对各类食物的消费情况和谷类摄入量、居民能量的食物来源几方面进行分析。

（2）多吃蔬菜、水果和薯类。根据《平衡膳食宝塔》推荐的蔬菜、水果、豆类的推荐量，计算达到该推荐量的人数百分比。

（3）多吃奶类、豆类或其制品。计算每标准人日奶类的摄入量，与《平衡膳食宝塔》的推荐量进行比较，并计算居民膳食中钙、蛋白质的主要食物来源。

（4）适量吃鱼、禽、蛋、肉，少吃肥肉和荤油。根据《平衡膳食宝塔》推荐量，分析居民平均摄入量是否达到或超过该推荐量。

（5）食量与身体活动要平衡，保持适宜体重。可分析居民的超重与肥胖率及变化。

（6）吃清淡少盐的膳食。分析居民食用油、盐、酱油的平均摄入量（g/标准人日），并与WHO建议量每人每日5 g盐进行比较。

（7）饮酒应限量。男性一天饮用酒的酒精量不超过 25 g，女性不超过 15 g。

程序 8　结论和建议

结论是对以上主要结果的重点描述，常常起到画龙点睛的作用，结论应短小精悍，一目了然。建议则是对结果的分析判断，指出改善措施。

例如，针对本课程学习单元 4 的分析结果，建议如下。

（1）应适量摄入豆类及豆制品。

（2）适当降低总能量的摄入，降低油脂摄入量。食用脱脂牛奶，避免血脂升高。

（3）猪肉的食用量应适当减少，增加水产品和禽肉的摄入。

（4）继续保持充足的水果、蔬菜和奶类的摄入，增加薯类和豆类的摄入量。

（5）保持清淡的饮食和减少动物性脂肪的摄入，增加高膳食纤维食物如蔬菜类的摄入。

程序 9　全文修改和完善

这里主要检查全文结构是否合乎逻辑、文字是否恰当、分析是否合理、结论是否有据、建议是否可行等。

学习单元 7　膳食调查方法应用练习

膳食调查是调查调查对象在一定时间内所摄取的能量和各种营养素的数量和质量，以此来评定该调查对象正常营养需求得到满足的程度。膳食调查通常采用的方法有称重法、记账法、化学分析法、询问法和食物频率法等。这些方法可单独进行，也可联合进行。应根据不同的目的，选择适当的膳食调查方法进行应用练习。

学习目标

- 能根据目标、条件、人力、物力、时间等选择合适的膳食调查方法
- 掌握某些膳食调查方法的整个操作过程

知识要求

1. 称重法的适用范围

称重法是常用的一种膳食调查方法，称重时要准确掌握两方面的资料：一是厨房中每餐所用各种食物的生重和烹调后的熟食重量，从而得出各种食物的生熟比值；二是称量个人所摄入熟食的重量，然后按照上述生熟比值算出每人所食各种生食物的重量，再计算出每人每日各种生食物的摄取量。借此来评定能量和各种营养素是否达到 DRIs 标准的要求，以及满足人体正常营养需要的程度。称重法可以调查某一伙食单位（集体食堂或家庭）或个人一日三餐中每餐各种食物的食用量。

2. 24 小时回顾法的适用范围

24 小时回顾法是由接受过培训的调查者通过访谈的形式收集膳食信息的一种回顾性膳食调查方法，是目前获得个人膳食摄入量最常用的一种调查方法，通过询问调查对象过去 24 小时实际的膳食情况，可对其食物摄入量进行计算和评价。24 小时回顾法可用于家庭中个体的食物消费状况调查，也适用于描述不同人群个体的食物摄入情况。在实际工作中一般选用 3 日连续调查方法。最典型的方法是使用开放式调查表进行面对面的询问。

3. 记账法的适用范围

记账法是根据伙食账目来获得调查对象的膳食情况，从而得到在一定期限内的各种食物消费总量和就餐者的人日数，计算出平均每人每日的食物消费量，再按照《中国食物成分表》计算这些食物所供给的能量和营养素数量。该法适合于家庭调查，也适合于托幼机构、中小学校或部队等建有伙食账目的集体单位的调查。记账法可以调查较长时期的膳食，而且适合于进行全年不同季节的调查。但是记账法调查的结果只能得到全家或集体中人均的膳食摄入量，难以分析个体膳食摄入情况。

技能要求

膳食调查方法应用练习

根据以下实例，写出膳食调查应用方法和原因，并描述步骤，熟悉整个膳食调查过程。

实例 1

某县疾病预防控制中心共有营养工作者 7 人，刚刚在 A 村完成了一项营养教育项目。为了解 A、B 村人群近期膳食变化和主要营养素摄入情况，选择了 A 村（实验村）和 B 村（对照村）观察人群进行膳食调查，并计划在 2 周内完成，每个村镇大约 1 000 户。基于人力、物力的考虑，他们计划在每个村镇随机抽取一半家庭进行膳食调查，请指出用什么调查方法最适合。

本实例可选用 24 小时回顾法进行膳食调查。称重法比较准确但耗费较多人力、物力。记账法适用于食堂等集体就餐的膳食调查。因为 A 村刚刚完成营养教育项目，研究目的为调查近期膳食变化，不需要结合膳食史，仅用 24 小时回顾法就可满足研究目的。

实例 2

一名老人带领一名儿童来到营养机构，诉说自己 5 岁的孙子不长个儿，最近由于腹泻更加虚弱。她希望公共营养师能够指导她如何喂养孩子，并判断现在的膳食是否能满足孩子的需要。公共营养师仔细地询问老人昨日喂养孩子的食物品种和数量，但是老人不能准确说出，孩子也不能准确描述。请指出公共营养师应该如何获得该儿童较为准确的膳食情况。

本实例可指导老人运用称重法记录该儿童一日的膳食摄入情况。

实例 3

一个工厂有职工 300 人左右，职工每日在食堂就餐，食堂每周食物进账单和消耗数据齐全，根据食堂购餐卡记录，可以知道工厂每日进餐人数。如果要得到职工每天的主要营养素摄入量，用什么方法较好？

本实例使用记账法。记账法适用于食堂等有伙食账目的集体单位。

思 考 题

1. 回顾法、记账法、称重法各自的优缺点及应用范围是什么?

2. 计算人日数、标准人系数的方法及其实际意义是什么?

3. 怎样应用《平衡膳食宝塔》评价调查对象的膳食模式?

4. 膳食调查结果的评价包括哪些方面?

5. 对于《中国食物成分表》上没有的食物，得到其营养素含量的方法有哪些?

职业模块 2 人体营养状况测定和评价

人体营养状况的测定和评价，一般是通过膳食调查、人体体格测量、营养水平的生化检验以及营养不足或缺乏的临床检查来进行综合的评价。营养状况必须结合人体体格测量、血生化检验、缺乏病症状和体征的检查来进行综合评价。本职业模块内容主要包括人体体格测量方法选用、测量资料分析、生物样品的收集和保存、营养缺乏症状和体征判断等。

1 培训课程

人体体格测量

人体体格测量的根本目的是评价机体膳食营养状况，特别是学龄前儿童的测定结果，常被用来评价一个地区人群的营养状况。可以反映人体营养状况的指标很多，不同年龄、不同生理状况的人选用的体格测量指标有所不同。如成年人最常用的体格测量指标是身高、体重、上臂围、腰围、臀围和皮褶厚度等，其中以身高和体重最重要，因为它综合反映了蛋白质、能量及其他一些营养素的摄入、利用和储备情况，反映了机体、肌肉、内脏的发育和潜在能力。对于成人而言，由于身高已基本无变化，当蛋白质和能量供应不足时体重的变化更灵敏，因此常将体重作为了解蛋白质和能量摄入状况的重要观察指标。儿童生长发育测量常用的指标有体重、身高、坐高、头围、胸围、上臂围等，其中身高、体重、头围和胸围是儿童体格测量的主要指标。除了选用正确的测量方法外，还要注意测量方法的标准化。

学习单元 1　体格测量的标准化

体格测量是评价人体营养状况的重要方法之一，这项工作完成的质量直接关系到人体营养状况评价的准确性。体格测量工作无论是在组织管理还是技术方面都具有共同的和重复发生的特征。对体格测量工作进行标准化是体格测量工作质量管理的重要基础，也是提高体格测量工作质量的有效手段。在开展体格测量工作时，通过对体格测量工作实施“标准化”，对每名调查者的测量质量进行判定，分析和找出测量中出现的问题和原因，以提高测定的准确性和精确性，使体格测量工作实现规范化、系统化和科学化。

学习目标

- 了解测量标准化的基础知识
- 熟悉体格测量工作标准化方案的制定

知识要求

1. 标准和标准化的概念

标准是指对某项活动或其结果规定共同的和重复使用的规则、导则或特定性的文件。标准化则是指制定共同的和重复使用的规则（即标准）的活动过程。凡是具有多次重复使用属性的对象都可以进行标准化。标准的本质特征就是一种“统一规定”，“通过制定、发布和实施标准，达到统一”则是标准化的实质，标准化工作的根本目的是“在一定范围内获得最佳秩序和效益”。

标准化是为了质量控制而设，力求达到不同人、仪器、时间、地点对测量数据的一致性。

2. 体格测量工作的标准化

从标准和标准化的定义中不难看出，标准化对象的本质属性必须是共同的和重复使用的，否则就没有制定标准的必要。体格测量工作具备上述属性，因此，对体格测量工作可以进行标准化。通过标准化使体格测量的精确度和准确度均尽量接近真值。精确度又称精密度，指以最小的差异重复测定一个个体的能力。准确度是指测定值和“真值”相同的程度，即尽可能使所测值代表真实值的能力。真值又叫真实值，是最能反映被测个体体格的值。在实际工作中，常将最有经验的调查人员所测的数值，或者是多人多次测定同一个体的平均数值作为近似的“真值”。

技能要求

体格测量的标准化

【案例】一年一度的儿童体检工作马上就要开始了，所有调查员（10人）都要参加，有一名组长培训大家，力求保证方法的一致性。

1. 工作准备

准备体格测量的工具，包括体重计、身高测量仪、标准化表格、记录用表等。

2. 工作程序

程序1　准备

由一名富有经验者或者测定组组长作为监督员，带领10名调查员。

程序2　填表

正式进行体格测量前，对调查员的预调查结果进行标准化是十分必要的，能找出调查员的系统误差，有的放矢地进行培训，以提高测量结果的准确度和精确度。

首先讲解工作要点和意义。调整体重计、身高测量仪等，并熟悉使用方法。

发给每名调查员两张记录表（见表2-1、表2-2），监督员也要填此表两份。注意：如果以调查对象的编号代替姓名，则大家的编号一定要一致、统一，这样才能相互比较。

表2-1　标准化第一次测定表

调查员：A　　　　第一次测定

日期：2020年6月28日

被测人员编号	身高（长）(cm)	体重（kg）
1	84.2	
2	86.1	
3	86.2	
4	87.5	
5	82.6	
6	86.4	
7	82.0	
8	88.4	
9	82.0	
10	86.6	
备注		

表 2-2 标准化第二次测定表

调查员：A 日期：2020 年 6 月 28 日		第二次测定
被测人员编号	身高（长）（cm）	体重（kg）
1	83.7	
2	85.4	
3	85.8	
4	86.5	
5	82.7	
6	86.0	
7	83.5	
8	88.2	
9	81.5	
10	87.0	
备注		

身高（长）、体重的标准化可同时一次进行，也可分开进行。

程序 3 测量

要求每名调查员和监督员都要参加测量，第一次的结果填到第一张表上，第二次的结果填到第二张表上。注意：两次测定不能连续进行，第二次测定时不能看第一次的测定值。

程序 4 计算监督员测量数据

（1）监督员将自己两次的测定值分别填写到表 2-3 的（1）列和（2）列，若同时标准化身高、体重、腰围，则另取一张表，将每种测定值分别填入。

表 2-3 监督员标准化表

被测人员编号	第一次测定（1）	第二次测定（2）	精确度		（1）+（2）（5）
			（1）-（2）（3）	[（1）-（2）]^2（4）	
1	82.8	82.2	+0.6	0.36	165.0
2	83.8	84.6	−0.8	0.64	168.4
3	86.0	85.6	+0.4	0.16	171.6
4	86.2	86.0	+0.2	0.04	172.2

实际工作中，监督员可以提前测量好一组数值，并计算出“标准”数。

续表

被测人员编号	第一次测定（1）	第二次测定（2）	精确度		(1)+(2) (5)
			(1)－(2) (3)	[(1)－(2)]² (4)	
5	82.0	82.0	0	0	164.0
6	85.6	85.4	+0.2	0.04	171.0
7	82.3	82.4	−0.1	0.01	164.7
8	87.6	87.6	0	0	175.2
9	80.1	80.6	−0.5	0.25	160.7
10	85.3	86.5	−1.2	1.44	171.8
合计			+4/8	2.94	

$A=2.94\times2=5.88$　$B=2.94\times3=8.82$

（2）将两次测定的差值填入（3）列，并将出现最多的正号或负号的个数占全部测定人数的分数记录在（3）列的合计栏中，其中零忽略不计。将（3）列的平方值填入（4）列，并将（4）列的所有平方值的和填入合计栏中。

（3）将两次测定结果的相加值填入第（5）列。

程序5　数据计算

调查员需要用自己的数据重复进行以上计算工作，数据见表2-4。

程序6　比较

将表2-3监督员标准化表的第（5）列值填入表2-4调查员标准化表的第（6）列上。

表2-4　调查员A标准化表

被测人员编号	第一次测定（1）	第二次测定（2）	精确度		(1)+(2) (5)	监督员 (1)+(2) (6)	准确度	
			(1)−(2) (3)	[(1)−(2)]² (4)			(5)−(6) (7)	[(5)−(6)]² (8)
1	84.2	83.7	+0.5	0.25	167.9	165.0	+2.9	8.41
2	86.1	85.4	+0.7	0.49	171.5	168.4	+3.1	9.61
3	86.2	85.8	+0.4	0.16	172.0	171.6	+0.4	0.16
4	87.5	86.5	+1.0	1.00	174.0	172.2	+1.8	3.24
5	82.6	82.7	−0.1	0.01	165.3	164.0	+1.3	1.69

续表

被测人员编号	第一次测定（1）	第二次测定（2）	精确度		(1) + (2)（5）	监督员（1）+(2)（6）	准确度	
			(1)-(2)（3）	[(1) - (2)]^2（4）			(5)-(6)（7）	[(5) - (6)]^2（8）
6	86.4	86.0	+0.4	0.16	172.4	171.0	+1.4	1.96
7	82.0	83.5	−1.5	2.25	165.5	164.7	+0.8	0.64
8	88.4	88.2	+0.2	0.04	176.6	175.2	+1.4	1.96
9	82.0	81.5	+0.5	0.25	163.5	160.7	+2.8	7.84
10	86.6	87.0	−0.4	0.16	173.6	171.8	+1.8	3.24
合计			+7/10	4.77			+10/10	38.75

A=5.88　B=8.82

将（5）列值减去（6）列值的结果填入第（7）列，并将出现最多的正号或负号的个数占全部测定人数的分数记录在（7）列的合计栏中，零忽略不计。

将（7）列的平方值填入（8）列，计算其平方和填入（8）列下的合计栏中。

程序 7　评价

（1）监督员的第（4）列总和应最小，或小于大部分调查员的第（4）列总和，否则更换监督员。

（2）将表 2–3 第（4）列的总和乘 2 得到 A 值（5.88），乘 3 得到 B 值（8.82）。

（3）本文所给的结果，监督员（4）列值最小，其精确度最好，因此是可以胜任的。

（4）调查员的第（4）列值应小于 A 值，否则说明精确度不够，需要注意测定手法的一致性，不要改变各次测定的具体方法，同时伴有（3）列分数很大（大于或等于 9/10），说明偏差是发生在第一次和第二次测定之间。

（5）调查员的第（8）列值应小于 B 值，否则说明准确度不够。需要将其方法和监督员的一致，应由监督员带领操作几次。如伴有（7）列分数等于或大于 9/10，说明此调查员在某些程序上总是发生同样的错误（系统性误差由此产生），需要调查员认真跟着监督员学习。

（6）每个调查员的第（8）列合计值一般应大于第（4）列合计值。否则说明测定的准确度或精确度不好或计算过程有误，应重新检查计算过程。

体格测量标准化工作不是一劳永逸的，每次开展项目或课题工作之前均需对参加体格测量的人员进行测量的标准化，以保证测量的质量。

（7）本文中给出的调查员A的测定结果，其精确度较好，但准确度较差，且伴有（7）列分数较大（10/10），说明该调查员的测定过程中存在系统误差。

程序8　标准化的使用

在标准化完成后，应由监督员带领调查员总结各自的结果，找出测定准确性和精确性上存在的问题，有的放矢地给予指导。

学习单元2　婴幼儿身长、头顶至臀长、头围、胸围和体重的测量

婴幼儿的年龄划分在医学上一般是指0～3岁，其中1岁以内称为婴儿期，1～3岁称为幼儿期。营养是婴幼儿生长发育的重要影响因素之一，对婴幼儿进行身长、头顶至臀长（3岁以上儿童测坐高）、头围、胸围和体重等形态指标测量，可用于评价婴幼儿的营养状况。

学习目标

- 掌握使用卧式标准量床测量婴幼儿身长和头顶至臀长的方法
- 掌握婴幼儿头围、胸围和体重的测量方法

知识要求

1. 卧式标准量床的使用

卧式标准量床是一种专门的测量工具，用于年龄在3岁以下的婴幼儿体格发育纵向测量指标的测定。卧式标准量床由一块底板、两块固定的头板、两块带刻度尺的围板和一块可移动的滑板组成（见图2-1），使用时婴幼儿仰卧于量床上，头部顶着一

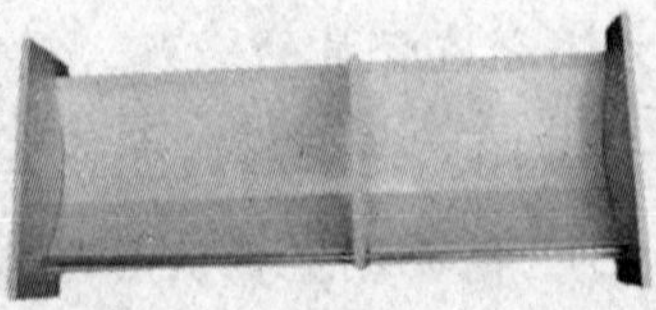

图2-1　卧式标准量床

端头板，移动滑板使其与婴幼儿的臀部或脚跟紧贴住，从滑板与围板接触处读取刻度尺上的读数，即分别为婴幼儿的头顶至臀长和身长，相当于 3 岁以下儿童的坐高和身高。

2. 婴幼儿身长、头顶至臀长、头围、胸围、体重测量的方法及意义

（1）婴幼儿身长和头顶至臀长测量

婴幼儿由于不能站立或站立时不能保持正确的身高测量姿势，也不能自主端坐保持正确的坐高测量姿势，故需采用卧位分别测量头顶至臀部和足底的距离，即头顶至臀长和身长作为对应于儿童的坐高和身高的测量指标来反映婴幼儿体格发育情况。

进行身长测量时，被测婴幼儿脱去帽、鞋、袜，仰卧于标准量床底板中线上。由一名助手将婴幼儿头扶正，头顶接触头板。测量者位于婴幼儿右侧，左手握住其双膝，使腿伸直，右手移动滑板使其接触婴幼儿双侧足跟，如图 2-2 所示。读取围板上的刻度读数，保留小数点后一位。进行头顶至臀长测量时，被测婴幼儿脱去帽、鞋、袜，穿单衣仰卧于标准量床底板中线上。由一名助手将婴幼儿头扶正，头顶接触头板，滑板紧贴婴幼儿骶骨。测量者位于婴幼儿右侧，左手提起婴幼儿下肢，使膝关节屈曲，大腿与底板垂直，右手移动滑板使其接触婴幼儿臀部，读取围板上的刻度读数，保留小数点后一位。

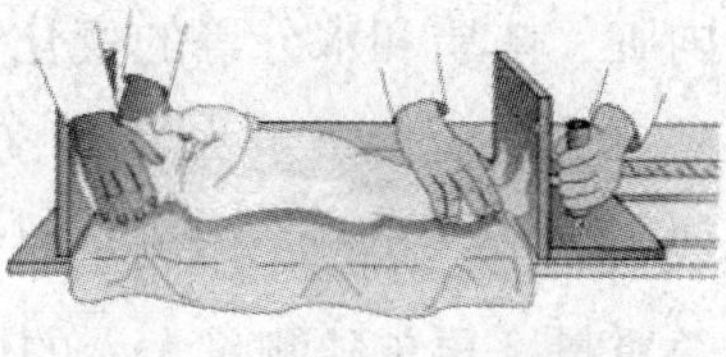
图 2-2　婴幼儿身长测量

纵向测量指标主要与骨骼的生长有关。在全身各个系统中，骨骼是最稳定的系统之一，受遗传因素控制作用较强，后天因素的影响需要有一个长期的过程才能够得到体现。所以，纵向测量指标主要用来反映长期营养、疾病和其他不良环境因素的影响。

（2）婴幼儿头围和胸围测量

头围和胸围是婴幼儿体格测量常用的横向测量指标。头围是指从双侧眉弓上缘经后脑勺枕骨粗隆绕头一周的长度，表示头颅的围长，它间接反映颅内容量的大小，如图 2-3 所示。胸围是指从两乳头线到后面两肩胛骨下角下缘绕胸一周的长度。婴幼儿头围、胸围都是采用软尺测量，头围测量时婴幼儿可取坐位或仰卧位，胸围测量时婴幼儿取仰卧位。

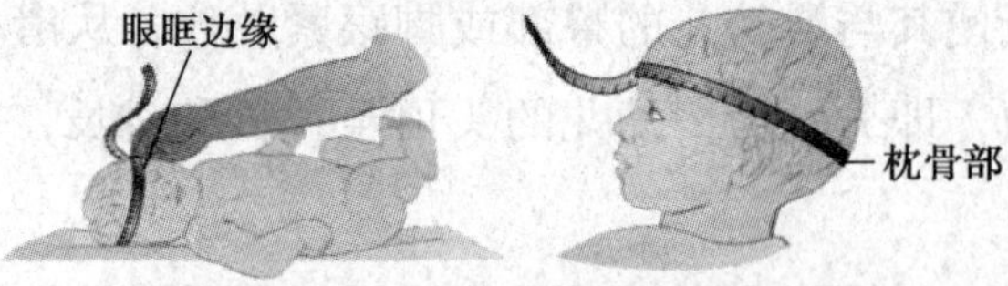

图 2-3　婴幼儿头围测量

通过婴幼儿头围和胸围的测量数据，观察其头围和胸围的交叉年龄，并与实际年龄比较，对于评价婴幼儿的营养状况有一定意义。出生时胸围比头围小 1 ~ 2 cm。随着年龄的增长，胸廓的横径增长迅速，1 岁左右胸围与头围大致相等，12 ~ 21 个月时胸围超过头围。胸围赶上头围的时间与婴幼儿营养状况有密切的关系。在正常情况下，一个营养状况良好的婴幼儿，胸围赶上头围的时间往往提前。而营养不良的婴幼儿，由于胸部肌肉和脂肪发育较差，胸围超过头围的时间较迟。若到 2 岁半时胸围还比头围小，则要考虑营养不良或胸廓、肺发育不良。

（3）婴幼儿体重测量

体重是指身体各部分的重量总和，它主要反映构成体重成分的骨骼、肌肉、内脏、体质和水分等的变化情况。婴幼儿体重测量一般采用专门的婴幼儿体重秤，其最大载重量为 15 ~ 50 kg（见图 2-4）。如没有婴幼儿体重秤，也可采用成人体重计测量，但测量时需要采用减差法，即先测量一名大人抱起婴幼儿的总重量，再单独测量大人的体重，二者之差即为婴幼儿的体重。

婴幼儿体重对营养状况较为敏感，而且婴幼儿体重测量的误差小于身长测量的误差，故体重是婴幼儿营养状况评价的常用指标。

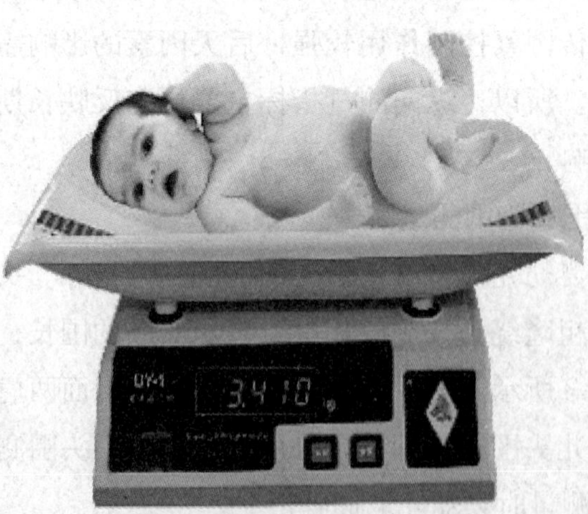

图 2-4　婴幼儿体重秤（最大载重量 15 ~ 50 kg）

技能要求

婴幼儿头围、胸围、身长、头顶至臀长和体重的测量

1. 工作准备

在开展测量工作之前，应选择好工作场地，准备好软尺、标准量床和婴幼儿体重秤等测量工具。记录表也需提前设计并准备。

（1）软尺

仔细检查软尺有无裂缝，制作材料是否符合要求，用 2 m 长的刻度钢尺检查软尺的刻度是否准确，若 2 m 相差 0.5 cm 则不能使用，需更换。

（2）标准量床

应选择平坦的地方放置标准量床，围板刻度尺应面向光源（便于读数）。仔细检查两端头板有无松动现象，围板刻度零点是否与头板的头顶面重合，并用钢尺检查围板上的刻度是否准确，一般 10.0 cm 误差不得大于 0.1 cm。

（3）婴幼儿体重秤或成人体重计

将体重秤放置于平坦地面上，要求无晃动。仔细检查零点是否准确，若不准确应旋转调节螺母进行校正。用标准砝码检测体重计的测量准确度，要求误差不得超过 0.1%。其方法是：以备用的 10 kg、20 kg、30 kg 标准砝码（或用等重标定重物代替）分别进行称量，检查指标读数与标准砝码误差是否在允许范围内。

2. 工作程序

程序 1　头围测量

被测婴幼儿取坐位或仰卧位，测量者位于婴幼儿右侧或前方，用左手拇指将软尺零点固定于头部右侧眉弓上缘处，软尺经枕骨粗隆（后脑勺最突出的一点）及左侧眉弓上缘回至零点，读取软尺与零点重合处的读数，以 cm 为记录单位，保留小数点后一位。

每次测量前都需要询问婴幼儿姓名、编号、联系方式等，并填表。

测量时，婴幼儿需脱帽，测量时软尺应紧贴皮肤，不能打折，长发或梳辫者，应先将头发在软尺经过处向上、向下分开，使软尺紧贴头皮。

程序 2　胸围测定

被测婴幼儿取仰卧位，自然躺平，使其处于平静状态。测量者立于婴幼儿

右方，用左手拇指将软尺零点固定于被测婴幼儿胸前右侧乳头下缘，右手拉软尺使其绕经右侧后背，以两肩胛骨下角下缘为准，经左侧回至零点，读取软尺与零点重合处的读数，以 cm 为记录单位，保留小数点后一位。

测试时应注意保持软尺在婴幼儿后背的位置准确，必要时可由一名助手帮助固定后背软尺位置；各处软尺轻轻接触皮肤，对于皮下脂肪较厚的婴幼儿，软尺接触皮肤宜稍紧些。取婴幼儿平静呼吸时的中间读数。

程序 3　身长和头顶至臀长测定

婴幼儿脱去帽、鞋、袜，穿单衣仰卧于标准量床底板中线上。由助手将婴幼儿头扶正，头顶接触头板。测量者位于婴幼儿右侧，左手握住其双膝，使腿伸直，右手移动滑板使其接触婴幼儿双侧足跟。读取围板上的刻度读数即为婴幼儿的身长，以 cm 为记录单位，保留小数点后一位。然后，测量者左手提起婴幼儿下肢，使膝关节屈曲，大腿与底板垂直，右手移动滑板使其接触婴幼儿臀部，读取围板上的刻度读数即为婴幼儿的头顶至臀长，以 cm 为记录单位，保留小数点后一位。

在身长测量过程中应确保婴幼儿头顶至足跟呈一条直线，同时要防止婴幼儿出现身体扭动等现象。

程序 4　体重测定

被测婴幼儿按年龄不同，取不同体位进行体重测量，1 岁以下取卧位，1～3 岁取坐位。被测婴幼儿事先排空大小便，测量时脱去外衣、鞋袜和帽子，只着背心和短裤，按不同测试体位要求使婴幼儿安定地位于体重秤中央。读数以 kg 为单位，记录至小数点后两位。

如被测婴幼儿哭闹厉害，无法独立配合完成体重测量，可采用减差法进行测量。脱去婴幼儿外衣、鞋袜和帽子，只着背心和短裤，由一名大人抱着在成人体重计上测量总体重，然后单独测量大人的体重，二者之差即为婴幼儿的体重。

测量读数过程中，不能手扶婴幼儿，同时注意防止婴幼儿身体剧烈扭动。如有特殊原因，被测婴幼儿不能脱下全部衣物，应设法扣除衣物重量。

学习单元 3　上臂围和皮褶厚度的测量

上臂围可反映机体的营养状况，它与体重密切相关。皮褶厚度是衡量个体营养状况和肥胖程度的较好指标，测定部位有上臂肱二头肌、肱三头肌和肩胛下角皮褶厚度等，可分别代表肢体和躯干的皮下脂肪堆积情况，对判断肥胖和营养不良有重要价值。

学习目标

- 掌握使用皮尺测量上臂围的方法
- 掌握使用皮褶厚度计测量肱二头肌、肱三头肌、肩胛下角皮褶厚度的方法
- 了解测量上臂围和皮褶厚度的意义

知识要求

1. 上臂的解剖学结构

上臂是指人上肢从肩关节到肘关节这一段，其结构如图 2-5 所示。上臂肌肉分前群和后群，前群主要有肱二头肌、喙肱肌、肱肌等，后群为肱三头肌，如图 2-6 所示。

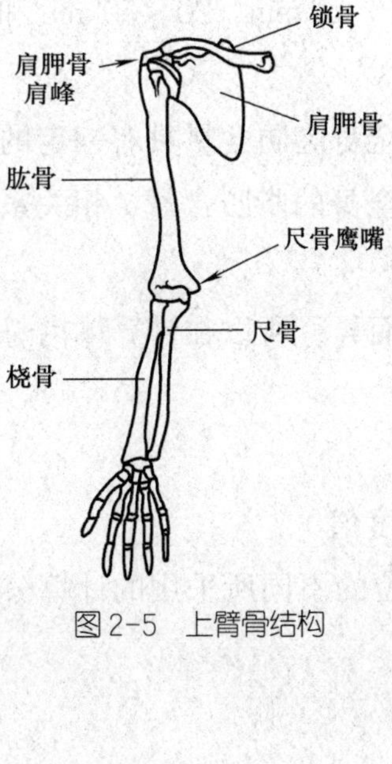

图 2-5　上臂骨结构

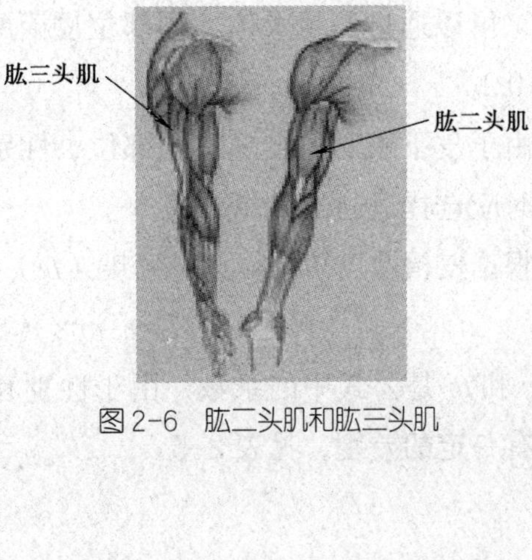

图 2-6　肱二头肌和肱三头肌

（1）肩峰

肩关节由“肱骨头”及肩胛骨的“关节盂”构成，在肩关节上方有一突出性标志，是肩膀的最高点，叫肩峰。

（2）尺骨鹰嘴

肘关节由肱骨下端和尺骨、桡骨上端构成，肘部骨性突起是尺骨鹰嘴。

（3）肱二头肌

肱二头肌位于臂前部，有两个头。长头自肩胛骨关节盂上方，穿关节囊，经大、小结节间下降；短头自喙突下端的腱止于桡骨粗隆，可屈肘关节及前臂旋后。

（4）肱三头肌

肱三头肌位于臂后部，有三个头。长头自肩胛骨关节盂下方，外侧头自肱骨后面上部，内侧头自肱骨后面下部，止于尺骨鹰嘴，可伸肘关节。

2. 测量上臂围和皮褶厚度的意义

（1）上臂围本身可反映营养状况，它与体重密切相关。上臂围的测量一般量取上臂自肩峰至尺骨鹰嘴连线中点的臂围长。5 岁以前儿童上臂围变化不大，我国 1 ~ 5 岁儿童上臂围 13.5 cm 以上为营养良好，12.5 ~ 13.5 cm 为营养中等，12.5 cm 以下为营养不良。

（2）皮褶厚度是衡量个体营养状况和肥胖程度的较好指标，主要表示皮下脂肪厚度，可间接评价人体肥胖与否。WHO 推荐选用肩胛下角、肱三头肌和脐旁三个测量点。瘦、中等和肥胖的界限，男性分别为小于 10 mm、10 ~ 40 mm 和大于 40 mm，女性分别为小于 20 mm、20 ~ 50 mm 和大于 50 mm。

（3）皮褶厚度反映人体皮下脂肪含量，它与全身脂肪含量具有一定的线性关系，可以通过测量人体不同部位皮褶厚度推算全身的脂肪含量，相关系数为 0.7 ~ 0.9。

由于皮下脂肪厚度随不同部位、性别、年龄而异，所以在计算体内总脂肪含量时应选择适当的推算公式。

根据皮褶厚度可推算人体密度（D）：

$$D=c-m\times(\lg \text{皮褶厚度值})$$

c 和 m 是公式中的系数，由于性别和测量部位的不同所采用的计算公式中系数有一定的差别，见表 2–5。

表 2-5 用不同性别和测量部位皮褶厚度计算体密度公式中的参数

皮褶厚度测量部位	系数	男性	女性
肱二头肌	c	1.099 7	1.087 1
	m	0.065 9	0.059 3
肱三头肌	c	1.114 3	1.127 8
	m	0.061 8	0.077 5
肩胛下	c	1.136 9	1.110 0
	m	0.074 1	0.066 9
髂脊上	c	1.117 1	1.088 4
	m	0.053 0	0.051 4
肱二头肌 + 肱三头肌	c	1.135 6	1.136 2
	m	0.070 0	0.074 0
肱二头肌 + 肩胛下	c	1.149 8	1.124 5
	m	0.075 9	0.067 4
肱二头肌 + 髂脊上	c	1.133 1	1.109 0
	m	0.060 1	0.057 7
肱三头肌 + 肩胛下	c	1.162 5	1.150 7
	m	0.079 7	0.078 5
肱三头肌 + 髂脊上	c	1.146 3	1.136 7
	m	0.065 6	0.070 4
肩胛下 + 髂脊上	c	1.152 2	1.123 4
	m	0.067 1	0.063 2
肱二头肌 + 肱三头肌 + 肩胛下	c	1.168 9	1.154 3
	m	0.079 3	0.075 6
肱二头肌 + 肱三头肌 + 髂脊上	c	1.155 6	1.143 2
	m	0.068 3	0.069 6
肱二头肌 + 肩胛下 + 髂脊上	c	1.160 5	1.153 0
	m	0.069 4	0.072 7
肱三头肌 + 肩胛下 + 髂脊上	c	1.170 4	1.132 7
	m	0.073 1	0.064 3
肱二头肌 + 肱三头肌 + 肩胛下 + 髂脊上	c	1.176 5	1.156 7
	m	0.074 4	0.071 7

再根据人体密度计算人体脂肪百分含量：BF%=（4.95/D−4.50）×100%。

（4）通过测量不同部位的皮褶厚度，还可以反映人体皮下脂肪的分布情况。测定部位有上臂肱三头肌、肩胛下角、腹部、髂脊上部等，其中前三个部位最重要，可分别代表个体肢体、躯干、腰腹等部分的皮下脂肪堆积情况。

（5）用上臂围和肱三头肌皮褶厚度可计算上臂肌围和上臂肌面积，反映机体肌肉的发育状况。

上臂肌围（cm）= 上臂围（cm）−3.14× 肱三头肌皮褶厚度（cm）

上臂肌面积（cm^2）=［上臂围（cm）−3.14× 肱三头肌皮褶厚度（cm）］^{2}÷（4×3.14）

3. 皮褶厚度计的使用方法

（1）若长时间未使用的皮褶厚度计，则在使用前必须校正（可参照使用说明书进行）。

（2）皮褶厚度计的压力要符合规定标准（10 g/cm^2）。

（3）使用左手拇指和食指将特定解剖部位的皮肤连同皮下组织捏起，右手握皮褶厚度计测量距左手拇指捏起部位 1 cm 处的皮褶厚度。

（4）右手拇指松开皮褶厚度计卡钳钳柄，使钳尖部充分夹住皮褶。

（5）在皮褶厚度计指针快速回落后立即读数。

（6）一般要求在同一部位测量 3 次，取平均值为测量结果。

相关链接

上臂紧张围和上臂松弛围的测量方法与意义

1. 上臂紧张围

上臂紧张围是指上臂肱二头肌最大限度收缩时的围度。测量方法：被测者上臂斜平举约 45°，手掌向上握拳并用力屈肘；测量者站于其侧面或对面，将卷尺在上臂肱二头肌最粗处绕一周进行测量。

测量时被测者要使肌肉充分收缩，卷尺的松紧度要适宜，测量误差不超过 0.5 cm。

2. 上臂松弛围

上臂松弛围是指上臂肱二头肌最大限度松弛时的围度。测量方法：在测量上臂紧张围后，将卷尺保持原来的位置不动，令被测者将上臂缓慢伸直，将卷尺在上臂肱二头肌最粗处绕一周进行测量。测量上臂松弛围时，要注意由紧张变换到放松时，勿使卷尺移位。

3. 测量意义

上臂紧张围与上臂松弛围之差，可反映肌肉的发育状况。一般此差值越大说明肌肉发育状况越好。

技能要求

上臂围和皮褶厚度测量操作

1. 工作准备

（1）设计测量结果记录表，并指定测量人员和记录人员，测量前统一培训。

（2）使用仪器的准备

1）卷尺。卷尺应由无伸缩性材料制成，刻度可读至 0.1 cm。

2）皮褶厚度计。皮褶厚度计分为有刻度读数的和有直接数字显示的。不同生产厂家的产品外形有差异，如图 2-7 所示，但原理都是一样的，使用前需要进行校正。

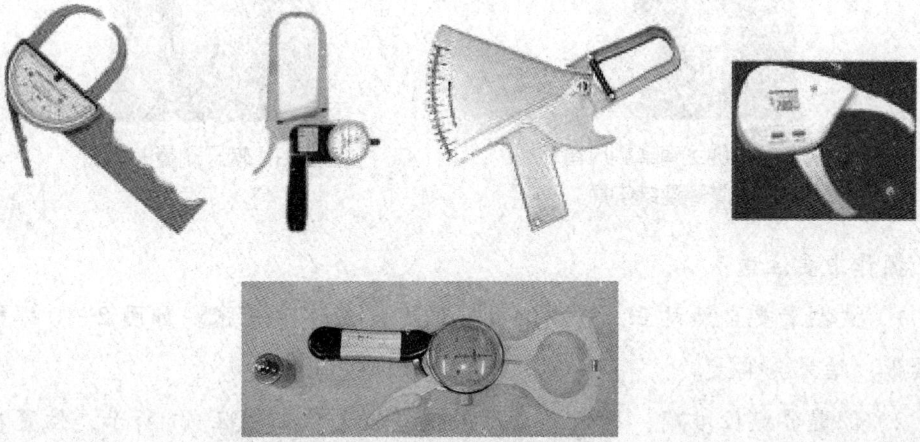

图 2-7　几款常见的皮褶厚度计

（3）场地的准备

1）桌子、凳子，必要时准备床，测量儿童腹部皮褶厚度时需要儿童平卧在床上。

2）由于上臂围和皮褶厚度的测量需要尽量裸露，在气温低的情况下测量一定要在房间内进行，并采取保暖措施。

（4）被测者的准备

被测者应尽量裸露被测的部位。天气暖和时可完全裸露左上肢，天气寒冷时将外套、毛衣的左袖脱下，内衣左袖卷至肩关节处。

2. 工作程序

程序 1　上臂围的测量

（1）被测者自然站立，肌肉不要紧张，体重平均落在两腿上。

（2）被测者充分裸露左上肢，手臂自然下垂，两眼平视前方。

（3）测试人员站在被测者身后，找到肩峰、尺骨鹰嘴（肘部骨性突起）部位，用软尺测量并用油笔标记出左臂后面从肩峰到尺骨鹰嘴连线中点处，如图 2–8 所示。当然，操作熟练后可直接定位肩峰到尺骨鹰嘴连线中点。

（4）用软尺起始端下缘压在标记的肩峰与尺骨鹰嘴连线中点，水平围绕一周，测量并读取周长，如图 2–9 所示。

软尺应紧贴皮肤，松紧度要适宜。

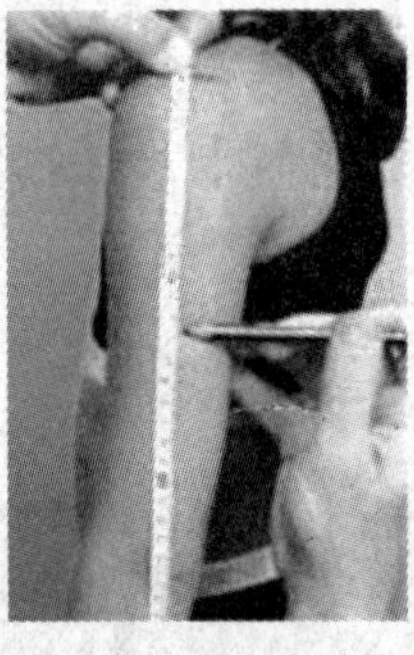

图 2-8　确定肩峰到尺骨鹰嘴连线中点

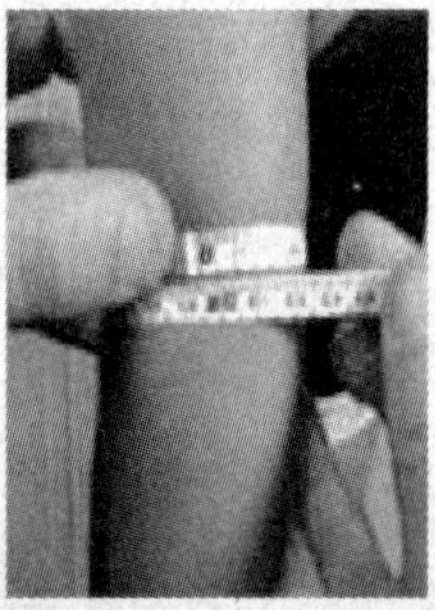

图 2-9　软尺测量上臂围

操作中要注意：

1）被测者要自然站立，手臂自然下垂，肌肉不要紧张。如图 2–10 那样肌肉紧张，结果会偏大。

2）位置要定位准确，否则测量结果偏差较大，如图 2–11 所示，位置在上臂远端，结果会偏小。

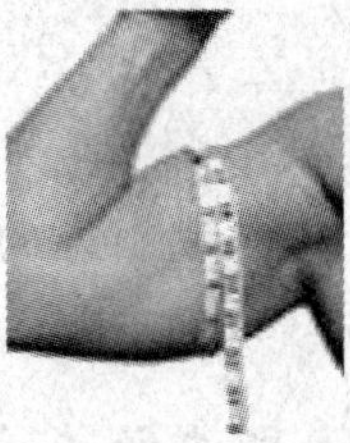

图2-10　上臂紧张围

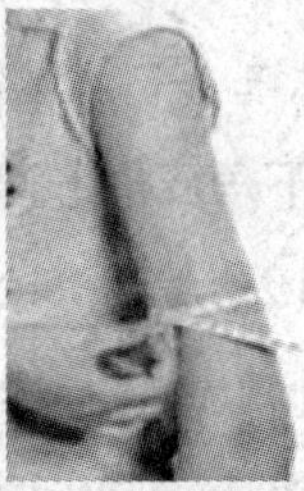

图2-11　错误的上臂围测量方法（定位不准，手臂未自然下垂）

3）一般都测量左侧手臂，但也有测量右臂的。

程序2　肱三头肌皮褶厚度测量

（1）被测者自然站立，被测部位充分裸露。

（2）测试人员站在被测者的背面，找到肩峰、尺骨鹰嘴（肘部骨性突起）部位，并用油笔标记出右臂后面从肩峰到尺骨鹰嘴连线中点处（经验丰富者可省略此步）。

（3）在标记点上方约2 cm处，垂直方向用左手拇指和食指、中指将皮肤和皮下组织夹提起来。

（4）右手握皮褶厚度计，在该皮褶提起点的下方1 cm处用皮褶厚度计测量其厚度，测量时皮褶厚度计应与上臂垂直，右手拇指松开皮褶厚度计卡钳钳柄，使钳尖部充分夹住皮褶，如图2-12所示。

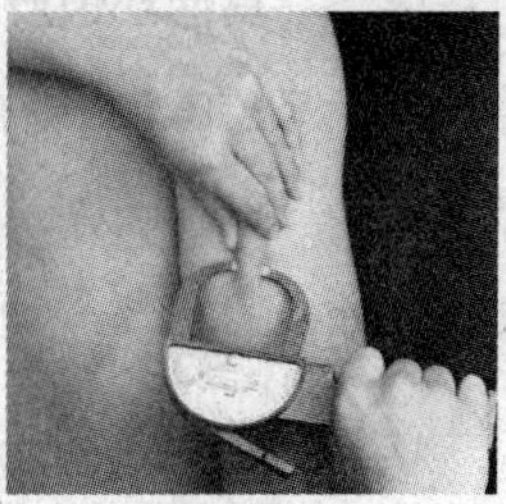

图2-12　肱三头肌皮褶厚度测量

（5）在皮褶厚度计指针快速回落后立即读数。记录以mm为单位，精确到小数点后一位。

（6）要连续测量三次，取平均值。

程序3　肱二头肌皮褶厚度测量

（1）被测者自然站立，被测部位充分裸露。测试人员站在被测者的对面或侧面。

（2）被测者上臂放松、自然下垂，测试人员取肱二头肌肌腹中点处（基本与乳头水平，在肱三头肌的对面，为肩峰与尺骨鹰嘴连线中点上方1 cm），并用油笔标记出该点。

（3）顺自然皮褶方向（垂直方向），用左手拇指和食指、中指将被测部位皮肤和皮下组织夹提起来，如图 2-13 所示。

其余操作同肱三头肌皮褶厚度测量方法。

程序 4　肩胛下角皮褶厚度测量

（1）被测者自然站立，被测部位充分裸露。测试人员站在被测者的背面。

（2）测试人员用油笔标出右肩胛下角位置。

（3）在右肩胛下角下方 1 cm 处，顺自然皮褶方向（即皮褶走向与脊柱成 45°），用左手拇指和食指、中指将被测部位皮肤和皮下组织夹提起来，如图 2-14 所示。

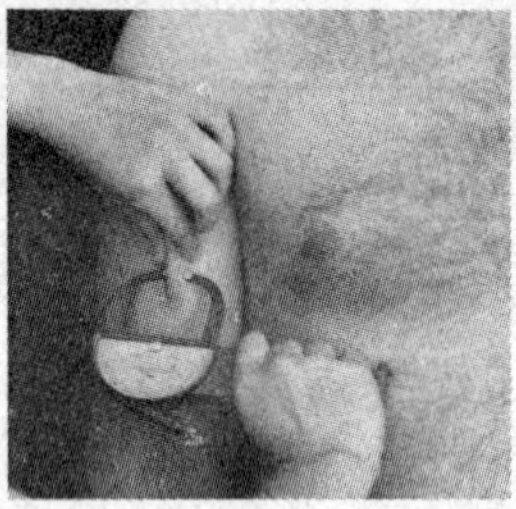

图 2-13　肱二头肌皮褶厚度测量

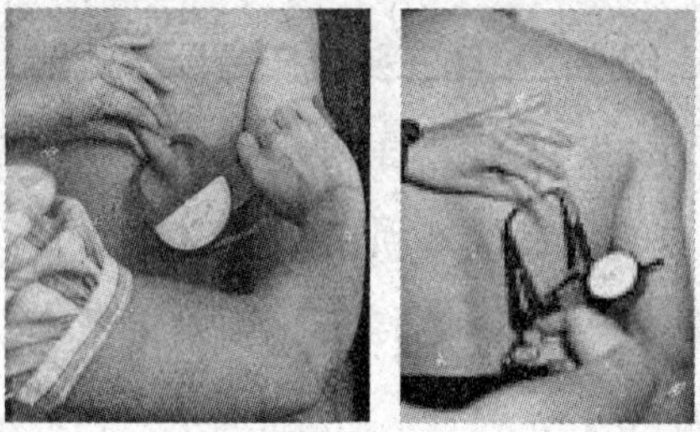

图 2-14　肩胛下角皮褶厚度测量

其余操作同肱三头肌皮褶厚度测量方法。

程序 5　其他部位皮褶厚度的测量

此外，还可以测量髂脊上部（在腋中线上，髂前上脊与肋下缘连线中点处）皮褶厚度，测量时肩、臂自然放松，向内下方，与水平成 45° 角进行测量，如图 2-15 所示。

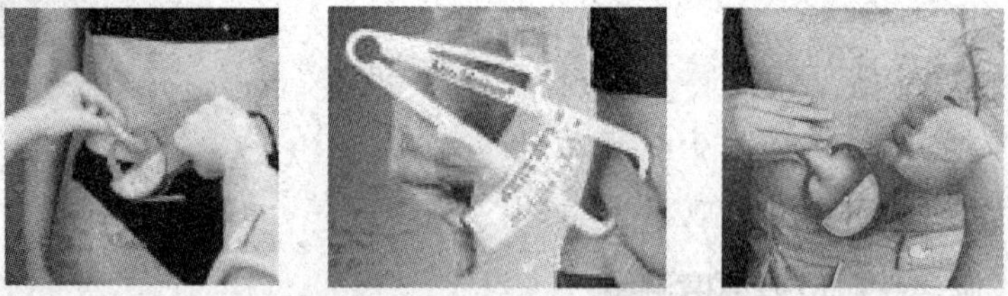

图 2-15　髂脊上部皮褶厚度测量

另外，也可测量腹部（脐右侧 2 cm）皮褶厚度，在垂直方向提起皮褶进行测量。

3. 注意事项

（1）由于每个测量者对解剖位置的确定存在差异，而且测量手法存在不同，这些都是造成测量误差的主要原因。为了避免测量者之间的误差，在调查前应进行相关培训，使测量结果具有一定的可比性。

（2）把皮肤与皮下组织一起夹提起来，但不能把肌肉夹提住。

（3）测量者在开始每天工作开始前，应及时从仪器箱中取出皮褶厚度计；每天工作完成后，将皮褶厚度计装入皮褶厚度计盒中，并放入仪器箱中保存。

2 培训课程 常见生物样品的收集和保存

生物样品的收集是生化检查的前提，正确地收集适当的样品才能顺利进行人体营养状况鉴定，发现人体临床营养不足症、营养储备水平低下或营养过剩状况，以便较早掌握营养失调征兆和变化动态，及时采取必要的预防措施。

在《国家职业技能等级认定培训教材——公共营养师（四级）》中讲解了头发和任意一次尿样的收集，本课程学习更多关于尿液收集和应用的知识，以及粪便和血液样品的收集知识。

学习单元 1 尿液样品的收集和保存（24 小时尿样）

学习目标

- 掌握用于人体营养状况评价的 24 小时尿液样品的收集和保存方法
- 熟悉尿液用于营养评价的意义

知识要求

1. 尿液的种类和保存

尿液的种类和保存知识在《国家职业技能等级认定培训教材——公共营养师（四级）》中已涉及，请参阅相关内容。

2. 尿液用于营养评价的意义

很多营养素在人体的营养状况都可以通过尿液中的营养素及其代谢产物的含量来反映，因此，收集尿液进行检测是营养状况评价中的重要手段，可用于水溶性维生素负荷实验、肌酐测定、维生素和矿物质代谢实验、蛋白质代谢和骨代谢实验指标的测定等，尿液的主要成分是水、尿素及盐类等。这些化学物质的浓度受食物、饮水及一昼夜内的生理变化等影响而有很大差异。在不同时间内收集的尿液成分可能会有很大的不同。如饭后 2～3 h 排出的尿液中糖、蛋白质及尿胆原等的含量一般要比晨尿多；而晨尿因不受饮食的影响，其化学成分常常比较恒定。在不同的时间内收集的尿液成分不同，标本收集方式应根据需要而定。

尿液用于营养评价的意义可以归纳为下列几点。

（1）用于测定人体蛋白质的需要量、氨基酸代谢实验及氮平衡试验。

（2）用于测定水溶性维生素的负荷实验和研究水溶性维生素的需要量。

（3）用于评价水溶性维生素和矿物质的代谢和需要量。

（4）研究和评价某些药物、毒物等的代谢情况。

技能要求

24 小时尿液样品的收集和保存

1. 工作准备

（1）收集容器

收集 24 小时尿液需要能容纳 500 mL 尿液的收集瓶或尿杯和盛装 2 L 以上尿液的容器，如图 2–16、图 2–17 所示。

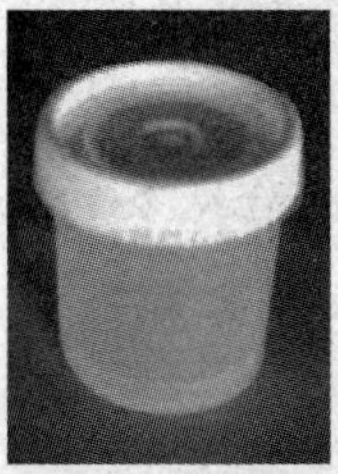

图 2–16　尿杯

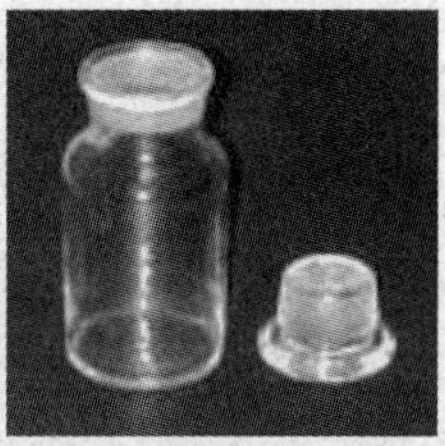

图 2–17　广口瓶

（2）冰箱和防腐剂

2. 工作程序

程序1　24小时尿液的收集

（1）在收集容器上贴上标签，写上被检者的姓名、性别、年龄。

收集尿标本时，应避免粪便等的污染，女性应注意避免阴道分泌物、经血的污染。

（2）要求被检者清晨8时排空小便但不收集，收集此后至第二天清晨8时的所有尿液，包括排大便时排出的尿液也必须收集。

（3）盛装尿液的容器需放置在温度为4 ℃的冰箱保存。24小时内每次收集在收集瓶或尿杯中的尿液需要及时倒进盛装尿液的容器中。

（4）收集完24小时尿液后，测量总体积，并将尿液混匀。

（5）取出约60 mL尿液，存于棕色瓶内并在送检单上写明总尿量，从速送检。

程序2　尿液的保存

收集24小时尿液样品时，需及时将尿液保存在温度为4 ℃的冰箱中，无冰箱且气温高时需加入防腐剂。不管采取何种措施进行保存，在条件许可的情况下应尽快送检。

（1）冷藏。放置在4 ℃的冰箱中保存。

（2）加防腐剂。每升尿中加入5 mL福尔马林，或5～10 mL甲苯，或10 mL浓盐酸，或0.5～1 g麝香草酚（根据检验目的只加入一种即可），混匀后室温保存或放入冰箱中冷藏。

3. 注意事项

（1）收集容器要求清洁、干燥、一次性使用，有较大开口以便于收集；无化学干扰物质（如表面活性剂、消毒剂等）混入；容器上有明显标记，如被检者姓名、编号、收集日期等，必须粘贴在容器上。

（2）应留有足够的标本，任意一次尿标本至少留取12 mL，其余项目最好超过50 mL，如果收集的是定时尿，则容器应足够大，并加盖，必要时加防腐剂。并且还要将尿液放置在阴凉避光处，防止阳光的照射。

（3）如需进行尿培养，应在无菌条件下，用无菌容器收集中段尿液。

（4）要想获得准确的资料，必须掌握正确的收集方法，及时送检。标本不新鲜、受到污染、收集量不够等因素，都可以影响化验结果的准确性。尿标本收集后放置一段时间会发生细菌繁殖、蛋白变性、细胞溶解等。

学习单元 2　粪便的收集和保存

正常粪便主要由消化后未被吸收的食物残渣、消化道分泌物、大量细菌和无机盐及水等组成。粪便检查的主要目的是了解消化道有无炎症、出血、寄生虫感染、恶性肿瘤等情况；根据粪便的性状、组成，可间接地判断胃肠、胰腺、肝胆系统的功能状况；了解肠道菌群分布是否合理，检查粪便中有无致病菌，以协助诊断肠道传染病；进行营养代谢实验。

营养代谢实验常常要收集粪便，而且收集的时间较长，至少 3 日。每天的样品要称重和记录，最后将所有样品混匀，称总重量，根据测定指标的要求打碎或匀浆，取全部或部分粪便送检。要注意，每天收集的样品要放在冰箱内，并做上标记，作为部分粪便样品取舍的依据。

学习目标

- 掌握收集人体粪便样品的正确方法
- 了解粪便保存方法
- 了解粪便用于营养学研究的意义

知识要求

1. 粪便收集的种类

在检查中由于检测项目不同，所需粪便的量也是不同的。一般来说，核桃大小（20 ~ 40 g）的成形粪便或 5 ~ 6 汤匙的水样便对常规检查来说就足够了。如要做特殊检查（如离心或培养），则需要整次或整天甚至 3 天的粪便。因此，粪便收集可分为常规粪便标本的收集和浓缩粪便标本的收集。

（1）常规粪便标本

通常采用自然排出的粪便，取一小块粪便放在纸盒内送检即可。标本不宜取得过少，以免其干燥后影响检验，一般取约拇指大小的一块即可。如为腹泻病人应取脓血或黏液部分送检。

（2）浓缩粪便标本

应将 24 小时内排出的所有粪便收集于同一容器中送检，注意防止小便的混入。

2. 粪便的保存

粪便本身含有大量细菌、水分、食物残渣、消化道分泌物等，粪便中的有形成分、阿米巴滋养体等容易被分解破坏，粪便中的致病菌也容易被优势菌群的过度繁殖所掩盖，因此，粪便标本应尽快送检，尤其是检查痢疾阿米巴原虫或滋养体时应于排便后立即检查，不要超过 10 min，从脓血和稀软部分取材，寒冷季节标本传送及检查时均需保温。需要连续收集 1 日甚至几日的粪便标本，若地方偏远无条件立即检测时，需要根据不同检测目的采取不同的保存措施。

（1）固定保存

适用于寄生虫及虫卵检测。粪便可在聚乙烯醇（PVA）、硫柳汞或其他的固定液中保存数周。

（2）冷藏保存

纸盒装的粪便标本不应直接放入冰箱，否则容易失水干燥，用有盖玻璃容器可延长冷藏保存时间，但冷藏时间不能太长（2～3 日）。

（3）运送培养基保存

采集腹泻病人的粪便标本用于致病菌检测时，需保存于运送培养基中。

（4）0.05 mol/L 硫酸保存

做氮平衡实验时，实验期间收集的粪便应加入适量 0.05 mol/L 硫酸后保存。

（5）冷冻保存

用于矿物质代谢研究的粪便样品可冷冻保存。

3. 粪便用于营养学研究的意义

（1）用于测定人体蛋白质的需要量（氮平衡法）。

（2）用于评价食物蛋白质的营养价值（氮平衡法）。

（3）用于研究人体矿物质（如钙、铁、锌等）的需要量。

（4）用于评价食物中矿物质的吸收率以及影响矿物质吸收的因素。

（5）用于监测体内矿物质随粪便的排泄情况。

相关链接

对粪便检测项目有影响的因素

（1）在收集粪便标本前病人服用的一些药物或食物可能对检查和鉴别寄生虫有干扰作用。

非吸收性的止泻药成分、制酸剂、铋剂和矿物油可以干扰检验结果。

在放射性检查前病人服用的硫酸钡影响粪便标本的时间可长达 1 ~ 2 周，不仅干扰晶体鉴别，而且腐蚀作用会损伤或破坏原虫的滋养体。

胆囊造影的病人应 3 周后再提交标本。

抗生素类，如四环素能消除或减少粪便标本中的微生物达数周或更长。

进食肉类及含动物血食物，可导致隐血实验假阳性。

（2）如果标本陈旧、数量不足或保存不适当，则不仅会影响使用价值还会导致不准确的诊断。

技能要求

粪便的收集和保存

1. 工作准备

粪便标本应收集在干净的广口容器中。若用 250 mL 的纸盒收集则要有蜡纸外包装和紧密封口，以防漏和丧失水分。也可以用有盖的塑料容器、玻璃容器收集粪便，另外还应有棉签或竹签等辅助工具。

2. 工作程序

程序 1　常规粪便的收集

（1）在收集容器上贴上标签，写上被检者的姓名、性别、年龄、编号和检测内容。

（2）向被检者介绍收集粪便标本的注意事项：采集标本时应使用干净的竹签选取含有黏液、脓血等病变成分的粪便，外观无异常的粪便须从表面、深处等多处取材。

标本采集后一般于1 h内检查完毕，否则可因消化酶等影响导致有形成分破坏分解。

（3）被检者解出粪便，用竹签或棉签挑选指头大小的一块粪便，连同竹签或棉签一并放入收集容器内，也可戴手套直接从粪便上采集。

（4）从速送到检验部门。

程序2　粪便的保存

若新鲜粪便标本需要较长时间才能送到实验室，或者需要收集数天的粪便，则必须采取适当保存措施。根据不同的检测项目，保存措施不同。如采用固定保存、冷藏保存、运送培养基保存、0.05 mol/L 硫酸保存、冷冻保存等方法。

3. 注意事项

（1）粪便检验应取新鲜的标本，盛器应洁净，不得混有尿液，不可有消毒剂及污水的污染，以免破坏有形成分，使病原菌死亡和污染腐生性原虫。粪便最好是直接收集在容器中，不能从便池的水中或土壤以及草地上收集，防止标本被水、尿和无关的物质污染。

（2）找寄生虫虫体及做虫卵计数时应采集24小时粪便，前者应从全部粪便中仔细搜查或过筛，然后鉴别其种属；后者应混匀后检查。做化学法隐血实验时，应于前三日禁食肉类及含动物血食物并禁服铁剂及维生素C。做粪胆原定量时，应连续收集3天的粪便，每天将粪便混匀称重后取出20 g送检。做细菌学检查的粪便标本应采集于灭菌有盖的容器内立即送检。做氮平衡或矿物质平衡实验收集粪便时应使用粪便标记物（如卡红），以区分不同代谢期间的粪便。

学习单元3　血样的收集和保存

血液中不少化学成分可受饮食、药物以及离体后物理和化学因素的影响，因此，应在早晨空腹或禁食6 h以上时采取血液，其分析结果才具有真实的代表性。

抗凝剂的选用是否适当，会直接影响分析结果。同时，抗凝剂的用量是否合适也是十分重要的。用量不足，达不到抗凝效果；用量过多，又会妨碍测定。

一般用血量少的项目或分析项目不多，可从毛细血管取血（耳垂、手指尖或足跟部）；用血量较大的项目或分析项目多，则以采静脉血为宜。

学习目标

- 了解取血部位及取血途径
- 了解血样保存的注意事项

知识要求

1. 血液样品的种类

血液样品包括指血、耳垂血、足跟血、静脉血、眼眶血等。

2. 抗凝剂的使用

血液抗凝剂种类繁多，好的抗凝剂应该是用量少、溶解快、不带进干扰实验的杂质和不改变细胞的形态。常用抗凝剂有草酸盐、枸橼酸盐、EDTA 钠盐、肝素等。其中草酸钾最常用，通常先配成 10% 的溶液，分装在洁净小瓶或试管内，每瓶 0.2 mL（含草酸盐 20 mg），在 80 ℃下烘干后加塞备用，可使 10 mL 血液不凝。若血量减少可按每毫升加 2 mg 草酸钾抗凝。肝素也是较为常用的抗凝剂，1 mL 血液一般需用肝素 0.1 ~ 0.2 mg 或 20 国际单位（1 mg 相当于 126 IU），可先配成 1 mL 含 10 mg 肝素的水溶液，每瓶加 0.1 mL，在 60 ℃下烘干，加塞备用，可使 5 ~ 10 mL 血液不凝。

目前市场上有加好抗凝剂的真空采血管销售，根据需要可直接购买。

3. 血清或血浆的分离

血液离开血管后，血液凝固系统即被激活，血液凝固并析出血清。因此，采血后必须尽快加以处理，并尽快进行检验，否则将影响结果的准确性。

血清、血浆样品根据检验目的需要而定。

血清和血浆都需要采血后立即分离。目前常用的化学或生化方法，大多用血清进行检验。若需血清标本则直接将血液注入清洁的试管或小瓶内，待其凝固后取上层的血清即可。若用全血或血浆进行检验，应将血液注入含有抗凝剂的试管或小瓶内，盖塞后，立即轻轻混匀，并尽快分离出血浆和各成分，可用离心机在每分钟 3 000 转速度下离心 10 ~ 15 min。血浆的分离比血清要快且量多，血清和血浆的区别在于：血浆含有纤维蛋白原，而血清没有，其他成分完全相同。

技能要求

血样的收集和保存

1. 工作准备

（1）采血容器

采耳垂血或指尖血、足跟血可用 150 mm 长、1.5 mm 孔径的玻璃毛细管或聚乙烯管，每管以盛装 2/3 ~ 3/4 管为宜，以留作封口。采静脉血一般用注射器。采血器具及装血样的容器都必须经过严格清洗及消毒，以防污染而影响检验结果。

（2）抗凝剂

常用的抗凝剂有草酸盐、枸橼酸盐、EDTA 钠盐、肝素等。

（3）离心机、冰箱、试管或离心管、试管架等

2. 工作程序

程序 1　血样的采集

不管是采末梢血还是静脉血，血样的采集都需要由专业人员进行操作。

（1）末梢采血

末梢血采集主要有耳垂取血和指尖取血两种方法，婴儿也可在脚后跟取血。一般选取左手无名指内侧采血，该部位应无冻疮、炎症、水肿、破损。如该部位不符合要求，以其他手指部位代替。对于烧伤病人，可选择皮肤完整处采血。由于部分血液常规检测（如白细胞计数、分类等）受生理因素影响波动过大，比较时宜使条件尽量一致。涉及体内出血、凝血功能的检测项目（如血小板计数、出血时间或凝血时间等）的检测，一定要注意了解受检者是否用过抗凝、促凝药物，以减少或避免干扰因素的影响。

收集血液样品的试管要标编号或写姓名。

先将采血手指充分按摩或浸于热水中片刻，使血流旺盛。用 75% 的乙醇棉球消毒皮肤，取血者用左手紧捏采血手指的指端上部，用右手持消毒的直形三

棱针或弹簧刺血针刺破指端，刺入深度一般为 2 mm 左右，视皮肤厚薄而定。第一滴血用棉球拭去，然后用采血管吸取或用小试管承接血液。

在冬季从寒冷的室外进到室内后不要立即取血，应待身体暖和后，特别是待采血的耳垂和手温暖后再取血。在采指血前不要用热水烫手，保持手指干燥。

采耳垂血时应将耳垂上的耳环等挂饰物取下，采血后不要立即挂上。

采血后应用消毒棉块或其他消毒止血物品压紧针眼处，不要触及脏物，不要立即浸水洗手。

（2）静脉采血

用血量较多时，多采用静脉采血。采血器具应用一次性注射器，操作程序应严格遵守无菌操作程序。对于采血部位，成人多用肘前静脉，肥胖者也可用腕背静脉。肘前或腕背静脉采血时，一般采取坐位，病人特别是重病人可躺在床上。手臂下面垫一枕头使前臂伸展，系好压脉带，请受检者紧握拳头数次，按摩采血部位，使静脉扩张；用碘酒、乙醇消毒皮肤，采血者左手固定静脉，右手持注射器穿刺，见有血后，抽取所需血量。要注意，在拔针前放松压脉带，以免发生血肿。拔针后用消毒棉球轻压针眼，弯曲前臂 2～3 min。

程序 2　血清或血浆的分离

血标本取得后应尽快分离，不宜搁置，离心速度不应太高。如不能及时分离，应放于 4 ℃的冰箱保存，切勿将全血冰冻。在 4 ℃冰箱内保存不能超过 72 h。

血样保存中试管标签相当重要，一般冷冻库保存血样应用油笔或不掉的标签。

程序 3　血样保存

温度对血样中某些成分的影响极大，如血清在 38 ℃放置 1 h，维生素 C 可受破坏，胡萝卜素在室温下也仅能保存数小时。在某些分析项目中，血清样品在 4 ℃可保存数天，在 −30 ℃以下的冻箱中可放置几周、几个月乃至数年，但在放置过程中应注意严密封口，严防水分逸出。

3. 注意事项

（1）在采血操作中应防止溶血。注射器及针头应干燥、清洁，抽血后应将针头取下，将血沿管壁慢慢注入试管，不可注入气泡。血液注入试管或小瓶后，不能用力摇动。

（2）按所涉及检验目的需要，一般采用抗凝的静脉全血或血清，有些试验

（如血糖、血脂等）受饮食及昼夜因素影响较大，一般以清晨空腹血标本为宜；有些指标因在血中衰变较快（血清酶活性测定，如 ACP 活性等），在 0～4 ℃储存时活性减弱也不一，这些项目检测必须及时而快速；有些项目（如肌酸激酶等）受运动等因素影响较大。涉及血钾、LDH 等的测定时要注意避免发生溶血。

培训课程 3 营养不良的症状和体征判别

随着我国经济的发展和居民生活水平的提高，尽管在许多大城市和富裕农村地区存在营养过剩或营养失衡的状况，导致一些与营养相关的慢性病（如糖尿病、肥胖和心脑血管疾病）的患病率持续上升，但目前我国无论在大中城市还是偏远农村地区，均存在微量营养素缺乏的情况。对居民营养不良的症状和体征进行判别，对人体的营养状况做出评价是营养师的基本技能。在掌握四级相关内容如成人消瘦、超重和肥胖的判断，儿童体格发育及发育迟缓的评价基础上，本课程主要学习常见营养素缺乏症的判别。

蛋白质－能量营养不良、缺铁性贫血、维生素 A 缺乏、钙缺乏、锌缺乏等仍然是目前常见的营养缺乏病。人体营养素缺乏的评价主要包括体格检查、人体测量和实验室检查等客观指标的结果，以及通过病史和症状询问而获得的主观指标结果，包括营养史、体格检查和某些实验室检查。

学习单元 1 蛋白质－能量营养不良判断

蛋白质－能量营养不良（protein energy malnutrition，PEM）是指由于蛋白质和（或）能量摄入不足引起的营养缺乏病。该病在成人和儿童中均可发生，但以婴幼儿最为敏感，约有一半的蛋白质－能量营养不良患儿很难活到 5 岁，在发展中国家其死亡率为发达国家的 20 ~ 50 倍，目前仍是世界上许多发展中国家的一个重要公共卫生问题。

学习目标

➢ 掌握蛋白质－能量营养不良的症状及体征

➢ 能根据体格测量结果初步判别蛋白质－能量营养不良

知识要求

1. 能量需要基本知识

能量代谢是生命活动的基本特征之一，人体的一切生命活动都需要能量。人体能量代谢的最佳状态是达到能量消耗与能量摄入的平衡。若人体每日摄入的能量不足，机体会运用自身储备的能量甚至消耗自身的组织以满足生命活动的能量需要。人体如果长期处于饥饿状态，在一定时期内机体会出现基础代谢降低、身体活动减少和体重下降等情况，使机体产生对于能量摄入的适应状态，此时，能量代谢由负平衡达到新的低水平上的平衡。其结果会引起儿童生长发育停滞，成人则会出现身体消瘦和工作能力下降。相反，若能量摄入过剩，则会在体内储存起来。人体内能量的储存形式是脂肪，脂肪在体内的异常堆积，会导致肥胖和机体不必要的负担，并可成为心血管疾病、某些癌症、糖尿病等慢性疾病的危险因素。因此，维持机体能量摄入与消耗的动态平衡是健康的基础。

婴儿、儿童和青少年、孕妇和哺乳期妇女、老年人各自的生理特点不同，能量需要也不尽相同。中国营养学会在 2013 年制定的《中国居民膳食营养素参考摄入量》中，给出了不同年龄和身体活动水平人群的能量推荐需要量（EER）。从膳食中摄入的能量达到能量需要量，就能够维持机体的正常生理功能，长期低于这个需要量将会对机体产生不利的影响。

2. 蛋白质需要基本知识

蛋白质是化学结构复杂的一类有机化合物，是人体的必需营养素。现已证明，生命的产生、存在和消亡都与蛋白质有关，蛋白质是生命的基础，没有蛋白质就没有生命。蛋白质在构成和修复组织、调节生理功能等方面发挥着重要的作用，同时还是人体能量的来源之一。

3. 蛋白质－能量营养不良症状与体征的基本知识

若蛋白质和（或）能量的供给不能满足机体维持正常生理功能的需要，就会发生蛋白质–能量营养不良症。蛋白质–能量营养不良是所有营养不良中最致命的一种，婴幼儿由于在生理上相对需要较高的能量和蛋白质，且抵抗力差、容易发生感染，故对蛋白质–能量营养不良的损害非常敏感。长期蛋白质和能量摄入不足时，人体内多种激素水平和身体成分会发生明显改变，体重明显降低，各组织器官明显萎缩，出现严重的负氮平衡和一系列临床症状。

（1）主要症状

患者极易感到疲劳，情绪不好，虚弱无力，严重者可出现意识模糊和认知能力下降。

（2）主要体征

生长停滞，体重下降，机体免疫力下降，容易遭受感染，可出现腹泻，也可发生低血压、低体温和心动过速。

4. 蛋白质–能量营养不良的分类

蛋白质–能量营养不良可分为以下三个类型。

（1）水肿型

水肿型以蛋白质缺乏为主，而能量供给尚能适应机体需要，以水肿为主要特征。凹陷性水肿常见于腹部、腿部，也可能遍及全身，包括面部，最明显的是下肢。腹水和胸膜渗出通常较轻，如果临床上检查出来，则提示有感染存在。水肿型营养不良的儿童因为水肿，也有一些皮下脂肪，使体重减轻不像干瘦型儿童那么严重，但其生长会处于停滞状态。水肿情况取决于蛋白质缺乏的程度，也取决于膳食中盐和水的量。其主要表现为水肿、腹泻，常伴发感染、头发稀少易脱落、表情冷漠或情绪不好。

（2）消瘦型

消瘦型以能量不足为主，主要表现为皮下脂肪和骨骼肌显著消耗及内在器官萎缩。四肢犹如“皮包骨”，腹部因无脂肪呈舟状腹或因胀气呈蛙状腹，腹壁薄甚至可见肠蠕动或摸到大便包块。病人体重常低于其标准体重的 60%。

（3）混合型

混合型即蛋白质和能量均有不同程度的缺乏，常同时伴有维生素和其他营养素缺乏。

技能要求

蛋白质－能量营养不良判断

【案例】设定为儿童。

1. 工作准备

（1）在进行判断前，需要掌握蛋白质－能量营养不良的主要症状与体征的知识。

（2）准备和调整用到的相关测量工具，如身高计、体重计等。

（3）准备记录体格测量结果可能要用到的表格，见表 2–6。

表 2–6　体格测量记录表

姓名：__________性别：__________个人编号：________
测量日期：______年______月______日
出生日期：______年______月______日
目前体重：______kg
目前身高（长）：______cm

（4）室内环境应保持安静，照明良好，远离噪声，通风良好，避免外界的干扰。

2. 工作程序

程序 1　了解一般情况

另外，对受检者察“颜”观“色”，也是了解基本情况的一个方面。

一般情况包括年龄、性别、籍贯等。

程序 2　膳食史调查

询问最近饮食是否规律，食欲如何；最近常摄取的食物种类和食物摄入量等。对于 1 岁以内的婴儿，还应询问喂养情况，包括是否母乳喂养，辅食添加是否及时、合理等。

程序 3　了解个人健康状况基本资料

个人健康状况基本资料主要指有无患病，如寄生虫感染、慢性腹泻、消化道疾病、外科损伤、消耗性疾病等。

程序 4 进行相关体格检查

观察受检者的体型，看是否消瘦、发育不良。进一步测量包括身高、体重、皮褶厚度、头围、胸围、上臂围等指标，并和既往的体重作比较，判断体重的变化情况，见表 2-7。

表 2-7 体重变化的评定

时间	中度体重减轻	重度体重减轻
1 周	1%～2%	>2%
1 个月	5%	>5%
3 个月	7.5%	>7.5%
6 个月	10%	>10%

观察受检者的外貌、表情、活动情况、精神状态等，看是否存在精神萎靡、反应冷淡等情况。

主要检查皮肤弹性，看是否有水肿或皮肤干燥；检查全身皮下脂肪层是否变薄或消失，肌肉组织是否松弛或消失。

程序 5 建议患者进行一些实验室指标的检查

通过初步判断，可以建议患者进行必要的实验室检查，实验室检查指标包括血红蛋白浓度、血清总蛋白、血清白蛋白、血清运铁蛋白、血清甲状腺素结合前白蛋白、血浆视黄醇结合蛋白、血清氨基酸比值、尿肌酐、尿肌酐 / 身长指数、尿羟脯氨酸指数、氮平衡和一些免疫功能指标。但是这些指标都不是特异性的，应该结合其他结果进行判断。

程序 6 询问获得相关信息

了解相关病因（原因 / 危险因素）：饮食不规律，运动量过大，对食物和营养相关知识的错误观念和态度，能量、蛋白质摄入不足，获取食物受限等。询问病史时应注意获取导致蛋白质－能量营养不良原因的信息。进行体格测量时，要考虑是否严格按照相关测量要求，避免人为因素造成的误差。

程序 7 分析考虑要点

症状和体征（特征）判断、考虑要点见表 2-8。

表 2-8　营养评价的可能诊断指标

营养评价	可能的诊断指标（必须包括一个或更多）
个人史	• 先天性营养不良 • 吸收不良 • 疾病或残疾 • 服用影响食欲的药物，如多动症使用的药物
食物 / 营养史	报告或观察 • 长期食物摄入不足 • 母乳不足 • 喂养不当 • 饥饿 • 拒食
人体测量	• 皮褶厚度减少 • BMI<18.5，儿童可根据生长发育曲线图
临床表现	消瘦型 • 明显消瘦，肌肉重量减少，肌萎缩 • 皮肤干燥、毛发稀少 水肿型 • 凹陷性水肿，肝脏肿大 • 皮肤干燥、毛发稀少 • 色素沉着 • 精神萎靡、反应冷淡
生化数据，临床检验	• 血红蛋白浓度、血清白蛋白、血清运铁蛋白、血清甲状腺素结合前白蛋白等指标下降

在进行蛋白质－能量营养不良的判断时，需要综合查体结果和个人病史资料，根据表现出的症状与体征作出正确判断。

相关链接

根据临床症状和体征的不同程度能大概判断营养不良程度，下表中给出的是儿童的主要症状和体征，成人也可参照。

儿童营养不良者的临床分级

分级	体重低于正常的百分比	皮下脂肪及肌肉情况	精神状态
第一度（轻度）	<25%	腹部、躯干大腿内侧脂肪层变薄，肌肉不结实，面色无华	同正常小儿或较差
第二度（中度）	25%～40%	腹部、躯干脂肪层完全消失，四肢、面颊脂肪轻度消失，皮肤苍白干燥、肌肉松弛、胸背瘦削	抑郁不安，活泼性减少，食欲减退，易患腹泻
第三度（重度）	40%～50%	全身皮下脂肪层完全消失，面颊脂肪也消失，皮肤皱褶、干枯、无光泽或浮肿发亮，肌肉显著消瘦（皮包骨）、失去弹性，呈老人相	不安、好哭，晚期高度抑制，拒食、反应差，感染时体温不升或稍微升高

学习单元 2 营养性贫血的判断

随着各国经济的发展和卫生状况的改善，贫血患病率虽然在有的地区和国家有所下降，但仍是全球性的公共卫生问题。就我国而言，贫血患病率不同地区不同人群差异较大，婴幼儿、儿童、孕妇和老年人贫血患病率较高。2012 年中国居民营养与健康状况调查结果表明，我国 6 岁及以上居民贫血患病率为 9.7%，男性为 7.0%，女性为 12.6%。6 岁以下儿童和 60 岁以上老年人贫血患病率分别为 11.6% 和 12.6%，18 ~ 44 岁育龄妇女贫血患病率为 15.0%。

学习目标

- 掌握营养性贫血的症状及体征
- 能根据症状和体征进行营养性贫血的判断与评价

知识要求

1. 营养性贫血的基本知识

营养性贫血多发生于 2 岁以下的婴幼儿，但在其他人群中，如在儿童、青少年、育龄女性、孕妇、乳母中也可发生，营养性贫血包括缺铁性贫血和巨幼红细胞性贫血。营养性缺铁性贫血是由于体内铁缺乏，导致血红蛋白合成减少，引起低血色素性贫血；营养性巨幼红细胞性贫血是由于体内的维生素 B_{12} 与叶酸的含量不足，使红细胞成熟的因素缺乏而导致的一种大细胞性贫血。虽然这两种贫血都属于营养性贫血，但全球各地包括我国最常见的营养性贫血还是缺铁性贫血。

2. 缺铁性贫血的症状与体征

体内缺铁可分为三个阶段：第一阶段为“铁减少期”，该阶段体内储存铁减少，血清铁浓度下降，无临床症状；第二阶段为“红细胞生成缺铁期”，即血清铁浓度下降，运铁蛋白浓度降低和游离原卟啉浓度升高，但血红蛋白浓度尚未降至贫血标准，处于亚临床阶段；第三阶段为“缺铁性贫血期”，此时血红蛋白和红细胞比容下降，开始出现缺铁性贫血的临床症状。

营养性缺铁性贫血可表现如下。

（1）起病缓慢，一般先是发现皮肤黏膜逐渐苍白，尤其以口唇和甲床最明显。

（2）疲乏无力，不爱活动，常有烦躁不安或者萎靡不振。

（3）食欲减退，常出现口腔炎、舌炎、舌乳头萎缩，有的还会出现异食癖，如喜欢吃泥土、煤渣等。

（4）机体免疫功能和抗感染能力下降，抗寒能力降低。

（5）医生检查时会发现患者肝脾肿大，心率增快，化验检查以血红蛋白、血清铁蛋白等减少为主。

技能要求

缺铁性贫血的判断

1. 工作准备

（1）在进行判断前，需要掌握缺铁性贫血的主要症状与体征的相关知识，以及判断缺铁性贫血的诊断标准。

（2）准备相关表格等。

2. 工作程序

程序1　获得相关信息

（1）个人一般情况：包括年龄、性别、籍贯等。

（2）膳食史：最近饮食是否规律，食欲如何，既往经常摄取的食物种类等。

（3）个人健康状况基本资料：有无患病（如胃肠道慢性疾病）及手术史和肝病史等，儿童是否感染肠道寄生虫，妇女的月经情况，有无服用抗酸药等影响铁吸收的药物，是否在减肥，有无嗜酒等。

（4）相关症状：是否发生疲倦、头晕、心慌等情况。

> WHO制定的缺铁诊断标准：血清铁（SI）<8.95 μmol/L，血清运铁蛋白饱和度（TS）<15%，血清铁蛋白（SF）<12 μg/L，红细胞游离原卟啉（FEP）>1.26 μmol/L。

程序2　进行相关体格检查

相关体格检查包括身高、体重、体温、血压、毛发等。

（1）观察受检者的体型，看是否消瘦、发育不良。

（2）观察其外貌、表情、活动、精神状态等，看是否存在精神萎靡、反应冷淡等情况。

（3）主要检查口唇、甲床、黏膜是否苍白。

（4）让受检者做一定的运动，如蹲站，看其是否出现头晕、心慌等。

程序 3　建议受检者进行必要的实验室检查

可以参考的检查指标有血红蛋白、红细胞压积、血清铁、总铁结合力、血清运铁蛋白饱和度、红细胞游离原卟啉、血清铁蛋白等。

程序 4　询问病史，获得相关信息

缺铁性贫血的原因和危险因素主要如下。

（1）膳食铁摄入不足。

（2）机体对铁的需要量增加。

（3）铁吸收减少，如萎缩性胃炎、胃酸缺乏或服用过多抗酸药等均可影响铁吸收。

（4）铁的消耗增加，如大出血、月经过多或钩虫感染等。

程序 5　考虑分析要点

缺铁性贫血症状和体征（特征）的分析判断要点见表 2-9。

在进行营养性贫血的判断时，需要综合查体结果和个人病史资料，根据表现出的相关症状与体征作出正确的判断。

表 2-9　缺铁性贫血的判断要点

营养评价	判断要点（必须包括一个或多个）
个人史	• 吸收不良 • 其他代谢疾病 • 服用影响食欲或抑制铁吸收的药物
临床表现	• 心慌、气促、头昏 • 畏寒、抵抗力下降 • 口唇、甲床、黏膜苍白 • 易疲劳 • 儿童发育迟缓、注意力不集中、认知能力障碍等
食物/营养史	报告或观察 • 长期食物，特别是动物性食品摄入不足 • 喂养不当 • 节食或限制食物类别 • 食物选择不当或不良的膳食行为
生化数据，临床检验	• 血红蛋白浓度、血清铁、血清白蛋白、血清运铁蛋白、血清甲状腺素结合前白蛋白等指标下降 • 国内诊断贫血的标准一般为：成年男性 Hb<120 g/L，成年女性 Hb<110 g/L，孕妇 Hb<100 g/L • WHO 标准：6～59 个月为 110 g/L，5～11 岁为 115 g/L，12～14 岁为 120 g/L，15 岁以上非孕女性为 120 g/L，15 岁以上男性为 130 g/L，怀孕妇女为 110 g/L 另外海拔每增加 1 000 m，Hb 相应值增加 4% 作为诊断标准

程序 6 膳食调整建议

根据判断结果和实验室检查情况，给出合适的建议，如选择富含铁的食物等。

3. 注意事项

（1）询问病史时应注意获取导致缺铁性贫血原因的信息。

（2）进行体格测量时，要严格按照相关测量要求，避免人为因素造成的误差。

相关链接

1. 铁营养状况评价的实验室指标

血红细胞和红细胞比容的正常平均值和下限值见下表。

血红细胞和红细胞比容的正常平均值和下限值

年龄（岁）		血红蛋白浓度（g/L）		红细胞比容	
		正常平均值	下限	正常平均值	下限
男和女	<0.5	123	110	0.359	0.330
	0.5～1.9	125	112	0.363	0.340
	2.0～4.9	128	114	0.372	0.345
	5.0～11.9	130	116	0.384	0.350
男	12.0～14.9	140	123	0.405	0.370
	15.0～17.9	148	126	0.430	0.380
	18.0～	153	135	0.445	0.400
女	12.0～14.9	134	118	0.390	0.355
	15.0～17.9	135	120	0.390	0.380
	18.0～（非孕妇）	135	120	0.390	0.380
孕妇	孕早期	122	110	0.365	0.330
	孕中期	116	105	0.350	0.320
	孕晚期	121	110	0.360	0.330

2. 常见的含铁食物来源及其吸收

含铁丰富的食物有动物血、动物内脏，其次为瘦肉、鱼、禽类；含铁量一般的食物有谷类、土豆等；含铁较少的有奶及奶制品、水果和部分蔬菜。另外，铁的食物来源、膳食结构和烹饪方式对铁的吸收影响极大。抗坏血酸（即维生素 C）、核黄素、肉类能促进铁的吸收，而食物中的植酸、多酚、钙、茶和咖啡会抑制铁的吸收。

在容易发生缺铁的儿童生长发育期、青春期、孕期、哺乳期、老年期应该重视铁的补充。

学习单元 3　维生素 A 缺乏的判断与评价

维生素 A 又称视黄醇，属于脂溶性维生素。维生素 A 只存在于动物性食物中，主要存在于哺乳动物及鱼的肝脏中。植物中不含维生素 A，但是一般黄绿色植物中含有类胡萝卜素，进入人体后在小肠和肝脏中可转变为维生素 A，因此，类胡萝卜素是维生素 A 的前体，又称为维生素 A 原。维生素 A 的主要功能是维持正常的视觉功能，特别是暗光下的视觉，同时还有维持皮肤健康，以及促进生长和增强免疫力的作用。

维生素 A 缺乏病是世界卫生组织确认的世界四大营养缺乏病之一，是一种因体内维生素 A 缺乏引起的以眼、皮肤改变为主的全身性疾病。维生素 A 缺乏病及其导致的干眼病患病率在发展中国家部分地区非常高，甚至呈流行趋势。故维生素 A 缺乏已经成为全球性的营养问题之一。

学习目标

- 掌握维生素 A 缺乏的症状及体征
- 能根据体格测量结果进行维生素 A 缺乏的判断与评价

知识要求

1. 维生素 A 缺乏的基本体征

维生素 A 是具有视黄醇生物活性的一大类物质，对维持视力、上皮细胞的生长和分化、人体的生长发育等都具有非常重要的意义。维生素 A 缺乏病以儿童及青少年较多见，男性多于女性，其病变可累及视网膜、上皮、骨骼等组织，甚至影响免疫、生殖功能。维生素 A 缺乏的基本体征如下。

（1）眼部症状

眼部症状出现最早。甚至在一些发达国家，维生素 A 缺乏仍为致盲的重要原因。主要表现为以下三种类型。

1）眼干燥症。维生素 A 缺乏时病人常感眼部不适、发干，有烧灼感，畏光、流泪，故本病又称为干眼病。当球结膜干燥时，会失去正常光泽和弹性，透亮度降低并呈混浊的颜色。维生素 A 缺乏时间较长时，在眼睑裂部球结膜靠近角膜缘处，有灰白色微小泡沫状小点散在于表面，随后集成圆或卵圆形或三角形，表面微隆起、干燥，不易擦去，即为比托斑。比托斑具有特征性，对维生素 A 缺乏的诊断有参考意义。

亚临床状态维生素 A 缺乏还表现为呼吸道和消化道感染发病率增加。

2）夜盲症。夜盲是指在黑夜中看不见东西。在未发生夜盲前，先有暗适应障碍。暗适应是指从亮处进入暗处时，眼睛在黑暗中需要适应一定时间才能看到物体的生理现象。这段在黑暗中看不到物体的时间称暗适应时间。维生素 A 缺乏会导致视网膜上维持暗视觉的视紫红质生成障碍，影响视网膜对暗光的敏感度，导致暗适应能力降低以至夜盲。病人多在黎明及黄昏时看物不清，病情较重则发展为夜盲。

3）角膜软化。维生素 A 缺乏严重时，初期会引起角膜干燥、角化，失去光泽，后期可出现软化、溃疡、穿孔，导致失明。

（2）皮肤症状

维生素 A 缺乏者的典型症状是皮肤干燥，以后由于毛囊上皮角化，出现角化过度的毛囊性丘疹，以上臂后侧与大腿前外侧最早出现，以后扩展到上、下肢伸侧，肩和下腹部，但很少累及胸、背和臀部。丘疹呈圆形或椭圆形，针头大小，坚实而干燥，暗棕色，去除后留下坑状凹陷，无炎症。由于皮脂腺分泌减少，皮肤干燥且有皱纹，外表与蟾蜍的皮肤相似，又称“蟾皮症”。严重时皱纹明显如鱼鳞。

（3）骨骼系统

维生素 A 缺乏时，在儿童可表现为骨组织停止生长，发育迟缓。另外，可出现齿龈增生角化，牙齿生长延缓，其表面可出现裂纹并容易发生龋齿。

（4）生殖功能

维生素 A 缺乏，可影响女性受孕和怀孕，或导致胎儿畸形和死亡；男性则会出现精子减少，性激素合成障碍，从而影响生殖功能。

（5）免疫功能

维生素 A 缺乏可使机体细胞免疫功能低下，患儿易发生反复呼吸道感染及腹泻等。

2. 维生素 A 缺乏的判定参考

（1）血清视黄醇含量

正常成年人血清视黄醇浓度为 1.05～3.15 μmol/L。WHO 认为：血清视黄醇浓度低于 0.70 μmol/L 时，表示机体视黄醇不足，低于 0.35 μmol/L 时，表示机体视黄醇缺乏；儿童正常血浆视黄醇浓度应大于 1.05 μmol/L，0.7～1.05 μmol/L 为边缘缺乏，小于 0.7 μmol/L 为缺乏。

（2）暗适应能力测定

暗适应能力降低可作为早期诊断维生素 A 缺乏的依据。

（3）生理盲点

视野上呈现的固有暗区称为生理盲点。

生理盲点的变化对判断人体维生素 A 的缺乏程度是一个较灵敏的指标，正常人生理盲点面积约为 1.8 cm^2，若维生素 A 缺乏，生理盲点会扩大。

（4）眼结膜印迹细胞学法

眼结膜印迹细胞学法为新发展的技术，对早期发现角膜组织异常有一定帮助。在维生素 A 缺乏期间，眼结膜杯状细胞消失，上皮细胞变大且角化。可用醋酸纤维薄膜贴于受试者的球结膜上取样，然后染色、镜检。

（5）其他相关症状

儿童维生素 A 缺乏还会出现皮肤干燥、粗糙，常发生呼吸道和消化系统感染。

技能要求

维生素A缺乏的判断与评价

1. 工作准备

（1）在进行判断前，需要掌握维生素A缺乏的主要症状与体征。

（2）准备和调整将用到的相关测量器械。

2. 工作程序

程序1　通过询问，获得相关信息

（1）个人一般情况：包括年龄、性别、籍贯等。

（2）膳食史：最近饮食是否规律，食欲如何，既往经常摄取的食物种类，尤其应询问富含维生素A的食物的摄入频率，是否有偏食习惯。

（3）个人健康状况基本资料：有无患病（如胃肠道慢性疾病）及手术史和肝病史等，儿童是否合理喂养，是否在减肥，有无嗜酒等。

（4）相关症状：是否有夜盲，在暗处是否要适应相当长时间才能看清东西。

程序2　进行相关体格检查

相关体格检查包括身高、体重、眼、皮肤、毛发等。

（1）观察被检查者的体型，看是否发育不良。

（2）观察其外貌、表情、活动、精神状态等，看是否存在精神萎靡。

（3）主要检查眼部体征，有无比托斑，是否存在暗视力适应障碍。

（4）观察皮肤、头发，看是否皮肤干燥、角化过度。

程序3　询问病史，获得相关信息

维生素A缺乏的原因和危险因素分析如下。

注意查找相关症状图片，理解增强记忆。

（1）摄入不足。

（2）吸收利用障碍。

（3）需要量增加。

（4）代谢障碍。

（5）其他营养素的影响。

（6）其他因素：酗酒和长期使用一些药物，如消胆胺、新霉素、秋水仙碱等均可导致维生素 A 的缺乏。

维生素 A 缺乏的判断要点见表 2-10。

表 2-10　维生素 A 缺乏的判断要点

营养评价	判断要点（必须包括一个或多个）
个人史	• 吸收不良 • 其他代谢疾病或消化疾病 • 服用影响维生素 A 吸收的药物或食物
临床表现	• 夜盲症，比托斑，角膜软化，暗适应力低 • 干眼症 • 上皮干燥、增生、毛囊角化过度 • 发育不良，毛发干燥、易脱落
食物 / 营养史	报告或观察 • 长期富含维生素 A 的食物摄入不足 • 喂养不当 • 脂肪摄入不足 • 节食或限制食物类别、偏食 • 食物选择不当或不良的膳食行为
生化数据，临床检验	• 维生素 A：血清视黄醇（<0.70 μmol/L 为不足，<0.35 μmol/L 为缺乏）

程序 4　提出膳食调整的建议

根据情况建议是否增加富含维生素 A 的食物的摄入量或给予维生素 A 制剂。

相关链接

1. 维生素 A 良好的食物来源

含维生素 A 丰富的食物有动物内脏（特别是肝脏）、鱼肝油、牛奶等；维生素 A 原（类胡萝卜素）主要来自胡萝卜、南瓜、豌豆苗等黄绿色蔬菜，以及杧果、杏子等水果。

2. 维生素 A 过量（中毒）

维生素 A 为脂溶性维生素，过量摄入可引起中毒。若成人多次或一次推荐摄入量（男，800 μgRAE；女，700 μgRAE）的 100 倍可发生中毒。急性中毒主要症状有恶心、呕吐等胃肠道反应，慢性中毒症状主要有疲倦、嗜睡、毛发脱落、指甲变脆等。

学习单元4 骨软化病（维生素D缺乏）的判断与评价

维生素D是人类生命所必需的营养素，是体内钙平衡最重要的生物调节因子之一。维生素D直接或间接地参与骨内进行的所有过程：骨细胞的增生、分化，骨基质的形成、成熟和钙化，骨质的重吸收等。不同年龄人群的维生素D缺乏有不同的临床表现，婴幼儿时期出现维生素D缺乏可导致佝偻病的发生（下一学习单元将讲述），成人阶段的维生素D缺乏则会形成骨软化病。维生素D缺乏病主要发生在气温偏低、日光照射不足的地区，以食物中缺乏维生素D来源的人群中为多见，特别是婴幼儿、孕妇、乳母和老年人。

学习目标

- 掌握成年人维生素D缺乏的症状及体征
- 能根据体格测量结果进行维生素D缺乏的判断与评价

知识要求

1. 骨软化病的症状和体征

骨软化病发生于成年人，多见于寒冷贫困地区的妊娠多产妇女及体弱多病的老人，少数病例是肾小管病变或酶缺乏、肝病、抗惊厥药物等所致。最常见的症状就是骨痛、肌无力和骨压痛。发病初期，骨痛往往是模糊的，常在背腰部或下肢，疼痛部位不固定，其发作也没有一定的规律性，一般在活动时加重，但没有明显的体征。肌无力是维生素D缺乏的重要表现，初期患者的感觉是在上楼梯或从座位起立时吃力，病情加剧时行走困难。在骨痛与肌无力同时存在的情况下，患者步态特殊，被称为“鸭步”。重度者有脊柱压迫性弯曲、身材变矮、骨盆变形等现象。体检时骨软化病患者的胸骨、肋骨、骨盆及大关节处往往有明显压痛。

成年人由于维生素D缺乏发生骨软化病时，特别是妊娠、哺乳期妇女和老年人，主要表现为骨骼软化、变形，易折断，严重时发生骨骼脱钙，骨质疏松，有自发性、多发性骨折。

2. 骨软化病的判定标准

骨软化病主要表现为骨质软化，骨样组织增生，骨骼变形。病因多为维生素 D 和钙、磷缺乏，早期表现为腰酸腿痛、行动不便、骨骼压痛，偶有抽搐或麻木，骨质疏松、骨骼变形，并可出现骨折或假性骨折或成人的青枝性骨折，骨盆 X 射线片常呈三叶形上口。椎体受压而造成楔形骨折或双凹形变形。营养因素引起者可通过改善饮食、补充维生素 D 及钙剂、增加室外活动来治疗。其他因素引起者治疗方法各异。

技能要求

骨软化病的判断与评价

1. 工作准备

（1）掌握骨软化病判断与评价的方法与标准，包括临床表现、X 射线检查及实验室检测［如碱性磷酸酶活性及血清 25-（OH）D_3 水平］等方法与判断标准。

（2）准备相关表格。

2. 工作程序

程序 1　了解基本情况

（1）个人一般情况：包括年龄、性别、籍贯等。

（2）膳食史：最近饮食是否规律，食欲如何，既往经常摄取的食物种类，是否偏食。

（3）个人健康状况基本资料：有无患病（如胃肠道慢性疾病）及手术史和肝病史等，儿童时是否患有佝偻病，日照是否足够，有无嗜酒等。妇女询问生育史。

（4）相关症状：是否出现腿疼、肌无力、骨压痛等，是否患有手足痉挛抽搐等。

程序 2　进行相关体格检查

相关体格检查包括身高、体重、骨骼系统、神经系统等。观察受检者的体型，看是否有佝偻病体征；主要检查牙齿和骨骼，看发育是否正常。

程序 3　询问病史，获得相关信息

询问骨折、摔伤等相关情况，询问维生素 D、钙补充剂情况，询问是否晒太阳等。

询问病史时应注意获取导致维生素 D 和钙缺乏原因的信息。

程序 4　分析考虑要点

骨软化病的判断要点见表 2–11。

进行体格测量时，要严格按照相关测量要求，避免人为因素造成的误差。

表 2–11　骨软化病的判断要点

营养评价	判断要点（必须包括一个或多个）
个人史	• 吸收不良 • 其他代谢疾病或消化疾病 • 服用影响维生素 D 和钙吸收的药物或食物 • 骨质疏松、骨质软化、骨折次数 • 日光照射不足 • 生育次数
人体测量	• 身高是否有改变
临床表现	• 手足痉挛症：抽搐、惊厥 • 肌无力 • X 射线检查改变
食物 / 营养史	报告或观察 • 长期富含维生素 D 或钙的食物摄入不足 • 食物选择不当或不良的膳食行为
生化数据，临床检验	• 低血钙、低血磷、维生素 D：25–（OH）D_3<20 nmol/L • 血清碱性磷酸酶活性升高

相关链接

1. 影响钙吸收的膳食因素

（1）促进因素

促进因素包括适当的钙磷比，酸性的肠道环境，食物中乳糖、维生素 D、维生素 A、维生素 C 的含量等。

（2）阻碍因素

阻碍因素包括膳食成分中的植酸、草酸、脂肪酸、膳食纤维，以及碱性药物。

2. 钙过量与中毒

钙摄入过量有可能增加肾结石的危险，产生高钙尿；儿童将发生奶碱综合征（MAS），表现为高钙血症、肾衰、昏迷、碱中毒等；另外，钙的过多摄入也干扰铁、镁、锌等其他矿物质的吸收。

3. 与骨质疏松的区别

骨质疏松是严重危害老年人健康的慢性退行性疾病。骨的强度和密度与钙等矿物质的含量密切相关。当老年人的骨钙大量丢失以后，骨的坚实程度就会下降，造成骨质疏松。骨质疏松的影响因素包括年龄、性别、身体活动水平、蛋白质、钙、维生素 D 等。维生素 D 能帮助小肠吸收钙，还可以促进骨胶原的合成，加速骨的形成，因此在预防骨质疏松中具有重要作用。

4. 维生素 D 的来源

维生素 D 的来源分为两类：一类为外源性，依靠食物来源；另一类为内源性，通过阳光照射由人体皮肤产生。维生素 D 在自然界并不广泛存在。植物性食物如蘑菇等含有维生素 D_2，蔬菜、谷类和水果中几乎不含有维生素 D；动物性食物中含有维生素 D_3，以鱼肝油和动物肝脏中含量最为丰富，其次在鸡蛋、牛肉、黄油和咸水鱼中含量相对较高，牛乳和人乳中维生素 D 含量较低。由于食物中维生素 D 来源不足，许多国家均在常用的食物中进行维生素 D 强化。

学习单元 5 儿童佝偻病的判断与评价

小儿佝偻病俗称软骨病，18 世纪在英国发现小儿因少见阳光，出现了前囟闭合晚、出牙晚、走路晚、颅骨软、行走时两腿弯曲等骨骼变形症状，遂将此病定名为小儿佝偻病。并发现只要用日光照射即可治愈，证明此病是因为缺乏日光照射所致。佝偻病常见于 3 岁以内的小儿，1 岁以内最多见。户外活动少，尤其是冬季不能坚持户外活动的婴幼儿，佝偻病的发病率比户外活动多者高七八倍，北方的发病率高于南方。

学习目标

- 掌握婴儿、儿童维生素 D 缺乏症状及体征
- 能根据体格和生化测量结果进行维生素 D 缺乏的判断与评价

知识要求

1. 儿童维生素 D 缺乏症——佝偻病的临床表现

佝偻病的表现主要是神经精神症状和骨骼的变化。

（1）神经精神症状

神经精神症状为佝偻病初期的主要临床表现，可持续数周至数月。表现为多汗、夜惊、易激怒等，特别是入睡后头部汗多，与气候无关，由于汗液刺激，患儿经常摇头擦枕，形成枕秃或环形脱发。以上症状虽非特异性表现，但在好发地区可以作为早期诊断的参考依据。

（2）骨骼变化

骨骼的变化与年龄、生长速率及维生素 D 缺乏的程度等因素有关。

1）头部：颅骨软化为佝偻病的早期表现，多见于 3～6 个月婴儿。轻者前囟边缘软化，闭合延迟，可迟至 2～3 岁才闭合。重者颞枕部呈乒乓球样软化，以手指按压枕、顶骨中央，有弹性。由于骨膜下骨样组织增生，可导致额、顶骨对称性隆起，形成“方颅”“鞍状头”或“十字头”。佝偻病患儿出牙晚可延至 1 岁，或 3 岁才出齐。严重者牙齿排列不齐，釉质发育不良。

2）胸部肋骨串珠：在肋骨与肋软骨交界区呈钝圆形隆起，外观似串珠，以第 7～10 肋最为显著；也可向内隆起压迫肺而导致局部不张，易患肺炎。

3）胸廓畸形：1 岁以内的患儿肋骨软化，胸廓因受膈肌收缩而内陷，呈现沿胸骨下缘水平的凹沟，称为赫氏沟。2 岁以上患儿可见有鸡胸等胸廓畸形；剑突区内陷，形成漏斗胸。

4）四肢及脊柱：由于骨骼软化，上下肢均可因承重而弯曲变形，婴儿爬行时可发生上肢弯曲，较大的儿童站立行走时则发生下肢变曲，出现 O 形腿或 X 形腿。脊柱受重力影响可发生侧向或前后向弯曲。严重佝偻病患儿可能发生骨折。另外，长骨干骺端肥大，以腕部明显，桡骨、尺骨端呈钝圆形隆起，形似“手足镯”。

（3）其他表现

佝偻病患儿一般发育不良，神情呆滞，条件反射建立缓慢且不巩固，能直立行走的时间也较晚。由于低血钙，6 个月以下的小儿常出现肌痉挛或手足抽搐，更大些的儿童可有骨痛、骨变形等表现。由于胸廓畸形，呼吸运动受限制，患儿容易继发肺部感染，也常见消化系统的功能障碍。

碱性磷酸酶活性升高在病程中出现较早，而恢复最晚，故在临床诊断及治疗观察中价值较大。

对于临床症状和体征不典型的亚临床佝偻病，可测定血清 25-（OH）D_3 水平，正常值为 10～80 nmol/L。典型佝偻病患者该值几乎为零，亚临床佝偻病患者该值显著下降，但经维生素 D 治疗后可显著回升，因此，血清 25-（OH）D_3 的水平是敏感而可靠的生化指标。

2. X 射线检查

以发育较快的长骨的 X 射线改变最为明显，尤其以尺桡骨远端及胫腓骨近端更为明显。其各期表现见表 2-12。

表 2-12　佝偻病的 X 射线检查表现

时期	X 射线检查表现
初期或轻症期	改变不显著，干骺端钙化预备线可有轻度模糊，以尺桡骨端明显
活动期	干骺端钙化预备线消失，呈毛刷状，常有杯口状凹陷；骺线显著增宽，骨质稀疏，皮质变薄，可伴有不完全骨折及下肢弯曲畸形
恢复期	钙化预备线重新出现，但仍不太规则，杯口状改变渐消失，骨密度渐恢复

3. 维生素 D 缺乏判定标准

佝偻病的诊断见表 2-13。一般尚需询问饮食等情况帮助判定。

表 2-13　佝偻病的诊断

项目	佝偻病诊断检查项目	
	主要条件	次要条件
临床表现	多汗、夜惊，乒乓头、方颅、肋串珠、鸡胸，手足镯，O 形腿，典型肋软沟	烦躁不安，枕秃、方颅、肋软沟

续表

项目	佝偻病诊断检查项目	
	主要条件	次要条件
血液钙磷乘积	<30	30～40
碱性磷酸酶活性（金氏法）	>28 单位	20～28 单位
胸骨X射线（干骺端）	毛刷状 / 杯口状	钙化预备线模糊

技能要求

儿童佝偻病的判断与评价

1. 工作准备

（1）掌握儿童维生素D缺乏的判断与评价方法及标准。包括临床表现、X射线检查及实验室检测［如碱性磷酸酶活性及血清25-（OH）D_3水平］等方法与判断标准。

（2）准备相关表格。

2. 工作程序

程序1　询问病史

凡早产、双胎、人工喂养，接受日照少，经常患病及生长发育快的婴幼儿，若出现相应的临床表现，则需要做进一步检查。

程序2　进行相关体格检查

相关体格检查包括骨骼表现，即头部、胸部、四肢、脊柱，以及其他方面的症状或体征。

程序3　根据现有的条件和技术选择实验室检测方法

程序4　评价和判断

依据程序1～3的结果作出评价和判断。具体考虑以下因素。

（1）病因

1）母亲怀孕时缺乏维生素D与钙，导致胎儿储备少，易患佝偻病。

2）小儿少见日光，维生素D摄入不足，钙摄入也常常不足。

（2）症候或症状（特征）

患儿多有多汗、易惊、囟门大、出牙迟及枕秃等症状。患病幼儿有骨骺肿大、串珠肋、前囟未闭、颅骨软化、肌张力过低等症状；患病儿童前额凸出，伴有O形腿或X形腿，胸骨变形（赫氏沟、鸡胸）。

3. 注意事项

（1）询问病史时应注意获取导致维生素D缺乏的原因信息。

（2）进行体格检查时，应严格按照相关测量的要求，注意避免人为因素造成的误差。

（3）进行实验室检测时，应该严格按照实验室操作程序和要求进行，以避免系统误差。

相关链接

维生素D中毒是人体摄入过量的维生素D所引起的中毒综合征。产生的原因主要是短期大量多次给予大剂量的维生素D以治疗维生素D缺乏病。维生素D中毒的剂量个体差异较大，一般小儿每日服用2万~5万IU，连续服用数周或数月即可发生中毒。临床表现是早期食欲减退、厌食、烦躁、哭闹、精神不振、低热，可有恶心、呕吐、腹泻或便秘；逐渐出现烦渴、尿频、夜尿多等；长期慢性中毒可出现骨骼、肾、血管、皮肤钙化，影响体格发育和智力发育，严重者可致死。预防措施主要是宣传切勿滥用维生素D制剂，不能因缺钙而反复注射维生素D。

学习单元6　维生素C缺乏的判断与评价

早在16世纪以前，人们就已经观察到这种营养缺乏病——坏血病。它是由于长期缺乏维生素C所致的。常见牙龈出血，四肢深部出血、肿胀，全身皮肤与内脏皆可出血，严重时有牙齿脱落，甚至危及生命。在灾荒、战乱年代常见此病，各年龄段的人都可发生。目前大规模的维生素C缺乏病已经少见，但在婴幼儿和老年人中仍然有发生。成年人中坏血病比较少见，但如果限制饮食或长期不吃果蔬，如牧区和边远山区缺少蔬菜和水果的人群也会发生维生素C缺乏病。

学习目标

- 掌握维生素C缺乏的症状及体征
- 能根据体格检测和实验室检查结果进行维生素C缺乏的判断与评价

知识要求

1. 维生素C缺乏的基本症状和体征

（1）一般症状

起病缓慢，维生素C缺乏需3~4个月方出现典型症状。早期无特殊症状，病人常有面色苍白、倦怠无力、食欲减退、抑郁等表现。儿童表现为易激惹、体重不增，可伴有低热、呕吐、腹泻等。

（2）出血症状

皮肤瘀点为其较突出的表现。病人皮肤在受轻微挤压时可出现散在出血点，皮肤受碰撞或受压后容易出现紫癜和瘀斑。随着病情进展，病人可有毛囊周围角化和出血，毛发根部卷曲、变脆；齿龈常肿胀出血，容易引起继发感染，牙齿可因齿槽坏死而松动、脱落；也可有鼻出血、眼眶骨膜下出血引起眼球突出；偶见消化道出血、血尿、关节腔内出血，甚至颅内出血。

（3）贫血

由于长期出血，加上维生素C不足可以影响铁的吸收，因此，病人晚期常伴有贫血，面色苍白。贫血常为中度，一般为血红蛋白正常的细胞性贫血。

（4）骨骼症状

在婴儿早期症状之一是四肢疼痛呈蛙状体位，对其四肢的任何移动都会使其疼痛以致哭闹，这主要是由于患儿关节囊充满血性的渗出物，故四肢只能处于屈曲状态而不能伸直。患肢沿长骨干肿胀、压痛明显。少数患儿在肋骨、软骨交界处因骨骺半脱位可隆起，排列如串珠，称“坏血病串珠”，与佝偻病的肋骨串珠不同。因肋骨移动时致疼痛，患儿可出现呼吸浅快。

（5）其他症状

病人可因为水潴留而出现水肿，也可有黄疸、发热等表现。

2. 维生素 C 缺乏的判定标准

根据个人的饮食情况、典型的临床表现，特别是具有特征性的皮肤出血病变，一般可以做出诊断。

维生素 C 缺乏需达到严重程度才会出现典型临床症状，因此实验室检查对于了解机体维生素 C 储存状况及缺乏情况的早期诊断具有参考价值。

（1）毛细血管脆性实验：维生素 C 缺乏时，毛细血管脆性和通透性增加，在对静脉血管施加一定的压力时，毛细血管即可破裂而发生出血点，出血点的数目可以反映毛细血管受损害的程度。

（2）血浆及白细胞中维生素 C 含量测定：这是目前评价机体维生素 C 营养状况最实用和可靠的指标。血浆维生素 C 含量测定只能反映近期维生素 C 的摄入情况。白细胞中维生素 C 的水平反映了机体内维生素 C 的储存水平。血浆维生素 C 含量 ≤ 11.4 μmol/L（≤ 2.0 mg/L）为缺乏，白细胞中维生素 C 含量 < 2 μg/（10^8 细胞）为缺乏。

（3）维生素 C 尿负荷实验：受检者口服维生素 C 500 mg，收集随后 4 小时尿液做总维生素 C 测定，若排出大于 13 mg，为正常；若排出小于 5 mg，表示缺乏。

（4）治疗实验：用维生素 C 治疗有效、症状消失，可协助诊断。

技能要求

维生素 C 缺乏的判断与评价

1. 工作准备

了解维生素 C 缺乏的判断与评价方法和标准，包括临床表现、实验室检测方法与判断标准。准备相关表格。

2. 工作程序

程序 1　获得相关信息

（1）个人一般情况：年龄、性别、籍贯等。

（2）膳食史：最近饮食是否规律，食欲如何，常摄取的食物种类，是否偏食、挑食，蔬菜和水果的摄入情况。

（3）个人健康状况基本资料：既往病史。

（4）相关症状：是否有面色苍白、倦怠无力、食欲减退、抑郁等表现。儿童是否有易激惹、体重不增、腹泻等症状。

程序 2　进行相关体格检查

相关体格检查包括对身高、体重、牙齿、皮肤黏膜、毛发等进行的检查。主要检查皮肤、牙龈，看是否存在出血、瘀斑等；检查关节，看是否存在关节疼痛等。

程序 3　分析和判断

通过询问病史获得相关信息以及体检结果作出判断，维生素 C 缺乏症的判断要点见表 2–14。

在进行维生素 C 缺乏的判断时，需要综合体检结果和个人病史资料，根据表现出的相关症状与体征，结合实验室检测结果作出正确的判断。

表 2–14　维生素 C 缺乏症（坏血病）的判断要点

营养评价	判断要点（必须包括一个或多个）
个人史	• 吸收不良 • 其他代谢疾病或消化疾病 • 服用影响维生素 C 吸收的药物或食物
临床表现	• 疲劳、困倦 • 牙龈肿胀出血、皮下出血、瘀斑 • 关节液渗出，关节疼痛
食物 / 营养史	报告或观察 • 富含维生素 C 的食物长期摄入不足 • 喂养不当 • 节食或限制食物类别、偏食 • 食物选择不当或不良的膳食行为
生化数据，临床检验	• 维生素 C：血浆浓度≤ 2 mg/L（11.4 μmol/L）

询问病史时应注意获取导致维生素 C 缺乏原因的信息；进行体格测量时，要严格按照相关测量要求，避免人为因素造成的误差。

相关链接

尽管维生素 C 的毒性很小，但服用过量仍可以产生一些不良反应。有报道称，维生素 C 摄入过多可引起渗透性腹泻、尿结石和不育等，小儿过量服用容易患骨骼疾病等。鉴于维生素 C 摄入过多能产生一些毒副作用，《中国居民膳食营养素参考摄入量》提出，维生素 C 每日可耐受最高摄入量（UL）为：1～3 岁 400 mg，4～6 岁 600 mg，7～10 岁 1 000 mg，11～13 岁 1 300 mg，14～17 岁 1800 mg，18 岁以上成年人为 2 000 mg。

学习单元 7 维生素 B_2 缺乏的判断与评价

维生素 B_2 又称为核黄素，在机体内作为许多重要辅酶的组成成分参与多种生理活动。这些酶是细胞生物氧化过程中不可缺少的重要物质，并能促进碳水化合物的中间代谢。当膳食中长期缺乏维生素 B_2，与这些酶有关的生物氧化过程将发生障碍，由此表现出的缺乏症状多种多样。长期摄入维生素 B_2 不足可引起维生素 B_2 缺乏病。由于我国居民膳食结构的特点，维生素 B_2 缺乏在我国也是一种常见的营养缺乏病，在中医中称为“口疮”“肾囊风”或“绣球风”等。我国应当加强维生素 B_2 缺乏的治疗与预防工作。

学习目标

- 掌握维生素 B_2 缺乏的症状及体征
- 能根据体格测量结果进行维生素 B_2 缺乏的判断与评价

知识要求

1. 维生素 B_2 缺乏的基本体征

（1）早期症状

早期症状为虚弱、疲倦、口痛和触痛、眼部发热、眼痒，可能还有性格方面的变化。

（2）舌炎

患者病初舌紫红、舌裂、舌乳头肥大，继之有不规则的侵蚀，常见于两侧舌缘，此时舌有疼痛与烧灼感，还可见红斑和舌头萎缩。典型者舌呈紫红色或红紫相间，出现中央红斑，边缘界线清楚如地图样变化，称为地图舌，若累及咽部黏膜，则有咽痛、咽部充血水肿。

（3）唇炎和口角炎

初期唇黏膜水肿，有裂隙、溃疡及色素沉着，严重时可有唇黏膜萎缩。口角炎则表现为口角湿白、裂隙、疼痛、溃疡，常有小脓疱和结痂。

（4）脂溢性皮炎

好发于皮脂腺分泌旺盛的部位，如鼻唇沟、下颌、眉间、面颊、胸部及身体各皱褶处（如耳后、乳房下方、腋下及腹股沟等处）。初期皮脂增多，皮肤有轻度红斑，上有脂状黄色鳞片，在黄色鳞片之后有丝状赘疣或裂纹发生。

（5）阴囊炎和阴唇炎

阴囊皮肤除渗液、糜烂、脱屑、结痂、皱裂及合并感染外，尚有浸润、增厚及皱褶深厚等变化，与阴囊湿疹极其相似，故又称为阴囊湿疹样皮炎。损伤范围可大可小，一般大于阴囊面积的1/3。阴茎及会阴部有时也被波及。阴毛分布部位可有红色丘疹及脓疱发生，但左右两侧阴囊的接缝处则极少被侵害。病损可分为干性、湿性及化脓性三种。妇女可有会阴瘙痒、阴唇皮炎和白带过多的表现。

（6）眼部症状

患者可有视力模糊、畏光、流泪、视力疲劳、角膜充血等症状。维生素 B_2 与视黄醇一起参与感光作用，维生素 B_2 缺乏可以使暗适应能力降低。

典型的维生素 B_2 缺乏症可同时出现舌炎、唇炎和口角炎、脂溢性皮炎、阴囊炎和阴唇炎等，故称为“口腔生殖综合征”。

2. 维生素 B_2 缺乏判定标准

（1）红细胞核黄素测定

一般认为，红细胞中核黄素含量 >400 nmol/L 为正常，<270 nmol/L 为缺乏。

（2）尿核黄素测定

尿中核黄素的测定也被认为是一项有用的诊断依据，24 小时尿核黄素排出量 >320 nmol 为正常，但必须注意影响核黄素排出的因素。由于收集 24 小时尿液比较困难，目前常采用尿核黄素 / 肌酐测定方法，<27 μg/g 为缺乏，27 ~ 79 μg/g 为不足。

（3）核黄素尿负荷实验

清晨排出第一次尿以后，口服 5 mg 维生素 B_2，收集 4 小时尿液，测定维生素 B_2 排出量，一般认为尿中维生素 B_2 排出量 ≥ 1 300 μg 为充裕，800~1 300 μg 为正常，400~799 μg 为不足，<400 μg 为缺乏。

（4）全血谷胱甘肽还原酶活力系数（AC）测定

测定全血谷胱甘肽还原酶活力系数，可以作为人体维生素 B_2 缺乏的特异诊断方法。当人体缺乏维生素 B_2 时，AC 活力增高，补充维生素 B_2 后即下降。

技能要求

维生素 B_2 缺乏的判断与评价

1. 工作准备

掌握维生素 B_2 缺乏的判断与评价的方法与标准，包括临床表现、实验室检测方法与判断标准。临床表现包括阴囊炎、舌炎、唇炎、脂溢性皮炎、眼部症状、贫血。实验室检测包括红细胞核黄素测定、尿核黄素测定、核黄素尿负荷实验、全血谷胱甘肽还原酶活力系数测定。

2. 工作程序

程序 1　通过询问获得相关信息

（1）个人一般情况：年龄、性别、籍贯等。

（2）膳食史：最近饮食是否规律，食欲如何，既往和最近常摄取的食物种类，是否偏食、挑食等。

（3）个人健康状况基本资料：既往病史。

（4）相关症状：是否有虚弱、疲倦、口痛、触痛、眼部发热、眼痒、生殖器症状等。

程序 2　进行相关体格检查

相关体格检查包括身高、体重、牙齿、皮肤黏膜等。主要检查结膜、黏膜是否有充血，观察口腔、唇舌是否有炎症，观察面部和其他部位的皮肤是否存在脂溢性皮炎。

程序 3　通过询问获得相关信息以及体检结果作出判断

维生素 B_2 缺乏的判断要点见表 2-15。

表 2-15　维生素 B_2 缺乏的判断要点

营养评价	判断要点（必须包括一个或多个）
个人史	● 摄入不足，吸收障碍 ● 其他代谢疾病或消化疾病 ● 服用影响维生素 B_2 吸收的药物或食物

续表

营养评价	判断要点（必须包括一个或多个）
临床表现	• 眼球结膜充血 • 喉咙疼痛，咽、口腔黏膜水肿充血，口角炎，舌炎，唇炎 • 脂溢性皮炎 • 贫血
食物／营养史	报告或观察 • 长期富含维生素 B_2 的食物摄入不足 • 喂养不当（婴幼儿及儿童） • 节食或限制食物类别、偏食 • 食物选择不当或不良的膳食行为
生化数据，临床检验	• 红细胞核黄素测定：<270 nmol/L（100 μg/L） • 尿核黄素测定：24 小时排出量≤ 320 nmol（120 μg）

1. 判断时需要综合查体结果和个人病史资料，根据表现出的相关症状与体征作出正确的判断。

2. 注意维生素 B_2 缺乏病的治疗与预防。

3. 注意与其他疾病引起的唇炎、舌炎、口角炎和皮肤病的区别。

程序 4　建议进行相关实验室指标的检测

进行核黄素尿负荷实验等。

程序 5　膳食调整建议

根据判断结果和实验室检查情况，给出合适的建议，选择富含维生素 B_2 的食物。

3. 注意事项

（1）询问病史时应注意获取导致维生素 B_2 缺乏原因的信息。

（2）进行体格检查时，应该严格按照相关测量的要求，注意避免人为因素造成的误差。

（3）进行实验室检测时，应该严格按照实验室操作程序和要求进行，以避免系统误差。

学习单元 8　锌缺乏的判断与评价

锌缺乏是人群中常见的营养缺乏症，尤其以经济落后的发展中国家更为严重。在不同人群中，婴幼儿、儿童、孕妇及育龄妇女是锌缺乏的高发人群。人体缺锌主要表现为食欲不振、厌食、免疫力低下、生长发育不良、性成熟推迟等。锌缺乏的判断是根据锌的功能进行相应症状、体征和指标的检查，并根据结果作出判断。

学习目标

- 掌握锌缺乏的症状及体征
- 能根据体格检查结果及相关症状、病史等进行锌缺乏的判断与评价

知识要求

1. 锌缺乏的原因及锌缺乏的发生情况

（1）锌缺乏的原因

造成锌缺乏的原因是多种多样的，在实际工作中应根据相应个体的具体情况进行分析，但总体说来，锌缺乏的原因可分为原发性因素和继发性因素。

1）原发性因素

①锌的膳食摄入量及生物利用率低。锌含量高的食物主要为动物性食物，如瘦肉、动物内脏、海产贝类等。动物性食物摄入量低，可导致锌的膳食摄入量低。植物性食物也含一定量的锌，但吸收率相对低。膳食中存在许多不利于膳食锌吸收的因素，如植酸、木质素、膳食纤维等，同时锌的吸收与其他无机元素之间也存在竞争，如钙和铁供给过多都会影响锌在小肠中的吸收。

②锌的生理需要量增加。孕妇由于妊娠、乳母由于哺乳、婴幼儿和青少年由于生长发育迅速、运动员由于高强度运动都会导致对锌的需要量增加，如果膳食未做及时调整，锌的摄入量未能增加，就会导致这些人群锌缺乏的危险性增加。

2）继发性因素

①肠吸收障碍。如肠病性肢端性皮炎患者因遗传因素对锌的吸收率较低，可导致严重的锌缺乏。另外，糖尿病、高植酸饮食、酗酒、透析、胃酸缺乏或过少、肝病、胃肠道切除、慢性失血、肠易激综合征、胰液分泌不足等均会降低膳食锌的吸收率。

②因其他疾病继发锌的缺乏。如肾脏疾病伴有大量蛋白尿时可使锌的丢失

增加，烧伤、手术、高烧、严重感染等会加快机体的分解代谢，使锌的消耗增加及尿中锌的排泄增加。另外，在进行肠外营养支持治疗，或昏迷、患有恶性肿瘤、严重感染等的病人，因机体状态差而不能进食或进食量降低，都会导致锌在体内的耗竭引起锌缺乏。

（2）锌缺乏的发生情况

根据不同国家锌的生理需要量和饮食摄入量分析，在许多发展中国家，大多数儿童面临锌缺乏的危险。在不同国家的学龄前儿童中，57% 的肯尼亚儿童、25% 的墨西哥儿童和 10% 的埃及儿童锌摄入量不足以满足基本生理需要量；90% 的肯尼亚儿童、68% 的墨西哥儿童和 36% 的埃及儿童锌摄入量不足以满足标准需要量。WHO 在 2004 年组织出版的《健康危险比较评价》一书中总结相关资料表明，5 岁以下儿童因锌缺乏可使腹泻发生的危险性增加 1.28 倍，肺炎发生的危险性增加 1.52 倍，疟疾发生的危险性增加 1.56 倍。铁、维生素 A 和锌缺乏被 WHO 列为发展中国家十大疾病致死因素，锌缺乏增加患腹泻和肺炎的风险，这两者每年导致约 80 万人死亡。

2. 锌缺乏的主要表现和判断

锌缺乏的主要表现有生长发育迟缓、性成熟迟缓、食欲减退、味觉异常、异食癖、伤口不易愈合等。锌缺乏的判断和评价需要从多方面入手，包括膳食史的询问、膳食锌摄入量调查、锌缺乏体征的检查及实验室检查等，另外还可结合补锌后的反应进行综合判断。

（1）锌缺乏时患者可有下列表现：面色苍白，具有明显贫血面容，这是因为锌缺乏本身会造成贫血的出现，同时锌缺乏患者也会伴有铁缺乏。另外，患者可出现口角溃烂、口角炎、萎缩性舌炎、舌面光滑发红；眼、口、肛门等周围，以及肢端、肘膝、前臂等处有对称性糜烂、水疱等皮炎的症状，还可表现皮肤干燥、过度角化，组织学观察可见牛皮癣样皮炎，出现表皮增生、角化不全、散发角化不良细胞等。锌缺乏患者还会出现反复发作的口腔溃疡。

（2）生长发育障碍是处在生长发育过程中的胎儿、婴幼儿和青少年锌缺乏的最主要和明显的表现，可影响骨骼、内脏器官、生殖器官和脑的生长发育。孕妇严重锌缺乏可出现胚胎畸形，出生时小样儿，出生后锌缺乏可导致侏儒症的发生。锌缺乏影响脑功能和神经精神状况，患者可表现为精神萎靡、嗜睡、欣快感或幻觉，严重者小脑功能受损，可表现出躯干和肢体的共济失调。

（3）检查指甲和毛发，看是否存在指甲变脆、匙状甲、头发枯黄。

（4）锌缺乏的实验室检查。锌缺乏缺少特异性强、敏感性好的生化指标，目前没有非常理想的诊断指标，但必要时建议咨询者做一些检查，根据检查结果，结合锌的膳食摄入量及临床检查结果进行综合判断。

1）发锌。发锌与人体锌营养状况相关性良好，但是易受到头发生长速度、洗护发、烫染等的影响。1986 年，WHO 微量元素专家小组认为，发锌不再作为判断个体锌营养状况的可靠指标。

2）血清 / 血浆锌。与发锌不同，血浆 / 血清锌的水平反映近期锌营养状况，我国健康人血锌值见表 2-16。血浆 / 血清锌不失为衡量锌营养状况的最常用指标，尤其在大型人群试验中运用较普遍。

表 2-16　我国健康人血锌值　　单位：μmol/L

年龄	例数	均数 ± 标准差	低限	年龄	例数	均数 ± 标准差	低限
初生	30	14.00 ± 3.31	9.83	12 岁	184	13.47 ± 2.08	10.80
1 月	156	13.21 ± 1.40	11.40	20 岁	181	13.53 ± 2.11	10.80
2 岁	217	13.47 ± 2.27	11.63	60 ~ 93 岁	116	10.49 ± 1.92	9.01
6 岁	151	14.46 ± 2.03	12.03				

3）尿锌。体内锌储存量减少，经由尿排出的锌也减少，尿锌比血清 / 血浆锌更灵敏地体现出这种变化。但一些因素可对尿锌含量产生影响，并给结果解释带来一定难度。尿锌在排除各种因素后或用于健康人群中，其测定值才有实际意义。每天尿排出的锌为 300 ~ 600 μg，一般常收集 24 小时尿液检测尿锌，以排除尿锌在每个时段的变异性。尿锌能反映锌的代谢水平，缺锌时，尿排出锌降低。若同时测定血锌、发锌、尿锌三项指标，则诊断价值更大。对临床上有缺锌表现、血锌或发锌不低者，补锌治疗后的营养及临床症状得到改善，可作为确定锌营养状态的重要手段。

3. 锌缺乏的预防

对于继发性锌缺乏，应针对原发性疾病进行积极治疗，临床上对肠外营养支持治疗，烧伤、烫伤等病人应及时补充锌，以预防继发性锌缺乏的出现。对于原发性锌缺乏的预防，主要应以膳食调整为主，增加动物性食物的摄入量，特别是瘦肉、动物内脏及海产贝类等。必要时也可考虑补充锌制剂及锌强化食物，尤其对容易出现缺乏的人群更应注意锌的供给。

技能要求

锌缺乏的判断与评价

1. 工作准备

在进行判断前，需要掌握锌缺乏的主要症状与体征。

准备和调整将用到的相关测量器械，如身高计、体重计等。准备好调查表、记录表、纸、笔等。

2. 工作程序

程序1　膳食史调查

询问时要对咨询者热情，取得他们的信任和协作，询问时要抓住重点，主要询问咨询者动物性食物的摄入情况，以及是否服用锌制剂和锌强化食品，最近膳食有无大的变动等。有经验的公共营养师通过询问可以大致判断咨询者有无锌缺乏的可能。

程序2　询问病史

（1）询问是否有性发育障碍与性功能低下

性发育障碍是青少年锌缺乏的一个主要表现，可表现为生殖器官发育迟缓、月经初潮年龄推迟、无第二性征出现等。而已经性发育成熟的成人若锌缺乏则会出现阳痿、性欲减退等表现。

（2）询问是否有味觉及嗅觉障碍

锌缺乏可导致味觉和嗅觉迟钝或出现异常，患者轻则出现食欲下降，重则食欲缺乏或出现异食癖。

（3）询问是否有伤口愈合不良

锌可促进组织增生，促进伤口愈合，手术病人及创伤病人锌缺乏可影响伤口愈合。

（4）询问呼吸系统和消化系统感染发病情况

锌缺乏患者免疫功能下降，容易感染疾病。婴幼儿肠道感染和呼吸道感染率明显增加。

程序3 膳食锌摄入量调查

膳食史询问结束后，根据判断对可疑患有膳食锌摄入不足的对象，进行24小时回顾调查，必要的话也可连续进行3天的调查，以得到膳食锌的摄入量。根据中国营养学会所制定的我国居民膳食营养素推荐摄入量（DRIs）中锌的EAR、RNI、UL进行分析评价，具体方法参见膳食调查方法部分。

程序4 进行相关体格检查

（1）观察咨询者的皮肤，看是否存在皮肤干燥、粗糙等锌缺乏的表现。

（2）观察咨询者的精神和营养状况，看是否存在生长发育迟缓。

（3）检查指甲和毛发，看是否存在指甲变脆、匙状甲、头发枯黄等现象。

程序5 参考锌缺乏的实验室检查结果

（1）发锌。

（2）血清/血浆锌。

（3）尿锌。

程序6 综合分析所获得的资料，作出判断

锌缺乏的判断要点见表2-17。

表2-17 锌缺乏的判断要点

营养评价	判断要点（必须包括一个或多个）
个人史	摄入不足或吸收障碍 其他代谢疾病或消化疾病 服用影响锌吸收的药物或食物
人体测量	身高、体重等指标低于正常范围，生长发育迟缓（儿童）
临床表现	• 性器官发育不良（儿童） • 皮肤干燥、粗糙，毛发稀疏发黄 • 口腔溃疡、口角炎等 • 反复消化道或呼吸道感染 • 嗜睡、情绪波动

在进行锌缺乏的判断时，需要综合查体结果和个人病史资料，根据表现出的相关症状与体征做出正确的判断。

续表

营养评价	判断要点（必须包括一个或多个）
食物／营养史	•食欲不振，异食癖 •富含锌的食物摄入不足 •喂养不当（婴幼儿） •节食或限制食物类别、偏食 •食物选择不当或不良的膳食行为
生化数据	•血清锌浓度和发锌、尿锌水平低于正常

相关链接

1995 年 4 月在上海召开的全国提高儿童生命质量学术会议上提出了锌缺乏症的诊断标准和治疗方案，其中锌缺乏的诊断需具备下列 5 项中的 3 项，可以作为参考。

（1）膳食调查：每日锌摄入量少于推荐供给量的 60%，一般采用前瞻性的 3 日记录法。

（2）有纳呆、生长发育迟缓、皮炎、反复感染、免疫力低下、异食癖等典型的缺锌临床表现中的 2 个或 3 个以上。

（3）空腹血清锌浓度小于 11.47 μmol/L（原子吸收法）。

（4）PZCR 大于 15%。

（5）单独用锌剂治疗 1 个月后有显效。

诊断为疑似锌缺乏需具备下列 5 项中的 2 项。

（1）空腹血清锌浓度介于 13.74～11.47 μmol/L（原子吸收法）。

（2）另 4 项与上述（1）（2）（4）（5）相同。

思 考 题

1. 怎样测量婴幼儿的头围和胸围？
2. 使用皮褶厚度计的注意事项有哪些？

3. 怎样收集和保存 24 小时尿液？所用防腐剂主要有哪些？

4. 蛋白质－能量营养不良可分为哪三种类型？主要症状有哪些？

5. 怎样判断是否患有营养性贫血？

6. 佝偻病、维生素 B_2 缺乏症、锌缺乏症的诊断要点是什么？

7. 分析题：小张今年 20 岁，最近觉得无故疲劳，发现牙龈易出血，皮肤瘀斑。小张透露，由于平时工作繁忙，他的饮食单一且不规律，长期偏食，不喜欢蔬菜，也很少吃水果。

问题：

（1）小张可能出现的营养问题是什么？

（2）针对目前状况，他应该如何调整膳食？需要重点补充哪类食物？

职业模块 3 营养咨询和教育

营养咨询和教育是通过营养信息的交流，帮助个体和群体获得知识和行为改变，培养和建立健康生活方式的活动和过程。其目的是提高各类人群对营养与健康的认识，消除或减少不利于健康的膳食因素，改善营养状况，预防营养性疾病的发生，提高人们的健康水平和生活质量。

营养咨询和教育除了传播营养知识外，还提供促使个体、群体和社会改变膳食行为所必需的操作技能和解决问题的方法。因此，从事营养咨询和营养教育的工作人员不仅要具备营养和食品卫生学的专业理论知识，了解经济、社会与文化因素对膳食营养状况的影响，还应具备传播、交流的技能。咨询本是健康教育的一种形式，对于公共营养师而言，也是营养干预的常见方法，因此将其列为重点来学习。

1 培训课程

交流和咨询

咨询常被认为是对个体的面对面的指导，是营养教育中的一种常见形式，具有较强的针对性。

咨询的英文是 consultation，意为请教、顾问、磋商。在中国古代“咨”和“询”是两个词，咨是商量，询是问，后来形成复合词，具有询问、谋划、商量等意思。总体来说，咨询是通过某些人头脑中所储备的知识经验，通过各种信息智力加工，起着为决策者充当顾问、参谋、外脑的作用。

沟通是访谈、咨询、教育最基本的能力，良好的沟通是成功咨询、教育的保障。

本课程主要通过食品营养、安全、健康生活方式等案例，学习交流、评估咨询技能和方法。主要对象是寻求指导的个体。

作为以智力参谋和服务为特点的社会活动，营养咨询现已成为个人保健、健康管理中辅助决策的重要手段，并逐渐形成一门应用性科学。主要形式有门诊咨询、随访和调查咨询、电话咨询、书信咨询、媒体咨询等。

学习单元 1　食品选购指导

如何从品种繁多的食品中更有效地选择可口、安全、营养价值高的健康食品是百姓常常关心的话题。对食物的选择不当，易引发各种健康问题。本单元学习食品选购的主要原则和方法。

学习目标

- 掌握沟通技巧
- 熟悉面对面咨询程序
- 掌握食物和饮料的选购要点和指导原则

知识要求

1. 人际传播沟通技巧

咨询和营养教育的传播方法与技巧很多，人际传播技巧是最基本的技能。

（1）开场与结束技巧

人际传播形式无论是访谈、咨询、演讲、授课或讨论等，在交流开始与结束时，都要有或短或长的开场白与结束语。开场白和结束技巧见表 3-1。

（2）说话技巧

人类语言是信息传播的基本符号之一。它是由“语言 + 说话”两部分组成的，前者是语言行为的核心，后者是运用语言的行为。说话技巧的关键是如何能以对方能够理解的语言和能够接受的方式，向其提供适合个人需要的信息。

1）寻求共同点，认真仔细地观察，尽量理解对方心态，避免不同或忌讳之处，“言在当言处，观在细微中”。

2）力求讲普通话，但在民族地区和基层农村，则应“入乡随俗”，学习使用当地语言。

3）适当重复主要的和不易被理解的词句，谈话内容及概念要简单明确。

4）使用简单句和通用词语，避免不易理解的术语和方言俚语。

5）正确运用语音、语调、重音和停顿等技巧。

表3-1　开场白和结束技巧

<table>
<tr><td rowspan="5">开场白</td><td colspan="3">开场白是为了发展关系，在见面时，通过运用必要的招呼、问候、寒暄、介绍等用语和非语言形式，调节出一种准备就绪的气氛和心理状态，以便引出交流的主题</td></tr>
<tr><td rowspan="3">以传播者为主导的交流</td><td>社交性</td><td>用外交辞令互相介绍、问候寒暄、谈天说地，如讨论新闻奇趣、热点话题</td></tr>
<tr><td>事实性</td><td>开门见山，直入主题，如“大婶您好！您找我有什么事吗？”</td></tr>
<tr><td>激励性</td><td>激发对方的热情和参与意识。以新奇的物体、教具或与众不同的观点，引起其兴趣与注意，使其讨论</td></tr>
<tr><td>对方主动求助或求见的交流</td><td colspan="2">以当事人为中心的开场白，提出关系对方切身利益的问题，引导思考或求解</td></tr>
<tr><td rowspan="4">结束语</td><td colspan="3">常言道：“善始还应善终。”结束语是开场白的继续和完善，是为了巩固关系和保持联系，也是一种使交流双方都注意到交流过程已经完成的社交行为。有效的道别方法，并非是简单地中止谈话。有目的、有策略的结束语，其社会功能相对比开场白更重要</td></tr>
<tr><td>社交性结束语</td><td colspan="2">对于交流的成果表现出满意和愉快，以建立未来和谐关系</td></tr>
<tr><td>事实性结束语</td><td colspan="2">概要总结谈话的内容，询问理解，获取反馈，建立未来联系的安排</td></tr>
<tr><td>激励性结束语（煽情式）</td><td colspan="2">以名人名言或煽情式的呼吁，鼓励当事人进一步探索和思考所谈及的问题，并将认识和决策运用到实践中去</td></tr>
</table>

6）必要时运用图画、模型来辅助谈话。

7）及时取得反馈。

（3）听话技巧

这里所指的“听”，不是生理技能的“听力”，而是对接收到的信息所做的一种积极能动的心理反应，是有效地听取对方的讲话。通过主动参与、避免造成中断、注意观察和总结要点等技巧，有意识地听清和了解对方所说的每一个字句及表达方法，观察用语言和非语言符号所表达的内容，来了解说话人的真正含义和感情。

被注意是人类的一种基本欲望，大多数人渴望获得周围人的注意。设想你衣食无忧，却没有被注意，无法被看到、被听到或与人沟通，这无异于一种折磨。

听话技巧如下。

1）在听对方说话时要专心“倾耳细听”，身体稍微前倾，目视对方。

2）不要轻易打断对方的讲话，必要时可以适当地引导。

3）要适时地做出恰当的反应，以回应对方的讲话，如点头或说

“唔”“嗯”。

4）善于听出“话外音”“潜台词”，有时需要小结或进一步明确证实对方所说或表达的意愿。

（4）问话技巧

问话的目的在于打开“话匣子”，获得真实、准确、可信的信息，以便进一步沟通。一个问题如何问，常比问什么重要得多。问话的方式有以下几种。

1）封闭型问题。适用于在已经集中限定的范围内，希望迅速得到需要证实的确切答复的场合，要求对方作出简短而准确的、肯定或否定的答复。

2）开放型问题。给对方以思考和判断的余地，有助于坦率地表达个人意见和作出解释，适用于交流活动能够继续下去，并希望获得更多信息反馈答案的场合。

3）倾向型（诱导性、暗示性）问题。是指提问者把重要人物、团体或自己的观点强加在问话里，有暗示或诱导对方按“有希望的倾向”作出回答的问题。

4）试探型问题。估测到某种结果的问题。

5）索究型问题。针对已经获得的开放型、封闭型问题的回答，进一步用“为什么”来向回答者追索究竟和原因的问题。

6）复合型问题。一个问话中包括了两个或两个以上的问题，使得对方不知如何回答，常容易顾此失彼，难免遗漏。

（5）反馈技巧

反馈具有重要的传播作用，是传播要素之一。反馈及时，是人际传播的一个重要特点。及时取得反馈，使营养教育者得以了解教育对象的知、信、行的状况，及对营养教育的教学计划、内容、形式、方法的意见和建议等，以便对教学进行有针对性的调整。反馈技巧的形式、性质和主要应用见表3-2。

表3-2 反馈技巧的形式、性质和主要应用

反馈形式	语言反馈	“我同意（喜欢、拥护、支持）”“我反对（讨厌、抵制）”等
	体语反馈	头面五官、肢体躯干的动作和表情等
	书面反馈	圈、点、批、评、划、画，如“同意照此意见处理”“建议书”等
反馈性质	积极性（肯定性）	作出赞同、喜欢、理解、支持的反应
	消极性（否定性）	作出不赞同、不喜欢、不理解、不支持的反应，注意使用消极性（否定性）反馈要先肯定对方的话中值得肯定的部分，然后在“但是”后面做文章，用建议的方式指出问题所在（课堂练习）

续表

反馈性质	模糊性	没有明确立场、态度和感情色彩的反应，如支支吾吾、含含糊糊、模棱两可、似是而非的言语表态
反馈主要应用	（1）对对方所传递的信息表示兴趣，用专注的神情或微笑、点头等积极性反馈来鼓励对方充分交流 （2）为取得较好的交流效果，要根据不同的时间、地点、人物和背景等特定因素及其交流内容，灵活地采用适当的反馈形式 （3）用积极性反馈支持、肯定对方的正确意见和观点时，要态度鲜明、观点明确 （4）用消极性反馈否定、反对和纠正对方不正确的意见和观点时，应先肯定其所说内容中值得肯定的部分，再态度和缓、口气婉转、善意真诚地提出建议 （5）用模糊性反馈回避对方所涉及的敏感问题	

（6）非语言传播

非语言传播是指除语言外，还可以通过视、听、触等感官，借助手势、姿势、音容笑貌等非语言符号实现信息的传播与分享。非语言传播技巧是人类社会交往中不可缺少的重要手段。有专家估计，在二人传播中，有65%的“社会含义”是通过非语言方式传递的。交谈双方的相互理解，语言的作用仅占7%，语调占38%，而表情却占55%。非语言传播可以加强和扩大，或者也可否定语言符号传递的信息。

1）动态体语：包括手势、面部表情、眼神与注视方向、触摸等，如“会心一笑”等。

2）静态体语：包括姿势、人际距离、仪表形象等。

3）类语言：如有情感的惊讶声、惊喜声、感叹声、呻吟声、懊悔声、口哨声等。

4）时空语言

①时间语言：如提前到达、准时赴约，表示重视。若老师无故不到、姗姗来迟、匆匆早退，就会影响该老师在学员中的威信及学员学习的效果。

②空间语言：包括交流环境、相对位置和人际距离等。

（7）观察技巧

用心用眼，细心品味，全面观察，收集和捕捉交流中的各种信息。要注意对方的表情和动作、周围人物与环境的细微变化，体察言外之意，听出弦外之音，发现深层“只可意会，不可言传”，以及不便明说的含义或掩盖的事物、现象，以利于对情况或问题作出正确判断和评估。

2. 食物分类和各类食物的营养价值特点

在营养指导上可以将食物分为五大类。同一类食物提供的营养素基本一致，具有相同的营养特点，见表 3-3。

表 3-3 不同种类食物的营养价值和特点

食物种类			供给营养素和营养特点	备注
谷、薯	谷类及其制品		碳水化合物和 B 族维生素的良好来源，还含有蛋白质、膳食纤维	稻米、小麦、玉米、大麦、燕麦、小米、荞麦等
	薯类		膳食纤维、B 族维生素的良好来源，碳水化合物丰富	马铃薯、甘薯、芋头、山药和木薯
	杂豆类		以碳水化合物为主，膳食纤维、蛋白质相对谷物高	赤豆、绿豆、蚕豆、芸豆、豌豆
蔬菜、水果、菌藻	非淀粉类	蔬菜类	膳食纤维和维生素 C 的良好来源，并含矿物质、胡萝卜素	叶、根、茎、果类等
		菌藻类		
		水果类		各种水果
	淀粉类		富含碳水化合物	土豆、山药、芋头等
肉、禽、水产、蛋	肉类		提供优质蛋白质，还含脂肪、矿物质、A 族维生素、B 族维生素，胆固醇较高	猪、牛、羊等红肉
	禽类		提供优质蛋白质，还含脂肪、矿物质、A 族维生素、B 族维生素，胆固醇较低	鸡、鸭、鹅等白肉
	水产类		提供优质蛋白质，还含脂肪、矿物质、A 族维生素、B 族维生素，胆固醇较低	鱼、虾、蟹、贝类等
	蛋类		提供优质蛋白质，还含脂肪、矿物质、A 族维生素、B 族维生素，高胆固醇	鸡蛋、鸭蛋等
奶、豆	奶及奶制品		钙的良好来源，并含丰富的维生素 B_2、优质蛋白质	牛奶、酸奶、奶酪等
	大豆及豆制品		提供优质蛋白质，还含脂肪、膳食纤维、矿物质、B 族维生素	豆腐、豆浆、豆花、豆皮

续表

食物种类		供给营养素和营养特点	备注
油脂	植物油	脂肪为主，也含不饱和脂肪酸（包括单不饱和、多不饱和脂肪酸）、维生素E	大豆油、花生油、玉米油、菜籽油、茶油、橄榄油等
	动物油	脂肪为主，维生素E、饱和脂肪酸和胆固醇较高	猪油、牛油等

3. 饮料和饮品的种类及其营养特点

人们日常饮用的饮料一般包括饮用水、碳酸饮料、果蔬汁饮料、茶和茶饮料、含乳和植物蛋白饮料等。常见的水类型包括自来水、白开水、矿泉水、纯净水、蒸馏水等；含酒精饮料又包括发酵酒、露酒、蒸馏酒等。不同饮料和饮品中所含的成分不同，见表3–4。

表3–4　不同饮料和饮品的营养成分和特点

饮料和饮品种类	营养成分	备注
自来水、矿泉水	水、钾、钠、钙、镁等矿物质	天然水
白开水	水、钾、钠、钙、镁等矿物质	（1）除去了部分碳酸根离子、钙和镁 （2）卫生、方便、经济实惠
纯净水、蒸馏水	矿物质含量低或无	去除了大多数矿物质和微量元素
茶、咖啡	水、生物活性成分	含茶多酚、氯原酸、咖啡因等。过量饮用会引起兴奋
碳酸饮料（可乐、雪碧等）	水、糖、二氧化碳	纯/高能量，儿童多饮易引起龋齿
运动饮料	糖、钾、钠、钙、镁、B族维生素、维生素C、氨基酸等	职业运动员和健身人群的最佳饮品
功能性饮料	糖、无机盐、维生素、植物蛋白、生物活性成分等	针对不同人群配制，注意看营养标签的标识内容
果蔬汁	水、糖、维生素C、胡萝卜素	含少量膳食纤维
酒精饮料	乙醇、水	纯能量，不宜多饮

不同的饮料和饮品由于营养成分不同，出现的卫生问题也不同，选购食品时应特别注意。

相关链接

1. 怎样补充水分——饮水原则

人不可一日无水，水是生命主要的物质基础。一个成年人每天从食物中平均摄入1 000 mL水，从饮水（含饮料）中补充1 700 mL水，再加上人体的代谢过程中生产的300 mL水。一般而言，成人每天对水的需求为3 000 mL左右。为了保证体内良好的水营养状态，在饮水时，要注意遵循少量多次的原则。一般每次饮水300 mL左右即可，尽量避免口渴时一次性超量饮水，否则会引起人体内体液浓度变化而产生不良后果。另外，要选择温度适宜的水，尤其是夏季应尽量减少冷刺激，因冷刺激会使胃肠道蠕动加快，造成肠内容物未经吸收便被排出体外，引起消化不良、腹泻等。建议成人每天饮水1 700 mL。

2. 果汁饮料

目前，我国市场上供应的碳酸饮料或果汁饮料很多，由于一般都含有糖、调味剂、色素等，因此用它们来代替饮水是很不好的。一些饮料的糖含量较高，大量饮用不利于健康。一般情况下，鼓励成人饮用白开水、茶，在运动、劳累、饥饿时，应选用具有相应营养特点的饮料。选购时可具体查看饮料的食品标签和营养标签。

技能要求

面对面咨询——饮料的选购指导

1. 工作准备

（1）白开水、瓶装矿泉水、纯净水、可乐、果汁、乳饮料、运动饮料（任选三种）。

（2）模拟咨询环境，准备一个问题或一个案例：如我儿子今年9岁，平时喝什么饮料最好？我不爱喝茶，喝什么好？

2. 工作程序

程序 1　确定咨询者身份

确定咨询者是儿童、成人、运动员，还是病人，并了解其目前的工作性质和饮料的可获得性。

关注或考虑价格问题，给出饮水量建议。

程序 2　询问爱好

询问日常喜好，如日常喝什么？什么牌子？为什么喜爱这种饮品？

程序 3　提出建议

根据咨询者的具体情况和不同饮料的营养特点来确定其选择要求，提出相应建议和特别注意事项。

食品分类中牛奶虽然不属于饮料类别，但喝牛奶也是补充水分的良好选择。

对于儿童，首选的饮品是白开水，其次是纯果汁和乳品，一般不提倡喝碳酸饮料和运动饮料。牛奶是水的良好替代品，除了补充水分，还可提供其他营养素。咖啡、茶、软饮料和酒精饮料等，都不适合儿童饮用。碳酸类饮料含有二氧化碳、较多的糖和磷，二氧化碳会引起儿童胃肠不适；较多的糖不利于儿童维持健康体重，尤其对于超重和肥胖的儿童；较多的磷会直接影响钙的吸收。

对于成人，白开水、茶水是最容易得到的饮品，而且是最佳饮品，既卫生方便，又经济实惠。当进行大量运动的时候，也可选择运动饮料类产品，早餐多饮乳品。

未成年人每日饮水量：6~10岁儿童为800~1 000 mL，11 ~17岁青少年为1 100~1 400 mL。天气炎热或运动出汗多时，应适当增加水的摄入量。

程序 4　注意问题

面对面咨询时，应根据咨询者的面貌、神态、预期等进行有效沟通，建立信任关系，提供解决方案。

3. 注意事项

若咨询者携带儿童或咨询与儿童相关的营养问题，应注意避免发生反抗、否认、拖延时间等问题，这也提示咨询者潜意识拒绝改变。

学习单元 2　烹饪营养的指导

科学烹饪是保证食物色、香、味和营养质量的重要环节。食物经过不同烹饪方法加工后会发生一系列的物理、化学变化，有的变化会增进食品的色、香、味，使之容易消化吸收，提高食物所含营养素在人体的利用率；有的则会使某些营养素遭到破坏。因此，在烹调加工时，一方面要利用加工过程的有利因素，达到提高营养吸收率、促进消化吸收的目的；另一方面也要尽量控制不利因素，减少营养素的损失，最大限度地保留食物中的营养素。

学习目标

- 了解烹饪方法、温度变化对蔬菜颜色和味道的影响
- 掌握烹饪方法、温度变化对蔬菜营养素和质量的影响

知识要求

1. 常用烹饪方法对营养素的影响

合理营养是通过合理烹调来实现的。在烹调食物时应坚持合理配菜和平衡膳食的原则。正确恰当地搭配食物，可以使其中的营养素达到互补，充分发挥食品内各种营养素的作用，提高菜肴的营养成分，满足均衡营养的需求。在选择烹饪原料、调配膳食、烹调加工时，除了充分考虑烹调原料的营养特点外，还要考虑不同烹饪方法对营养素的影响，见表 3-5。

表 3-5 常用烹饪方法对营养素的影响

烹饪方法	对营养素的影响	减少营养素损失的措施	备注
煮、蒸	（1）对碳水化合物及蛋白质起部分水解作用	（1）控制时间 （2）连汤一起吃	捞面条可损失 49% 维生素 B_1、57% 维生素 B_2 和 22% 烟酸
	（2）使水溶性维生素（B 族维生素、维生素 C）及矿物质（钙、磷等）溶于水中	控制时间	（1）捞米饭损失 67% 维生素 B_1、50% 维生素 B_2 和 76% 烟酸，同时还可使部分矿物质损失掉 （2）米、面、蛋类以煮、蒸的烹饪方法最好
炖、煨、卤	（1）使水溶性维生素和矿物质溶于汤内 （2）部分维生素遭到破坏	蒸发	红烧、清炖时，肉中的维生素损失最多

续表

烹饪方法	对营养素的影响	减少营养素损失的措施	备注
煎、炸、炒	（1）对所有营养素都有不同程度的破坏 （2）蛋白质因高温而严重变性 （3）油脂热聚合物和过氧化脂质含量升高 （4）产生丙烯醛	（1）上浆挂糊 （2）急炒 （3）勾芡 （4）加醋 （5）降低油温，控制在 170～200 ℃ （6）避免陈油反复使用	（1）煎、炸、炒相比，炒较好 （2）流水冲洗、先洗后切、急火快炒、现吃现做，这些方法可以最大限度保留蔬菜中的维生素 C 和矿物质
烧烤	（1）维生素 A、维生素 B、维生素 C 大部分损失 （2）脂肪、蛋白质、氨基酸受损，产生致癌物质 3，4－苯并［a］芘	尽量少用明火，缩短烧烤时间	改善食物风味，使之色鲜、味浓、肉嫩、油而不腻
熏	（1）破坏维生素，特别是维生素 C （2）脂肪、蛋白质、氨基酸损失，同时存在 3，4－苯并［a］芘问题	避免烟熏温度过高，控制在 200～400 ℃	虽然熏制食物能增加风味，但为了健康应不吃或少吃

蔬菜洗净、生吃可以是一种推荐方法。

2. 减少烹调中营养素损失的措施

食物在烹调时，其中的营养素遭到损失是不能完全避免的，但若采取一些保护性的措施，则能使菜肴保存更多的营养素。

（1）上浆挂糊、勾芡

原料先用淀粉和鸡蛋上浆挂糊，不但可使原料中的水分和营养素不致大量溢出，减少损失，而且不会因高温使蛋白质变性、维生素被大量分解破坏。勾芡能使汤料混为一体，使浸出的一些成分连同菜肴一同摄入。

（2）先洗后切

各种菜肴原料，尤其是蔬菜，应先清洗再切配，这样能减少水溶性营养素的损失；而且应该现切现烹，这样能减少营养素的氧化损失。

（3）急炒

菜不但要做熟，而且加热时间要短，烹调时尽量采用旺火急炒的方法。原料通过旺火急炒，能缩短菜肴成熟时间，从而降低营养素的损失率。例如，猪肉切成丝，用旺火急炒，其维生素 B_1 的损失率只有 13%，而切成块用慢火炖，维生素损失率则达到 65%。

（4）加酸慎碱

碱会破坏蛋白质、维生素等多种营养素。因此，在焯菜、制面食等烹调过程中，最好避免用碱（苏打）。

由于维生素具有怕碱不怕酸的特性，因此在菜肴中尽可能放点醋，烹调动物性食物时，醋还能使原料中的钙溶解得多一些，从而促进钙的吸收。

3. 示范指导法

一般来讲，示范指导法主要适用于操作性强的技能学习，在学习技能的初期，请有经验的教练员，示范整体操作过程，规定技能要领，规范操作细节，使学员可以模仿。应注意的要点如下。

（1）因人而异

事前应了解学员对教授内容的了解程度，因人而异调整和变通示范方案。

（2）具体明确

准备教案详细具体，整体示范内容和技术要事前准备。

（3）规范有趣

示范中应分解步骤和动作，边操作边讲解，强调要点，规范操作技术细节，注意示范应生动有趣，有利于学习掌握。

（4）鼓励动手

鼓励学员模仿练习，讲授、交流方法，进行训练。

（5）鼓励创新

梳理可变化部分，鼓励学员进行灵活变通的应用和创新。

示范指导是咨询、培训中常用的形式，其特点是运用实物和教具，通过亲身示范，使受训者了解整个完整正规操作（受训者可重复），提高理解程度。常用于指导文化程度较低人群或讲解困难的知识等情况。

技能要求

示范指导——蔬菜的烹饪

【案例】地点：咨询服务中心，几名家庭主妇咨询如何最大限度地保留食物的营养，合理烹饪。

1. 工作准备

叶菜（如油菜、菠菜、莴苣叶等）、西红柿、四季豆等蔬菜。

2. 工作程序

可结合知识点中的要点讲解。具体损失率可在《食物成分速查》一书中找到。

程序 1　讲解营养特点

了解叶菜、西红柿、四季豆等蔬菜的自然性状和营养特点。

程序 2　摘去不可食部

选择新鲜、无腐烂变质的蔬菜，去掉烂叶、黄叶和不可食部，备用。

程序 3　讲解不同烹饪方法的营养素损失率并进行选择

根据不同蔬菜的性状和营养特点，选择最适宜的烹饪方法，如急火快炒、炖、煮、焯、凉拌等，尽量减少蔬菜中营养素的流失。

程序 4　介绍相关技巧

选择一种叶菜，采用流水冲洗后，用手撕碎或用刀切碎，示范急火快炒的方法，也可以勾芡，以最大限度地保留蔬菜中的维生素 C 和矿物质。告诉咨询者不可为了菜肴的碧绿好看而在烹调蔬菜时加碱，以免破坏其中的维生素。

程序 5　示范和建议

对操作性强的采用示范指导。

讲解并示范可以生吃的叶菜、黄瓜、西红柿的做法。“凉拌菜”可以保留蔬菜中的维生素 C 和 B 族维生素，同时还可以加醋；西红柿也可熟吃，其中有益于健康的番茄红素能得到更好的吸收。

讲解淀粉含量高的根茎类蔬菜（如土豆）的烹饪方法，如切丝、焯水后与胡萝卜丝、青椒丝等配菜一起加醋凉拌，或烹制醋熘土豆丝。

讲解四季豆的烹饪方法，用炖或小火长时间烹调法，煮熟、煮烂至原有的生绿色消失，以防止其中的皂苷和植物血凝素引起食物中毒。

程序 6　询问理解程度

结合相关知识询问咨询者的理解程度，了解她们日常使用的其他烹饪措施，并给出评价。

3. 注意事项

（1）将干净的绿色叶菜（如芹菜、苦菊等）生吃、凉拌也是一种好办法。

（2）未煮熟的四季豆、发芽的土豆等含有对人体有毒、有害的物质，应特别注意去毒措施。

学习单元 3 平衡膳食测评

“我的膳食是否平衡”“这样吃是否合理”是消费者常问的问题。

每一种食物都含有人体所需要的营养素，但没有一种食物能满足人体所需要的所有营养素。只有摄入适量的、搭配恰当的、多种多样的食物，即平衡膳食，才能达到合理营养的目的。为了实现平衡膳食和合理营养的目的，各个国家根据自己的实际情况，制定了适合自己国家居民的平衡膳食指南，并以直观的图形表示出来。中国居民平衡膳食的直观图形是宝塔形，是根据《中国居民膳食指南》，结合中国的膳食结构特点，将定量的各类食物以宝塔的形式从底到顶一层一层逐渐减少，形象地表现出来。通过将个人每天摄入的食物量与平衡膳食宝塔每层的食物量进行比较，就可以测评出其膳食是否平衡，能否满足合理营养的需要。

学习目标

- 掌握平衡膳食的基本概念和应用
- 了解个体膳食结构的特点及存在问题
- 掌握评估膳食的方法

知识要求

1. 平衡膳食

平衡膳食是指在一段时间内膳食组成中的食物种类和比例，可以最大限度满足不同年龄、不同能量水平健康人群的营养和生理功能需求。

2. 膳食宝塔

中国居民平衡膳食宝塔如图 3-1 所示，其主要内容见表 3-6。

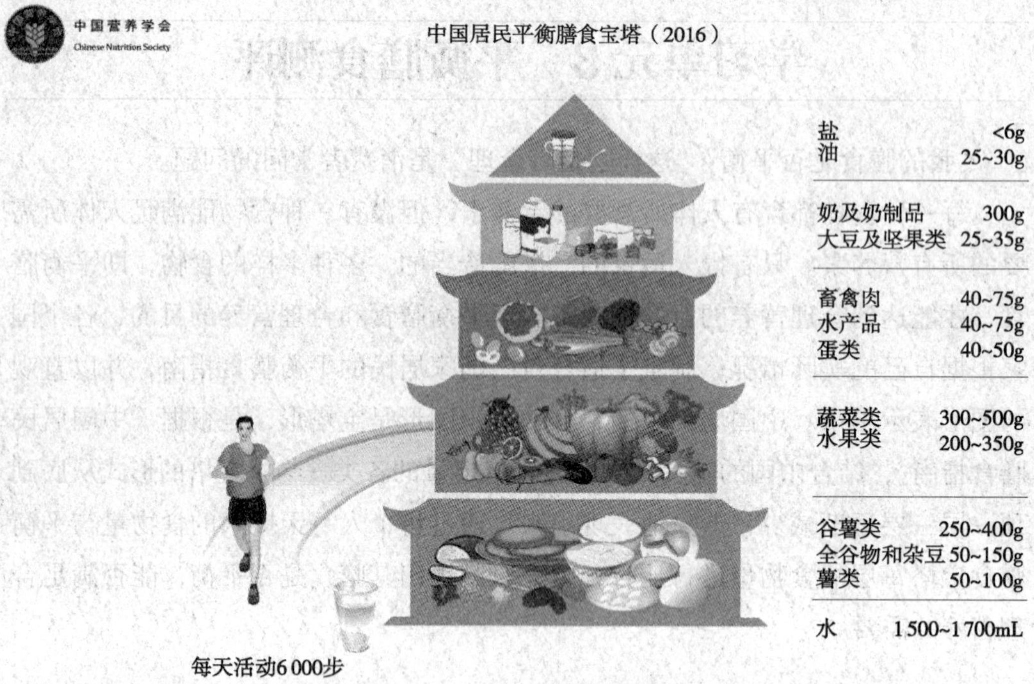

图3-1 中国居民平衡膳食宝塔

表3-6 膳食宝塔内容概述

宝塔	推荐摄入量（生重）	备注
第五层（塔尖）：盐和油脂	盐 <6 g 油≤ 25～30 g	应以植物油为主
第四层：奶类和豆类	奶及奶制品 300 g 大豆及坚果类 25～35 g	（1）奶类应是首选的补钙食物 （2）经常吃豆制品，适量吃坚果
第三层：畜禽肉类、水产品类、蛋类	畜禽肉类 40～75 g 水产品类 40～75 g 蛋类 40～50 g	（1）优先选择鱼类和禽类 （2）吃鸡蛋时不弃蛋黄 （3）少吃肥肉、烟熏和腌肉制品
第二层：蔬菜类和水果类	蔬菜类 300～500 g 水果类 200～350 g	（1）餐餐有蔬菜，天天吃水果 （2）多食用深色蔬菜 （3）果汁不能代替鲜果
第一层（塔底）：谷薯类	谷类、薯类及杂豆 250～400 g 其中，全谷物 50～150 g， 薯类 50～100 g， 水 1 500～1 700 mL	建议多吃全谷类食物 适量运动，每天活动 6 000 步左右

3. 不同类型膳食结构的特点和存在的主要问题

目前，世界各地居民的代表性膳食结构大致可分为如下几类，其各有利弊，见表3–7。

表 3-7　几种膳食结构的特点和存在的问题

膳食结构	特点	存在的问题
动植物食物平衡（如日本、韩国）	（1）动植物食物比例适当 （2）膳食能量能满足需要 （3）宏量营养素供能比较合理	目前这种膳食结构已受到西方膳食模式的影响
植物性食物为主（多数发展中国家）	（1）谷类食物多，动物食物少 （2）膳食能量基本满足需要 （3）膳食纤维充足，动物脂肪低	（1）钙、铁、维生素 A 不足 （2）易发生营养缺乏病
动物性食物为主（欧美大多数国家）	（1）动物食物多，植物食物少 （2）高脂、高能量、高蛋白、低纤维	（1）能量过剩，营养过剩 （2）易发生慢性病
地中海膳食结构（意大利、希腊、法国、西班牙、葡萄牙等地中海沿岸国家）	（1）富含植物性食物 （2）食物加工程度低，新鲜度高 （3）橄榄油为主要食用油 （4）每餐后吃新鲜水果 （5）每天都有适量的奶制品 （6）每周食用适量鱼、禽肉 （7）每月食用适量红肉（畜肉） （8）习惯饮用葡萄酒 （9）低饱和脂肪、高碳水化合物、蔬菜和水果充足	虽然是一种值得推荐的膳食结构，但普通家庭一般不容易实现
素食	（1）谷类食物多 （2）以蔬菜、水果、大豆为主 （3）无任何动物食品	（1）维生素 B_{12}、ω-3 脂肪酸、铁缺乏 （2）优质蛋白来源受限

技能要求

膳食构成的测定和评估

1. 工作准备

准备膳食调查表、《中国食物成分表》、计算器等。

2. 工作程序

模拟一个咨询环境，例如一个成年人向公共营养师寻求膳食指导建议。

本例仍然是门诊咨询的方式。

程序 1　确定每日能量需要量和膳食结构比例

询问咨询者年龄、性别、身高、体重、劳动强度或身体活动水平情况，确定每天能量需要量水平。可以参考“中国居民膳食营养素摄入量”查询确定。

一般从事轻微体力劳动或身体活动水平低的成年男子（如办公室职员）等，每日的能量需要量约为 2 400 kcal；从事中等强度体力劳动者或身体活动水平中等者（如钳工、卡车司机和一般农田劳动者），每日的能量需要量约为 2 800 kcal；不参加劳动的老年人，每天的能量需要量约为 1 800 kcal。女性需要的能量应比从事同等劳动的男性低200 kcal或更多些。特殊人群和病人的能量需要应具体情况具体分析。

根据每日能量需要量水平，按膳食宝塔建议原则确定各类食物大致需要量。常见几个能量水平各类食物的参考摄入量见表 3–8。

可以根据咨询者的实际情况，利用表 3–8 折算一定能量下相应的食物量。

表 3–8 《中国居民平衡膳食宝塔》建议不同能量膳食的各类食物每日参考摄入量

食物种类（g）	1 600 kcal	1 800 kcal	2 000 kcal	2 200 kcal	2 400 kcal
谷类	200	225	250	275	300
薯类	50	50	75	75	100
蔬菜	300	400	450	450	500
水果	200	200	300	300	350
畜禽肉类	40	50	50	75	75
蛋类	40	40	50	50	50
水产品	40	50	50	75	75
大豆	15	15	15	25	25
坚果	10	10	10	10	10
乳制品	300	300	300	300	300
食用油	20	25	25	25	30
食盐	<6	<6	<6	<6	<6

程序 2　调查各类食物的摄入量

深色叶菜应占摄入总量的50%。

用频率法估算各类食物的摄入量，也可按表 3–9 估计并填写 3～7 日的摄入量。

（1）询问连续 3～7 日的膳食摄入内容，包括一天节假日。

（2）每天使用一张新的记录表。

（3）确保填入名字和日期，而且要在每个记录的顶端标明是工作日还是周末，以便了解工作日和周末的食物摄入量。

（4）填表前应仔细阅读填写说明。

（5）按照填写说明，在相应的栏目中画“√”。

（6）注意记录的量是吃掉的量，而不是供应或购买的量。

表3-9 膳食结构调查表

姓名：________ 性别：□男 □女

日期：____年____月____日____ 第1天 □工作日□周末

食物名称		估算每日各类食物的摄入量（g）									
谷薯类	谷类										
	薯类										
	杂豆类										
蔬菜	深色										
	浅色										
水果											
畜肉											
禽肉											
鱼											
蛋											
乳类											
豆及豆制品											
坚果											
		每日油脂和盐的估算（以汤匙计，约10 g/汤匙）									
		≤1	1～2	2～3	3～4	4～5	5～6	6～7	7～8	8～9	9～10
油脂	早										
	中										
	晚										
盐	早										
	中										
	晚										

程序3 整理、分析膳食结构调查表

将记录连续3～7日的膳食摄入情况归纳入膳食结构调查分析和评估表，见表3-10，将每天膳食结构调查表的相关数值总计后填写到膳食结构调查分析和评估表相应的空格内。

表3-10　膳食结构调查分析和评估

姓名：________　　　　性别：□男　　　□女　　　　日期：____年____月____日

天数	估算膳食宝塔各食物组中食物总计的日摄入量（g）										
	谷薯类	蔬菜	水果	畜肉	禽肉	鱼	蛋	乳类	大豆及坚果	油脂	盐
第一天											
第二天											
第三天											
第四天											
第五天											
第六天											
第七天											
总计											
平均日摄入量											
推荐摄入量											
不足量											
过剩量											

程序4　估算平均每日每个食物组食物的摄入量

把3日或7日的调查表3-9中各类食物摄入量的调查结果相加，除以调查天数，填入表3-10。

程序5　评估膳食结构

根据调查分析结果，通过与膳食宝塔推荐的相应能量需要量及各组食物摄入推荐的标准水平比较（见表3-6和表3-8），经过综合分析，评估膳食结构。

摄入的哪些食物符合平衡膳食食物组推荐的量：____________

摄入的哪些食物少于平衡膳食食物组推荐的量：____________

摄入的哪些食物多于平衡膳食食物组推荐的量：____________

膳食结构属于：□植物性食物为主　□动物性食物为主　□动植物性食物均衡

一般来说，水果、蔬菜、奶类、豆类的摄入量比推荐摄入量高出一些是没有害处的。而油脂、盐过量应严格限制。

不同的能量需要水平相对应的平衡膳食各食物组的推荐量不同。

程序 6　改进建议

根据分析结果，给出改进建议。

3. 注意事项

（1）所填食物量均为生重和可食部。

（2）膳食评估包括多种形式，其中，膳食结构评估是从各类食物摄入是否均衡的角度进行评价，包括食物种类、数量等，其判断依据是《中国居民膳食指南》。

调查表内容可以由咨询者自己填写，确保真实、完整，最好随时携带记录表并记录所吃的所有食物的种类和数量。

调查中应对有怀疑之处反复询问。测评内容可根据需要调整和增加。

相关链接

咨询人员职业要求

咨询业的“产品”质量主要取决于咨询人员的素质。现代咨询业中“综合咨询”所占比重较大，为保证咨询成果更具科学性，咨询人才应该既是自然科学的专家，又熟悉社会科学。

一般说来，一位合格的咨询人才应具备三方面的要素：一是个人品德和专业志向，二是咨询理论和行为科学知识，三是咨询能力。实际上，在咨询工作中，扎实的专业知识和丰富的从业经验是对咨询人员的基本要求。咨询能力包括交流和组织能力。咨询人员应正确理解和处理人际关系，有赢得客户尊重和信任的本领，还要建立自己的信息渠道，以获得完成咨询业务的必要信息。咨询人员更应具有高尚的职业道德，咨询是一种建立在信誉基础之上的职业，与律师和医生具有类似性质，没有信誉就等于没有客户，而信誉是以职业道德和专业技术为基础的。

学习单元 4　膳食纤维摄入量的评估

膳食纤维是一种重要的非营养素，它是碳水化合物中的一类非淀粉多糖及寡糖等不能被人体小肠消化吸收的部分。越来越多的研究证明，膳食纤维的摄入与人体健康密切相关。过量摄入膳食纤维会影响维生素和铁、锌、钙、镁等矿物质的消化吸收，但摄入不足会增加便秘、肥胖、糖尿病、心血管疾病和某些癌症发生的危险。我国居民的膳食模式正处在转型期间，植物性食物摄入逐渐减少，动物性食物摄入逐渐增多，这使得膳食纤维的摄入量逐渐减少。与食物中的营养素一样，为了保持健康，膳食纤维的摄入量也应在适宜的范围之内。

本单元的评估方法也适合于其他营养素摄入量的评估。

学习目标

- 掌握膳食纤维的定义，并了解常见食物中的含量
- 了解我国成人膳食纤维摄入量现状
- 能评估膳食纤维的摄入量充足与否并给出合理建议

知识要求

1. 膳食纤维的定义及推荐摄入量的范围

膳食纤维可以从两个角度去理解：一是从生理学角度将膳食纤维定义为哺乳动物消化系统内未被消化的植物细胞的残存物，包括纤维素、半纤维素、果胶、树胶、抗性淀粉和木质素等；另一种是从化学角度将膳食纤维定义为植物的非淀粉多糖和木质素，聚合度≥3，人体不能消化吸收，但具有一种或多种健康益处的成分。

膳食纤维可分为可溶性膳食纤维与非可溶性膳食纤维，前者包括部分半纤维素、果胶和树胶等，后者包括纤维素、木质素等。

根据《中国居民膳食营养素参考摄入量》的内容，我国成人（19～50 岁）膳食纤维的适宜摄入量为 25～30 g/d。

2. 常见食物膳食纤维含量

膳食纤维来源于植物性食物，如水果、蔬菜、豆类、坚果和谷类。动物性

食物几乎不含膳食纤维。谷类食物，尤其是全谷类食物，是膳食纤维的主要来源。麦麸、全谷、干豆、干的蔬菜和坚果所含的膳食纤维是不可溶性膳食纤维，燕麦、大麦、水果和某些豆类所含的膳食纤维是可溶性膳食纤维。常见食物中膳食纤维的含量见表3-11。

表3-11 常见食物中膳食纤维（不可溶）的含量

食物名称		膳食纤维（g/100 g可食部）	食物名称		膳食纤维（g/100 g可食部）
谷类	小麦	10.8	薯类	土豆	0.7
	小麦粉（标准粉）	2.1		红薯	1.6
	小麦粉（富强粉，特一粉）	0.6		白薯干	2.0
				木薯	1.6
	麸皮	31.3		魔芋精粉	74.4
	挂面	0.7		粉丝	1.1
	馒头	1.3	干豆类	大豆（黄豆）	15.5
	稻米	0.7		青豆	12.6
	黑米	3.9		黄豆粉	7.0
	米饭（蒸）	0.3		豆腐	0.4
	玉米（鲜）	2.9		豆浆	1.1
	玉米面	6.2		豆腐丝	2.2
	玉米糁	3.6		腐竹、千张	1.0
	大麦	9.9		豆腐干（卤干）	1.6
	青稞	1.8		豆腐干（香干）	0.8
	小米	1.6		豆腐干（熏干）	0.3
	小米面	0.7		绿豆	6.4
	黄米	4.4		绿豆面	5.8
	高粱米	4.3		赤小豆	7.7
	荞麦	2.4		白芸豆	9.8
	苦荞麦粉	5.8		红芸豆	8.3
	莜麦面	4.6		蚕豆（带皮）	10.9
	薏米	2.0		蚕豆（去皮）	1.7
	薏米面	4.8		豌豆	10.4

续表

食物名称		膳食纤维（g/100 g 可食部）	食物名称		膳食纤维（g/100 g 可食部）
蔬菜类	白萝卜	1.0	水果类	鲜枣	1.9
	胡萝卜	1.1		干枣	6.2
	蚕豆	3.1		红玫瑰葡萄	2.2
	扁豆、豆角	2.1		紫葡萄、玫瑰香葡萄	1.0
	四季豆、黄豆芽	1.5		巨峰、马奶葡萄	0.4
	茄子	1.3		石榴	4.8
	西红柿、黄瓜	0.5		柿子	1.4
	青椒、苦瓜	1.4		无花果	3.0
	蒜苗、苋菜	1.8		猕猴桃	2.6
	蒜薹	2.5		草莓	1.1
	洋葱头	0.9		柑橘	0.4
	韭菜、芹菜	1.4		蜜橘	1.4
	白菜	0.8		橙子	0.6
	油菜	1.1		菠萝、杧果	1.3
	西蓝花	1.6		芭蕉	3.1
	茼蒿	1.2		白兰瓜	0.8
	黄花菜（金针菜）	7.7		香瓜（甜瓜）	0.4
	冬菇（干）	32.3		西瓜	0.3
	木耳（干）	29.9	坚果类	核桃（干）、榛子	9.5
	香菇（干）	31.6		核桃（鲜）	4.3
	发菜（干）	35.0		松子仁	10.0
	海带（干）	6.1		大杏仁	18.5
	紫菜（干）	21.6		杏仁	8.0
水果类	苹果	1.2		烤杏仁	11.8
	红富士苹果	2.1		花生仁（生）	5.5
	红玉苹果	4.7		炒花生仁	6.3
	国光苹果	0.8		葵花子仁	4.5
	梨、山楂	3.1		南瓜子	4.9
	鸭梨	1.1		西瓜子仁	5.4
	雪花梨	0.8		黑芝麻	14.0
	桃、杏	1.3		白芝麻	9.8

3. 增加膳食纤维的途径

可通过下列途径达到每天摄入 25 ~ 30 g 膳食纤维的目标。

（1）早餐多吃膳食纤维含量高的食物

家庭可以用小米、绿豆等富含膳食纤维的食物做全谷物早餐，还可食用燕麦片、全麦饼干或全麦膨化食品。

（2）多吃全谷类食品

午餐或晚餐多吃全谷类食品，如全麦面点、糙米饭等。

（3）食品多样化

要吃多种食品，这样既可吃到可溶性膳食纤维，也可吃到不溶性膳食纤维。

（4）多吃水果、蔬菜

有些水果如浆果、猕猴桃、无花果等可带籽吃，籽中含膳食纤维较高。

（5）多吃整果，少喝果汁

水果中的膳食纤维主要存在于皮和果肉中，而加工果汁时，果皮和果肉已被去掉。所以，果汁几乎不含膳食纤维。

（6）按照食品标签提示，选择高膳食纤维食品。

技能要求

膳食纤维摄入量的评估

【案例】小李是一家跨国公司的部门主管，近半年来由于工作繁忙，大多数时间都是靠加工肉类食品和方便面过日子，对蔬菜、水果和全麦面包之类不感兴趣。平时偶尔吃一个苹果或香蕉，吃过后总感到不舒服，所以干脆不吃了。尽管每天都喝 6 ~ 8 杯水，但大便还是不好，3 ~ 4 日解 1 次，又干又硬，有时还带血丝。

小李的问题是：每天的膳食纤维摄入量够吗？为了增加膳食纤维摄入量，应给小李什么样的建议？

1. 工作准备

准备膳食纤维摄入量调查评估表，见表 3–12。

表3-12　膳食纤维摄入量调查评估表

食物类	常吃种类	最常吃	平均次/周	摄入量/周	估计膳食纤维摄入量
谷薯类					
蔬菜					
水果					
豆类					
坚果					
补充食品					
其他					
总计					
评价					

2. 工作程序

程序1　询问膳食情况

应用以上调查表，首先询问了解小李对高膳食纤维食物的每周摄入频率和摄入量。

频率法尚未学习，这里可以利用简单调查表调查富含膳食纤维的食物消费量，推出膳食纤维的摄入量。

（1）在过去的半年内，你常吃的主食有哪些？吃得最多的主食是什么？对于吃得最多的主食，平均每周吃几次？每次平均大概吃多少？

（2）在过去的半年内，你都吃过哪些蔬菜？吃得最多的蔬菜是什么？对于吃得最多的蔬菜，平均每周吃几次？每次平均大概吃多少？

（3）在过去的半年内，你都吃过哪些水果？吃得最多的水果是什么？对于吃得最多的水果，平均每周吃几次？每次平均大概吃多少？

（4）在过去的半年内，你都吃过哪些干豆和豆制品？吃得最多的干豆和豆制品是什么？对于吃得最多的干豆和豆制品，平均每周吃几次？每次平均大概吃多少？

（5）在过去的半年内，你都吃过哪些坚果？吃得最多的坚果是什么？对于吃得最多的坚果，平均每周吃几次？每次平均大概吃多少？

（6）有无服用补充剂或保健食品（膳食纤维）？

程序2　估测膳食纤维摄入量水平

排便次数、状态也是判断膳食纤维摄入充足与否的指标。

根据小李每天摄入的植物性食物的种类和频率，估算食物摄入量和膳食纤维含量，判断小李每天的膳食纤维摄入量水平。

根据上述询问得出的几种摄入量相对最多、摄入频率最高的食物及其膳食纤维的含量，计算平均每天膳食纤维的摄入量，如果低于 25 g，则可判断膳食纤维摄入量不足。

程序 3　建议

根据小李的饮食习惯，推荐方便、切实可行的增加膳食纤维的方案和措施，包括小李能接受的高膳食纤维食品和获得的途径。

对于小李来讲，除建议他尽量多摄入全谷类食品和蔬菜、水果外，还要建议他多摄入薯类、干豆和豆制品。

3. 注意事项

（1）询问时应围绕高膳食纤维食品进行，基于顾客便秘的现状，还应询问其饮水、油脂摄入、运动等相关情况。

膳食纤维来源于植物性食物，动物性食物不含膳食纤维。

（2）评估的目的是指导，因此，最重要的是要给出有针对性的建议，帮助咨询者改善行为。

相关链接

全谷物的定义

全谷物是指未经精细加工或虽经碾磨、粉碎、压片等处理，仍保留了完整谷粒所具备的胚乳、胚芽、麸皮及其天然营养成分的谷物，如小麦、高粱、燕麦等。

在植物的生命循环中，从种子中生长出新的植物，在长根前，种子中的营养素首先为植物提供养分，全谷（或称种子）中含有 3 个部分：麸皮、胚乳和胚芽。

麸皮构成谷粒的外层，含有大量的 B 族维生素、微量元素和膳食纤维。

胚乳位于谷粒的内部，蕴含谷粒大部分的蛋白质和碳水化合物，以及少量的维生素和矿物质，小麦面粉便是研磨胚乳而得。

胚芽虽小但很重要，胚芽发芽即长出新的植物，胚芽中含有 B 族维生素、微量元素和一些蛋白质。

全谷类和粗加工食品是目前鼓励食用的天然健康食品。

学习单元5　健康生活方式测评

慢性非传染性疾病如冠心病、癌症、脑血管疾病、糖尿病、高血压、肥胖等已成为影响人类健康和生命的主要疾病，而慢性病的发生与生活方式密切相关。2018年WHO发布信息指出，非传染性疾病每年导致4 100万人死亡，相当于全球总死亡人数的71%。心血管疾病引起的非传染性疾病死亡人数最多，其次是癌症、呼吸系统疾病和糖尿病。烟草使用、缺乏运动、不健康饮食及有害使用酒精等生活方式和行为会增加罹患非传染性疾病的风险。《中国居民营养与慢性病状况报告（2015年）》也指出，慢性非传染性疾病是中国居民的主要死亡原因，不健康生活方式仍广泛存在，吸烟、过量饮酒、身体活动不足和不健康饮食等行为危险因素尚未得到有效控制。

研究表明，建立健康的生活方式，可以使高血压发病率减少55%，脑卒中减少75%，糖尿病减少50%，恶性肿瘤减少1/3。健康的生活方式能使危害人体健康的慢性非传染性疾病减少一半以上。美国学者曾预测，使美国成人平均寿命增加一年需花费100亿美元，然而如果人们做到经常锻炼、不吸烟、少饮酒、合理饮食，几乎不花分文就能使平均期望寿命增加11年。可见健康与生活方式有多么密切的关系。因此，改变不良的生活方式，提倡健康的生活方式，对预防疾病、增强体质、改善每个人的健康状况、提高全人类的素质都具有重要意义。

学习目标

- 掌握不健康生活的方式和行为
- 了解健康生活方式的准确信息并给出评价和建议

知识要求

1. 健康生活方式的概念

健康首先是身体没有疾病，但健康又不仅仅是身体没有疾病。WHO对健康的定义是："健康乃是一种在身体上、精神上的完满状态，以及良好的适应能力，而不仅仅是没有疾病和衰弱的状态。”它包含了以生理机能为特征的身体健康，以精神情感为特征的心理健康和以社会实践为特征的行为健康。健康的全部含义是身体健康、心理健康和良好的社会适应能力。

生活方式是指人们长期受到一定社会文化、经济、风俗、家庭影响而形成的一系列的生活习惯、生活制度和生活意识。可以将生活方式理解为不同阶层人群在其生活圈、文化圈内所表现出的行为方式。

人体的健康状态是通过健康的生活方式来形成和保持的。1996年WHO宣布：健康的生活方式就是健康的基石，如合理膳食、适量运动、心理平衡、戒烟限酒。合理膳食包括平衡膳食、合理营养和良好的饮食习惯；适量运动包括活跃的、动态的生活方式和有规律的、持之以恒的适合自己的适量体育运动；心理平衡指在与他人和社会的关系上要能够正确看待自己、正确看待他人、正确看待社会，树立适当的人生追求目标，控制自己的欲望，保持愉悦；戒烟限酒包括拒绝烟草，如饮酒应严格限量等。

一般认为对人的健康影响：15%取决于遗传，10%取决于社会条件，8%取决于医疗条件，7%取决于自然环境，60%取决于个人生活方式。

此外，健康的生活方式还有很多内容，如生活有规律，充足的睡眠，纠正不良的行为，远离毒品，讲究道德，自觉保护环境，坚持学习健康知识，随时修正生活方式等。

2. 不健康生活方式和行为

不健康生活方式种类很多，主要有如下几种。

（1）膳食结构不合理，饮食习惯不良

不良饮食习惯包括饮食过度，营养过剩，高脂肪、高钠盐、低膳食纤维饮食，喜食熏烤、油炸食品和甜食，暴饮暴食，不吃早餐等。营养不合理是导致亚健康，直接引起食源性营养不良性疾病和肥胖、糖尿病、高血压、高脂血症、癌症等慢性病的不可忽视的重要原因。

（2）缺乏运动或运动不足

静态生活方式是非传染性慢性病发生的危险因素，与肥胖、糖尿病、高血压、冠心病、骨质疏松等密切相关。运动是健康生活方式中不可缺少的重要组成部分。

（3）吸烟

吸烟的危害尽人皆知。吸烟是心血管疾病和肺癌的重要危险因素。吸烟对女性有特殊的危险，吸烟的妇女如果正使用口服避孕药，会增加心脏疾病发生和下肢静脉血栓形成的机会；吸烟的孕妇易发生早产和新生儿体重不足，孩子在婴幼儿期会出现免疫功能降低，容易生病；被动吸烟孕妇的婴儿致畸率明显增高。

（4）过量饮酒，酗酒

长期过多饮酒，酒精（乙醇）及其代谢产物乙醛可损害心、肝细胞功能，增加肝硬化、胃癌、心肌损害和中风猝死的危险性。长期大量饮酒延缓血液中脂肪的清除，可提高甘油三酯浓度，易患高脂血症。此外，酒后驾车易发生车祸。酗酒或饮酒成瘾不仅危害自己的健康，还给家庭和社会带来不幸。给人敬酒是友好的表示，但要适可而止；敬酒过分、强人所难，是不文明的表现。

（5）心理失衡

心理失衡主要是指极度紧张，情绪压抑。持续的心理紧张和心理冲突会造成精神疲劳、免疫功能下降，容易发生疾病。精神损伤、精神刺激常可引起人体的许多生理变化，如持续波动可使心跳显著加快，血压急剧上升，红细胞激增，血液黏度增高。有的中老年人在盛怒或高度兴奋下脑血管会突然破裂而导致死亡。

（6）生活无规律，睡眠不足

健康的体魄来自睡眠。睡眠不足，不但身体的消耗得不到补充，而且由于激素合成不足，会造成身体内环境失调，免疫功能下降。经常“开夜车”加班，或通宵达旦地打牌、看电视，对健康极为不利。

（7）有病不求医，乱吃补药，滥用保健品

每个人都应为自己的健康承担主要责任，每个人都应选择健康生活方式。

技能要求

健康生活方式的测定和评估

自填表格，要首先对受试者进行解释，如什么是饱和脂肪、肌肉力量、耐力运动。

1. 工作准备

（1）调查问卷见表3-13和表3-14。准备时可以根据目的，或简或繁，以时间不长且能达到目的为宜。

（2）仔细阅读调查问卷，熟悉调查问卷的内容及注意事项。

表3-13 健康生活方式调查表（综合问卷）

姓名：________ 性别：□男 □女 年龄：______岁

填表日期：____年____月____日

对于每一个问题，请选择最符合你情况的答案，并在相应的“□”内打“√”

	经常	有时	从不
膳食			
（1）每天吃各种各样的食物，每周大约25种（包括水果和蔬菜）	□	□	□
（2）限制饮食中的脂肪和饱和脂肪的量	□	□	□
（3）控制盐和糖的摄入量	□	□	□
（4）肉类摄入基本符合推荐量	□	□	□
（5）避免漏餐，每顿饭都吃	□	□	□
得分：			
运动			
（1）参加中等强度的运动，如快走或游泳，20～60 min/d，3～5日/周	□	□	□
（2）一周至少进行2次肌肉力量和耐力运动	□	□	□
（3）花一部分业余时间参加个人、家庭或集体活动，如散步，打保龄球或者羽毛球、乒乓球	□	□	□
（4）保持着健康的体重，既不瘦也不胖	□	□	□
得分：			
烟草使用情况			
（1）从来不使用烟草	□	□	□
（2）避免使用烟草	□	□	□
（3）只吸尼古丁含量低的香烟，或抽烟斗、雪茄、无烟烟草	□	□	□
得分：			
酒精和药物			
（1）每天喝酒不多于1～2次，或不喝酒	□	□	□
（2）不用酒精或其他药物来缓解生活中的压力或问题	□	□	□
（3）当吃药（如感冒药）或怀孕时很注意避免酒精	□	□	□
（4）在使用处方药和非处方药时，先看说明书，并按照说明用药	□	□	□
得分：			
压力的处理			
（1）有工作或有自己喜欢做的其他事情	□	□	□
（2）很容易放松，并可以自由表达感情	□	□	□

续表

	经常	有时	从不
（3）能很好地处理压力	□	□	□
（4）有很好的朋友、亲戚或其他可以与之讨论私人问题的人，并且在需要时能获得帮助	□	□	□
得分：			
安全			
（1）坐汽车时系安全带	□	□	□
（2）酒后不开车	□	□	□
（3）驾车时，遵守交通规则，不超速	□	□	□
（4）使用有潜在危害的产品（如家用清洁剂）时，先看说明书并按说明书使用	□	□	□
（5）不在床上抽烟	□	□	□
得分：			
疾病的预防			
（1）知道癌症、心脏病和中风出现的危险信号	□	□	□
（2）使用防晒霜，避免在阳光下暴晒	□	□	□
（3）做健康体检和免疫接种等	□	□	□
（4）每个月都自我检查乳房或睾丸	□	□	□
（5）没有不良性行为或只有一个健康的性伴侣，或者总是进行安全的性行为，并且不用共用针头注射药物	□	□	□
得分：			

注意每项中“经常、有时、从不”的定义是不同的，这里代表了对健康影响的多少权重。

表 3-14　健康生活方式调查表（工作人员用）

	经常	有时	从不
膳食			
（1）每天吃各种各样的食物，每周大约 25 种（包括水果和蔬菜）	3	1	0
（2）限制饮食中的脂肪和饱和脂肪的量	3	1	0
（3）控制盐和糖的摄入量	2	1	0
（4）肉类摄入基本符合推荐量			
（5）避免漏餐，每顿饭都吃	2	1	0
得分：			
运动			
（1）参加中等强度的运动，如快走或游泳，20～60 min/d，3～5 日 / 周	4	1	0

续表

	经常	有时	从不
(2)一周至少进行 2 次肌肉力量和耐力运动	2	1	0
(3)花一部分业余时间参加个人、家庭或集体活动，如散步，打保龄球或者羽毛球、乒乓球	2	1	0
(4)保持着健康的体重，既不瘦也不胖	2	1	0
得分：			
烟草使用情况			
(1)从来不使用烟草	10		
(2)避免使用烟草	2	1	0
(3)只吸尼古丁含量低的香烟，或抽烟斗、雪茄、无烟烟草	2	1	0
得分：			
酒精和药物			
(1)每天喝酒不多于 1～2 次或不喝酒	4	1	0
(2)不用酒精或其他药物来缓解生活中的压力或问题	2	1	0
(3)吃药(如感冒药)或怀孕时很注意避免酒精	2	1	0
(4)在使用处方药和非处方药时，先看说明书，并按照说明用药	2	1	0
得分：			
压力的处理			
(1)有工作或有自己喜欢做的其他事情	2	1	0
(2)很容易放松，并可以自由表达感情	2	1	0
(3)能很好地处理压力	2	1	0
(4)有很好的朋友、亲戚或其他可以与之讨论私人问题的人，并且在需要时能获得帮助	2	1	0
得分：			
安全			
(1)坐汽车时系安全带	2	1	0
(2)酒后不开车	2	1	0
(3)驾车时，遵守交通规则，不超速	2	1	0
(4)使用有潜在危害的产品(如家用清洁剂)时，先看说明书并按说明书使用	2	1	0
(5)不在床上抽烟	2	1	0
得分：			

续表

	经常	有时	从不
疾病的预防			
（1）知道癌症、心脏病和中风出现的危险信号	2	1	0
（2）使用防晒霜，避免在阳光下暴晒	2	1	0
（3）做健康体检和免疫接种等	2	1	0
（4）每个月都自我检查乳房或睾丸	2	1	0
（5）没有不良性行为或只有一个健康的性伴侣，或者总是进行安全的性行为，并且不用共用针头注射药物	2	1	0
得分：			

2. 工作程序

程序1　选择或设计调查问卷

对生活方式的测评可以是综合性的，也可以是一部分内容，如主要对饮食方式进行测评，最好选择专门为饮食方式测评设计的问卷。

程序2　询问和填写调查问卷

可以一对一、面对面，由测试者边问边填，也可以由受试者自己填写。但填写前必须先给受试者讲清楚每个选项的意思。

（1）受试者自己填写时，使用没有标评分的调查问卷（见表3–13），判断根据见表3–14。

（2）由测试者填写时，请使用有评分的“工作人员用”调查表（见表3–14）。在询问时，请选择多数时候最能反映受试者情况的选项，也可找出关键点，重点了解。

程序3　整理、分析调查问卷

计算每部分得分：将每部分各小题的得分相加，即为每部分的实际得分。

程序4　评估

根据每部分得分，按下列标准评估。

对健康生活方式的评估如下。

每部分9～10分：非常好。说明你已认识到这部分对你健康的重要性，并付诸实践。只要继续做下去，你就不会出现这部分的健康危险。

每部分6～8分：好。说明你在这部分有好的健康习惯，但还有需要改进的地方。

每部分3～5分：不好。可能有中度健康危险。

每部分 0～2 分：非常不好。可能有严重的健康危险。

程序 5　针对不同部分评估的实际情况，给出合理化建议

经常抽烟者，建议逐渐减少抽烟量；经常饮酒者，建议严格控制饮酒量；运动不足者，建议增加日常身体活动，培养活跃的生活方式；高脂、高糖、高盐摄入者，建议饮食尽量清淡少盐，严格控制烹调用油和盐，油不超过 25 g/（人・日），盐不超过 6 g/（人・日），少吃甜食等。

3. 注意事项

（1）在询问时应注意避免诱导性提问，如“你不经常抽烟吧”。

（2）受试者自己填表时，应注意给出一定时间，不要让受试者长时间考虑选择哪一个更好，只有实事求是才能反映真实情况，找到真正威胁健康的问题。

相关链接

健康生活八要素

1. 营养：均衡，吃多种谷物、全谷物、蔬菜、新鲜水果，每天喝牛奶或豆浆，少油低盐无糖，控制总能量摄入。

2. 锻炼：坚持适当运动，主动身体活动每天最好走 6 000 步。

3. 饮水：每天要喝足够的水。

4. 阳光：多在户外活动、接受自然阳光的照射，但要防止暴晒。

5. 节制：自我控制，节制欲望和不良嗜好，不吸烟，不酗酒。

6. 空气：多到大自然中去呼吸新鲜空气。

7. 休息：劳逸结合，养成良好的休息习惯和有规律的睡眠。

8. 信念：相信科学的指导，建立信心，保持对人生的乐观态度与平和心态。

学习单元 6　身体活动水平测评

身体活动评估是目前较为多见的一种需求。

运动和身体活动被认为是健康生活方式的一个重要方面。随着社会经济的快速发展和人民生活方式的改变，缺乏运动导致了人群疾病谱和死亡谱的变化，慢性病对人类身心健康的危害越来越严重。2008 年，全球 15 岁及以上人群中约有 31%（男性 28%，女性 34%）身体活动不足。每年约有 320 万例死亡与缺乏身体活动有关。缺乏身体活动是心血管疾病、糖尿病和肥胖发生的一个主要原因。增加身体活动，保持适宜的运动量和较高的身体活动水平，不仅有益于健康，而且可以有效地预防和治疗慢性病。

学习目标

- 熟悉运动和健康的基础知识
- 能对身体活动与健康的常见问题给出建议

知识要求

1. 身体活动的概念和分类

（1）身体活动的概念

身体活动即体力活动，是指通过骨骼肌收缩引起的机体能量消耗增加的任何活动。进行身体活动时，心跳、呼吸加快，循环血量增加，代谢加速和产热等，这些反应是身体活动产生健康效益的生理基础。

（2）身体活动的分类

1）身体活动按日常活动分类，包括职业性身体活动、交通往来身体活动、家务性身体活动和休闲体育锻炼活动。

2）身体活动按生理功能和活动方式，包括关节柔韧性活动、抗阻力活动及身体平衡和协调性活动。

3）身体活动按能量代谢特点分类，包括有氧运动和无氧运动。

①有氧运动也称耐力运动，指身体大肌群进行有节奏的、较长时间的持续

运动，即以有氧代谢为主要供能途径的身体活动，如步行、骑车、游泳等。有氧运动可以增强心肺功能，提高人体最大摄氧量，减少体内脂肪蓄积，控制不健康的体重增加。

②无氧运动也称力量运动或抗阻运动，指以无氧代谢为主要供能途径的身体活动形式，如举重、跳跃、冲刺跑等。无氧运动可发生在有氧运动末期，也是抗阻力肌肉力量训练的主要形式。无氧运动具有促进骨骼、关节和肌肉强壮的作用，可以保持或增加瘦体重，延缓身体运动功能衰退，有利于多种慢性病的预防和控制。

2. 身体活动量

身体活动量是个体活动强度、频度、每次活动的持续时间以及该活动的计划历时长度（通常为 1 日和 1 周）的综合度量，上述变量的乘积即为身体活动量。身体活动量是决定健康效益的关键。建议成人的适宜身体活动量为每天至少累计步行 6 000 步。

（1）身体活动强度

身体活动强度指单位时间内身体活动的能耗水平或对人体生理刺激的程度，分为绝对强度和相对强度。国际上通用的表示绝对强度的单位是代谢当量（MET，梅脱），相对强度属于生理强度的范畴，一般使用运动心率相当于最大心率的百分比或者自我感知运动强度来表达。

代谢当量是以安静、坐位时的能量消耗为基础，表达各种活动时相对能量代谢水平的指标。

身体活动强度级别判断见表 3-15。

表 3-15　身体活动强度的判断

身体活动强度	相当于最大心率百分数（%）	自觉疲劳程度（RPE）	代谢当量（MET）	相当于最大摄氧量（Vo_2max，%）
低强度	40 ~ 60	较轻	<3	<40
中强度	60 ~ 70	稍累	3 ~ 6	40 ~ 60
高强度	71 ~ 85	累	7 ~ 9	60 ~ 75
极高强度	>85	很累	10 ~ 11	>75

注：最大心率 =220- 年龄。

1 MET 约相当于安静时的能量消耗（耗氧量），即 250 mL/min 或 3.5 mL/（kg · min）或 1 kcal/（kg · h）。

（2）身体活动时间和频率

身体活动时间是指进行一次某种活动所持续的时间，通常以 min 表示。如一次快走 10 min。每次身体活动的时间可以累计，如每天 3 次，每次 10 min，每周5天的活动可以合计为每周活动时间150 min。每次活动持续的时间与活动强度有关。同样的活动量，较高的活动强度所需要的活动时间就短。

身体活动频率是指一段时间内身体活动的次数，一般以周为单位。身体活动对健康产生的效益有赖于长期坚持。

我国目前将每周参加体育锻炼频度3次及以上，每次体育锻炼持续时间30 min及以上，每次体育锻炼的运动强度达到中等及以上的人，称为“经常参与体育锻炼”的人。

3. 身体活动水平测量与评价

身体活动水平（PAL）是将人的日常身体活动进行量化的一种表达形式，用于估计人体总能量消耗情况。身体活动水平的高低取决于身体活动量和基础代谢率。由于基础代谢率在一段时间内相对稳定，身体活动量的大小直接反映了身体活动水平的高低。

（1）身体活动水平的测定方法

1）主观测量方法。主观测量方法包括行为观察、问卷调查和面访调查，其中问卷调查又可分为回顾性问卷、日记和日志。

2）客观测量方法。身体活动的能量消耗直接反映身体活动量。客观测量方法包括双标水法、间接热量测定法、心率测定法，或采用运动传感器（如计步器、加速度传感器、能量监测仪等），更适合研究或特殊情况。

（2）身体活动水平的评价

1）以每天平均步行的步数判断

①静态：每天步行 <5 000 步。

②低：每天步行5 000 ~ 7 499步。

③中（较活跃）：每天步行7 500 ~ 9 999步。

④较高（活跃）：每天步行10 000 ~ 12 500步。

⑤高（高度活跃）：每天步行 >12 500步。

2）以每天平均运动的时间和强度判断

①低：<30 min中等强度运动身体活动。

②中：30 ~ 60 min中等强度身体活动。

③高：>60 min中等强度或 >30 min高强度身体活动。

3）以每周平均运动量和运动频率判断

①低：不属于“中等”中的任何一种情况。

②中等：达到下列任何一种状态。

每天至少 20 min 高强度运动（身体活动），≥ 3 日 / 周。

每天至少步行 30 min 或中等强度运动（身体活动），≥ 5 日 / 周。

每天至少步行 30 min，7 日 / 周。

每天步行和中等强度或高强度运动（身体活动），≥ 5 日 / 周，总的运动量至少达 600 MET-min/ 周。

③高：达到下列任何一种状态。

高强度运动 / 身体活动≥ 3 日 / 周，总运动量达到≥ 1 500 MET-min/ 周。

每天步行和中等强度或高强度运动（身体活动），7 日 / 周，总的运动量至少达 3 000 MET-min/ 周。

技能要求

身体活动水平调查和评估

1. 工作准备

准备身体活动记录表（见表 3-16）、计步器。

表 3-16　24 小时身体活动记录表

姓名:______　性别：□男　□女　　日期:____ 年____ 月____ 日　　□平时　□周末

时间	活动记录		
	持续时间（min）	活动内容	活动水平
午夜 12 点到早上			
总持续时间	1 440 min（必须是 1 440 min，即一天的 24 h） 其中，中、高强度身体活动时间为____min		

2. 工作程序

举例：学校号召学生注意体育锻炼，每天应保持中高度活动 1 h 以上。王强是个活跃分子，他第一个走进营养咨询部，请公共营养师测评自己的身体活动水平是否达到学校要求。

程序1　选择调查方法

根据咨询者的目的，公共营养师选择了问卷调查法，并准备了调查表，见表3–15。

程序2　填表

先讲解表3–15的每项要求、时间计算等。考虑到王强是大学生，有较好的理解能力，所以请他自己认真准确地填写、记录自己24小时活动情况。

记录7日的活动量是相当烦琐的，如果咨询者依从性不好，或者并非需严格评价，也可以用2天调查。

注意需要连续记录7日。

（1）先在每天的身体活动记录工作表上写上姓名和日期，并注明是星期几，是工作日还是周末。

（2）记录每天的身体活动，从午夜12点开始，至下个午夜结束；或从早上起床时开始至第二天早上起床时结束，连续24 h。

（3）按时间顺序，以流水账记录每一项活动持续的时间和内容，以及活动水平（根据身体活动强度分级记录）。

程序3　收集和核准

收集数据资料，查看记录的可信性和准确性，可疑信息要询问核实。例如，记录每项活动持续的时间应精确到分钟。每个时间点必须连接，如果从午夜睡到早上7点15分，应记录为7点15分开始，而不是7点20分开始。

（1）在24 h结束时，记录的总时间必须等于1 440 min。

（2）每天1张新表。

程序4　活动项目评价

按照相应身体活动水平参数判断标准，评估身体活动水平。

下面以身体活动日记为例来说明。

（1）发放身体活动日记记录表（见表3–17），熟悉内容和要求。

表3–17　24小时身体活动记录表（示范）

姓名：王强　　　　性别：☑男　☐女

日期：2019年12月23日　　　　☐平时　☑周末

时间	活动记录		活动水平（此项由工作人员填写）
	持续时间（min）	活动内容	
午夜12点到早上7：15	435	睡觉	基础
7：15—7：30	15	洗澡等	轻度

续表

时间	活动记录		活动水平（此项由工作人员填写）
	持续时间（min）	活动内容	
7：30—7：40	10	穿衣服	轻度
7：40—7：45	5	走路	轻度
7：45—8：00	15	吃早餐	静坐
8：00—8：15	15	准备上课	轻度
8：15—8：30	15	快走去上课	中度
8：30—9：20	50	坐着上课	静坐
9：20—9：30	10	快走去图书馆	中度
9：30—10：20	50	坐着，看书	静坐
10：20—10：30	10	快走去上课	中度
10：30—11：20	50	坐着上课	静坐
11：20—11：35	15	快走去食堂	中度
11：35—11：55	20	吃午餐	静坐
11：55—12：00	5	走去商店	中度
12：00—12：20	20	购买生活用品	轻度
12：20—12：30	10	走去图书馆	中度
12：30—2：20	110	学习	静坐
2：20—2：30	10	走去上课	中度
2：30—3：20	50	坐着上课	静坐
3：20—3：35	15	走回宿舍	中度
3：35—4：00	25	读信	静坐
4：00—4：05	5	准备去游泳	轻度
4：05—4：15	10	走到游泳池	中度
4：15—4：25	10	换衣服，冲澡	轻度
4：25—4：30	5	游泳前的热身活动	中度
4：30—4：50	20	游泳	高强度
4：50—4：55	5	游泳后整理活动	中度
4：55—5：15	20	冲澡，穿衣	轻度
5：15—5：25	10	走回宿舍	中度
5：25—5：45	20	站着和朋友聊天	轻度
5：45—5：50	5	走去食堂	中度
5：50—6：20	30	吃晚餐	静坐

活动水平判断根据知识点4填写。总持续时间必须是24 h。

续表

时间	活动记录		活动水平（此项由工作人员填写）
	持续时间（min）	活动内容	
6：20—7：00	40	上网	静坐
7：00—7：45	45	看电视	静坐
7：45—8：00	15	走去听报告	中度
8：00—9：00	60	听报告	静坐
9：00—9：15	15	走回宿舍	中度
9：15—11：00	105	学习	静坐
11：00—11：15	15	准备睡觉	轻度
11：15—12：00	45	睡觉	基础
总的持续时间	1 440 min（必须是 1 440 min，即一天的 24 h） 其中，中、高强度活动时间为 175 min		

（2）指导记录身体活动日记。

（3）记录身体活动日记前，先仔细阅读身体活动日记记录说明。

程序 5　统计 7 日活动量和时间

统计和分析每天中、高强度活动的时间。

参考 24 小时身体活动记录，将除常规生活外的中、高强度活动的时间相加即可。

程序 6　计算每天身体活动水平

计算连续 7 日平均每天中、高强度活动的时间。根据 7 日的身体活动记录，将每天中、高强度活动的时间相加，除以 7，得出平均每天身体活动水平。

程序 7　分析活动频率、时间和强度

根据连续 7 日 24 小时身体活动记录，选择表 3–18 中每个能反映身体活动的习惯，并在相应的选择栏画“√”（注意是每周平均量，而不是随意一天的量）。

表 3–18　每周身体活动统计表

如：游泳、快走		记分
活动频率（日 / 周）	小于 1	0
	1	1
	2	2
	3	3
	4	4
	5～7	5

续表

如：游泳、快走		记分
活动持续时间（min）	小于 5	0
	5～14	1
	15～29	2
	30～44	3
	45～59	4
	≥ 60	5
活动强度（由工作人员填写）	没有变化	0
	几乎没有变化（慢走、打保龄球、瑜伽等）	1
	有轻微的变化（打乒乓球、走路、打高尔夫球等）	2
	中等增加（休闲自行车、快走、轻松持续游泳等）	3
	间歇性呼吸加快、大量出汗（网球单打、篮球、壁球等）	4
	持续呼吸加快、大量出汗（慢跑、越野滑雪、跳绳等）	5

注：强度是指与静息心率相比。

程序 8　计算活动指数

将以下三项评分相乘，计算活动指数：

活动指数 = 活动频率评分 × 活动持续时间评分 × 活动强度评分

利用活动指数评估身体活动水平时，也可以通过回顾过去一个月平均每周的身体活动情况来计算活动指数。

程序 9　身体活动水平总体评估

（1）按平均每天中、高强度活动时间评估。低：<30 min；中等：30～60 min；高：>60 min。

（2）按活动指数评估。静态：<15；低：15～24；中：25～40；活跃：41～60；很活跃：>60。

假定王强的一日时间记录是 7 日平均活动量，用第一种方法评估，王强的活动水平量在中等以上；用第二种方法评估也是中等以上。同样王强也达到了学校规定的每日中高强度运动超过 1 h 的规定。

3. 注意事项

（1）在活动记录中，对能量消耗差不多的类似活动，如果发生在相同的时间段内，可以合并在一起记录，例如，阅读和打字都可以作为学习来记录。

（2）在活动记录中，对玩计算机游戏或看电视这样的活动，虽然与学习消耗的能量相同，但要分开来记录。

相关链接

运动的健康效益

1. 适量运动结合合理营养能够促进儿童、青少年生长发育。

2. 规律的有氧运动可以增强心肺功能，增强心血管和呼吸系统的储备能力。

3. 规则的有氧运动能提高人体最大摄氧量，降低血压或使血压维持在正常和较低水平。

4. 运动增加能量消耗，促进新陈代谢，提高基础代谢率，调节能量平衡，防止肥胖。

5. 运动减少体脂肪，改善脂质代谢，延缓动脉粥样硬化斑块生长；还能够改善糖尿病人胰岛素受体敏感性，提高胰岛素效能。

6. 动力型和力量型运动可激活成骨细胞，使骨形成速率增加，增加骨量峰值，延缓骨质疏松的发生和发展；有助于预防骨质疏松。

7. 运动能够刺激神经肌肉兴奋性，使人体获得肌力和健康；改善动作协调性和平衡能力，使老年人的生活自主，增强避免摔伤的能力，提高生活质量。

8. 适度的运动有助于调节精神心理平衡，有效消除压力、增强信心，缓解抑郁和焦虑症状，改善睡眠。

9. 长期久坐、静态生活方式会增加全因死亡风险。增加身体活动可使糖尿病、心血管疾病、部分癌症等与静态生活方式引起的脂肪蓄积和内分泌紊乱有关的疾病的发病率降低。

学习单元7　家庭食物中毒及其预防

食物中毒是一类最重要的食源性疾病，是摄入了含有生物性、化学性有毒有害物质的食品，或者把有毒有害物质当作食品摄入后出现的非传染性（不属于传染病）的急性、亚急性疾病。

一般而言，食物中毒有以下特点：发病与食物有密切关系；暴发性，即短时间内突然很多人发病；临床表现类似；病人与健康人之间无直接传染。

食物中毒的共同特点共有3项：与食物有关、临床表现相似、暴发性。

但对家庭性食物中毒而言，上述某些特点可能不显著。例如，现代家庭的规模一般都不大，且家庭成员年龄悬殊较大（如小孩、成年人、老人），对食物中毒的敏感性也可能有较大差异，故“暴发性”和“表现类似”等可能难以判别。另外，“食物史”的追踪也较为困难。因此，家庭性食物中毒常常会被当成普通胃肠炎、消化不良等。即使严重者到医院就诊，也常常难以确诊为食物中毒。

学习目标

- 掌握食物中毒的概念与分类，以及家庭食物中毒的特点
- 熟悉家庭常见的细菌性食物中毒的原因、表现及其预防处理原则
- 熟悉常见的有毒动植物和化学性食物中毒的特点和预防处理原则
- 了解常见的真菌毒素食物中毒的特点和预防处理原则

知识要求

1. 家庭常见细菌性食物中毒及其处理原则

家庭常见的细菌性食物中毒主要有沙门氏菌食物中毒、副溶血弧菌食物中毒、金黄色葡萄球菌肠毒素食物中毒、变形杆菌食物中毒等。这些细菌性食物中毒的共同性预防措施是：第一，防止污染，尤其应注意防止交叉污染和熟食品再污染；第二，控制繁殖，低温储存食品原料、配料、半成品和成品；第三，食前彻底加热，不仅可杀灭大多数病原菌，而且可以破坏某些不耐热的毒素。

（1）沙门氏菌食物中毒

由沙门氏菌属细菌引起。污染的食品主要是动物性食品，如畜禽肉类、奶

沙门菌常污染畜禽蛋类食物，中毒后大多在12~24 h内发病，主要表现为急性胃肠炎症状和高烧。

蛋及其制品等。沙门氏菌不耐热，但污染食品后常无感官性状的改变，故家庭内易由于生熟交叉污染以及食品在室温下放置时间过长等原因而引起食物中毒。沙门菌食物中毒潜伏期可为数小时至3日，但大多数在12～36 h。主要表现为急性胃肠炎症状并伴有体温升高。

（2）副溶血弧菌食物中毒

副溶血弧菌常污染水产品。中毒后大多在11~18 h内发病。症状多为腹痛、水样便、黏血便、高烧等。

副溶血弧菌嗜盐，在海水中或含盐2%～4%的环境中生长良好，故在沿海地区发生率较高，引起中毒的食品主要是海产品、盐腌食品、咸菜等。生吃海产品，被污染的食物在较高温度下存放且食前加热不彻底，熟食品被交叉污染或再污染等，都易造成副溶血弧菌食物中毒。潜伏期可为数小时至2日，但大多数在11～18 h。中毒主要表现为急性胃肠炎症状，上腹部多有明显的阵发性绞痛，腹泻为水样便、黏液便、黏血便或洗肉水样（血水）便，常伴有体温升高。预防措施主要为尽量少吃或不吃生的、未煮熟的鱼、虾、蟹、贝等海产品（尤其是近海或浅海产品），食物用醋浸泡10 min以上等都可减少副溶血弧菌食物中毒的发生。

（3）金黄色葡萄球菌肠毒素食物中毒

葡萄球菌广泛分布于自然界，是常见的化脓性球菌，食品易受其污染。引起食物中毒的主要是由金黄色葡萄球菌产生的肠毒素。葡萄球菌肠毒素耐热，加热至100 ℃持续2 h以上才能被破坏。引起金黄色葡萄球菌食物中毒的主要是动物性食品，尤其是奶及奶制品，其他如剩饭、凉粉、米酒等也有引起中毒的可能。潜伏期短（多为2～3 h），主要表现为急性胃肠炎症状，但恶心、呕吐常很明显、频繁且严重。呕吐物中可有胆汁、黏液和血，腹泻为水样便，常伴有上腹部剧痛，多无体温升高。一般病程短、恢复快、预后好。防止上呼吸道感染和皮肤化脓性感染的人员对食品造成污染，以及在低温、通风良好的条件下存放食物，以防止细菌生长和肠毒素生成，是预防家庭金黄色葡萄球菌肠毒素食物中毒的主要措施。

（4）变形杆菌食物中毒

引起变形杆菌食物中毒的食品主要是动物性食品，凉拌菜、剩饭、水产品等也有引起中毒的可能。其潜伏期短，多为12～16 h，主要表现也为急性胃肠炎症状，常有上腹部或脐周阵发性绞痛，腹泻多为水样便，可伴有黏液和恶臭，并常有不同程度的发热。某些变形杆菌可分解组胺酸生成组胺，故所引起的食物中毒还可伴有不同程度的过敏症状。

2. 常见有毒动植物食物中毒的预防处理原则

（1）河豚中毒

主要因误食河豚所致。河豚又名鲀，有毒的河豚主要集中于鲀形目、鲀科中的圆鲀（东方鲀）属（见图 3–2 和图 3–3），兔头鲀、宽尾属（见图 3–4），凹鼻鲀属（见图 3–5）和叉鼻鲀属等。河豚头胸部大而腹尾部小，背部多有鲜艳的斑纹或色彩，体表无鳞，光滑或有刺；多有明显的门牙，上下各两枚，故又称四牙鱼。

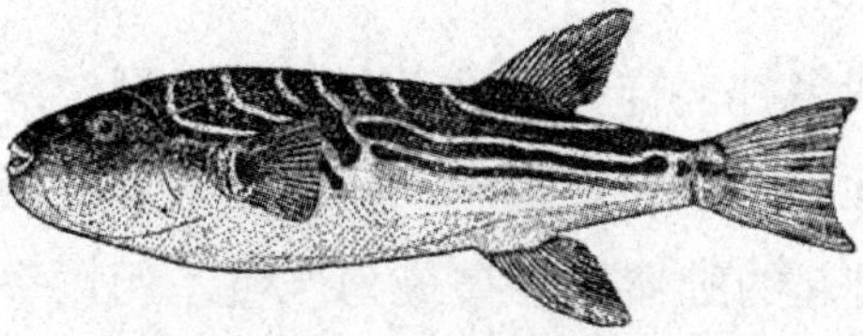

图 3–2　条斑东方鲀

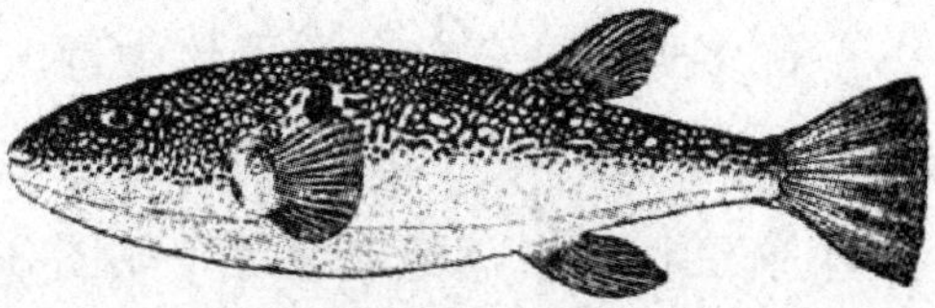

图 3–3　虫纹东方鲀

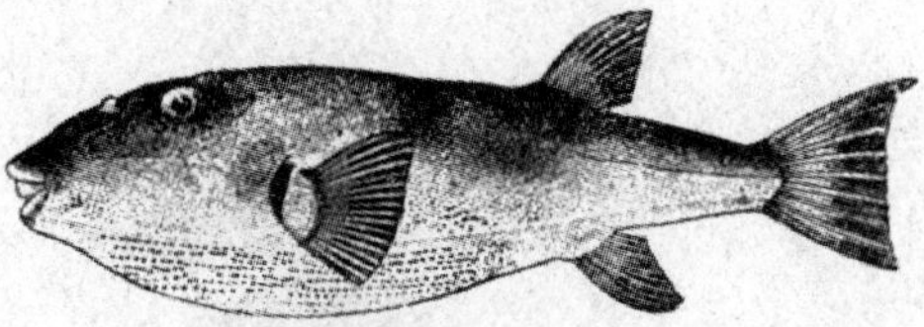

图 3–4　黑鳃兔头鲀

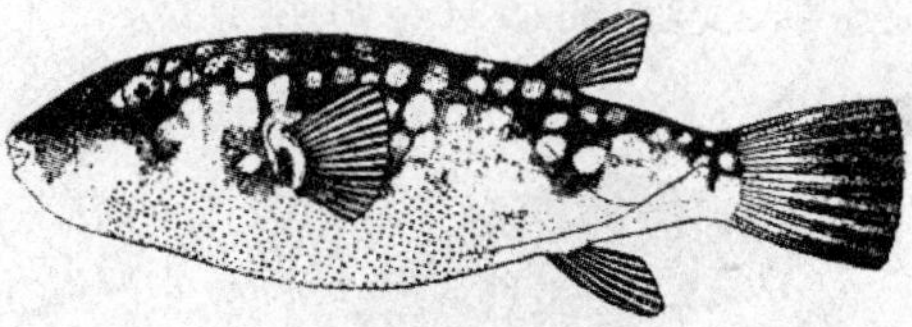

图 3–5　凹鼻鲀

河豚所含的河豚毒素性质十分稳定，加热煮沸、盐腌、日晒等均不能破坏，完全破坏此毒素需 200 ℃加热 10 min 以上。河豚毒素是毒性很强的神经毒素，摄入 0.5 mg 纯品即可致死。不同品种的河豚或同一品种的河豚在不同季节、同一河豚的不同部位所含河豚毒素的量可有很大差异，尤以春季时鱼的卵巢和肝脏内含毒素最多，皮肤和血液次之，而肌肉含毒素很少。河豚中毒发病迅速，其潜伏期很短（一般为数分钟至 3 h）。发病初期可有胃肠道症状，很快出现神经系统症状，初为感觉障碍，继而从四肢肌肉麻痹发展到全身麻痹呈瘫痪状态，可有言语不清、瞳孔散大、血压和体温下降的症状，最后因呼吸麻痹和循环衰竭而死亡，病死率约 50%。预防措施主要是防止误食野生鲜河豚。经去头、去皮、去内脏等加工和腌制并经检验的河豚才可食用。

河豚中毒，起病急，一般 10 ~ 45 min。

（2）四季豆中毒

四季豆也名菜豆，如烹调时加热的时间和温度不够，其中所含的皂苷和植物血凝素等成分未被完全破坏，食用后可致中毒。其潜伏期一般为 1 ~ 5 h，主要表现为急性胃肠炎症状和头昏、头痛等。一般恢复快，预后好。预防措施主要是食用四季豆时必须炒熟煮透，尤以炖、焖等烹调方法为好。

（3）发芽土豆中毒

发芽的土豆含大量有毒物质——龙葵素，大量摄入可致中毒甚至死亡。中毒潜伏期短（数分钟至数小时），主要表现为咽部瘙痒、发干、胃部烧灼、恶心、呕吐、腹痛、腹泻，伴头晕、耳鸣、瞳孔散大等。预防措施主要是应将土豆储存在干燥阴凉处，食用前挖去芽眼、削皮，若发芽严重则不可食用。此外，烹调时加醋可破坏部分毒素。

（4）毒蘑菇（毒蕈）中毒

许多野生蘑菇食入后可致中毒，且表现多种多样，常见者有胃肠炎型、溶血型、神经精神型和脏器损害型等，其中尤以毒伞、白毒伞、鳞柄白毒伞、褐鳞小伞蕈和秋生盔孢伞蕈等（见图 3-6）引起的脏器损害型最为严重，死亡率很高。预防措施主要是不食用不熟悉的野生蘑菇。此外，泡洗、烫漂、充分加热等处理也可破坏某些毒素。

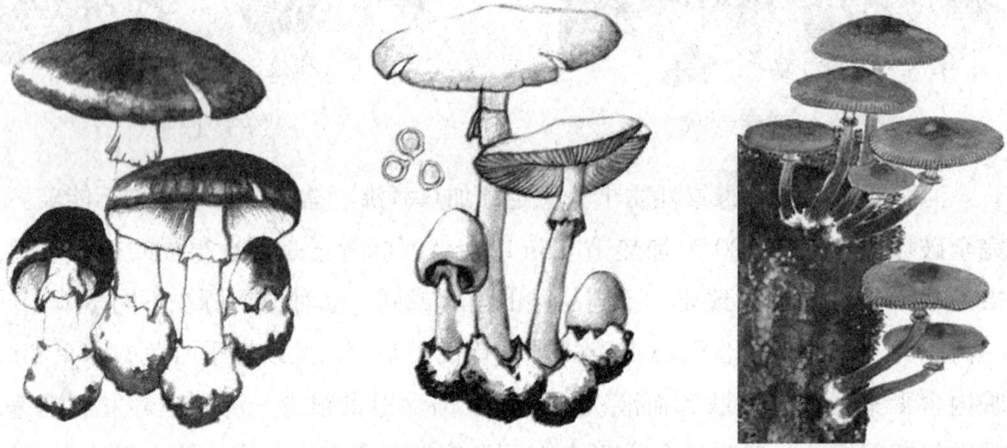

a）　　　　b）　　　　c）

图 3-6　毒蘑菇

a）毒伞　b）白毒伞　c）秋生盔孢伞蕈

3. 常见化学性食物中毒及处理原则

（1）有机磷农药中毒

摄入含大量有机磷农药残留的食物可致急性中毒。其潜伏期一般在 2 h 以内，主要表现为胆碱能神经过度兴奋的症状，有机磷农药可与胆碱酯酶迅速结合，形成磷酰化胆碱酯酶，从而失去催化乙酰胆碱分解的能力，使大量乙酰胆碱在体内蓄积，出现中毒。症状可表现为头晕、头痛、恶心、呕吐、腹痛、腹泻、多汗、无力、胸闷、视力模糊等。严重者可出现肌肉震颤、瞳孔缩小、呼吸困难、流涎、步态蹒跚、意识模糊，甚至出现昏迷、肺水肿、脑水肿和呼吸麻痹等。预防措施主要是不能食用高农药残留的食物，以及食用时去除食物的外表层（如果皮、油菜和卷心菜的外叶等），另外，经过泡洗、烫焯、充分加热等也可破坏部分有机磷农药。

（2）瘦肉精中毒

瘦肉精又名为盐酸克伦特罗，是一种人工合成的肾上腺素 β_2-受体激动剂，在临床上可用于治疗哮喘。在禽畜饲料中加入瘦肉精可明显增加瘦肉率，但人食用含过量瘦肉精的禽畜肉和内脏可导致急性中毒，其潜伏期可在 15 min～24 h，但多为 2～4 h，主要表现为头晕、心慌、心悸、心动过速、肌肉震颤、代谢紊乱、低血钾、外周血白细胞降低等。

（3）亚硝酸盐中毒

含大量亚硝酸盐的食物主要是不新鲜的蔬菜、未腌熟的蔬菜及腌卤肉制品，此外，误将硝酸盐或亚硝酸盐当作调料或食品添加剂，或饮用大量苦井水也可致亚硝酸盐中毒。亚硝酸盐为强氧化剂，可使血红蛋白氧化成高铁血红蛋白而失去输送氧的功能，导致组织缺氧。其潜伏期为十几分钟到 3 h，轻者可仅有头晕、头痛、恶心、呕吐等症状；较重者口唇、指甲、全身皮肤微青紫；重者结膜、面部及全身皮肤紫绀，心率快，嗜睡或烦躁不安；严重者昏迷、惊厥、大小便失禁，可因呼吸困难死亡。因出现皮肤青紫，故又称为“肠源青紫症”。预防措施主要是保持蔬菜新鲜，存放时应置于通风良好和低温环境下，且存放时间不宜过长，避免腐败变质。腌卤肉制品添加硝酸盐或亚硝酸盐的量应严格按照国家标准规定，不可过量添加。

4. 常见真菌毒素食物中毒及预防原则

（1）赤霉病麦中毒

小麦赤霉病是由镰刀菌引起的谷类真菌病。赤霉病麦中毒是由于摄入被镰刀菌产生的单端孢霉烯族化合物毒素污染的食物而引起的以呕吐为主要症状的急性中毒。多发生于春夏之交的梅雨季节，潜伏期数分钟至数小时，大多为 10～30 min，主要表现为恶心、呕吐、头昏、头痛、乏力等，少数患者有腹痛、腹泻、颜面潮红、流涎、步态不稳以及呼吸、心率、血压和体温波动等症状。赤霉病麦毒素耐热，一般烹调不易破坏。预防措施主要是根据粮食中毒素的限量标准，加强粮食卫生管理工作，不吃霉变的小麦等。

霉变小麦、玉米等都不能食用。

（2）霉变甘蔗中毒

常发生于北方冬春季节，甘蔗在收获后若较长时间在不良的条件下储存，易被甘蔗节菱孢霉污染而发生霉变。节菱孢霉产生的3-硝基丙酸是一种神经毒素，故摄入霉变甘蔗可致中毒。其潜伏期为数分钟至数小时。发病初期可表现为胃肠道症状，随后出现神经系统症状，如头昏、头痛、眼睛发黑、复视等，重者有抽搐、四肢强直、流涎、步态不稳，以及呼吸、心率、血压和体温波动。病死率约50%，儿童发病率较高且病情较重。预防措施主要是不吃霉变甘蔗，因不成熟的甘蔗容易霉变，甘蔗必须成熟后才能收获，收获后储藏期间注意防止霉菌污染、繁殖。

技能要求

随访调查咨询——家庭食物中毒案例分析与处理

随访调查咨询是在一种自然状态下，深入现场（家庭、田间、工厂等）展开调查询问情况的基础上，开展的咨询，比较机动灵活、针对性强。

【案例】2004年7月14日晚，某市卫生局接到该市某医院电话报告，称3号楼2单元有一家三口全部出现腹泻、腹痛、发热，请求处理。

1. 工作准备

（1）收集准备相关的食物中毒和食源性疾病参考书、食品中毒相关标准等。

（2）收集若干食物中毒分析和调查处理的案例。

2. 工作程序

程序1　病症询问

经初步调查，该家庭有6口人，为外地来该市打工的民工户，租一套房子，吃住均在一起。发病的3人为两兄弟（年龄分别为30岁和23岁，发病时间分别为14日上午10点左右和中午2点左右）和兄的妻子（30岁，最早发病者，14日凌晨3点出现症状，上午到医院就诊），3名患者均有发热（38.5~39.2℃）、腹痛、腹泻（2~6次/日，开始为稀便后为水样便）、头晕、头痛，一名患者有呕吐。

程序2　食物史调查

发病前一天（7月13日）该家庭早餐为稀饭、馒头、咸菜，全家食用。中餐为面条（加少量酸菜炒肉），三个孩子在家。晚餐主食为米饭，菜肴是炒土豆、盐肉冬瓜汤、皮蛋，并饮用了啤酒。全家食用。

程序3　紧急处理

3名患者马上被送往医院，收集食物和呕吐物为分析化验之用，对可疑物封存。患者经服用抗生素、补液等处理后，1～2 日后均痊愈出院。

程序 4 进一步调查分析

进一步调查表明，13 日早餐和晚餐 6 人均在家吃，中餐仅 2 人在家吃，且发病的 3 人中午均没在家吃饭。故以晚餐中某种食品引起食物中毒的可能性最大。晚餐约下午 6 点半开始，6 人均食用了米饭、炒土豆和盐肉冬瓜汤，5 人饮了不等量的啤酒，而只有 3 名发病者食用了皮蛋，未食皮蛋的 3 人未发病，且皮蛋食用较多者症状最重。故皮蛋是最可能引起中毒的食物。

程序 5 溯源

疾控工作人员对患者家庭的菜肴加工场所及当日餐食的原辅料和加工情况等进行了检查和了解，皮蛋是患者家属于 7 月 13 日下午 6 点左右从附近一家个体小超市买回的，一盒 6 只，晚餐食用时剥开蛋壳就发现其中 4 只蛋内容物凝固不全、搭壳，放入盘内蛋黄可流动。检查皮蛋包装盒，只标注了生产厂家而未标注生产日期和保质期等。除皮蛋外未发现其他异常。

疾控工作人员采集了患者家庭剥下的沾有蛋内容物的皮蛋壳 1 只（因一盒 6 只皮蛋均已吃完），赶到超市，收集了小超市正在销售的皮蛋 2 盒，以及 3 名患者的肛拭子，送实验室检查。结果 3 名患者的肛拭子和沾在壳上的皮蛋内容物均检出 B 群沙门氏菌，但小超市的皮蛋中未检出致病菌。

程序 6 确诊和处理

根据《中华人民共和国食品安全法》《食品安全事件调查处理办法（征求意见稿）》及《沙门氏菌食物中毒诊断标准及处理原则》（WS/T 13—1996），结合以上调查、临床表现和实验室检验结果，确定这是一起食用被沙门氏菌污染的皮蛋引起的食物中毒。进一步对皮蛋加工厂家的调查表明，该厂家系小规模的作坊式生产，对原料蛋无严格的检验程序，也常常不在包装盒上标注生产日期和保质期。故造成中毒的原因可能是被沙门氏菌严重污染的蛋混入了用于加工皮蛋的原料蛋中，其后的加工环节又未能杀灭沙门氏菌，加之可能因为产品长期存放，导致其中沙门氏菌大量生长繁殖，食入后引起食物中毒。监督员依照有关法律法规对该皮蛋加工厂家进行了相应的处罚。

公共营养师并不能对食物中毒进行确诊和执法处理。这里重点了解整个过程细节，应利用知识和技能协助相关工作。

程序 7 进一步讨论

根据以上进一步的调查和实验室检查结果，主要围绕以下问题展开讨论。

（1）本起病案确诊为沙门氏菌食物中毒的根据充分吗？还需要进行哪些调

查或采集哪些样品进行实验室检查以使确诊的依据更为充分？

（2）禽蛋为什么容易被沙门氏菌污染？皮蛋在加工过程中要使用大量的碱和食盐等，为什么还不能完全杀灭沙门氏菌？

（3）从此次食物中毒事件中，应该吸取哪些经验教训？如何预防类似食物中毒的事件再次发生？一般需要采集哪些样品送实验室检验？

（4）食物中毒调查处理的基本方法与程序包括哪些？食物史怎样调查？

3. 注意事项

（1）食物中毒的调查处理和诊断常常会碰到各种复杂的问题。如共同食物史不明，引起中毒的餐次和食物难以判断，无剩余食物故无法采样送检，污染环节不清，临床表现和潜伏期不典型，以及很可能有各种“意外情况”发生（如可能有个别并未进食中毒食物而偶然发生与食物中毒类似的其他原因的胃肠炎等疾病，混入了某次中毒事件，而干扰了对中毒食物的判断）等，常常难以确诊为食物中毒，尤其难以确诊为哪一种食物中毒（常常只能诊断为“不明原因的食物中毒”），在讨论时和实际工作中应加以注意。

（2）家庭性食物中毒往往更难于发现和确诊，其原因是其发生规模一般都不大，且由于家庭成员年龄悬殊较大，对食物中毒的易感性差异也可能较大，老人和小孩等对食物史的回忆和描述也常不能很准确甚至无法获得。在讨论时和实际工作中也应加以注意。

（3）应该在以上案例分析的基础上，再找2～3个其他相关的食物中毒案例供学员讨论，以强化对食物中毒调查分析的能力和配合的能力。

相关链接

食物中毒的调查和处理

1. 食物中毒的调查

（1）调查目的

了解食物中毒发生的情况，确定是否为食物中毒，查清引起中毒的食品（即中毒食品）和成分（致病因子）；查清食物中毒发生的原因和食品污染的环节与途径，采取控制措施防止蔓延；积累食物中毒资料，分析中毒发生的特点、规律，制定有效措施以减少和控制类似食物中毒事件的发生；为患者的急救治疗措施提供依据、补充或纠正。

（2）现场调查和采样

1）了解发病情况并参与抢救患者。

2）中毒患者临床表现和进餐史调查。进餐情况应调查患者发病前两天内的进餐食谱，并填写相应的调查表，以找出可疑的中毒食物。

3）可疑中毒食物调查。根据上述调查结果分析，应追踪至可疑中毒食物制作场所（如食堂、厨房、作坊、工厂等），对可疑中毒食物的原料及其质量、加工烹调方法、加热温度和时间、用具和容器的清洁度、食品储存条件等进行调查，采集剩余的可疑中毒食物，对可能污染的各种容器、工具等进行涂抹采样并送检。

4）食品从业人员调查。疑为细菌性食物中毒时，应调查可疑中毒食物的制作人员近期有无感染疾病或化脓性炎症等，必要时进行大便采样或咽部、皮肤涂抹采样。

5）患者呕吐物、大便、血、尿等采样送检。

2. 食物中毒的处理

（1）现场处理

1）及时采取控制措施，如封存可疑中毒食物及其原料、半成品以及被污染的容器、用具、餐具等。实施行政控制措施。

2）追回、销毁导致中毒的食物。

3）中毒场所处理。根据不同性质的食物中毒，对中毒场所采取相应的处理。

①细菌性、真菌性食物中毒。对污染的炊具、工（用）具、容器设备等物品，用1%～2%碱水煮沸消毒或用含有效氯150～200 mg/L的溶液浸泡、擦拭消毒。

②化学性食物中毒。对接触毒物的各类物品，可用碱液进行清洗，以消除污染。

（2）根据食物中毒的诊断或调查的进展，对已实施的急救治疗方案进行必要的纠正和补充，并提出进一步的治疗方案建议。

（3）处罚。按相应的法律法规进行处罚。

2 培训课程

营养教育

目前，营养教育（nutrition education，俗称营养宣教）已被各国政府和营养学家作为改善人民营养状况的主要有效手段之一。1995年，Contento提出，营养教育是“一套学习经验，它促使人们自愿采取有益健康的饮食及其他与营养相关的行为”。美国营养师协会提出，营养教育是“根据个体的需要与食物来源，通过认识、态度、行为作用以及对食物的理解过程，形成科学、合理的饮食习惯，从而达到改善人民营养状况的目的”。按照WHO的定义，营养教育是“通过改变人们的饮食行为而达到改善营养状况目的的一种有计划的活动”。由此可见，营养教育主要是指通过营养信息交流和传播，帮助个体和群体获得食物与营养知识，培养健康生活方式的教育活动和过程，也是健康教育的一个分支和重要组成部分。

营养教育是有计划、有组织、有系统和有评价的干预活动，其核心是提供人们膳食行为改变所必需的知识、技能和社会服务，教育人们树立食品与营养的健康意识，养成良好的膳食行为与生活方式，使人们在面临营养与食品卫生方面的健康问题时，有能力做出有益于健康的选择。

与咨询工作相比，营养教育更注重培养学员组织、计划、写作和演讲信息传播的技巧。在营养知识方面更注意核心信息的挖掘整理。

本课程主要学习个别劝导、小组活动、讲座和培训方法。

学习单元1　家庭食品安全教育

家庭食品污染途径涉及多个方面，主要有食物原产地农药残留的污染，储存变质、容器和包装材料的污染等。预防这些污染或处理相关问题是本单元的要点。

学习目标

- ➤ 掌握家庭食品容器和包装材料污染的来源、类型及预防处理原则
- ➤ 掌握家庭食品腐败变质的原因、类型及预防处理原则

知识要求

1. 营养教育的概念

营养教育是健康教育的一个分支和组成部分。营养教育是通过影响营养问题的倾向因素、促成因素和强化因素，而直接或间接地改善个体与群体的知、信、行的各种方法、技术和途径的组合。具体来说，营养教育是通过营养信息传播和行为干预，帮助个人和群体掌握食品与营养卫生知识，认同健康的营养观念，转变对不良膳食习惯的态度，自愿采纳有益于健康的膳食行为和生活方式的教育活动与过程。其目的是消除或减轻影响健康的膳食营养的危险因素，改善营养状况，预防营养性疾病的发生，促进人们的健康水平和提高生活质量。

（1）营养教育的主要对象

1）个体层，指公共营养和临床营养工作者的工作对象，如一位学生家长、一位母亲或一位慢性病人。

2）各类组织机构层，包括学校、部队或企业。

3）社区层，包括餐馆、食品店、医院、诊所等各种社会职能机构。

4）政策和传媒层，包括政府部门、大众传播媒介等。

（2）营养教育的主要内容

1）基础营养知识、膳食管理知识。

2）培养良好的饮食习惯，提高自我保健能力。使学员掌握母乳喂养、婴幼儿喂养、老年人营养等知识和技能。

3）合理利用当地食物资源，强化食品、营养补充剂方面的培训，提高居民的营养知识水平。

4）倡导合理的膳食模式和健康的生活方式，纠正不良的饮食习惯等。

5）使学员掌握慢性病管理、肥胖管理、临床营养等知识和技能。

（3）营养教育工作者需要具备的技能

1）有丰富的专业知识和社会、文化知识，如掌握营养学、食品学、食品卫生学、卫生经济学等方面的专业理论知识，了解经济、政策、社会与文化因素对膳食营养状况的影响。

2）具有传播知识，有较好的语言表达和信息传播能力。

3）具有社会心理学、认知、教育以及行为科学的基础。

4）有一定的组织现场协调能力。

对高层次人员，还需要能够运用定量技术评价和解释统计分析结果。

2. 营养教育基本方法和形式

人际传播是营养教育最基本和最重要的途径之一。人际传播活动的成功与否甚至是一项营养教育活动能否取得成功的关键。营养教育中常用的人际传播形式包括以下几项。

（1）讲座（lecture）

讲座是开展营养教育工作常用的一种传播方式，属公众传播范畴，是传播者根据受众的某种需要，针对某一专题有组织、有准备地面对目标人群进行的营养教育活动。其优点是受众面积大，信息传递直接、迅速，通过口头传播，影响人们的观念，激发人们的思想，从而形成一种改变趋势。缺点是此种方法的传播受众通常较被动，缺乏充分反馈，传播内容不易留存。

（2）小组活动（group discussion）

小组活动是以目标人群组成的小组为单位开展营养教育活动，如班组活动、妈妈学习班等。小组活动属于小群体传播范畴，由于受教育对象置身于群体中，参与性、互动性好，需要公共营养师具备引导和主持技巧。同时，受群体意识、群体支持的影响，人们更容易摒弃旧观念，接受新观念，发生知、信、行的改变。

（3）个别劝导（persuade）

针对某一个干预对象的特殊不健康行为和具体情况向其传授健康知识，教授保健技能，启迪其健康信念，说服其改变态度和行为。这是行为干预的主要手段，需要切实解决方案的配合。

（4）培训（training）

针对干预对象的需求进行培训。这种培训是培训者和受训者面对面进行的，交流充分、反馈及时，培训者可以运用讲解、演示等方法逐步使受训者理解和掌握健康保健技能。这种培训不同于一般的知识培训，具有针对性强、目标明确、现学现用的特点。这种方式在健康教育活动中是不可缺少的，也是促进受训者建立健康行为和获取技术解决方案的重要环节。

（5）咨询（consultation）

从传播的角度讲，面对面的咨询活动是一种典型的人际交流。常见形式有门诊咨询、随访咨询、电话咨询、书信咨询、媒介公众咨询等。这种方式简便易行、机动灵活、比较亲切、针对性强，并可以反复多次进行。

3. 食品容器和包装材料污染

（1）食品容器和包装材料的概念

食品容器和包装材料是指用于包装、盛放食品的纸、竹、木、金属、搪瓷、陶瓷、玻璃、塑料、橡胶、天然或人工合成纤维、各种复合材料和接触食品的涂料等。

（2）食品容器和包装材料的主要卫生问题

良好的食品容器和包装材料不仅可起到美化食品、促进食欲的作用，而且还可起到保护食品免遭污染、延长食品的货架寿命，以及有利于食品运输、储存和销售等作用。但是，食品容器和包装材料中的有害物质也可能造成食品的污染，从而危害人体健康。

1）竹、木、纸、布等传统材料。其主要特点是表面不光洁，质地疏松，渗水性强，故容易吸水和被微生物污染，包装食品的保藏期较短。此外，还应注意印刷油墨和颜料污染等问题。包装纸还有荧光增白剂和劣质石蜡（浸蜡包装纸）污染的问题。

2）金属、搪瓷、陶瓷、玻璃。其主要特点是质地坚硬，表面光洁，不渗水，主要卫生问题是其中的有害金属（铅、镉等）可能溶出到盛装的食品中。

3）高分子化合物。如塑料、合成橡胶、化纤、涂料等。其安全性问题主要来源于未聚合的游离单体和聚合不充分的低聚合物、添加剂或加工助剂残留、低分子降解产物。

（3）影响食品被容器和包装材料污染的因素

1）食品本身的性质。酸性食品如醋、果汁等可溶解金属、搪瓷、陶瓷等容器中的铅、镉等有害金属而造成食品污染；食品中的酒精、油脂等可溶解容器和包装材料中的某些脂溶性有机物。

2）时间。食品接触容器和包装材料的时间越长，污染的可能性越大。

3）温度。通常温度越高，食品容器和包装材料中的有害物质越易溶出。

4）食品容器和包装材料的理化性质和完整性。理化性质不稳定和杂质含量较高的容器和包装材料易使食品受到污染；不完整或受损的容器，如表层脱落的搪瓷容器、罐头盒内皮镀锡不完整或不均匀等，均易造成食品污染。

4. 农药和有机化合物污染及来源

食品农药残留是指由于使用农药而在食品中出现的农药及其毒性衍生物的残留。食品中农药残留的主要来源如下。

（1）施用农药对农作物的直接污染。

（2）由于施用农药和农药生产排出的“三废”（废水、废渣、废气）污染空气、水和土壤。

（3）通过食物链污染食品，如饲料污染而致肉、奶、蛋的农药残留。

（4）其他来源的污染，如禽、畜饲养场所使用农药对动物性食品的污染，食品加工、运输、储存和销售过程中的污染，事故性污染等。

（5）食物烹调过程，如烧烤煎炸等烹调方法可产生多环芳烃化合物和杂环胺，油炸土豆可产生丙烯酰胺等，从而造成食品污染。食品中上述有机污染物含量一般很低，但长期摄入也可致慢性中毒并可能产生“三致”作用，如亚硝胺、苯并芘、杂环胺等都是强致癌物，二噁英是强致畸物和致癌物。

5. 食品腐败变质的原因和影响因素

（1）食品腐败变质的概念

食品腐败变质（food spoilage）指在以微生物为主的各种因素作用下，食物成分和感官性质发生改变，从而使食品的食用价值降低或完全丧失的一切变化。如鱼、肉、禽、蛋发生腐臭，粮谷霉变，蔬菜水果溃烂和油脂酸败等。

（2）食品腐败变质发生的原因和影响因素

腐败变质是以食品本身的组成和性质为基础，在环境因素的影响下，主要由微生物的作用所引起的，是微生物、环境因素和食品本身三方面相互影响和综合作用的结果。

1）微生物因素。微生物因素是影响食品腐败变质最主要的因素，即食品腐败变质主要由微生物的作用而发生。许多细菌、酵母和霉菌都可引起食品腐败变质，但在一般情况下，食品中的细菌常比酵母和霉菌占优势，故细菌的作用往往更为重要。不同的细菌可引起不同类型的腐败变质，如假单胞菌常引起鱼肉类等富含蛋白质食品的腐败变质；弧菌、嗜盐菌等常引起鱼类等水产品和盐腌食品的腐败变质；芽孢菌主要引起罐头食品的腐败变质等。

2）环境因素。环境因素包括温度、湿度、紫外线和光照、氧和空气等。环境温度高、湿度大容易发生腐败变质；紫外线和氧可加速食品成分分解，是导致油脂酸败的主要因素。

3）食品因素。食品的营养成分、酶和水分含量、pH 值、渗透压等，由于可影响食品中微生物的增殖和食物成分的分解速度，故对腐败变质也有很大影响。破损或绞碎的食物（如表皮损伤的水果、生肉馅、肉泥、果菜泥等）更易发生腐败变质。

（3）食品腐败变质对人体的危害

1）腐败变质可破坏食品的营养成分，使其营养价值降低，造成食物资源的浪费。

2）腐败变质可使食品固有的色、香、味、形等感官性状发生明显改变，使人厌恶，使其食用价值降低甚至完全丧失。

3）腐败变质食品中的微生物数量增多，致病性微生物存在的可能性也大大增加，可引起食物中毒和其他食源性疾病。

4）腐败变质过程产生的许多分解产物（如胺类、醛类、酮类、硫化氢、硫醇、吲哚等）对人体有不同程度的毒性作用。

技能要求

个别劝导——家庭厨房食品安全要点

【模拟场景】王女士家的厨房。公共营养师应其要求，到家里做调查和食品安全指导。

个别劝导是针对某一干预对象的特殊问题所进行的传授知识、教授技能、说服改变行为的活动。

1. 工作准备

（1）食品污染，尤其是家庭食品污染的来源和预防及其相关知识、标准等。

（2）食品原料和烹调加工相关知识。

（3）解答方式、语言艺术和心理学等基本知识与技巧。

2. 工作程序

程序 1　询问基本情况

如家里有几口人，是否常在家做饭、吃饭，谁做饭，从哪里买菜，剩菜如何处理等。

程序 2　指导购买安全

建议给出以下指导。

（1）购买正规渠道商品。

（2）不买便宜食物，不买处理食物，不买过期食物。

（3）新鲜食物是优选。

程序 3　处理方法

（1）蔬菜水果要充分清洗，可除去表面的大部分农药残留。

（2）选用适当的烹调方法。食品的烹调过程可破坏某些农药和有机毒物，但应注意避免高温长时间处理食品，尤其是烧烤煎炸等“干热式”烹调方法会产生较多的多环芳烃、杂环胺和丙烯酰胺等有机污染物。煎炸油不宜反复使用。

（3）注意膳食平衡，避免偏食、挑食，多吃蔬菜、水果（其中的许多成分有抗癌抗突变作用）。

程序 4　家庭食品容器和包装材料污染的预防建议

（1）购买食品容器和包装材料时应注意质量

塑料袋和保鲜膜等必须是食品级的而不能是工农业用的或垃圾袋；不应购买回收材料（如再生纸、回收金属和塑料等）生产的食品容器和包装材料；购买金属、搪瓷、陶瓷、玻璃容器应注意表面的光洁度，并尽可能在正规的商店购买知名厂家产品。

（2）金属、搪瓷、陶瓷类容器不宜长时间存放酸性食品，如醋、果汁等；高分子材料（如塑料容器等）不宜长期存放酒精、油脂等类食品。

（3）各类包装食品尽可能在低温下存放，且存放时间不宜过长。

（4）禁止用非食品容器和包装材料（如报纸和其他纸张的印刷面、包装药物或其他化学物的容器等）包装和储存食品。

（5）不宜使用不完整或破损的容器，如搪瓷层和釉层受损的容器、涂层脱落的不粘锅等。

程序 5　储存食物安全指导

预防食品腐败变质，主要是针对引起腐败变质的各种因素而采取各种合理的加工处理和食品保藏措施。使用合理的食品保藏方法不仅可延缓食品腐败变质的发生，而且还可以起到改善食品风味、增加食品花色品种和使食品便于携带运输等作用。家庭常用的食品保藏和加工方法有冷藏、加热、盐腌与干燥、酸渍与酸发酵等。

（1）冷藏

使用冰箱保藏食品，对食品质量影响不大且相对安全。

低温可降低微生物的繁殖速度和化学反应速度。食品冷藏方法可分为冷却和冷冻两类。冷却是指使食品温度适当降低（一般降至0～4 ℃）的保藏方法（即普通冰箱的冷藏室），而冷冻则是指在0 ℃以下使食品冻结的保藏方法（即普通冰箱的冷冻室）。

0~4 ℃是食品冷藏最佳温度，大多数细菌不能在此温度生长和繁殖。

食品冷藏应注意“急冻缓化”，即冷冻食品时应尽快使温度降至冰点以下，而解冻时应使其缓慢融解，这样对食品组织结构的影响很小，可使食品品质基本完全恢复；要注意冰箱的清洁卫生，防止交叉污染；注意各类食品都有适当的保藏期，冷藏只能延缓而不能完全阻止食品的腐败变质，各类食品在不同温度下的保藏期有很大差异。如在0 ℃左右冷藏，鲜蛋可保存数月，鲜肉可保存1～2周，而鲜鱼和鲜奶仅能保存1～2日。

（2）加热

食品加热至60 ℃以上即属于热处理。如加热到63 ℃，保持30 min的传统巴氏消毒法能杀死繁殖型微生物，包括常见致病菌，同时可最大限度保持食品结构和营养素，多用于鲜奶、啤酒、酱油和某些饮料的杀菌。食品热处理最常用的温度是100 ℃（即煮沸，以常压下水沸为标志），可消除绝大多数病原微生物，同时也是习惯上认为的食物生熟的界限温度。100～121 ℃属于高温杀菌，必须借助高压方可达到，多用于家庭制作罐头等需长期无菌保藏的食品。

工业上，130~150 ℃、1~3 s的超高温瞬时杀菌方法主要用于鲜奶等能做成薄层进行热处理的食品，其杀菌效果与传统巴氏消毒法相同或更好，但前提是必须有灵敏准确的升降温控制条件。

家庭食品加热处理除传统烹调外，还可使用微波炉、电磁炉等加热。微波属于高频电磁波，其加热的特点是使食品内水分子产热，故升温快且受热均匀，杀菌效果好（如大肠杆菌15 s可全部杀灭），营养素损失少，且节省能源，适用于水分分布均匀食品的加热和再加热。但应注意加热温度太高和时间太长会产生一些有毒性的化学物，反复加热的煎炸油中含大量的过氧化物、低分子分解产物、脂肪酸的二聚体和多聚体等有害物质。

（3）盐腌和干燥

盐腌保藏食品使用的食盐浓度应达到10%以上，并应注意在盐渍初期要严防食品污染与腐败变质。盐腌后加以干燥处理可加强其防腐作用，如香肠、腊肉等。干燥后的食品也应注意密闭包装或低温保存，防止吸水。

（4）酸渍或酸发酵

酸渍指用醋酸或食醋浸泡食品，其醋酸浓度达到1.7%以上（pH值2.5以下）。酸发酵主要指利用乳酸杆菌等微生物进行的乳酸发酵和醋酸发酵（如酸泡菜、酸奶等），可抑制大多数腐败菌的生长。

程序6 腐败变质食品鉴别

食品腐败变质的性质和程度一般可从感官、理化和微生物等方面加以鉴别，但家庭实用的主要是感官鉴别。

气味改变是由于蛋白质和氨基酸的分解，产生大量具有特殊臭味的胺类、硫化氢、硫醇、吲哚、粪臭素等分解产物。

（1）感官鉴别

1）富含蛋白质食品腐败变质的鉴定目前仍以感官指标最为灵敏，气味改变和发臭是鉴定蛋白质腐败变质最敏感的指标。此外，食品本身的硬度和弹性下降，组织失去原有的坚韧度，食品外形和颜色发生变化或出现异常，也有助于鉴别食品的腐败变质。

2）富含油脂食品鉴别。脂肪酸败所特有的刺激性“哈喇”味、脂肪变黄等，是鉴定油脂酸败较好的感官指标。

3）富含碳水化合物的食品鉴别。发酵、变酸、长斑点、产气等，是鉴别其腐败变质的可靠指标。

（2）送检

对于昂贵食品或大宗食品，希望找出原因、确定是否变质时，可送样品到检验部门。

挥发性盐基总氮（TVBN）增加是鉴别鱼肉类食品蛋白质腐败变质的主要理化指标，过氧化物值和酸价升高是鉴别油脂和富含脂肪的食品腐败变质的主要理化指标。

腐败变质的食品中，菌落总数、大肠菌群数和致病菌数等可明显增加，如长斑点的食物。

程序7 烹饪指导

（1）注意厨房工具的卫生，刀、案板要勤洗或晒干，避免霉菌。

（2）生熟案板、刀具要分开。

（3）洗刷用布（网）要经常换和晾晒。

按照以上内容对王女士家的厨房进行检查，并找出不足。

（4）采用分餐法，用公勺公筷，避免交叉感染。

3. 注意事项

通过本次实习，学员应能解答家庭食品污染的主要来源和预防及其相关问题，重点是厨房食品安全和冰箱保藏食品的注意事项，并能进行厨房和冰箱食品污染的初步调查和判断。

学习单元 2　食品卫生检验问题解答

食品卫生检验主要指涉及食品卫生和安全性有关指标的检验分析。食品卫生检验的主要目的是了解影响各类食品卫生质量的物理、化学和生物因素（指标）的变化情况，并在此基础上评价食品的卫生质量和食用安全性，故食品卫生检验对保证食品的卫生质量、保障食用者的健康有重要意义。常规的食品卫生检验主要包括两方面的指标，即食品安全理化指标和食品卫生微生物指标。前者如铅、砷、汞等重金属指标，后者如菌落总数和大肠菌群最可能数。

学习目标

- 了解食品卫生检验的目的与意义
- 掌握菌落总数、大肠菌群最可能数的概念与意义
- 掌握常见有毒重金属指标及其意义

知识要求

1. 菌落总数和大肠菌群最可能数的概念与意义

可以参考《国家职业技能等级认定培训教材——公共营养师（基础知识）》的相关内容。

（1）菌落总数

菌落总数通常以菌落形成单位（colony forming unit，CFU）表示。将食品样品经过处理后，接种于普通营养琼脂，37 ℃培养 24 h 后计算长出的菌落数，然后再换算成 1 g 或 1 mL 样品中所含有的细菌菌落总数。菌落总数是食品清洁状态（被细菌污染程度）的标志，并可用于预测食品的鲜度、耐保藏性和致病性，所得结果只包括一群能在营养琼脂上发育的需氧菌的菌落数。

不同种类的食品中允许存在的菌落总数可有很大差异，如我国现行的食品安全标准规定，见表 3-19。

表 3-19　不同食品中菌落总数限量　　单位：CFU/mL

食品名称	采样方案及限量				食品安全标准号
	n	c	m	M	
酱油	5	2	5×10^3	5×10^4	GB 2717—2018
食醋	5	2	10^3	10^4	GB 2719—2018
糕点、面包[a]	5	2	10^4	10^5	GB 7099—2015
熟肉制品	5	2	10^4	10^5	GB 2726—2016
蛋与蛋制品					GB 2749—2015
液蛋制品、干蛋制品、冰蛋制品	5	2	5×10^4	10^6	
再制蛋（不含糟蛋）	5	2	10^4	10^5	

注：n 为同一批次产品应采集的样品件数，c 为最大可允许超出 m 值的样品数，m 为致病菌指标可接受水平的限量值，M 为致病菌指标的最高安全限量值。

a：不适用于现制现售的产品，以及含有未熟制的发酵配料或新鲜水果蔬菜的产品。

（2）大肠菌群最可能数

大肠菌群指一群能在 37 ℃发酵乳糖产酸产气、需氧或兼性厌氧、革兰氏阴性的无芽孢杆菌，包括埃希氏菌属、柠檬酸杆菌属、肠杆菌属和克雷伯菌属。大肠菌群最可能数（Maximum Probable Number，MPN）是基于泊松分布的一种间接计数。大肠菌群最可能数是用规定的方法（即用 MPN 法或平板计数法）进行检验，由所得结果根据概率计算出的统计数值。由于大肠菌群只存在于人和温血动物的肠内，并通过粪便排出体外，故大肠菌群最可能数可反映食品被粪便污染的程度，并可作为肠道致病菌污染食品的指示菌。

不同种类食品中允许存在的大肠菌群最可能数一般在 3～300 范围内，但某些特殊食品的允许量也可达到 1 000 000。我国现行的食品安全标准规定见表 3-20。

表 3-20　不同食品中大肠菌群限量　　单位：CFU/mL

食品名称	采样方案及限量				食品安全标准号
	n	c	m	M	
酱油	5	2	10	10^2	GB 2717—2018
食醋	5	2	10	10	GB 2719—2018

续表

食品名称	采样方案及限量				食品安全标准号
	n	c	m	M	
糕点、面包[a]	5	2	10	10^2	GB 7099—2015
熟肉制品	5	2	10	10^2	GB 2726—2016
蛋与蛋制品	5	2	10	10^2	GB 2749—2015

注：n 为同一批次产品应采集的样品件数，c 为最大可允许超出 m 值的样品数，m 为致病菌指标可接受水平的限量值，M 为致病菌指标的最高安全限量值。

a：不适用于现制现售的产品，以及含有未熟制的发酵配料或新鲜水果蔬菜的产品。

2. 常见有毒重金属指标及其意义

食品安全理化指标中常用的重金属指标主要是铅、砷、汞。这些重金属在食品中的限量值（MLs）一般以 mg（金属元素）/kg（食品）表示。

（1）铅（Pb）

铅及其化合物广泛存在于自然界。食品的铅污染主要来源如下。

1）食品容器和包装材料。用铅合金、马口铁、陶瓷及搪瓷等材料制成的食品容器和食具等常含有较多的铅。在一定的条件下（如盛放酸性食品时），其中的铅可溶出而污染食品。印制食品包装的油墨和颜料等常含有铅，也可污染食品。此外，食品加工机械、管道和聚氯乙烯塑料中的含铅稳定剂等均可导致食品铅污染。

2）工业三废和汽油燃烧。汽油中常加入有机铅作为防爆剂，故交通工具排放的废气中含有大量的铅，可造成公路干线附近农作物的严重铅污染。

3）含铅农药（如砷酸铅等）的使用可造成农作物的铅污染。

4）含铅的食品添加剂或加工助剂，如加工皮蛋时加入的黄丹粉（氧化铅）和某些劣质食品添加剂等也可造成食品的铅污染。

铅对人体有多方面的毒性作用，尤其是对造血系统、神经系统和肾脏的损害尤为明显。食品铅污染所致的中毒主要是慢性毒性作用，临床上可表现为贫血、神经衰弱、神经炎和消化系统症状，如面色苍白、头昏、头痛、乏力、食欲不振、失眠、烦躁、肌肉关节疼痛、肌无力、口有金属味、腹痛、腹泻或便秘等，严重者可致铅中毒性脑病。慢性铅中毒还可导致凝血过程延长，并可损害免疫系统。儿童对铅的毒性更为敏感，过量铅摄入可影响其生长发育，导致智力低下。

我国现行的《食品安全国家标准　食品中污染物限量》（GB 2762—2017）中，规定的食品中铅限量指标见表 3-21。

表 3-21　食品中铅限量指标

食品	限量（以 Pb 计）mg/kg
谷物及其制品、豆类蔬菜、薯类	0.2
肉类（禽畜内脏除外）	0.2
禽畜内脏	0.5
鱼类、甲壳类	0.5
新鲜水果（浆果和其他小粒水果除外）	0.1
浆果和其他小粒水果	0.2
新鲜蔬菜（芸薹类蔬菜、叶菜蔬菜、豆类蔬菜、薯类除外）	0.1
芸薹类蔬菜、叶菜蔬菜	0.3
生乳、巴氏杀菌乳、灭菌乳、发酵乳	0.05
婴幼儿配方食品（液态产品，以即食状态计）	0.02
蛋及蛋制品（皮蛋、皮蛋肠除外）	0.2
酒类（蒸馏酒、黄酒除外）	0.2
果蔬汁类及其饮料［浓缩果蔬汁（浆）除外］、含乳饮料	0.05 mg/L
茶叶	5.0

（2）砷（As）

砷及其化合物广泛存在于自然界，并大量用于工农业生产中，故食品中通常含有微量的砷。食品中的砷污染主要来源如下。

1）含砷农药的使用。由于含砷化合物大多具有较高的毒性，而且可以通过农药残留进入人体，目前，我国已经禁止使用砷类农药。若违规使用且使用过量或使用时间距收获期太近等，均可使农作物中砷含量明显增加。

2）工业三废的污染。尤其是含砷废水对江河湖海的污染以及灌溉农田后对土壤的污染，均可造成对水生生物和农作物的砷污染。水生生物，尤其是甲壳类和某些鱼类对砷有很强的富集能力，其体内砷含量可高出普通生活水体数千倍。

3）食品加工过程中原料、添加剂及容器、包装材料等的污染。一般而言，As^{3+} 的毒性大于 As^{5+}，无机砷的毒性大于有机砷。急性砷中毒主要是胃肠炎症状，严重者可致中枢神经系统麻痹而死亡，并可出现七窍出血等现象。慢性中毒主要表现为神经衰弱症候群、皮肤色素异常（白斑或黑皮症）、皮肤过度角化和末梢神经炎症状。无机砷化合物还有一定的三致（致癌、致畸、致突变）作用。

我国现行的《食品安全国家标准　食品中污染物限量》（GB 2762—2017）中规定的食品中砷限量指标见表 3-22。

表 3-22　食品中砷限量指标

食品类别（名称）	限量（以 As 计，mg/kg）	
	总砷	无机砷[b]
谷物（稻谷[a]除外）	0.5	—
谷物碾磨加工品（糙米、大米除外）	0.5	—
稻谷[a]、糙米、大米	—	0.2
水产动物及其制品（鱼类及其制品除外）	—	0.5
鱼类及其制品	—	0.1
新鲜蔬菜	0.5	—
食用菌及其制品	0.5	—
肉及肉制品	0.5	—
生乳、巴氏杀菌乳、灭菌乳、调制乳、发酵乳	0.1	—
乳粉	0.5	—
油脂及其制品	0.1	—
调味品（水产调味品、藻类调味品和香辛料类除外）	0.5	—
水产调味品（鱼类调味品除外）	—	0.5
鱼类调味品	—	0.1
食糖及淀粉糖	0.5	—
可可制品、巧克力和巧克力制品	0.5	—
包装饮用水	0.01 mg/L	—

续表

食品类别（名称）	限量（以 As 计，mg/kg）	
	总砷	无机砷[b]
婴幼儿谷类辅助食品（添加藻类的食品除外）	—	0.2
添加藻类的婴幼儿谷类辅助食品	—	0.3
婴幼儿罐装辅助食品（以水产及动物肝脏为原料的产品除外）	—	0.1
以水产及动物肝脏为原料的产品	—	0.3
辅食营养补充品	0.5	—
固态、半固态或粉状运动营养食品	0.5	—
液态运动营养食品	0.2	—
孕妇及乳母营养补充食品	0.5	—

[a] 稻谷以糙米计。
[b] 对于制定无机砷限量的食品可先测定其总砷，当总砷水平不超过无机砷限量时，不必测定无机砷；否则，需再测定无机砷。

（3）汞

汞及其化合物广泛应用于工农业生产和医药卫生行业，可通过废水、废气、废渣等污染环境，进而污染食物。含汞的废水排入江河湖海后，其中所含的金属汞或无机汞可以在水体（尤其是底层污泥）中某些微生物的作用下转变为毒性更大的有机汞（如甲基汞），并可由于食物链的生物富集作用而在鱼体内达到很高的含量。故鱼贝类食品的甲基汞污染较为严重。除水产品外，汞也可通过含汞农药的使用和废水灌溉农田等途径污染农作物和饲料，造成谷类、蔬菜水果和动物性食品的汞污染。

汞是强蓄积性毒物，在人体内可长期存在。金属汞和无机汞的吸收率很低，而有机汞的消化道吸收率较高。人体大量摄入被甲基汞污染的食品后可致汞中毒。20 世纪 50 年代日本发生的典型公害病——水俣病，就是由于含汞的工业废水严重污染了水俣湾，当地居民长期大量食用该水域捕获的鱼类而引起的急性、亚急性和慢性甲基汞中毒。甲基汞中毒的主要表现是神经系统损害的症状。如运动失调、语言障碍、视野缩小、听力障碍、感觉障碍及精神症状等，严重者可致瘫痪、肢体变形、吞咽困难甚至死亡。甲基汞还有致畸作用和胚胎毒性。

我国现行的《食品安全国家标准　食品中污染物限量》（GB 2762—2017）中规定的食品中汞限量指标见表 3-23。

表 3-23　食品中汞限量指标

食品类别（名称）	限量（以 Hg 计，mg/kg）	
	总汞	甲基汞[a]
水产动物及其制品（肉食性鱼类及其制品除外） 肉食性鱼类及其制品	— —	0.5 1.0
稻谷[b]、糙米、大米、玉米、玉米面（渣、片）、小麦、小麦粉	0.02	—
新鲜蔬菜	0.01	—
食用菌及其制品	0.1	—
肉类	0.05	—
生乳、巴氏杀菌乳、灭菌乳、调制乳、发酵乳	0.01	—
鲜蛋	0.05	—
食用盐	0.1	—
矿泉水	0.001 mg/L	—
婴幼儿罐装辅助食品	0.02	—

[a] 水产动物及其制品可先测定总汞，当总汞水平不超过甲基汞限量值时，不必测定甲基汞；否则，需再测定甲基汞。

[b] 稻谷以糙米计。

3. 小组传播方法与主持技巧

小组传播或称小群体传播，即小群体成员之间相互沟通、共享信息的传播行为，是人际传播的一个重要类型。由于个人的态度和行为极易受到团体的影响，有时可经由改变该团体的规范而使之改变，或是使之加入不同的集团而影响其态度和行为。由于小组传播具有收集信息、传递信息和行为干预等功能，再加上形式和效果的独特优势，已使其成为健康教育与健康促进实践中经常使用的积极有效的形式。在我国许多地区，健康俱乐部、患者俱乐部、健身小组、孕妇保健学习班、家庭主妇烹饪学习班等群体教育活动，显示出小组活动这一传播形式在社区、学校、企业、农村、医院中营养教育领域的蓬勃生命力。小组传播方法与主持技巧见表 3-24。

以前学习的开场白方法在小组传播中依然有效，互相有初步了解，消除陌生感，欢迎每个参加者以便更深入交流。

表 3-24 小组传播方法与主持技巧

形式与技巧	小组主持人		小组主持人熟悉所讨论的问题，对组织工作有信心；了解与会者的文化背景、参与意识和要求；形成平等、轻松的活跃气氛，有利于成员积极参与
	理想人数与环境因素	理想人数	小组传播能否成功的要素之一，一般以 6 ~ 12 人为宜，最多不超过 20 人
		时间	小组传播能否成功的环境因素之一，一般每次 1 ~ 2 h 为宜
		地点	应注意选择使人感到方便、舒适、不受干扰的地方
		座位排列形式	很重要，最好围坐成一个近似圆形的圈子或 U 字形的半圆，以利于与会者相互对视、交谈和充分参与活动
打破僵局技巧			欢迎来者
			互相介绍（姓名游戏法——人名马拉松）
组织讨论技巧	快速反应（头脑风暴）		先向大家提出一个值得争论的开放性问题，然后集思广益，不加评论地在黑板或白纸上记录下每一种意见；畅所欲言后，再将各种意见分门归类，分析各类别的特点；最后总结以得出必要的结论
	使用引子		利用各种营养教育传播材料（印刷品、视像教材）上的内容作为引子，有针对性地提出问题，启发思路，组织讨论
	轮流发言		此方法适用于小组讨论开始或结束时，及获取信息反馈。组织与会者依次作简洁发言，使小组成员参与机会均等，注意三条原则： （1）发言过程中不要干扰、打断任何人的发言 （2）在全体成员结束发言前，不作评论和总结 （3）强调自愿参与原则，允许有不想参加讨论发言的权利
	分散议论		将大组化整为零，组成 2 ~ 4 人小组，短时间内同时讨论某一议题，然后集中起来，由各组代表向大组作汇报。此方法可使大家在热烈亲切的气氛中，有坦率地倾诉己见的充分交流机会，是收集全体与会者意见的有效方法
	无记名提案（投票）		当人们由于文化、习俗等原因，不习惯或不喜欢面对面讨论某一敏感性问题时，就不应勉强进行讨论，而可采用无记名提案法。即让每人在纸条上写下自己的意见或看法，投入纸箱中，混匀后每人随机抽取一张，当众读出纸上所写的内容，最后再根据发现的问题进行讨论分析
克服讨论障碍的技巧	对一言不发者		（1）紧张局促者用点名激将法或分散议论 （2）缺乏兴趣或共同经验范围者应个别处理

续表

克服讨论障碍的技巧	对垄断式发言者	（1）平静注视他人，避免与垄断者目光接触 （2）向他人提问，改变对话方向 （3）礼貌地指出，但还需听取他人意见 （4）利用其暂时停顿，适时打断其讲话
	出现意见分歧时	要根据时间和必要性，审时度势地处理。若为两派分歧意见，则： （1）双方观点不明，又有时间和必要性，可将讨论继续下去 （2）双方观点基本明了时，可询问是否到此结束，转议他题 （3）若仅限两个人意见分歧，则可进行适当干涉
	讨论失控，脱离主题时	先冷静观察2～3 min，然后适时予以疏导转向，如举起双手或拍手引起注意，说："刚才大家讨论的这件事很有趣，但是××问题呢？大家发表点意见"或"这是另外一个问题了，让我们回到××问题上来吧"
	对自动充当教育者和争夺主持权的成员	有效对策是每当对方发表观点，就追问对方一个"为什么"，请他讲出道理。如果理由不准确或不完善，就请小组其他成员作出评论，以此帮助小组树立信心，以防被引入歧途
利用群体互动技巧		制定规范，加强凝聚力，树立榜样，解决冲突

技能要求

小组活动——常见食品卫生学指标意义

1. 工作准备

（1）收集、准备相关的食品卫生检验参考书、食品安全国家标准等。

（2）若干较标准的食品卫生学检验报告（见表3-25）。熟悉报告格式、常用指标（污染物、真菌毒素、农药残留、微生物等）、结果有效位数、评价等。

（3）解答方式、语言艺术和心理学等基本知识与技巧。

小组活动即通过一组人参加的面对面的交流传递相关信息，影响部分人的信念、态度和行为。小组活动的形式可有多种。

2. 工作程序

模拟场景为社区小会议室，组织10余名营养师和专业工作者，邀请10余名健康管理人员，讨论关于食品安全的问题。为方便起见，可设主持人、营养师和邀请人员，三种角色相互配合。

工作组成员自行准备相关的问题并提问（可由教师提问或学员互相提问）。所提出的问题可涉及食品卫生学检验的目的和意义、常用指标及其大致的检测方法、结果报告，以及食品标签或结果评价等。

表 3-25　某检测中心的检验报告单

检验报告单

样品编号：××××　　样品名称：×××灭菌乳

生产单位：×××乳品公司

样品性状：乳白色液体　　包装规格：250 mL/袋

样品数量：10袋　　检验项目：卫生指标

样品批号：20190103

检验依据：GB 5009，GB 4789

收样日期：2019年1月4日　　报告日期：2019年1月8日

检验结果与结论：

指标	测定值	标准值	执行标准号
铅（mg/kg）	0.03	≤ 0.05	GB 2762—2017
汞（mg/kg）	0.005	≤ 0.01（总汞）	GB 2762—2017
砷（mg/kg）	0.02	≤ 0.1（总砷）	GB 2762—2017
黄曲霉毒素 M1（μg/kg）	0.1	≤ 0.5	GB 2761—2017
微生物	商业无菌	商业无菌	GB 2519—2010

授权签字人：×××　　签发日期：2019年1月8日

程序1　开场

主持人开场白，说明讨论会意义、目的，相互介绍、熟悉。

程序2　提问

入正题可首先提开放性问题，如问题（1）。这样可活跃气氛。

例如：

（1）食品卫生检验的主要目的与意义是什么？

（2）评价食品卫生质量常用的重金属污染指标主要有哪些？

（3）测定食品中菌落总数和大肠菌群最可能数有什么意义？食品标签上有无此项？

（4）某食品中检出细菌和重金属，就表示该食品对人体健康有害，不宜食用吗（提示：取决于是否在标准允许范围内）？

（5）某食品检出菌落总数为×××（CFU/g），大肠菌群为×××（MPN/g），铅为××（mg/kg）；……请评价该食品是否符合我国现行的食品安全国家标准。

（6）某食品的菌落总数、大肠菌群、铅、砷、汞等指标均符合食品安全国家标准，是否该食品就是安全的？可以放心食用（提示：可能还含有其他有害物质）?

（7）是否食品中菌落总数和大肠菌群最可能数越大，引起食源性疾病的可能性也越大（提示：有这样的可能性）?

（8）食品菌落总数就是指食品中的细菌总数吗?

（9）食品中检出大肠菌群是否表示该食品被粪便和肠道致病菌污染?（是）

以上问题应该转化为百姓语言，也可扩展为百姓更关心的食品安全问题。

解答、提问应穿插进行。

点评环节由主持人调节气氛。

程序 3　解答

根据以上所提出的问题，结合所学知识、教材内容、有关的食品卫生标准等，由学员轮流进行解答。

程序 4　点评

对由教师或学员提出的，并由学员解答的每一个问题，教师都应对其解答的正确性、全面性、缺陷或不足进行点评，并组织学员认真讨论，以让学员对食品卫生检验的目的和意义、常用指标及其大致的检测方法、结果报告和表示方法、结果评价和判断等有较深入和扎实的理解和掌握。

程序 5　讨论

对学员的问题答案要给予相互的点评和讨论，判断参考标准如下。

（1）是否科学和准确?

（2）是否全面和突出重点?

（3）是否通俗易懂，避免了过多的理论和学术语言?

还应注意针对不同人群和不同文化水平的询问者，进行不同深度的解答。

（4）语言艺术。有关食品卫生检验结果，常常不能或不易给出一个完全正确和“绝对”的解答。故应注意解答的艺术，尽量避免使用过于绝对化的语言。此外还应注意，有些问题可能有多种正确或基本正确的解答。

（5）引导性。对于食品安全“敏感”和“夸大”不良倾向的问题，是否给予正确的引导。如“绝对安全”“无污染”“无有害成分”“无菌食品”等实际上是难以做到的，也是不必要的，关键是各项指标应符合相应的食品安全国家标准，以及严禁非法添加各种有害物质等。

（6）回答问题要有针对性。回答问题应针对性强，不能问此答彼，更不能漫无边际。注意有效时间内的效果。

（7）会场气氛。会场气氛是否轻松活跃，是否控制好时间等。

程序 6　结束

要有总结、论点、致谢等。

学习单元 3　参与式培训

认识、态度和行为的改变，对控制体重增长及体能的提高起到很大的作用。认识到存在的营养健康问题，对存在问题持积极的态度，采取具体措施及行动来解决问题，这就是营养教育的本质所在。本单元通过体重控制主题，介绍营养教育的实际应用。

学习目标

- 掌握体质指数的测评
- 利用现场条件、具体形式，学会现场引导和沟通技巧

知识要求

1. 能量平衡与体重维持

（1）体重保持在标准体重范围内。体重过重或过轻都表示机体可能存在潜在或正在进行中的健康问题。

（2）要维持目前的体重，需要能量摄入和消耗平衡。

（3）人一生都要维持健康体重，将膳食与运动相结合。

要达到能量平衡就需要维持能量消耗与能量摄入的平衡。当能量消耗大于能量摄入（或能量摄入不足），如过度运动、出现代谢性疾病、节食、饥饿等，都将导致能量代谢出现负平衡，引起儿童生长发育迟缓、成人消瘦和工作能力降低。当能量消耗明显低于能量摄入（或能量摄入过量），如身体活动减少、

高脂或高能量饮食等，将导致能量堆积，引起肥胖，增加心血管疾病的发生概率。

2. 大众传播技巧

大众传播是营养教育者常利用的媒介渠道与工具。

（1）大众传播的特点

1）传播者是职业性的传播机构和人员，并需要借助特定的传播技术手段。

2）大众传播的信息是公开的、公共的，面向全社会人群。

3）大众传播信息扩散非常迅速而广泛。

4）大众传播对象虽然为数众多，分散广泛，互不联系，但从总体上来说是大体确定的。

5）大众传播是单向的，信息反馈速度缓慢且缺乏自发性。但随着网络媒体的出现，大众传播的单向性已发生改变。

媒介技术与其他面对面的传播方式不同，信息通过电视、广播、图表、标语、书籍、手册和教学设备传播。在大众媒体中，常用的电子媒介是电视、广播；常用的印刷媒介是杂志、报纸和宣传栏。互联网技术的兴起，使得网络成为新的传播媒介。大众媒介的目标人群数量相对比较大，信息相对简单化且较完整。但大众传播媒介所传播的信息常不能将特定的目标人群分开来。利用大众传播渠道开展营养教育，可以使营养健康信息在短时间内迅速传及千家万户，提高人们的食品与营养卫生意识。加强对大众传播特点、客观规律和技巧的研究，将有助于改变营养信息传播的质量，提高营养教育的效果。

（2）大众媒介选择的原则

大众媒介选择的原则为保证效果、针对性、速度快、可及性、经济性。

（3）营养信息的传播策略

1）无知阶段（当人们尚处于无知状态时）：宣传发动，使其知晓。

2）知晓阶段（当人们已知晓该信息时）：提供知识，进行劝服。

3）劝服阶段（当人们对新事物已形成态度时）：提供方法，鼓励尝试。

4）决策与采纳阶段（当人们已经尝试或采纳该事物时）：支持鼓励，加以强化。

（4）信息表达形式的设计

信息表达形式的设计主要是对整个传播活动的形式、内容、时限、地点、工作计划表、责任单位、传播载体的设计。

技能要求

参与式培训——维持体重和能量平衡的营养教育

1. 工作准备

准备杠杆秤体重计、身高计、钢尺、标准砝码、计算器、记录表或小卡片、大白纸、彩笔（至少红、蓝、黑三色）、小礼物等。

参与式培训是一种让每个培训对象投入群体活动之中，与其他成员合作学习的培训方法。符合成人学习的原则，可实现双向交流。

2. 工作程序

模拟场景：一个初中学生超重者夏令营，公共营养师要对50个左右的13～14岁儿童进行宣传教育，最终达到知、信、行的变化。

程序1　准备

人手一张“生命数据”小卡片，先在卡片上写好如下内容。

（1）姓名：

（2）性别：

（3）年龄：

（4）身高：

（5）体重：

（6）体重指数：

（7）血压值（mmHg）：

（8）血脂值：

（9）血糖值：①正常；　②过高；　③过低

程序2　体重、身高测量

程序3　计算体重指数

计算公式：体重指数（BMI）= 体重（kg）÷[身高（m）]^2

其中4人的体重、身高数据见表3-26。

表3-26　体重、身高数据

姓名	张阳	李锋	王林	马露
体重（kg）	65.0	84.5	77.7	78.0
身高（m）	1.518	1.710	1.660	1.622

具体计算体重指数：张阳的 BMI=65.0÷1.518^2=28.21，结果判定：体重肥胖。李锋的体重指数 BMI=84.5÷1.710^2=28.90，结果判定：体重肥胖。王林的体重指数 BMI=77.7÷1.660^2=28.20，结果判定：体重肥胖。马露的体重指数 BMI=78.0÷1.622^2=29.65，结果判定：体重肥胖。体重指数数据见表 3-27。

表 3-27 体重指数数据

姓名	张阳	李锋	王林	马露
体重（kg）	65.0	84.5	77.7	78.0
身高（m）	1.518	1.710	1.660	1.622
BMI	28.21	28.90	28.20	29.65
结果判定	肥胖	肥胖	肥胖	肥胖

程序 4 游戏活动

（1）参加游戏活动的人，每人手持填好内容的小卡片，按照男女分成两队。

（2）按照年龄大小顺位排队，报数后记下顺位号。

（3）重新按照身高大小顺位排队，报数后记下顺位号。

（4）重新按照体重大小顺位排队，报数后记下顺位号。

（5）重新按照体重指数大小顺位排队，报数后记下顺位号。

（6）现场讨论对个人年龄、身高、体重、体重指数顺位变化的意义与感受。

注意：

（1）游戏活动前，一定要认真检查一下每个人手中的“生命数据”小卡片上是否有缺项，填好后方可开始游戏。

（2）要选择有足够活动范围的场地。

（3）主持人要善于现场引导，活跃气氛，引发参加者的积极思考。

程序 5 关键词联想互动

（1）游戏活动前，准备好大白纸和彩笔。

（2）主持人在大白纸上画一个大圆圈，并在圈中写上“体重”二字，让大家开展“头脑风暴”，把由“体重”联想到的任何词写在大白纸上的圈中或任何位置上。

（3）主持人通过现场引导，不断念出参与者写出的词，活跃气氛，并不断提问“还有吗”，激发参加者的积极思考，引发大家更多地参与行动，直到信息饱和为止。

沟通技巧——SHOWD提问法：

• 你看见和听见了什么？S

• 发生了什么（问题）？H

• 是否发生在我们的中间？ O

• 为何会发生这事？ W

• 我们该怎么办？ D

在以上5个问题基础上，可以再加一个问题，以引导个体健康行动：

• 你会怎么做？

程序6　主持人作小结

讲述超重肥胖的原因和危害。

程序7　分析和画出问题树

（1）分小组，请组内参加者写出自己的现实体重和理想体重。

（2）思考每人自己的现实体重是否带来健康问题（最好结合自己的血压值、血脂值、血糖值），分析一下导致体重增加的原因（饮食方面、运动方面及其他）。

（3）小组内的参加者相互交换超重、肥胖导致的健康问题的感受，然后讨论并画一棵问题树。

程序8　控制策略和控制树

（1）围绕问题树，讨论解决的对策和方法，画出控制树。

（2）小组内每个人针对自己的问题，拟订一份自己的体重控制的点滴改变计划。

（3）主持人总结。

学习单元4　平衡膳食的营养教育

平衡膳食的基本概念在培训课程1中已有解释，本单元主要是介绍通过什么样的手段、形式传播给受众，并让其接受。

学习目标

- 了解营养教育的概念及基本方法，掌握小组主持相关技巧
- 掌握平衡膳食的宣传要点和核心信息
- 能根据对象选择演讲和沟通方法

知识要求

1. 目标受众需求分析

当确定一项教育活动后，首先要了解目标人群的基础信息情况。重要的是

他们的文化水平，了解哪些，不了解哪些。这样就明确了讲授重点，有的放矢。

2. 选择确定信息

传播、讲授的核心是信息，确定目标人群后应选择具体内容，这里应避免“全面”知识，“高深”发展。选择听众“需要”的重点，而不是展示个人“全才”。

3. 语言表达技巧

语言表达能力是信息传播的关键之一，要使受众记住核心内容，影响态度和行为常用的有夸张、号召、实例等手段。

（1）美化法

把某一种观点或事物与一个褒义词联结在一起，利用渗透作用的手法，以使人们接受、赞许该事物或观点。如“母乳，爱的甘泉”“人是铁，饭是钢，一顿不吃饿得慌”“抗脱水，有仙丹，请用口服补液盐”等。

（2）丑化法

把某一种观点或事物与一个贬义词联结在一起，贴上坏标签，利用渗透作用的手法，以使人们对该事物或观点持反感并加以谴责。如“烟草，蔓延的瘟疫”“腹泻与急性呼吸道感染，婴幼儿的头号杀手”“毒品，杀人不见血的白魔”等。

（3）号召法

“健康的金钥匙就掌握在您自己手中，一分呵护，一分平安！”“行动起来，让健康的生活方式从我做起！”

（4）假借法

以某种受人尊敬的权威、公认性和信誉加之于某一事物之上，通过联想造成信赖与好感，使其更易于被人接受。

（5）加以倾向性法

“提倡喝白开水，在欧美国家中已经成为一种健康的生活方式。”“21 世纪的新时尚是：请吃饭不如请出汗！”

（6）以平民自居法

自己的言行、穿着等尽量靠近普通老百姓，通过“设身处地”的谈话，容易让群众觉得可靠，具有吸引力，相信其观点都是好的，代表着老百姓的利益，发出群众的心声。

（7）现身说法

请一位长寿老人（或糖尿病、肥胖病人）谈自己的饮食。

（8）隐喻法

典故“揠苗助长”“曲突徙薪”“亡羊补牢”。

（9）其他方法。

4. 教具选择

使用教具符合多感官学习原则，有助于激发兴趣，加强记忆，如粉笔、黑板、白板、书写笔、大白纸、挂图、海报、模型、投影、录像、多媒体、活页印刷品等。

要了解目标人群常见的拥有媒介情况，主题演讲内容避免雷同。

技能要求

讲座（Lecture）是根据受众需要对某一主题有组织、有准备地面对目标人群进行的宣传教育活动。

讲座——《中国居民膳食指南》辅导

1. 工作准备

（1）准备《中国居民膳食指南》、膳食宝塔挂图（或图片）、自选材料（各种图片、卡片、幻灯等）、演讲词等。

（2）复习《中国居民膳食营养素参考摄入量》，它是每日平均膳食营养素摄入量的一组参考值，DRIs是营养配餐中能量和主要营养素需要量的确定依据，是与《中国居民膳食指南》相互配合的指导原则。

（3）联系社区负责人和场地，做好群众组织工作。

（4）学员自己选定角色，主持人即社区主任，演讲者为公共营养师、秘书、群众。

2. 工作程序

模拟场景：某社区会场，家庭主妇50余人。一名学员为主持人，两名学员为公共营养师，相互配合。

主持人召集大家坐好、安静，说明会议内容、目的，介绍演讲者等。

程序1　开场

说明身份，向大家问好，拉近关系，讲演前热身。

程序2　讲解《中国居民膳食指南》的意义

《中国居民膳食指南》是根据营养学原则、结合国情制定的，是教育人民群众采用平衡膳食以摄取合理营养、促进健康水平提高的具体指导性意见。

我国第一个膳食指南是在1989年制定的，2016年版是第4版，根据全国营养调查和卫生统计资料，我国居民因食物单调或不足所造成的营养缺乏病，如儿童生长迟缓、缺铁性贫血、佝偻病等虽在逐渐减少，但仍不可忽视，而与能量过剩有关的慢性病，如心血管疾病、脑血管疾病、恶性肿瘤等的患病率不断上升。我国居民维生素A、维生素B_2和钙摄入量普遍不足，部分居民膳食中谷类、薯类、蔬菜所占比例明显下降，油脂和动物性食品摄入过高；能量过剩、体重超常在城市成年人群中日渐突出，食品安全问题也是人们普遍关注和有待改善的重要方面。针对上述问题，中国营养学会于2016年正式公布了新修订的《中国居民膳食指南》。同时提出了针对婴幼儿与学龄前儿童、青少年、孕妇、乳母、老年人、素食人群的《特定人群膳食指南》，作为补充。

程序3 讲解和说明膳食宝塔

为了帮助人们在日常生活中实践该指南，中国营养学会膳食指南修订专家委员会进一步提出了食物定量指导方案，并以宝塔图形表示。它直观地告诉居民食物分类的概念及每天各类食物的合理摄入范围，即每日应吃食物的种类及相应的数量，对合理调配平衡膳食进行了具体指导。

讲解中可有提问，秘书应帮助记录问题。

（1）膳食宝塔共分五层，反映了各类食物在膳食中的地位和比重。

（2）膳食宝塔建议的各类食物的摄入量是指食物的生重。谷类是稻谷、玉米、小麦、高粱米及多种杂粮等的总称，是膳食能量的主要来源。多种谷类掺着吃，比单吃一种好。蔬菜和水果各有优势，不能互相代替。红、绿、黄色较深的蔬菜和深黄色水果营养丰富。鱼、肉、蛋类可提供动物性蛋白、矿物质和维生素，鱼虾类含脂肪低，可多吃，蛋类营养丰富，不应丢弃蛋黄。奶类及奶制品主要有鲜奶和奶粉等，宝塔建议的300 g，按蛋白质含量折算相当于鲜奶300 g或奶粉38 g。中国居民膳食普遍缺乏钙，故奶类应为首选，难以用其他食物来代替。宝塔建议的大豆类及坚果25 ~ 35 g，根据提供的蛋白质，25 g大豆可折合为豆腐干55 g。

程序4 用膳食宝塔进行配餐设计

（1）确定食物需要和比例。

（2）同类互换，调配丰富多彩的膳食。

（3）合理分配一日三餐

膳食宝塔平衡膳食餐盘是量化和形象化的表达，使人们在日常生活中贯彻《中国居民膳食指南》的工具，可以方便地制定出搭配适宜的食谱。

不同地区的资源不同，要讲授同类互换实例。

（4）引导群众因地制宜利用当地营养资源。

例如，组织 2 岁以下孩子的照顾人，如母亲、奶奶等，做关于如何选择当地食品的练习，讨论当地有什么食物可以给孩子吃，替代物有哪些。

蛋白质：大豆、鸡蛋、______、______；

碳水化合物类：小米、麦粉、______、______；

油脂类：菜油、豆油、______、______；

维生素类：青菜、西红柿、______、______。

（5）养成习惯，长期坚持。可以根据营养问题，为自己拟订一项可以灵活调整且易长期坚持的健康饮食计划。

程序 5　参与式教育

现场桌椅的摆放应注意方便观察、利于展开讨论。这是讲座和参与式培训结合的一种形式。参与式培训有许多形式：分组讨论、案例分析、模拟等。

设计参与式营养教育宣传活动，可以以“中国居民平衡膳食宝塔——帮助人们科学进食的方法”为主题。

（1）准备工作。选一块足够大的场地，在两套教具大白纸（或者可以在开展营养教育活动的场地）上各画一个空白的五层宝塔，准备各种食物卡片（注意食物卡片品种一定要全，即保证每层塔都有属于该层的食物种类）、一个小哨子、一个小喇叭、一块计时器、几面小红旗、知识竞赛题若干、平衡膳食营养配餐食谱若干。同时邀请几名模范家庭代表。

（2）组织参与活动的人员进行知识对抗赛，可将参加营养教育活动的群众分为两组，划分方法可以来自群众，也可按居住区片事先定好，让大家事先准备或者临时决定都可以。因为这两种方法可产生不同的有趣效果。

（3）宣布事先定好的游戏规则（如限制各组人数，最好限时，如 1 min，限制各方的啦啦队提示、奖励加分、惩罚扣分、双方监督员职责的标准等），然后可当场征求群众意见，达成一致后成为共同守则。

活跃现场气氛，让群众思维随演讲者一起转动，是小组、会议组织成功的关键指标。

（4）鸣哨，计时器开始计时，要求各队参赛人员以最快的速度，把食物准确放到宝塔的适当位置上。规定时间到，计时器鸣响，则立即停止比赛。

（5）大声清点两组宝塔中的食物，随即计分，宣布结果。然后，请大家对结果进行发言议论。

（6）请出模范家庭代表，介绍各自经验。专家点评，列举平衡膳食营养配餐食谱，并当场回答群众有关平衡膳食的问题。

程序6 结束语

会议结束应使用鼓励等方式，做到善始善终。

3. 注意事项

营养教育中切忌教育者一言堂，一定要让社区群众充分参与进来，才能达到效果，这就是精心设计各种活动的目的。

学习单元5 科普文章的编写

在对大众的营养教育中，常常需要使用营养科普材料。营养科普材料属于医学科普作品的一个分支。医学科普作品包括以书籍、新闻、散文、科幻等为主的文字类，以宣传画、漫画、连环画等为主的形象类，以电视片、科普广播等为主的声像类，以展览、黑板报等为主的综合类。本单元中所谈的医学科普作品的基本结构主要是针对文字类科普作品而言的。

学习目标

- 掌握科普文章的编写原则
- 熟悉写作步骤
- 能撰写科普文章

知识要求

1. 科普文章的基本要求和写作原则

医学科普文章，传播的是具备思想性、知识性、通俗性、趣味性和艺术性的作品，故科普作品应该具有五项基本要求，即科学性、思想性、艺术性、通俗性和实用性。因艺术性可以涵盖通俗性与实用性，故科普作品的“五性”又可简化为三项基本要求：科学性、思想性和艺术性。

（1）科学性

在一篇健康科普文章中，上述“五性”不必面面俱到，也很难照顾周全。但是，科学性是绝对不能缺少的，它是必须坚持的第一原则，也是科普文章的生命和灵魂。

科普作品的科学性主要表现在以下几方面。当面对受众时要讲的内容达到真实、成熟、准确、全面和先进，就可以说是具有科学性了。

1）真实。作品中的每一份材料都应当是真实的，不能掺假，也不能半真半假。不能凭空捏造，要尊重事实。不要把道听途说的事，不加分析地作为医学科普作品的题材。例如，对某些保健食品的广告宣传，保健食品可能如同广告中所宣传的那样，但也有可能是假的，因为保健食品应该在某一方面或某些方面具有保健作用，但扩大的部分，如具有某些药物的治疗作用就可能是假的，并且宣传保健食品的治疗作用也是法规不允许的。

2）成熟。成熟是指理论上要成熟、站得住脚，技术上要过关，能够经得起实践检验，得到专家和社会的公认。对于还在探索、研究阶段，没有结论的题材，可以在学术刊物上发表学术论文，但绝不能拿来作为科普题材。没有结论的就要说清楚是没有结论，如果引用了争论各方的一种观点，一定要说清楚其他主要的观点，以免错误的伪科学的“先入为主”，危害读者，比如，曾经流行的甩手疗法、鸡血疗法、饮水疗法都使不少人的健康受到了损害。

3）准确

①概念要准。有一篇文章写一名乡村医生对骨折复位完好率达100%，事实上从他当医生起，只为两名骨折患者做过复位处理，充其量，也只能是2/2。2/2在数学中可以化为100%，但在科学中是不行的。实验方法一定要科学合理，抽样方法等也要如此，得出来的结果要实事求是，不能滥用“率”的概念。

②数据要准。这方面不准确产生的后果将更严重。例如，乘晕宁是用来防治晕车、晕船的药物，常用量是每次50 mg，每4 h服1次。如果数据不准确，把50写成5，那么就达不到预期的防治效果；如果把50写成500，则有可能引起不良反应，发生呕吐、眩晕，甚至昏迷。

③事实要准。有些作者在创作时不注意弄清准确的事实，凭想象估计个大概，往往会对读者产生误导。

④语言要准。例如寒战、颤抖、抽搐都含有四肢不由自主运动的意思，但语意轻重不同，表达意思也不一样。使用准确的语言，除应有文学语言修养外，还应注意专业术语。特别是在把较难懂的医学术语改写为通俗的词语时，一定要注意不能望文生义、滥造词语，更不能想当然地信手捡一词来替代。不能简化的词语不要硬性简化。

4）全面。科普作品内容应完整、系统，不能片面。例如，鸡蛋的胆固醇含量比较高，但如果科普文章将鸡蛋说成是饮食的大忌，是导致动脉硬化、冠心病、脑血管疾病的诱因等，甚至把鸡蛋说成是慢性病的万恶之源，使人听了胆战心惊、谈虎色变，这就是不符合科学了。一些人终生吃素、不沾鸡蛋，同样也患了冠心病、脑血管病。吃鸡蛋不是造成高血脂的唯一根源，还要受个体差异、遗传因素、免疫状态等多种因素影响。

5）先进。题材一定要新，不能是陈旧的、落后的、淘汰的东西。科学在发展，曾经被认为是“科学”的东西，在已经被科学进步否定了之后，就不再是科学的。新的科技成果又给科普带来了新的题材，跟上科技进步的步伐，才能保证科普的科学性。

（2）思想性

科普作品必须具有鲜明的思想性。任何作品总要反映一定的思想，科普作品更是这样。科普作品是作用于人的，是作者与读者思想交流的信息，对读者的生活、经验、思维等起着影响、引导、干预等作用，具有十分明确的思想性，思想性体现在以下几个方面。

1）看作品反映的是迷信还是科学。

2）看作品能否体现为读者健康服务。

3）看作品能否体现为社会发展服务。

4）要有积极向上的形式。

5）要适合读者对象阅读。

（3）艺术性

科学和艺术是同步的。自从有了科学就有了文学艺术，科学是内容，艺术是表现形式，它们都是认识世界的工具。健康科普工作者是要将人类掌握的健康知识，通过各种各样的形式向人民群众传播。要做到深入浅出，用通俗易懂的语言把深刻的科学道理传播给大众，没有一定的文学修养是很难做到的。我国文化历史悠久，有着丰富的语言宝库，公共营养师要善于向古今中外优秀的文学作品、民间艺术学习借鉴，来充实自己，不断提高自己的文学修养，并为科普工作服务，使医学普及工作真正做到内容充实、形式活泼、语言生动、通俗易懂，为群众所喜闻乐见。

1）通俗性。作品让群众看后不需要经过系统的学习就能弄懂，这就是科普作品通俗性的含义，也就是说能使一般群众很容易接受。由于科普作品的读者有着年龄、文化等方面的差异，通俗性没有绝对的标准。通常根据目前我国人群文化水平，把科普作品的通俗标准界定为适合于初中文化程度的成人阅读。对于未成年人，则以幼儿读物、少儿读物为标准。

①选择通俗易懂的内容。营养科学是最贴近百姓生活的，创作的源泉是极其丰富的，公共营养师应当尽可能地选择读者身边的营养与健康问题，写通俗易懂的内容。

②注意写作方法。科普作品不能像院校的教科书那样，从定义、病因、病理等写起，一开头就让人陷入深奥的理论中去。

③尽量避免使用术语。术语是给训练有素的专业人员使用的。读者很难理解相当多的医学术语，如果必须使用，也要用通俗易懂的语言或文字加以解释。

④化抽象为具体。科学的特点之一是将感性认识上升到理性认识。对于群众来说，理性的东西较难理解，因为它们大多是抽象的、不可捉摸的。要将理性的东西传给群众，可行的办法就是将抽象的东西具体化。例如，地球引力是抽象的，而苹果从树上掉下来则是具体的；大脑的思维是抽象的，而受大脑指挥的人的行为则是具体的。

2）实用性

①针对性。针对具体问题，讲清讲透。例如，在讲演前了解到人们非常关心糖尿病人的日常生活饮食，那就以糖尿病人的日常生活饮食为主讲解，并且细致到吃什么、吃多少、怎么吃，可操作性极强，就是实用性。

②多样性。对于不同的人要讲解不同的内容，如对慢性病患者讲性病防治知识就不一定有用。所以，科普作品选题还应具有多样性，才能适应不同年龄、性别、职业和文化程度读者的需要。这里提倡点菜式的健康传播，在演讲前准备好自己的讲义，现场让听众选择，根据点题人数的多少确定讲解的内容和顺序，一般就不会冷场。

③从细节入手。实用的内容应该是具体和可感知的，可重复操作的。关键是从细节入手，但细节要细在“点儿”上，只说一个成人一天5 g盐还不够，

至少不具有可操作性，人们听没听区别不大，如果说一啤酒瓶盖能盛装5 g盐，这就是实用的细节知识。

3）趣味性。趣味是指使人愉快，感到有意思、有吸引力。趣味性是指作品能够吸引读者阅读，读者读得有兴趣。科普作品的趣味性主要表现在两个方面：作品的内容、形式符合读者的需要、兴趣；作品有较好的文采，体现出较好的创作技巧。作品的构思、结构、语言以及材料的选取、剪裁等都有较高的艺术水平。

2. 科普文章的基础

一名合格的公共营养师，不仅要有营养学和相关学科的知识和丰富的实践，而且还要努力学习文学基础知识，要学会创作，善于创作，把深奥的理论变成通俗易懂的科学道理告诉群众。

打基础是科普创作最基本的过程。作者没有丰富的知识和材料，是写不出好作品来的。知识是靠学习的，学习主要有三个方面，一是向书本学习，二是向社会学习，三是通过不断观察和写作的实践，不断积累，不断丰富自己。

在积累资料方面，概括起来就是“博览、精摘、勤思”。

博览，能够发现线索、开阔思路。要接触大量的资料，不仅包括营养学的，还包括历史、哲学、文学以及报刊等新闻媒体上的新闻报道等。掌握了足够的资料，再运用丰富的想象，写作起来就会游刃有余。

精摘，就是把一些精彩的段落或句子摘记下来。精摘的本身不仅仅是把资料用文字记录下来，更重要的是一个去粗取精、去伪存真的有目的的思维过程。一名科普创作者应该有三个收集资料的仓库，一是收集从生活中直接得来的材料，二是收集从书本中间接得来的材料，三是收集群众语言。

勤思才能把资料变成写作所需要的活材料。别人闲谈中的一句话、一篇文章中的一段文字，或者是受到某种客观环境的刺激，触景生情，灵机一动，都可能是使问题迎刃而解的方法和素材。

3. 科普题材挖掘

大千世界变化万千，科普文章层出不穷，完成一篇好的文章，关键在于善于发掘。营养科普创作题材的来源，归纳起来主要有以下几个方面。

（1）从日常生活中挖掘创作题材

在日常亲戚朋友交谈中，经常碰到有关营养知识的问题，诸如怀孕后吃什么好，糖尿病人能不能食用糖等，都是大众十分关心、迫切想了解的，是科普创作的好题材。

（2）从工作实践中挖掘创作题材

例如，危害人类健康的高血压、被人们喻为“富贵病”的糖尿病、被视为“不治之症”的癌症等，都可以从工作实践中找到可写的内容。

（3）从医学、营养学科研新成果、新成就中挖掘创作题材

随着人类社会的进步，科学技术的发展，新成果、新成就不断涌现，这就需要适时地创作出科普作品，介绍这些科研的新成果、新成就。

（4）从疾病流行信息中挖掘创作题材

据史料记载，某种疾病造成的生命伤亡和财产损失难以计数。如能及时捕捉疾病流行的先兆信息，不失时机地创作出医学科普作品，让群众了解疾病的本质，掌握防治知识，做到防患于未然，则是科普创作中一个不可忽视的问题，也是科普创作题材的一大来源。

（5）从疾病流行规律中挖掘创作题材

疾病在一年内发生的频率是有变化的，例如细菌性痢疾在夏秋季发病率高等。如能把握好这一流行规律，就有可能创作出人们需要的科普作品。

（6）从营养相关慢性疾病变化中挖掘创作题材

随着人类疾病谱的变化，心脑血管疾病、肿瘤、精神性疾病、意外死亡等非传染性疾病明显增多。而这些非传染性疾病的发生与生活不规律、精神紧张、疲劳、不合理饮食、缺乏锻炼和吸烟等不良生活方式有密切关系。这些信息也是科普创作的一大重要来源。

（7）从来信来访中挖掘创作题材

在咨询和营养教育中，常有读者询问健康问题。例如有读者问，市场上有许多种保健食品的广告宣传，应该如何识别真伪，还有一些读者来信也都可作为创作题材。

4. 科普文章的主题提炼

主题是文章的中心思想，是一篇文章的纲。主题对文章来讲是至关重要的，一篇科普作品的质量高低、作用大小，在相当程度上取决于主题的深度。对于科普文章，特别是用于在报刊、广播、电视、宣传栏等媒体上传播的科普文章，还应当注意以下几方面。

（1）小

就是选材角度要小。有利于主题具体化，让人看得见；便于抓住生动材料，

有利于深化主题；有利于突出文章个性，避免给人雷同感。

（2）尖

尖就是要有针对性，要紧跟形势，摸准读者的脉搏，满足读者的需求，为群众健康服务。

（3）新

新就是新颖，有新意。现代科学技术发展日新月异，营养科学也不例外，新的知识都不断涌现，这就要求公共营养师能够及时传播这些新知识、新技术，提高人民群众的健康水平。

5. 科普文章的写作技巧

（1）讲故事、说典故、道案例。

（2）各种文学修辞方法。

（3）宣传技巧。

（4）信息表达形式的设计。

1）晓之以理与动之以情。情感性信息是用丰富的情感来打动人心，引起注意，具有强烈的吸引力和感染力，适于宣传鼓动。例如，“母乳，是一切哺乳动物出生后的天赐理想食品”“小马吃马奶，小牛吃牛奶，婴儿要吃妈妈的奶”“爱，就是每天为家人准备均衡的三餐”。理性信息则是以鲜明的事实、准确的数据来说明道理，以理服人，适用于劝说。如“据 WHO 统计，腹泻脱水每年几乎要夺去 350 万儿童的生命”。

2）积极与消极，即通常所说的正面教育与反面教育。积极的正面教育是以积极肯定的语言和形象使人受到鼓舞，如“吃得恰当，身体健康”。而消极者用严重后果等引起受众的警惕，如“吃肥肉，必减寿”，又如“营养不是咸辣香，少吃油盐第一桩”。一般来说，对文化知识或医学水平较低的基层群众及儿童，宜使用正面教育。

3）大众化与个人性。大众化的信息是通过对大众的呼吁，引起社会的关注和人们的“从众行为”，如“肥胖已经成为现代社会的流行病”。对于某些特定的个人健康问题，应给予具体的有针对性的指导，如糖尿病人的每日膳食计划。

4）幽默与严肃。幽默信息如一张漫画“人过四十五，肚皮往外鼓”，反映了中年人肥胖病的普遍性与严重性，引人在发笑后深思；严肃信息如“营养不良和感染，可使上百万儿童的身体和智力的发育减慢”。

5）一面性与正反两面。一面性信息可强化对该信息持赞成态度的人的固有观念，如“吃肥肉，必减寿”；而提供正反两面材料的信息，使人们得以作出自己的抉择，更具说服力，如“人体血中胆固醇水平过高易患冠心病，过低容易发生脑血管意外”。

6）说教式与讨论式。由有权威性的机构或人士发出说教式、指令式的信息，具有强大的威力，如由卫健委的官员、医学专家发布的儿童肥胖流行与防治情况；而讨论式信息则可引起争论，更平易近人，如与哺乳妇女讨论“如何处理母乳喂养过程中的困难”。

7）量化与质化。量化信息能给人以精确的数据和度量分寸感，行为的可操作性强而具体，特别适合于文化与医学知识水平较高或比较有探求精神的人群。质化信息则能给人以主线条的本质性把握和灵活感，行为的可操作性强而抽象，特别适合于文化与医学知识水平较低或记忆力不太好的人群，也适用于较难量化的信息。

如量化与质化相结合的信息：“红黄绿白黑，心脏不吃亏”。

红：指每日可饮少量（50～100 mL）红葡萄酒，能升高高密度脂蛋白，预防动脉粥样硬化，但切不可过量，有肝病等禁忌证者勿饮。

黄：指胡萝卜、红薯、南瓜、西红柿、玉米等黄色蔬菜，摄入足量的维生素 A 对儿童可减少呼吸道及消化道感染，对成人可降低动脉硬化及肿瘤的风险。

绿：常饮绿茶、常吃绿叶蔬菜有助于预防肿瘤、动脉硬化及感染。

白：指燕麦。燕麦有明显的降胆固醇及甘油三酯效果，对合并糖尿病者尤其明显。另外，白色的魔芋及其系列食品也有明显降脂作用。豆腐及其系列制品也是极佳的健康食品。

黑：指黑木耳，每日摄入 5～15 g，降血液黏度、降胆固醇效果明显，能减少血栓性疾病，但痛风病人不宜过量食用。

技能要求

科普文章编写

科普文章是宣传教育材料最常见的一种形式。

1. 工作准备

准备 1～2 个案例。

做营养教育时可以把膳食指南编成顺口溜，比如下面的例子。

平衡膳食，自然食物

食物多样，谷类为主；新鲜菜果，三餐相辅；

多吃豆奶，胜过药补；鱼禽蛋肉，常吃适度；

运动进食，出入相符；清淡少盐，低脂食物；

限量饮酒，学会说不；饮食清洁，把好门户；

少量多样，少吃多餐；均衡杂食，新鲜好色。

2. 工作程序

程序1 主题和标题的确定

一般而言，一篇科普作品由标题和正文两部分组成。依据人群中的主要营养问题，选择和确定科普文章的主题（选定题目）。

一个好的标题才能激发读者阅读正文的兴趣。要想使读者阅读科普作品，必须重视标题的制作。标题制作归纳起来有新、奇、疑、趣、巧、准、变等几个要点。

新，就是要有新意，假如作者总是谨防这个、当心那个，就没有新意，就没有读者。

奇，就是让人有惊奇的感觉，如《冬天里的中暑》等。

疑，就是有疑问，读者才会产生破疑的兴趣，如《麦乳精和牛奶哪个营养好》等。

趣，就是有兴趣，有兴趣是入门的开始。寓趣味于标题，可以引发读者学习科学知识的兴趣，如《河马刷牙》等。

巧，就是巧妙，巧妙来源于作者善于从文学等方面吸取营养，常用的技巧有重复、对比、比喻等，如《健康携带者并不健康》（重复）、《人体里的泉水》（比喻）等。

准，就是准确，要有的放矢、有针对性。假如文章题目说的是很遥远的、不可能遇见的事，读者就会认为和他没有关系，失去阅读的兴趣。

变，就是要有变化，这种变化往往是新、奇、疑、趣、巧、准综合起来，时常变化着采用，以增加标题的艺术吸引力，引起读者的注意。

程序2 确定读者群

选择和确定科普文章的对象，即读者群（目标人群）。弄清科普文章是给哪些人看的，是城市人群还是农村人群；从事什么职业（干部、公司职

在开始写作时，应该明白如下问题：

1. 为什么写此文章，其目的是什么？

2. 给谁看的？

3. 他们需要什么？

4. 如何达到“效果”？

员、教师、学生、商人、工人、农民、军人等）；是处于什么健康状态的人群（患者人群、高危人群、中危人群、低危人群、健康人群）；什么年龄（老人、中年人、青少年）；是男性还是女性；什么文化层次。注意一定要细分受众。

程序 3　提炼关键信息和资料

收集、筛选和确定围绕科普文章主题的信息内容（注意，重点是确定核心信息，即必不可少的、主要的关键信息），准备相关资料。一般来说是自己熟悉或有一定资料积累的内容，保障科学性和正确性。

程序 4　确定载体和形式

选择和确定科普文章的传播渠道与体裁，例如，是报纸、杂志、网络平面媒体类文章，还是广播稿类。表现形式有议论文、故事、顺口溜、诗歌等。这样可以确定写作格式和风格。

程序 5　形成初稿

撰写科普文章（又称制作传播材料）初稿。

正文一般由开头、主体和结尾三个部分组成。

（1）开头

俗话说，万事开头难。任何文章总会有个开头，文章的开头同样不是一件容易的事。开头既要有一定的引导作用，把读者吸引住，也需要点题。

（2）主体

故事有了开头，吊起了读者的胃口，读者就有了继续读下去想了解个明白的欲望，这时，就应该根据文章开头提出的问题，把故事讲完。这就是科普作品文章主体部分要完成的任务。主体部分要写得有层次，有条理，由浅入深，由表及里，详略得当。

（3）结尾

绝大多数科普文章都有一个较好的结尾。

程序 6　试读

推敲初稿，自己推敲与找人试读相结合。重要文章一定要同时请专家和目标人群试读初稿，提出反馈意见，即传播材料预试验。

程序 7　修改

依据自己的心得或分析目标人群反馈意见，修改后定稿。

科普文章正文修改要点如下。

（1）开头

1）叙述式。用摘要的方式，把文章中最主要的事实简明扼要地写在开头。如《产妇的营养与健康》一文的开头是：“妇女分娩，好比参加一场剧烈运动，体力消耗相当大。所以，分娩后第一桩事就是产妇的营养问题。”

2）提问式。先把问题提出来，再作简要回答，以引起读者的关注、深思，如《谈谈具有双重欺骗性的植物类固醇》。

3）结论式。把结论放在开头，先叙述结论，再作详细阐述。

4）描写式。对主要事实或某一侧面作特别的描写，以酿成气氛，引人入胜。

（2）主体

1）按时间顺序写。根据事情发生的先后，按时间顺序排列，这种写法能比较清楚地反映事物的原委始末。

2）按逻辑顺序写。根据事物的内在联系、逻辑关系安排材料，或者是因果关系，或者是并列关系，或者是主次关系，或者是点面关系。可以围绕某个具体问题，步步深入地写；也可以并列出几个问题，一个个阐述。

3）详略得当，突出重点。科普作品文章不能不分主次、没有重点。那种教科书式的文章不可能赢得广大读者。营养科普的内容很多、很广、很深，许多专家、教授在写科普文章时，总想把该说的都说清楚，免得别人、同行指责，结果使得读者云里雾里，本来想了解清楚的东西，反而越看越糊涂。一篇文章只有一个主题，只谈一个问题，不该说的问题可以蜻蜓点水一掠而过；应该说清楚的，要用通俗易懂的语言，运用举例、打比方等手法，把深奥的科学知识通俗化。

4）背景材料要巧妙。要多角度看事物，从纵的方面看，每件事都有发展变化的来龙去脉；从横的方面看，每件事又和周围的事物发生联系，这就产生了背景。其作用是对主题内容作说明，有助于主题思想的阐述和发挥，起到充实内容，烘托、深化主题的作用。背景材料大致有以下三类。

①对比性材料。过去与现在、正面与反面、正确与错误、甲地与乙地对比等。

②说明性材料。介绍发病机制、地理环境、历史演变、物质条件等，说明事物产生的原因、条件和环境。

③注释性材料。如产品的性能、作用、使用方法，人物的出身经历、性格

特点，以及专业术语、技术性问题的解释等，以便读者更好地了解事物的本质，增强可读性、知识性。

（3）结尾

1）概括总结式。其目的是加强读者的印象，起到画龙点睛的作用。

2）激励式。善于用激励的话语作结尾，目的就是给读者留下较深的印象。

3）启发思考式。有些时候有意不把本该要说的话讲完讲尽，在结尾时给读者留下思索、回味的余地。

程序8　媒体选择

媒体选择时需要考虑媒体的知名度、发行量、时间性、所面对的群体等。

3. 注意事项

撰写科普文章时，应细分受众人群，要有针对性。

思　考　题

1. 平衡膳食的基本要点有哪些？
2. 人际传播沟通技巧有哪些？
3. 健康的生活方式包括哪些内容？
4. 评估身体活动水平的标准有哪些？
5. 撰写科普文章的基本要求和原则有哪些？
6. 新时期，常用科普和营养教育的形式和特点是什么？

职业模块 4 膳食指导和评估

平衡膳食、合理营养是健康饮食的核心。平衡膳食的原则通过食谱才得以表达出来，充分体现其实际意义。在《国家职业技能等级认定培训教材——公共营养师（四级）》中学习了成人食谱的编制。这里将着重学习儿童食谱编制的程序和操作。

儿童时期最主要的特点是人体生长快、营养需求大，所获得的营养不仅要维持基本生命活动，而且要满足迅速生长发育的需要。在整个机体的物质代谢过程中，由于合成代谢大于分解代谢，因此营养素需要相对大于成人。但是又基于儿童的胃容量相对成人要小，所以，为了能确实保证满足其对能量和营养素的需要，要选择含有足够能量和营养素的食物，配成可口的适量饭菜，适当地分配在全天各个餐次。食谱编制可以更有计划地调配饮食，保证饭菜多样、合理，满足儿童的生长发育需要。

1 培训课程

营养和食物需要目标设计

人体每天都要从饮食中获得所需的各种营养素。不同的个体由于其年龄、性别、生理及劳动状况不同，对各种营养素的需要量可能不同。一个人如果长期摄入某种营养素不足就可能产生相应的营养素缺乏，如果长期摄入某种营养素过多就可能产生相应的问题。因此，必须科学地安排每日的膳食以获得种类齐全、数量适宜的营养素。用什么作标准来衡量所摄入的营养素是否适宜呢？营养学家通过研究提出了适用于不同年龄、性别及劳动状态、生理状态人群的膳食营养素参考摄入量（Dietary Reference Intakes，DRIs）。膳食营养素参考摄入量既是衡量所摄入的营养素是否适宜的尺度，又是帮助个体和人群拟订膳食计划的工具。

这里主要学习如何根据人群的生长发育特点，确定不同人群的营养需要和食物需要，掌握《中国居民膳食营养素参考摄入量》标准及其应用，能查找不同性别、不同年龄的能量、营养素适宜需要。成人（18 岁以上）食物及营养需要量已在四级公共营养师教材中论述，这里重点介绍学龄前儿童、学龄儿童、青少年的营养、食物需要量等。

学习单元 1　学龄前儿童膳食能量和营养目标设计

学龄前儿童是指 3～6 岁的儿童。学龄前儿童体格发育速度比婴幼儿期相对减慢，但仍保持稳步增长。身高每年增长约 5～7 cm，体重增长约 2 kg，神经细胞的分化已基本完成，但脑细胞体积的增大及神经纤维的髓鞘化仍继续进行。能量的需要除维持新陈代谢外，还需满足组织生长发育的需要，故单位体重的营养素和能量需要高于成年人。膳食安排以能量密度高、软、多餐为主要特点。

学习目标

- 了解学龄前儿童的生长发育特点
- 掌握学龄前儿童膳食营养素参考摄入量的标准和应用

知识要求

1. 学龄前儿童营养需要

（1）能量

《中国居民膳食营养素参考摄入量》建议 3～6 岁学龄前儿童膳食能量、蛋白质及脂肪的参考摄入量为 5.02～6.69 MJ/d（1 200～1 600 kcal/d），其中男孩稍高于女孩，见表 4-1。

表 4-1　3～6 岁儿童膳食能量、蛋白质及脂肪参考摄入量

年龄（岁）	能量*（EER）				蛋白质（RNI）		总脂肪（AMDR）
	MJ/d		kcal/d		g/d		%E
	男	女	男	女	男	女	
3	5.23	5.02	1 250	1 200	30	30	35（AI）
4	5.44	5.23	1 300	1 250	30	30	20～30

续表

年龄（岁）	能量*（EER）				蛋白质（RNI）		总脂肪（AMDR）
	MJ/d		kcal/d		g/d		%E
	男	女	男	女	男	女	
5	5.86	5.44	1 400	1 300	30	30	20～30
6	6.69	6.07	1 600	1 450	35	35	20～30

*身体活动水平（中）。

（2）宏量营养素

1）蛋白质。学龄前儿童摄入蛋白质的最主要目的是满足细胞、组织增长的需要。因此，对蛋白质的质量，尤其是必需氨基酸的种类和数量有一定的要求。中国营养学会建议学龄前儿童蛋白质的推荐摄入量为30～35 g/d。蛋白质供能占总能量的14%～15%，其中来源于动物性食物的蛋白质应占50%，其余蛋白质可由植物性食物如谷类及豆类等提供。

2）脂肪。儿童生长发育所需的能量、免疫功能的维持、脑的发育和神经髓鞘的形成都需要脂肪，尤其是必需脂肪酸。学龄前儿童每日每千克体重需总脂肪约4～6 g，占总能量的30%～35%，亚油酸供能不应低于总能量的4%，亚麻酸供能不低于总能量的0.6%。建议使用含有α－亚麻酸的大豆油、低芥酸菜籽油或脂肪酸比例适宜的调和油为烹调油，在对动物性食品选择时，也可多选用鱼类等富含n-3长链多不饱和脂肪酸的水产品。

3）碳水化合物。学龄前儿童的膳食基本完成了从以奶和奶制品为主到以谷类为主的过渡，谷类所含有的丰富碳水化合物是其能量的主要来源。每日每千克体重约需碳水化合物15 g，约为总能量的50%～65%，但不宜食用过多的糖和甜食，而应以含有复杂碳水化合物的谷类为主，如大米、面粉及红豆、绿豆等各种豆类。

适量的膳食纤维是学龄前儿童肠道所必需的。全麦面包、麦片粥、蔬菜、水果是膳食纤维的主要来源。但过量的膳食纤维在肠道易膨胀，引起胃肠胀气、不适或腹泻，影响食欲和营养素的吸收。膳食纤维的来源包括谷类、豆类、水果和蔬菜。

（3）矿物质

3～6岁儿童膳食矿物质的RNI或AI见表4-2。

表 4-2 3～6 岁儿童每日膳食矿物质推荐摄入量（RNI）或适宜摄入量（AI）

年龄（岁）	钙	磷	钾	钠	镁	铁	碘	锌	硒	铜	氟	铬	钼
	RNI	RNI	AI	AI	RNI	RNI	RNI	RNI	RNI	RNI	AI	AI	RNI
	mg	mg	mg	mg	mg	mg	μg	mg	μg	mg	mg	μg	μg
3	600	300	900	700	140	9	90	4.0	25	0.3	0.6	15	40
4～6	800	350	1200	900	160	10	90	5.5	30	0.4	0.7	20	50

引自中国营养学会《中国居民膳食营养素参考摄入量》。

1）钙。学龄前儿童钙需要量 3 岁为 600 mg/d，4～6 岁为 800 mg/d。食物钙的平均吸收率为 35%。奶及奶制品中的钙含量丰富，吸收率高，是儿童最理想的钙来源。豆类及制品尤其是大豆、黑豆含钙量也较丰富，此外，芝麻、小虾皮、海带等也含有一定量的钙。要保证学龄前儿童钙的适宜摄入水平，奶的摄入量应不低于 300 mL/d，但也不宜超过 600 mL/ d。

2）碘。儿童是对缺碘敏感的人群。为减少因碘缺乏导致的儿童生长发育障碍，《中国居民膳食营养素参考摄入量》提出学龄前儿童碘的 RNI 为 90 μg/d，UL 是 200 μg/d。含碘较高的食物主要是海产品，如海带、紫菜、海鱼、虾、贝类。为保证这一摄入水平，除必须使用碘强化食盐烹调食物外，还建议每周膳食至少安排 1 次海产品。

3）铁。铁缺乏引起的缺铁性贫血是儿童期最常见的疾病。《中国居民膳食营养素参考摄入量》建议学龄前儿童铁的 RNI 为 9～10 mg/d，UL 为 25～30 mg/d。动物性食品中的血红素铁吸收率一般在 10% 或以上。动物肝脏、动物血、瘦肉是铁的良好来源。膳食中丰富的维生素 C 可促进非血红素铁的吸收。

4）锌。锌缺乏的儿童常出现味觉下降、厌食甚至异食癖，嗜睡、面色苍白，抵抗力差而易患各种感染性疾病等，严重者生长迟缓。《中国居民膳食营养素参考摄入量》提出，学龄前儿童锌的 RNI 为 4～5.5 mg/d。除牡蛎、扇贝外，鱼、禽、蛋、肉等食物的锌含量丰富，利用率也较高。

（4）维生素

1）维生素 A。维生素 A 对学龄前儿童的生长、视觉、免疫力等有重要的作用。可考虑每周摄入 1 次含维生素 A 丰富的动物肝脏，每天摄入一定量的蛋黄、牛奶，或在医生指导下补充鱼肝油，获得可直接利用的视黄醇；也可每日摄入一定量的深绿色或黄红色蔬菜补充维生素 A 原，即胡萝卜素。维生素 A 的 UL 值为 2 000 μg/d。3～6 岁儿童每日膳食维生素的 RNI 或 AI 见表 4-3。

表 4-3　3～6 岁儿童每日膳食维生素推荐摄入量（RNI）或适宜摄入量（AI）

年龄（岁）	维生素A	维生素D	维生素E	维生素K	维生素B_1	维生素B_2	维生素B_6	维生素B_{12}	泛酸	叶酸	烟酸	胆碱	生物素	维生素C
	RNI	RNI	AI	AI	RNI	RNI	RNI	RNI	AI	RNI	RNI	AI	AI	RNI
	μgRAE	mg	mgα-TE	μg	mg	mg	μg	mg	μg	μgDFE	mgNE	μg	μg	mg
3	310	10	6	30	0.6	0.6	0.6	1.0	2.1	160	6	200	17	40
4～6	360	10	7	40	0.8	0.7	0.7	1.2	2.5	190	8	250	20	50

引自中国营养学会《中国居民膳食营养素参考摄入量》。

2）B 族维生素。维生素 B_1、维生素 B_2 和烟酸在保证儿童体内的能量代谢以促进其生长发育方面有重要作用。这 3 种 B 族维生素常协同发挥作用，缺乏症可能混合出现。膳食中维生素 B_1 主要来源于非精制的粮谷类、坚果、鲜豆、瘦肉和动物内脏，发酵生产的酵母制品也含有丰富的维生素 B_1。

3）维生素 C。典型的维生素 C 缺乏症目前已不常见，但亚临床缺乏对健康的潜在影响已受到特别的关注，如免疫能力降低，患慢性病的危险增加等。维生素 C 主要来源于新鲜的蔬菜和水果，尤其是鲜枣类、柑橘类水果和有色蔬菜，如柿子椒、油菜、韭菜、白菜、菜花等。3 岁儿童维生素 C 的 RNI 为 40 mg/d，4～6 岁儿童维生素 C 的 RNI 为 50 mg/d。

2. 学龄前儿童饮食特点及食品选择原则

（1）饮食特点

学龄前儿童随着年龄增长，咀嚼能力和消化功能逐渐增强，他们的饮食逐渐由软到硬、由半流质到接近成人食物，完成从奶类食物为主到谷类食物为主的过渡，而且食物的种类也逐渐增多。但无论如何，不能和成人的饮食同样对待，以免导致消化功能紊乱，造成营养不良。

3～6 岁的孩子胃容量尚小，大约为 600～700 mL。需选择营养丰富、容量小、密度高的食物，正餐时少用汤类代替炒菜、稀饭代替米饭；尽量避免纯能量食物，如白糖、粉丝、凉粉、藕粉等。少吃零食，饮用清淡饮料，尽量给孩子蛋白质、能量比值和微量营养素、能量比值高的食物，适量进食动物肝脏、鱼、禽、肉、奶和大豆制品等，以满足孩子的需要。

有些食物不适合学龄前儿童，如油煎、油炸食物，刺激性的酸辣食物，刺多的小鱼，腌制、熏制食物等。儿童应尽量食用新鲜食品。

另外，还应注意培养儿童良好的饮食习惯，如不挑食、不偏食、不暴饮暴食，定时定量进食，细嚼慢咽，不乱吃零食。

（2）食品选择的原则

学龄前儿童的膳食组成应多样化，以满足儿童对各种营养成分的需要。3~6岁儿童的膳食应注意食物品种的选择和变换，如荤、素菜的合理搭配，粗粮、细粮的交替使用，食物的软硬应适中，温度要适宜，色香味形要能引起儿童的兴趣，以促进食欲，并与其消化能力相适应。

3. 个体营养目标设计原则

设计个体食谱是公共营养师最常用到的一种技能，无论是在医院、保健所或者对孤老、幼小的照顾，都是提供对个体的服务。个体的健康与非健康状态分为许多种，如健康个体包括孕妇、乳母、幼儿、儿童、老人等不同生理阶段的个体；非健康个体又可分为治疗阶段和康复阶段的个体，如高血脂、糖尿病、高血压等。无论如何，虽然设计不同状态个体的食谱所需要知识和经验不同，但个体食谱能量和营养素目标设计确定方法是一样的。

以下以学龄前儿童为例，一般来说，健康个体根据对应年龄和劳动强度等，直接选用《中国居民膳食营养素参考摄入量》中的 RNI 或 AI 来确定营养目标。理论上，EAR 不应用于个体配餐，RNI 和 AI 为个体配餐营养目标，日常摄入量达到或超过此水平则摄入不足的概率很低。UL 用于配餐计划实施控制指标，日常摄入量应低于此水平，以避免摄入过量可能造成的危害。对于儿童应根据实际情况另定指标，因为 RNI 保证摄入不足的概率还有 2%~3%，而一些儿童可能就在其内，所以公共营养师也可根据对象实际情况调整。

技能要求

学龄前儿童膳食营养目标设计

调查观察儿童性别、年龄、身体状况、体重、身长等，为制定营养目标做准备。

1. 工作准备

记录笔、记录本、《中国居民膳食营养素参考摄入量》。

2. 工作程序

程序1　了解儿童的性别、年龄

RNI和AI常作为膳食食谱设计的依据。当RNI缺少时，用AI。

程序2　根据儿童的性别、年龄查《中国居民膳食营养素参考摄入量》，作为膳食设计依据

例如，4岁女童，查表可知能量的EER为1 250 kcal，蛋白质的RNI为30 g，脂肪占总能量的20%～30%；钙的RNI为800 mg/d，碘的RNI为90 μg/d，铁的RNI为10 mg/d，锌的RNI为5.5 mg/d；维生素A的RNI为360 μgRAE，维生素B_1的RNI为0.8 mg/d，维生素B_2的RNI为0.7 mg/d，维生素C的RNI为50 mg/d。

程序3　确定膳食营养目标

以上的营养素数值可作为一段时间内的个人配餐计划的根据。但在实际工作中，需要调查一段时间内的营养状况，估计摄入量是否合适，从而修改个体膳食营养目标。

3. 注意事项

膳食营养目标是为了选择食物、配制平衡膳食而设计的。一般来说，每餐严格做到各个营养素都符合标准在实际中是难以执行的，所以常常设置一定的变化范围。结合就餐人员体重变化，可修订变化范围。

相关链接

膳食营养素参考摄入量是为了保证人体合理摄入营养素而设定的每日平均膳食营养素摄入量的一组参考值。随着营养学研究的深入发展，DRIs的内容逐渐增加。《中国居民膳食营养素参考摄入量》包括以下7个参数。

1. 平均需要量（estimated average requirement，EAR）

EAR是指某一特定性别、年龄及生理状况群体中的所有个体对某种营养素需要量的平均值。EAR能满足群体中50%个体的需要。EAR是制定RNI的基础。

2. 推荐摄入量（recommended nutrient intake，RNI）

RNI 是指满足某一特定性别、年龄及生理状况群体中绝大多数个体（97%～98%）需要量的某种营养素摄入水平。长期摄入达到 RNI 水平，可以满足机体对该营养素的需要，维持组织中有适当的营养素储备和机体健康。RNI 的主要用途是作为个体每日摄入该营养素的目标值。

能量需要量（estimated energy requirement，EER）是指长期保持良好的健康状态，维持良好的体形和机体构成以及理想活动水平的个体或群体，达到能量平衡时所需要的膳食能量摄入量。

3. 适宜摄入量（adequate intake，AI）

当某种营养素的个体需要量的资料不足，不能计算出 EAR，从而无法推算 RNI 时，可通过设定 AI 来提出这种营养素的摄入量目标。AI 是通过观察或实验获得的健康群体某种营养素的摄入量。

AI 与 RNI 的相似之处是两者都用作个体摄入量的目标，能够满足目标人群中几乎所有个体的需要。AI 与 RNI 的区别在于 AI 的准确性不如 RNI，有时可能明显高于 RNI。

4. 可耐受最高摄入量（tolerable upper intake level，UL）

UL 是每日摄入量的安全上限，是一个对健康人群中几乎所有个体都不会产生毒副作用的最高摄入水平。对大多数营养素而言，健康个体的摄入量超过 RNI 或 AI 水平并不会产生益处，因此，UL 并不是一个建议的摄入水平。

5. 宏量营养素可接受范围（acceptable macronutrient distribution ranges，AMDR）

AMDR 指脂肪、蛋白质和碳水化合物理想的摄入量范围，该范围可以满足人体对这些必需营养素的需要，并且有利于降低慢性病发生的危险，常用占能量摄入量的百分比表示。

6. 预防非传染性慢性病的建议摄入量（proposed intakes for preventing non-communicable chronic diseases，PI-NCD，简称建议摄入量 PI）

PI 是以非传染性慢性病（NCD）的一级预防为目标，提出的必需营养素的每日摄入量。当 NCD 易感人群某些营养素的摄入量接近或达到 PI 时，可以降低他们发生 NCD 的风险。

7. 特定建议值（specific proposed level，SPL）

近几十年的研究表明，植物化合物具有改善人体生理功能、预防慢性疾病的生物学作用。SPL 是指在某些疾病易感人群的膳食中，这些成分的摄入量达到或接近这个建议水平时，有利于维护人体健康。

学习单元 2　个体膳食目标设计

学龄儿童和青少年时期可分为小学学龄期和中学学龄期。

（1）小学学龄期：一般指 6～12 岁的小学阶段。

（2）中学学龄期：一般指 13～18 岁的中学阶段，此阶段的青少年正值青春期。

学习目标

- 了解学龄儿童的生长发育特点
- 掌握膳食营养和食物需要目标的设计原则和程序

知识要求

1. 学龄儿童及青少年生长发育的特点

学龄儿童体格仍维持稳步增长，除生殖系统外的其他器官、系统，包括脑的形态发育已逐渐接近成人水平，独立活动能力逐步加强。

青少年体格生长发育速度加快，尤其是在青春期，身长、体重突发性增长是其重要特征，被称为第二个生长高峰。除体格发育外，此期生殖系统迅速发育，第二性征逐渐明显，内脏功能日益发育成熟，大脑的机能和心理的发育也进入高峰，身体各系统逐渐发育成熟，是人一生中最有活力的时期。

2. 学龄儿童及青少年营养需要

（1）能量

生长发育中儿童及青少年的能量处于正平衡状态。各年龄组膳食能量、蛋白质及脂肪参考摄入量见表 4-4。能量的来源比例分别为：碳水化合物 50%～65%，脂肪 20%～30%，蛋白质 12%～14%。

表 4-4 我国儿童及青少年膳食能量、蛋白质及脂肪参考摄入量

年龄（岁）	能量*（EER）				蛋白质（RNI）		脂肪供能比（AMDR）
	MJ/d		kcal/d		g/d		%E
	男	女	男	女	男	女	
7	7.11	6.49	1 700	1 550	40	40	20～30
8	7.74	7.11	1 850	1 700	40	40	20～30
9	8.37	7.53	2 000	1 800	45	45	20～30
10	8.58	7.95	2 050	1 900	50	50	20～30
11～13	9.83	8.58	2 350	2 050	60	55	20～30
14～17	11.92	9.62	2 850	2 300	75	60	20～30

*身体活动水平（中）。

引自中国营养学会《中国居民膳食营养素参考摄入量》。

（2）宏量营养素

1）蛋白质。蛋白质提供的能量应占膳食总能量的 12%～14%。动物性食物蛋白质含量丰富，氨基酸构成好，如肉类为 17%～20%，蛋类为 13%～15%，奶类约为 3%；植物性食物中大豆是优质蛋白质的来源，含量高达 35%～40%，谷类含 6%～10%，但利用率较低。

2）脂肪。青少年时期是生长发育的高峰期，能量的需要也达到了高峰，因此一般不过度限制儿童膳食脂肪的摄入。但脂肪摄入量过多将增加肥胖及成年后心血管疾病、高血压和某些癌症发生的风险。脂肪适宜摄入量为占总能量的 20%～30%，其中饱和脂肪酸、单不饱和脂肪酸和多不饱和脂肪酸的比例为 1∶1∶1，n-6 和 n-3 多不饱和脂肪酸的比例为（4～6）∶1。在脂肪种类上要注意选择富含必需脂肪酸的植物油。

3）碳水化合物。长期以来，碳水化合物一直是人类膳食中提供能量的主要来源。与蛋白质和脂肪相比，碳水化合物是更容易被机体利用的能量。学龄儿童与青少年膳食中碳水化合物适宜摄入量以占总能量的 50%～65% 为宜。目前我国居民膳食中碳水化合物的主要来源是谷类和薯类，在水果、蔬菜中也有一定量的碳水化合物。因此，保证适量碳水化合物的摄入，不仅可以避免脂肪的

过度摄入，同时谷类和薯类以及水果、蔬菜的摄入会增加膳食纤维及具有健康效用的低聚糖的摄入量，对预防肥胖及心血管疾病都有重要意义。但应注意避免摄入过多的添加糖，特别是含糖饮料。

（3）矿物质

1）钙。青春前期及青春期正值生长高峰期，为了满足突增高峰的需要，7～10岁儿童钙的推荐摄入量为1 000 mg/d，11～13岁青少年钙的推荐摄入量为1 200 mg/d，14～17岁青少年钙的推荐摄入量为1 000 mg/d。钙的可耐受摄入量为2 000 mg/d。奶和奶制品是钙的最好食物来源，其含钙量高，并且吸收率也高，发酵的酸奶更有利于钙的吸收。可以连骨壳吃的小鱼、小虾及一些坚果类，含钙量也较高。绿色蔬菜、豆类也是钙的重要食物来源。

2）铁。铁缺乏除引起贫血外，还可能降低学习能力、免疫和抗感染能力。青春期贫血是女童常见的疾病，值得特别关注。学龄儿童及青少年每日的膳食矿物质推荐摄入量见表4-5。动物血、肝脏及红肉是铁的良好来源，它们含铁高，吸收好。豆类、黑木耳、芝麻酱中含铁也较丰富。

表4-5 学龄儿童及青少年每日膳食矿物质推荐摄入量（RNI）或适宜摄入量（AI）

年龄（岁）	钙	磷	钾	钠	镁	铁		碘	锌		硒	铜	氟	铬	钼
						男	女		男	女					
	RNI	RNI	AI	AI	RNI	RNI		RNI	RNI		RNI	RNI	AI	AI	RNI
	mg	mg	mg	mg	mg	mg		μg	mg		μg	mg	mg	μg	μg
7～10	1 000	470	1 500	1 200	220	13		90	7.0		40	0.5	1.0	25	65
11～13	1 200	640	1 900	1 400	300	15	18	110	10.0	9.0	55	0.7	1.3	30	90
14～17	1 000	710	2 200	1 600	320	16	18	120	11.5	8.5	60	0.8	1.5	35	100

引自中国营养学会《中国居民膳食营养素参考摄入量》。

学龄儿童要注意选择营养素密度高的食物。

3）锌。儿童缺锌的临床表现是食欲差，味觉迟钝甚至丧失，严重时可引起生长迟缓、性发育不良及免疫功能受损。贝壳类海产品、红色肉类、动物内脏等都是锌的良好来源，干果类、谷类胚芽、麦麸、花生和花生酱也富含锌。学龄儿童及青少年锌的膳食参考摄入量列于表4-5。

4）碘。碘缺乏在儿童期和青春期的主要表现为甲状腺肿，尤其是青春期甲状腺肿发病率较高，需特别预防。儿童及青少年膳食碘 RNI，7 ~ 10 岁为 90 μg/d，11 ~ 13 岁为 110 μg/d，14 ~ 17 岁为 120 μg/d。含碘最高的食物是海产品，包括海带、紫菜、海鱼等。应坚持食用碘盐，并注意碘盐的保存和烹调方法。碘摄入过多会对身体有害，引起高碘性甲状腺肿，儿童及青少年每日摄入碘量如超过可耐受最高摄入量，就有可能造成过量，对健康带来危害。

（4）维生素

学龄儿童及青少年每日膳食维生素的 RNI 或 AI 见表 4–6。

表 4–6　学龄儿童及青少年每日膳食维生素推荐摄入量（RNI）或适宜摄入量（AI）

年龄（岁）	维生素A		维生素D	维生素E	维生素K	维生素B_1		维生素B_2		维生素B_6	维生素B_{12}	泛酸	叶酸	烟酸		胆碱		生物素	维生素C
	男	女				男	女	男	女					男	女	男	女		
	RNI		RNI	AI	AI	RNI		RNI		RNI	RNI	AI	RNI	RNI		AI		AI	RNI
	μgRAE		mg	mgα-TE	μg	mg		mg		μg	mg	μg	μgDFE	mgNE		μg		μg	mg
7 ~ 10	500		10	350	50	1.0		1.0		1.0	1.6	3.5	250	11	10	300		25	65
11 ~ 13	670	630	10	500	70	1.3	1.1	1.3	1.1	1.3	2.1	4.5	350	14	12	400		35	90
14 ~ 17	820	630	10	600	75	1.6	1.3	1.5	1.2	1.4	2.4	5.0	400	16	13	500	400	40	100

引自中国营养学会《中国居民膳食营养素参考摄入量》。

1）维生素 A。婴幼儿和儿童维生素 A 缺乏的发生率远高于成人。维生素 A 的 RNI，7 ~ 10 岁为 500 μgRAE/d，14 ~ 17 岁，男为 820 μgRAE/d，女为 630 μgRAE/d，UL 为 1 500 ~ 2 700 μgRAE/d。动物肝脏，如羊肝、鸡肝、猪肝中含有丰富的维生素 A。植物性食物只能提供维生素 A 原——类胡萝卜素。类胡萝卜素主要存在于深绿色或红黄色的蔬菜和水果中，如胡萝卜、青椒、芹菜、菠菜等。与动物来源的维生素 A 比较，植物来源的类胡萝卜素效价较低。

2）维生素 B_1。精加工谷类的普及，使儿童维生素 B_1 的缺乏成为目前较常见的营养问题。我国儿童及青少年膳食维生素 B_1 的 RNI，7 ~ 10 岁为 1.0 mg/d、

11～13 岁，男童为 1.3 mg/d，女童为 1.1 mg/d；14～18 岁，男童为 1.6 mg/d，女童为 1.3 mg/d。维生素 B_1 广泛存在于天然食物中，如动物内脏的肝、心、肾，肉类、豆类和粗加工的粮谷类。

3）维生素 B_2。儿童及青少年紧张的学习生活，使其易发生维生素 B_2 缺乏症。我国儿童及青少年膳食维生素 B_2 的 RNI，7～10 岁为 1.0 mg/d；11～13 岁，男童为 1.3 mg/d，女童为 1.1 mg/d；14～17 岁，男童为 1.5 mg/d，女童为 1.2 mg/d。富含维生素 B_2 的食物主要是奶类、蛋类、肝脏、绿叶蔬菜。

4）维生素 C。我国儿童及青少年膳食维生素 C 参考摄入量，7～10 岁为 65 mg/d，11～13 岁为 90 mg/d，14～17 岁为 100 mg/d。新鲜的蔬菜、水果是维生素 C 丰富的食物来源，比如，约 150 g 青椒可提供 100 mg 的维生素 C。

技能要求

个体膳食营养和食物需要目标设计

1. 工作准备

准备记录笔、记录表、《中国居民膳食营养素参考摄入量》、《中国食物成分表》等。

2. 工作程序

以学龄儿童为例。

程序 1　了解学龄儿童的性别、年龄

程序 2　查询参考标准

根据学龄儿童的性别、年龄查《中国居民膳食营养素参考摄入量》，确定儿童每天所需要的各种营养素需要量。

例如，8 岁男童，查表从纵向年龄找到 8 岁，从横向找到能量的 EER（中等）为 1 850 kcal，蛋白质的 RNI 为 40 g，脂肪占总能量的 20%～30%，为 370～550 kcal，等于 52～63 g。

同理，查得钙的 RNI 为 1 000 mg/d，碘的 RNI 为 90 μg/d，铁的 RNI 为 13 mg/d，锌的 RNI 为 7 mg/d，维生素 A 的 RNI 为 500 μgRAE/d，维生素 B_1 的 RNI 为 1 mg/d，维生素 B_2 的 RNI 为 1.0 mg/d，维生素 C 的 RNI 为 65 mg/d。

程序 3　计算三大营养素的数量

查表知，能量为 1 850 kcal，蛋白质为 40 g，1 g 蛋白质可提供 4 kcal 能量，计算如下。

碳水化合物和脂肪能量的百分比，可直接用于计划膳食营养目标，也可转为具体重量。

蛋白质占总能量的百分比：40×4=160 kcal，160÷1 850=8.6%。

已知脂肪占总能量的百分比为 20%～30%，1 g 脂肪可提供 9 kcal 能量，计算实际千卡数和需要克数如下。

实际能量值：1 850×0.3=555 kcal

实际克数：555÷9=62 g

同理得 20% 的能量时，脂肪实际数量是 41 g。

碳水化合物的计算采取同脂肪一样的方法，1 g 碳水化合物可提供 4 kcal 能量。

碳水化合物提供能量计算：1 850−160−555=1 135 kcal

实际克数计算：1 135÷4=284 g

程序 4　了解本地区营养素食物来源情况

在本地区寻找并选择有代表性的较大的农贸市场和超市，参照表 4-7 填写表 4-8，了解本地区食物资源情况。

表 4-7　营养素主要食物来源表

营养素名称	动物性食物	植物性食物
蛋白质	禽、畜、蛋、奶、鱼	豆类及制品、坚果、谷类
脂肪	动物油脂	食用油、坚果类
碳水化合物	—	谷类、薯类、根茎类蔬菜、食用糖
维生素	动物内脏、瘦肉	绿叶蔬菜、水果、鲜豆、粗粮
矿物质	动物内脏、肉、鱼、奶类	各种蔬菜、水果、杂粮、豆类等
水	饮用水	

表 4-8　本地区营养素主要食物来源表

营养素名称	动物性食物	植物性食物
蛋白质	猪肉、牛肉、羊肉、鸡肉、兔肉、偏口鱼、带鱼、鲳鱼、鲤鱼、鲫鱼、虾、虾虎、扇贝	黄豆、红豆、绿豆、花生、豆腐、豆腐干、豆腐皮、腐竹、大米、糯米、小米、玉米、燕麦、黑米、小麦粉、挂面
脂肪	猪肉、牛肉、鸡翅、鸡腿、鸭、鸡蛋、鸭蛋	花生油、玉米油、豆油、芝麻油、色拉油、核桃、花生、松子

续表

营养素名称	动物性食物	植物性食物
碳水化合物	—	大米、糯米、小米、玉米、燕麦、黑米、小麦粉、挂面、方便面、马铃薯、红薯、红豆、绿豆、白砂糖、蜂蜜
维生素A和胡萝卜素	羊肝、牛肝、鸡肝、鸭肝、猪肝、蛋黄、鸡心、乳类	西蓝花、胡萝卜、芥蓝、芹菜叶、豌豆苗、菠菜、荠菜
维生素 B_1	猪肝、牛肝、鸡肝、鸡蛋、鸭蛋、牛奶	葵花子仁、花生、大豆粉、小麦粉、小米、玉米、酵母
维生素 B_2	猪肝、羊肾、羊肝、牛肝、猪肾、鸡肝、鸭肝、蛋、肉、牛奶	松蘑、冬菇、香菇（干）、蘑菇（干）、紫菜、小麦胚芽、南瓜粉、豆腐丝、杏仁
维生素C	—	枣（鲜）、辣椒（红、小）、萝卜缨、芥蓝、甜椒、豌豆苗、猕猴桃、辣椒（青、尖）、菜花、苦瓜、红果
钙	螺、虾脑酱、奶豆腐、虾米、虾皮、草虾、河虾、牛奶、奶酪	芝麻酱、豆腐干、黑芝麻、西瓜子、素鸡、千张、花生、大豆、黑豆、红萝卜缨、油菜、雪里蕻、青豆、苋菜、紫菜、海带、木耳
铁	蛏干、鸭肝、猪肝、牛肝、鸡肝、鸭血、鸡血、猪血、猪肉、牛肉、羊肉、鸡肉、兔肉、偏口鱼、带鱼、鲳鱼	苔菜（干）、黑木耳、松蘑（干）、紫菜（干）、蘑菇（干）、芝麻酱、黑芝麻、荠菜
碘	偏口鱼、带鱼、鲳鱼、蚶干、干贝、海参、海蜇、龙虾	海带、紫菜、淡菜
锌	牡蛎、蛏干、扇贝、泥蚶、鱿鱼干、山羊肉、螺蛳	小麦胚芽、山核桃、口蘑、松子、香菇（干）
硒	猪肾、鱿鱼（干）、海参、蛏干、中国鳖、墨鱼（干）、秋蛤蜊、牡蛎、海蟹、香海螺、虾米、虾皮、牛肾、黄菇鱼、羊肾、鲐鱼、贻贝、鸭肝、海虾	花豆（紫）、小麦胚芽、红茶、蘑菇（干）
水	饮用水	

程序 5　根据三大营养素的需要计算主要食物的需要

根据三大营养素的需要计算蛋白质、脂肪、碳水化合物及能量所需食物量，并考虑儿童的一日胃容量。例如，8 岁男童每日的蛋白质需要为 40 g，脂肪为 41～62 g，碳水化合物为 284 g。根据选择主食的碳水化合物量确定谷类食物需要量，根据动物性食物蛋白质的含量确定动物食品需要量，脂肪需要则由油来调节。当然，计算中需减去确定食物所提供的蛋白质、脂肪量。

本例中男童 8 岁，需要碳水化合物 284 g，如选用大米为主食，查《中国食物成分表》得知，大米碳水化合物含量是 77.9%，以午餐占全天能量的 35% 计算（1 g 碳水化合物含 4 kcal 能量）：

膳食计划表可用于公共餐饮的食物购买计划、上级管理和评价，对于个体而言是对就餐者的承诺。

$$(284 \times 4 \times 35\% \div 4) \div 77.9\% = 128\ g$$

如选用面粉为主食，面粉的碳水化合物含量为 73.6%。面粉用量按照早餐和晚餐约占全天能量的 65% 计算，则：

$$(284 \times 4 \times 65\% \div 4) \div 73.6\% = 251\ g$$

所以，8 岁男童一天需要的主食大约是 128 g 大米和 251 g 面粉。

其他动物性食品的计算以此类推。

程序 6　写出报告表（见表 4-9）

表 4-9　膳食计划表

营养目标	能量 1 850 kcal，蛋白质 40 g 脂肪 41～62 g，碳水化合物 284 g
食物计划	大米 128 g，面粉 251 g 动物性食物：…… 蔬菜：……

学习单元 3　均匀性群体膳食营养目标设计

群体一般是指通过某种社会关系或组织结构联结起来进行共同活动和感情交流的集体，如一个社区、学校、企业或老年组织等。与其相对应的集体就餐的食堂或餐饮，即是群体膳食工作的现场。通常来说，年龄分布均匀而且健康状态、知识水平、身体活动或劳动强度、职业等都分布均匀的群体，则为均匀性群体。如学校、幼儿园等。但是一般来说，膳食计划服务的群体是一个总体，其年龄、身体状况、营养需要等都不可能再选择。所以多数情况下为非均匀性群体，如职工食堂、医院食堂等。

群体膳食计划一般不能直接用膳食营养素参考摄入量 RNI 作为群体膳食目标，如直接应用常会低估实际需要。要特别仔细分析人群特点，根据人群特点制定膳食计划和食物供应方案。

均匀性群体指年龄分布、健康状态、活动量、知识背景等相同的群体。如同年级学生属于均匀性群体；而单位职员群体为非均匀性群体。

学习目标

- 掌握青少年饮食特点及选择食物的要点
- 了解青少年食物建议摄入量
- 掌握均匀性群体营养配餐原则

知识要求

1. 青少年的饮食特点及选择食品的要点

（1）青少年饮食特点

青少年对能量的需要与生长速度成正比，生长发育需要能量为总能量的 20% ~ 30%，青少年能量需要超过从事轻体力劳动的成人。与此同时，青少年对蛋白质的需要量也大大增加。来源于动物性食物和大豆的蛋白质应占 50%，以提供较丰富的必需氨基酸。为满足骨骼迅速生长发育的需要，青少年期需储备钙约 200 mg/d，伴随第二性征的发育，女性青少年月经初潮，铁丢失增加，铁的供给不足可引起青春期缺铁性贫血，饮食中应增加铁的摄入。青少年体格迅速发育，同时，处于该时期的青少年学习紧张，来自各种考试的负荷重，维生素及其他矿物质的供给就更不容忽视。

（2）选择食品的要点

1）多吃谷类，供给充足的能量。青少年能量需要量大，每天需谷类 400 ~ 500 g。宜选用加工较为粗糙、保留大部分 B 族维生素的谷类。

2）保证优质蛋白质的供给。鱼、禽、肉、蛋、奶及豆类是饮食蛋白质的主要来源，每天供给 200 ~ 250 g，奶类不低于 300 mL。

3）保证蔬菜水果供给。蔬菜水果是获得胡萝卜素、维生素 C、矿物质及膳食纤维的主要来源。其中，有色蔬菜，尤其是绿叶蔬菜富含胡萝卜素、维生素 C，宜尽量选用。每天应食用蔬菜 500 g，其中绿叶菜不低于 300 g。

4）钙是建造骨骼的重要成分，青少年正值生长旺盛时期，骨骼发育迅速，需要摄入充足的钙。铁、锌、碘等对儿童、青少年体格发育尤其重要。青少年每天应摄入一定量的奶类和豆类食品、瘦肉、肝脏、海产品。

2. 均匀性群体营养配餐原则和方法

（1）群体膳食目标设置原则

制定群体的膳食计划营养目标，不可能像个体一样指定一个预期数值来满足所有人，只能确定一个最大限度满足所有人的“膳食目标”，要注意这与个体膳食目标制定是有区别的。

一个均匀性的群体其膳食目标设定常有两个切点，即设定满足多少人的需要和允许有多大不足风险。通常设定能满足 95% 以上人的营养需要，允许分别有 2% ~ 3% 的人可能存在摄入不足（低于 EAR）和过量（高于 UL）的危险。但是对于不同的营养素或针对特定的人群，这个百分数可以由公共营养师或计划者根据需要和可能进行一定的调整。另外，一般还需要考虑宏量营养素的来源或分布目标，例如，蛋白质、脂肪各自提供的能量百分数多少应当是适宜的。

（2）均匀性群体膳食目标设置方法

均匀性群体中，当需要量比较一致时，应利用 EAR 切点法去设计不低于需要量和不超过 UL 范围。当需要量比较分散，应利用概率法去设计低于需要量和“日常营养素摄入量分布（the usual nutrient intake distribution，UNID）”范围。保障能够达到确定的计划目标。

对于只有 AI 的营养素可以直接用 AI 作为计划目标，能量摄入量的目标即是这个人群的平均能量需要量（EER）。

对于有 EAR 和 UL 的营养素，大部分营养素都可以用 UNID 来确定。群体摄入量低于平均需要量的个体所占的比例表示摄入不足的概率，摄入量超过 UL 的个体所占的比例表示摄入量过多的概率。对于仅有 EAR 的营养素，应用 EAR 作为切点来计算摄入不足的概率。

UNID 范围中值是一个有用的数据，可以用来作为设计食谱的出发点或基本依据。调查得到的营养素摄入量分布资料，一般不可能刚好满足该群体膳食目标，必须经过调整。一般而言，群体膳食营养素目标制定应该比较“富裕”，因为在集体供餐的绝大多数条件下，集体餐饮食谱多样，另外提供的食物并不能被全部摄入，所以多种组合的膳食营养素含量需要都能达到或超过 UNID 范围中值。

应当特别强调，不管何种情况，膳食目标设置都是“预测的”，必须依据对群体体重的监测情况进行调整和完善。

（3）兼顾经济条件

应熟悉市场可供选择的原料及其价格，并了解其营养特点。既要使食谱符合营养要求，又要使就餐者在经济上能够承受，才会使食谱有实际意义。

技能要求

日常微量营养素摄入分布范围估计

1. 工作准备

（1）准备主食、蔬菜、零食实物或替代物（如表格、模具）。

（2）记录笔、记录本、表格、食物成分速查表。

2. 工作程序

程序 1　确定用餐人群范围

儿童年龄在 12～14 岁之间，男女各半。

程序 2　调查学校食谱

某学校食堂午餐食谱供应如下。

主食：米饭、花卷、馒头、大米粥。

副食：凉菜包括拌莴苣丝、腌鸡蛋、拌油菜丝；炒菜包括烧猪肝、烧鸡翅、炒芸豆、烧大白菜、炒青椒；饮料包括牛奶、菜果汁。

程序 3　对摄入饮食进行归类

进行营养估算（见表 4-10）。

通过本单元学习，掌握营养素的食物来源。在现有食物的基础上，找到适合于用餐人群目标的食谱。

表 4-10　食物主要微量营养素来源分析

营养素／食物	维生素 A	维生素 C	维生素 B_2	钙	铁	锌
主食类						
特一粉	×	×	+	+	+	+
大米	×	×	+	+	+	+

续表

食物＼营养素	维生素A	维生素C	维生素 B_2	钙	铁	锌
动物性食品						
鸡蛋	+++	×	+	+	+	+
猪肉	+	×	++	+	++	++
鸡翅	+	×	+	+	+	+
猪肝	+++	+	++	+	+++	++
豆类						
南豆腐	×	×	+	+++	+	+
奶类						
牛奶	+	+	+	+++	+	+
蔬菜						
莴苣	+	+	+	+	+	+
香菇	×	+	+	+	+	+
油菜	++	++	+	+++	+	+
芸豆	+	+	+	++	+	+
大白菜	+	++	+	++	+	+
青椒	+	++	+	+	+	+
胡萝卜	+++	+	+	+	+	+
水果						
苹果	+	+	+	+	+	+
零食						
苏打饼干	×	×	+	+	+	+
纯能量食物						
香油	×	×	×	+	+	+
植物油	×	×	×	+	+	+

注：× 表示无，+ 表示少许，++ 表示中等，+++ 表示高。

程序4 选择食物并估计微量营养素的量

通过程序3的营养分析，如果挑选富含维生素A、维生素C、维生素 B_2、钙、铁的食物，则能保障主要微量营养素的充足。例如，一个13岁初中学生选择了以下食谱。

主食：米饭175 g（3.5两）。

副食：凉拌油菜一份150 g、鸡蛋一个55 g、烧猪肝15 g、炒青椒150 g。

饮料：牛奶250 mL。

估算其营养素摄入量，见表4-11。

表4-11　食物中维生素和矿物质含量

食物	数量（g）	维生素A（μgRE）	维生素C（mg）	维生素B_2（mg）	钙（mg）	铁（mg）	锌（mg）
大米	175	0	0	0.087 5	22.75	4.025	2.975
鸡蛋	55	128.7	0	0.148 5	30.8	1.1	0.605
牛奶	250	60	2.5	0.35	260	0.75	1.05
猪肝	15	745.8	3	0.312	0.9	3.39	0.867
油菜	150	154.5	54	0.165	162	1.8	0.495
青椒	150	85.5	93	0.06	22.5	1.05	0.33
合计	795	1 174.5	152.5	1.123	498.95	12.115	6.322

学生营养午餐的摄入量标准见表4-18。

程序5　估计能量是否满足

在微量元素充足的基础上，为了全面了解所选食物是否合理，应进行能量估计。

估计能量多少及来源分布，避免脂肪过高和蛋白质不足。

程序6　整体评价和确定膳食目标

重复多次以上调查分析，估计学生日常营养素摄入量分布，以此作为设计食谱的出发点和依据。调查得到的营养素摄入量分布资料，一般不可能刚好能满足确定的计划目标，所以必须经过调整。

例如，11岁女孩锌的EAR是7.6 mg/d，如上膳食营养状况调查结果，11岁女孩有10%摄入量低于ERA。如果确定的膳食计划目标是让只有3%的孩子摄入量低于EAR，那么膳食计划目标中锌目标量设置就需要增加。需要增加的量就是当前摄入量的第三百分位（假设是6.3 mg）和目标的差距（7.6−6.3=1.3 mg），即差别为1.3 mg，这就需要把当前摄入量的分布向上移动1.3 mg/d，以便使只有3%的孩子的摄入量低于EAR。为了使摄入量的分布能够保证摄入营养素过量的概率也很低，其他营养素需要采用同样的步骤。如 11 岁女孩锌的 UL 是 28 mg/d，第 99 百分位摄入量为 15.5 mg，所以即便摄入量的分布向上移动 1.3 mg/d，这个新产生的摄入量分布第 99 百分位仍低于锌的 UL。这样经过调整得到的 UNID 的范围就是保障膳食计划设定的摄入量不足和过量的概率目标。

UNID 范围中值一般应超过推荐的营养素摄入量 RNI，因为日常摄入量的变异要大于需要量的变异。这些女孩锌的 RNI 是 9 mg/d，但是 UNID 范围中值也就是群体膳食目标要大于 9 mg/d。由此可以看出，用 RNI 作为计划人群膳食的目标是不正确的，因为它不能满足所预期的低摄入不足概率。

2 培训课程

食谱编制

食谱编制可以更有计划地调配饮食，保证食物多样和建立合理的饮食制度，将营养适当地分配在全天各个餐次。食谱编制是公共营养师的基本功。

本课程应学会熟练使用《中国食物成分表》，掌握营养食谱编制的原则和方法，以《中国居民膳食营养素参考摄入量》作为能量和营养素膳食计划的目标，运用所学的营养学知识，按不同人群的生理需要、饮食特点，根据食物中各种营养物质的含量，设计一天、一周或一月食谱，使人体摄入的各种营养素数量充足、比例合理，满足其营养需要。

学习单元 1　个体营养食谱编制

3～6 岁学龄前儿童已完成从奶类食物为主到谷类食物为主的过渡。食物种类与青少年食物种类逐渐接近。这时，在家庭就餐的儿童需注意饮食多样化，避免偏食，培养良好的饮食习惯。家庭学龄前儿童的饮食还应注意营养平衡和烹饪方法。

学习目标

- 了解学龄前儿童个体营养需求特点
- 掌握儿童食谱编制方法

知识要求

1. 食物选择特点和注意事项

精加工谷类的维生素、矿物质、膳食纤维大多丢失。粗制面粉、大米是每日最基本的食物，每日 200～250 g 可为孩子提供 50%～65% 的能量、约一半的维生素 B_1 和烟酸，如果每周有 2～3 餐以豆类（红豆、绿豆、白豆）、燕麦等替代部分大米和面粉，将有利于蛋白质、B 族维生素的补充。高脂食品（如炸土豆片）、高糖和高油的风味小吃和点心应加以限制。

适量的鱼、禽、蛋、肉等动物性食物能提供优质蛋白质、维生素、矿物质。鱼类脂肪中还含有 DHA。蛋类可提供优质易于消化的蛋白质、维生素 A、维生素 B_2 以及卵磷脂。鱼、禽、肉每日供给总量为 100～125 g，各种食物可交替使用。

奶类及其制品可提供优质、易于消化的蛋白质、维生素 A、维生素 B_2 及丰富的优质钙。建议奶的每日摄入量为 250～400 mL。

大豆蛋白质富含赖氨酸，属优质蛋白质。大豆脂肪含有必需脂肪酸亚油酸和 α－亚麻酸，能在体内分别合成花生四烯酸和 DHA。因此，每日应至少供给相当于 15～20 g 大豆的制品，以提供 6～10 g 的优质蛋白质。应充分利用大豆资源来解决儿童的蛋白质营养问题，尤其在较贫困的农村。

蔬菜和水果是维生素、矿物质和膳食纤维的主要来源，每日应摄入 150～200 g，可多选择深色的蔬菜。

按照我国的饮食习惯，膳食脂肪约 40% 来源于烹调用油，应注意对烹调用油的选择。学龄前儿童烹调用油应是植物油，尤其应选用含有必需脂肪酸亚油酸和 α－亚麻酸的油脂，如大豆油、低芥酸菜籽油等。每日人均约 15 g。

学龄前儿童的膳食组成应多样化，以满足儿童对各种营养成分的需要，色香味形要能引起儿童的兴趣，以促进食欲，并与其消化能力相适应。

2. 营养需要特点

（1）学龄前儿童生长发育快，活泼好动，但胃容量小，容易饥饿。所以能量需要量相对比成人高，并应适当增加餐次以适应其消化能力。因此，学龄前儿童以一日三餐两点制为宜。各餐营养素和能量适宜分配，早、中、晚正餐之间加适量点心。既保证营养需要，又不给胃肠道增加过多的负担。

（2）儿童需要的蛋白质较多，不但需要蛋白质来补充消耗，还需要蛋白质来促进组织生长，并且应注意选择优质蛋白质和摄入足够的能量以保证蛋白质能在体内被有效利用。

（3）生长发育期的儿童需要充足的矿物质及维生素，尤其是钙、锌和维生素 A。这三种营养素对儿童的生长发育尤其重要，多食用奶制品、海产品和肝脏，可以提高这些营养素的摄入量。

3. 儿童食谱编制原则和方法

（1）满足儿童膳食营养需要

膳食应满足儿童需要的能量、蛋白质、脂肪以及各种矿物质和维生素。

个体膳食配餐计划使蛋白质、维生素、矿物质等的摄入量能够达到各自的 RNI 或 AI，而又不超过它们的 UL。在特定情况下也可以不用 RNI 作为计划个体膳食的目标，而根据实际情况另定指标，因为 RNI 保证摄入不足的概率还有 2%～3%，而一些人可能就在其内，所以公共营养师也可根据对象实际情况进行调整，但如果这样做，必须经过仔细讨论并有充分理由。

能量与蛋白质及其他营养素不同，没有 EAR 和 RNI 区别。

理论上，EAR 不应用于个体配餐，RNI 或 AI 为个体配餐营养目标，日常摄入量达到或超过此水平则摄入不足的概率很低。UL 用于配餐计划实施控制指标，日常摄入量应低于此水平，以避免摄入过量可能造成的危害。

（2）各营养素之间的比例要适宜

膳食中的能量来源及其在各餐中的分配比例要合理。要保证膳食蛋白质中优质蛋白质占适宜的比例。要以植物油作为油脂的主要来源，同时还要保证碳水化合物的摄入，各矿物质之间也要配比适当。

（3）食物的搭配要合理

注意主食与副食、杂粮与精粮、荤与素等食物的平衡搭配。食物的品种宜丰富多样，一周内菜式、点心尽可能不重复。每日膳食应由适宜数量的谷类、乳类、肉类（或蛋、鱼类）、蔬菜和水果类四大类食物组成，在各类食物的数量相对恒定的前提下，同类中的各种食物可轮流选用，做到膳食多样化，从而发挥出各种食物在营养上的互补作用。

（4）三餐分配要合理

学龄前儿童以三餐两点制为宜。食物及营养素分配原则如下：早上活动多，早餐、早点共 30%；午餐宜丰盛，午点低能量，以避免影响晚餐，午餐加午点为 40% 左右；晚餐较清淡，以避免影响睡眠，晚餐为 30% 左右。

（5）注意制作和烹调方法

学龄前儿童咀嚼和消化能力仍低于成人，因此，食物要专门制作，软饭逐渐转变成普通米饭、面条及面点。肉类食物加工成肉糜后制作成肉糕或肉饼，或加工成细小的肉丁使用；蔬菜要切碎、煮软；尽量减少食盐和调味品的使用；烹调方式多采用蒸、煮、炖等；每天的食物要更换品种及烹调方法，1 周内不应重复，并尽量注意色香味的搭配。将牛奶（或奶粉）加入馒头、面包或其他点心中，用酸奶拌水果沙拉等也是保证膳食钙供给的好办法。随着年龄的增长，逐渐增加食物的种类和数量，烹调向成人膳食过渡。

技能要求

学龄前儿童食谱编制

1. 工作准备

准备《中国食物成分表》、计算器、《中国居民膳食营养素参考摄入量》等。

2. 工作程序

程序 1　确定全日能量需要

根据儿童性别、年龄查《中国居民膳食营养素参考摄入量》，5 岁男童能量的需要量为 1 400 kcal/d。

程序 2　确定宏量营养素需要

膳食中蛋白质需要：根据儿童性别、年龄查《中国居民膳食营养素参考摄入量》，5 岁男童蛋白质的参考摄入量为 30 g。

膳食中脂肪需要（g）= 全日能量参考摄入量（kcal）× 脂肪占总能量比重（20%～30%）÷ 脂肪的产能系数 9（kcal/g）= 全日能量参考摄入量 ×30%÷9=1 400×30%÷9=47 g

膳食中碳水化合物参考摄入量（g）= 全日能量参考摄入量（kcal）× 碳水化合物占总能量比重（61%）÷ 碳水化合物的产能系数 4（kcal/g）= 全日能量参考摄入量 ×61%÷4=1 400×61%÷4=214 g

程序3　根据餐次比计算每餐宏量营养素目标

学龄前儿童餐次比以早餐、早点占总能量的30%，午餐、午点占总能量的40%，晚餐、晚点占总能量的30%计算。

原则上中、晚餐均可在30%～40%全天能量范围内，为方便计算可用单值。

（1）早餐、早点

能量＝全日能量参考摄入量 ×30%=1 400×30%=420 kcal

蛋白质参考摄入量＝全日蛋白质参考摄入量 ×30%=30×30%=9 g

脂肪参考摄入量＝全日脂肪参考摄入量 ×30%=47×30%=14.1 g

碳水化合物参考摄入量＝全日碳水化合物参考摄入量 ×30%=214×30%=64.2 g

（2）午餐、午点

能量＝全日能量参考摄入量 ×40%=1 400×40%=560 kcal

蛋白质参考摄入量＝全日蛋白质参考摄入量 ×40%=30×40%=12 g

脂肪参考摄入量＝全日脂肪参考摄入量 ×40%=47×40%=18.8 g

碳水化合物参考摄入量＝全日碳水化合物参考摄入量 ×40%=214×40%=85.6 g

（3）晚餐、晚点

能量＝全日能量参考摄入量 ×30%=1 400×30%=420 kcal

蛋白质参考摄入量＝全日蛋白质参考摄入量 ×30%=30×30%=9 g

脂肪参考摄入量＝全日脂肪参考摄入量 ×30%=47×30%=14.1 g

碳水化合物参考摄入量＝全日碳水化合物参考摄入量 ×30%=214×30%=64.2 g

程序4　主食品种、数量的确定

已知能量和三种宏量营养素的膳食目标，根据《中国食物成分表》营养素含量的多少，就可以确定主食的品种和数量了。

主食的品种主要根据用餐者的饮食习惯来确定，北方习惯以面食为主，南方则以大米居多。由于粮谷类是碳水化合物的主要来源，因此主食的数量主要根据各类主食原料中碳水化合物的含量确定。

假如，主食只吃一种，根据《中国食物成分表》查出所选食物含碳水化合物的百分含量。

主食数量＝膳食中碳水化合物目标量 ÷ 某种食物碳水化合物的百分含量

根据上一步的计算，早餐、早点中应含有碳水化合物64.2 g，若以小米粥和馒头为主食，并分别提供20%和80%的碳水化合物。查《中国食物成分表》得知，每100 g小米含碳水化合物73.5 g，每100 g富强粉含碳水化合物74.6 g，则：

所需小米量 =64.2×20%÷73.5%=17 g

所需富强粉量 =64.2×80%÷74.6%=69 g

程序 5 副食品种、数量的确定

蛋白质广泛存在于食物中，除了谷类食物能提供蛋白质外，各类动物性食物和豆制品是优质蛋白质的主要来源。因此，副食品种和数量的确定应在已确定主食用量的基础上，依据副食应提供的蛋白质数量确定。

计算程序如下。

（1）计算主食中提供的蛋白质数量。

（2）蛋白质摄入目标量减去主食中蛋白质数量，即为副食应提供的蛋白质数量，即：副食应提供蛋白质数量 = 摄入目标量 - 主食提供量。

（3）设定副食中蛋白质的 2/3 由动物性食物供给，1/3 由豆制品供给，据此可求出各自的蛋白质供应量。

（4）查表并计算各类动物性食物及豆制品的数量。

（5）设计蔬菜的品种和数量，要考虑重要微量营养素的含量。

（6）确定纯能量食物的量。油脂的摄入应以植物油为主，以植物油作为纯能量食物的来源，并有一定量动物脂肪的摄入。由《中国食物成分表》可知每日摄入各类食物提供的脂肪数量，将需要的总脂肪量减去主、副食物提供的脂肪数量即为每日植物油数量。

实例计算如下。

仍以上一步的计算结果为例，已知该 5 岁男童午餐、午点含蛋白质 12 g、脂肪 18.8 g、碳水化合物 85.6 g。

（1）主食

假设以米饭（大米）为主食，查《中国食物成分表》得知，每 100 g 粳米含碳水化合物 77.7 g，按上一步的方法，可算得米饭所需粳米数量为 110 g。

（2）副食

计算主食中含有的蛋白质参考摄入量。查《中国食物成分表》得知，100 g 粳米含蛋白质 8.0 g。

主食中蛋白质提供量 =110×8.0÷100=8.8 g

副食应提供的蛋白质数量 = 蛋白质摄入目标量 - 主食中蛋白质数量

=12-8.8=3.2 g

设定副食中蛋白质的 2/3 由动物性食物供给，1/3 由豆制品供给，因此：

动物性食物应含蛋白质数量 =3.2×66.7%=2.1 g

如动物性食品由瘦猪肉供给，查《中国食物成分表》可知，100 g 瘦猪肉含蛋白质 20.3 g，则：

瘦猪肉数量 =2.1÷20.3%=10 g

豆制品应含蛋白质数量 =3.2×33.3%=1.1 g

如豆制品由豆腐提供，查《中国食物成分表》得知，100 g 豆腐含蛋白质 8.1 g，则：

豆腐数量 =1.1÷8.1%=14 g

程序 6　蔬菜量确定

确定了动物性食物和豆制品的数量，就可以保证蛋白质的摄入。最后微量营养素和膳食纤维的量选择用蔬菜补齐。蔬菜的品种和数量可根据不同季节市场的蔬菜供应情况，并考虑与动物性食物和豆制品搭配的需要来确定。

盐应尽量少加，培养儿童“清淡”口味习惯。

程序 7　油和盐

先要考虑以上食物已经含有多少脂肪和钠，如查《中国食物成分表》得知 100 g 瘦猪肉含脂肪 6.2 g，100 g 豆腐含脂肪 3.7 g，100 g 粳米（标二）含脂肪 0.6 g。

植物油数量 =18.8−110×0.6÷100−10×6.2÷100−14×3.7÷100=17 g

晚餐以此类推。

程序 8　食谱编制

根据计算的每日每餐的饭菜用量，编制一日食谱，早餐、午餐、晚餐的能量分配在 30%、40%、30% 左右即可，见表 4−12。

食谱编制中常包括烹调方法、进餐时间等，如红烧带鱼、蚝油西蓝花。这里不详细描述。

表 4−12　男童一日食谱

餐次	菜肴名称	食物名称	可食部用量（g）	市品用量（g）
早餐	小米粥	小米	15	15
	面包	面包	40	40
	菠菜炒蛋	菠菜	50	56
		鸡蛋	30	34
		葵花子油	5	5
加点	牛奶	牛奶	200	200
	饼干	饼干	15	15

续表

餐次	菜肴名称	食物名称	可食部用量（g）	市品用量（g）
午餐	米饭	粳米	50	50
	番茄豆腐	番茄	50	52
		豆腐	30	30
		葵花子油	5	5
	油菜鲜蘑炒肉片	瘦猪肉	30	30
		鲜蘑菇	50	51
		油菜	50	57
		葵花子油	5	5
加点	橘子	橘子	100	128
	面包	面包	40	40
晚餐	馒头	小麦粉（特一）	75	75
	红烧带鱼	带鱼	40	54
	清炒西蓝花	西蓝花	75	90
		葵花子油	5	5
	炒莴苣丝	莴苣	50	81
		葵花子油	5	5

程序9　食谱能量和营养素计算

从《中国食物成分表》中查出每100 g食物所含营养素的量，计算出每种食物所含营养素的量，计算公式为：

食物中某营养素含量＝食物量（g）× 可食部 ×100 g食物营养素含量 ÷100

将所用食物中的各种营养素分别累计相加，计算出一日食谱中各种营养素的量，结果见表4-13和表4-14。

首先应合并归类食物，再计算营养素含量。

表4-13　男童食谱能量及宏量营养素计算

食物名称	可食部用量（g）	市品用量（g）	能量（kcal）	蛋白质（g）	脂肪（g）	碳水化合物（g）
小米	15	15	53.7	1.4	0.5	11.0
面包	40	40	124.8	3.3	2.0	23.2

续表

食物名称	可食部用量（g）	市品用量（g）	能量（kcal）	蛋白质（g）	脂肪（g）	碳水化合物（g）
菠菜	50	56	12.0	1.3	0.2	1.4
鸡蛋	30	34	43.2	4.0	2.6	0.8
牛奶	200	200	108.0	6.0	6.4	6.8
饼干	15	15	65.0	1.4	1.9	10.6
粳米	50	50	173.5	4.0	0.3	38.7
番茄	50	52	9.5	0.5	0.1	1.8
豆腐	30	30	24.3	2.4	1.1	1.1
瘦猪肉	30	30	42.9	6.1	1.9	0.5
鲜蘑菇	50	51	10.0	1.4	0.1	1.0
油菜	50	57	11.5	0.9	0.3	1.4
橘子	100	128	51.0	0.7	0.2	11.5
面包	40	40	124.8	3.3	2.0	23.2
小麦粉（特一）	75	75	262.5	7.7	0.8	56.0
带鱼	40	54	50.8	7.1	2.0	1.2
西蓝花	75	90	24.8	3.1	0.5	2.0
莴苣	50	81	7.0	0.5	0.1	1.1
葵花子油	25	25	224.7	0	25.0	0
合计			1 424.0	55.1	48.0	193.3

这里只列出了能量和三大宏量营养素的含量，其他营养素的含量计算读者可自行练习。

表 4-14　餐次能量比例和宏量营养素供能比分析

指标	早餐 + 早点	午餐 + 午点	晚餐	合计
餐次能量（kcal）	451.6	537.4	435.0	1 424.0
餐次能量占比（%）	31.7	37.7	30.6	100.0
指标	蛋白质	脂肪	碳水化合物	合计
摄入量（g）	55.1	48.0	193.3	
提供能量（kcal）	220.4	432.0	773.2	1 425.6
供能比（%）	15.4	30.2	54.4	100.0

程序 10　检查差距和调整

根据以上程序设计出营养食谱后，还应对食谱进行核对，确定编制的食谱是否科学合理。参照《中国食物成分表》初步核算该食谱提供的能量和各种营养素的含量；参照《中国居民膳食营养素参考摄入量》中RNI或AI数值，按允许的变化范围增减或更换食品的种类或数量。值得注意的是，制定食谱时，不必严格要求每份营养餐食谱的能量和各类营养素均与营养目标保持严格一致，保持一段时间平衡，并检查体重变化等评价即可。

一日食谱确定以后，可根据食用者饮食习惯、市场供应情况等因素在同一类食物中更换品种和烹调方法，编制成一周食谱。

学习单元2　幼儿园食谱编制

幼儿园食谱与个体儿童食谱有许多相同之处，其食谱制定除了要考虑食物的细软和多样化，还要注意能量密度和营养指数，以满足该年龄段儿童生长发育需要。

幼儿园一周食谱应做到不重复。每周的食谱应在上一周周末公布，以使家长了解，这对日托制幼儿极为重要。家长可根据幼儿园内的食谱做到幼儿园膳食和家庭膳食互补，使幼儿获得最好的营养。

学习目标

- 了解3～4岁儿童主食、副食所占的比重
- 掌握集体配餐的程序和方法

知识要求

对于集体供餐单位来说，食物选购、价格和营养都是非常重要的。食谱编制也不同于一家一户的个体配餐。原料采购、加工场所卫生、就餐场所条件、容器消毒设施、就业人员等都应符合国家有关规定。

1. 主食确定原则和方法

主食主要指米、面、杂粮，如稻谷、小麦、玉米、小米、高粱、荞麦等；

薯类包括马铃薯、甘薯等。这些都是碳水化合物含量丰富的食物，是人类获取能量的主要来源。安排主食时应注意粗细搭配。

每日 200 ~ 250 g 的大米可为儿童提供 50% ~ 65% 的能量，约一半的维生素 B_1 和烟酸。每周应安排 2 ~ 3 餐交叉大米和面粉，或者用豆类等替代部分大米和面粉，将有利于蛋白质、B 族维生素的补充。应限制高脂食品。

2. 副食确定原则和方法

常说的副食包括各种菜肴，主要由动物性食物、豆类、蔬菜、水果等组成。安排副食时应注意荤素搭配。

动物性食物（如鱼、禽、蛋、肉等）主要提供优质蛋白质、维生素、矿物质。鱼、禽、肉每日供给总量为 100 ~ 125 g，可交替使用。

大豆蛋白质富含赖氨酸，是优质蛋白质。每日供给相当于 15 ~ 20 g 大豆的制品，可提供 6 ~ 10 g 的优质蛋白质。应充分利用大豆资源来解决儿童的蛋白质营养问题，尤其在较贫困的农村。

蔬菜和水果是维生素、矿物质和膳食纤维的主要来源。每日参考摄入量为 150 ~ 200 g，可供选择的蔬菜包括椰菜、菜花、小白菜、芹菜、胡萝卜、黄瓜、西红柿、鲜豌豆、绿色和黄红色辣椒。可供选择的水果不限。

3. 营养目标和分配比例

对于个体的学龄前儿童餐次比，不必强求与推荐比例一致。

学龄前儿童宜采用三餐两点制供给食物，3 岁儿童可用三餐三点制。早餐、早点约占一日能量和营养素的 30%，午餐、晚餐约占一日能量和营养素的 30% ~ 40%。

营养目标设置根据均匀性群体方法。

4. 幼儿园食谱的编制原则

（1）按照儿童年龄均值，根据《中国居民膳食营养素参考摄入量》确定其营养需要目标，制订膳食计划。

（2）按周编制食谱。《中国居民膳食营养素参考摄入量》是编制食谱时儿童营养素摄入的目标值。食谱由公共营养师制定，食品采购员负责购买，厨师按营养要求和儿童的特点进行烹饪。一周食谱应做到不重复。每周的食谱应在上一周周末公布，以使家长了解。家长可根据幼儿园内的食谱进行食物安排，做到幼儿园膳食和家庭膳食互补，使幼儿获得最好的营养。交换份方法仍然适宜集体供餐。

（3）确定膳食制度。以三餐两点制为宜。食物及营养素分配原则为：早上活动多，早餐、早点共 30%；午餐宜丰盛，午点低能量，以避免影响晚餐，午餐加午点 40%；晚餐较清淡，以避免影响睡眠，晚餐 30%。

可以不像成人那样严格分配一日三餐的比例和食量，这样有利于调节不同年龄儿童的需要。

（4）合理搭配各种食物。品种宜丰富多样，一周内菜式、点心尽可能不重复。食物宜粗细搭配、粗粮细做，荤素搭配，色彩搭配，尽可能自然、清淡少盐。制作面制品可适当加入奶粉，以提高蛋白质的供给和营养价值，提高膳食钙的水平，满足儿童生长发育对钙的需要。每周安排一次海产品，以补充碘；安排一次动物肝脏（约 25 g/ 人），以补充维生素 A 和铁。

技能要求

幼儿园食谱的编制

1. 工作准备

（1）准备《中国食物成分表》、计算器（有条件的可以利用营养计算软件）等。

（2）了解幼儿园规模、人数和年龄等。

（3）了解幼儿园饮食费用情况，目的是保证食谱的经济性和可行性。

能量目标量设置包括两种方法，一种是参考人的方法，另一种是组内成员平均需要量的方法。

2. 工作程序

程序 1 确定儿童膳食能量目标

集体用餐对象的能量目标首先从总体人群中区分为性别年龄亚组，然后分别加和不同亚组人群的能量需要，计算能量需要平均数值。

群体能量需要目标 = ∑不同（亚组能量 EER × 人数 / 组）÷ 总人数

幼儿园一班共 16 人，包括：3 岁女生 1 人、男生 2 人；4 岁女生 3 人、男生 5 人；5 岁女生 2 人、男生 3 人。

$$(1\,200\times1+1\,250\times2+1\,250\times3+1\,300\times5+1\,300\times2+1\,400\times3)\div16=1\,296.9\ \text{kcal}$$

程序 2 确定宏量营养素膳食目标

儿童宏量营养素的供给比例：蛋白质占 10%，脂肪占 30%，碳水化合物占 60%。

宏量营养素目标根据能量的分布原则确定，一般由于缺少日常摄入量分布，采用中位数分布数值。为简便，本例直接用能量推荐范围计算。

$$膳食蛋白质摄入量目标=1\,296.9\times10\%\div4=32.4\ \text{g}$$

$$膳食脂肪摄入量目标=1\,296.9\times30\%\div9=43.2\ \text{g}$$

$$膳食碳水化合物摄入量目标=1\,296.9\times60\%\div4=194.5\ \text{g}$$

程序 3　根据餐次比计算每餐营养素参考摄入量（方法同学习单元 1）

早餐、早点占总能量的 30%，午餐加午点占总能量的 40%，晚餐占总能量的 30%。

（1）早餐、早点营养素摄入量目标

能量 =1 296.9×30%=389 kcal

蛋白质摄入量 =32.4×30%=9.7 g

脂肪摄入量 =43.2×30%=13 g

碳水化合物摄入量 =194.5×30%=58.4 g

（2）午餐、午点营养素摄入量目标

能量 =1 296.9×40%=518.8 kcal

蛋白质摄入量 =32.4×40%=13 g

脂肪摄入量 =43.2×40%=17.3 g

碳水化合物摄入量 =194.5×40%=77.8 g

（3）晚餐、晚点营养素摄入量目标

能量 =1 296.9×30%=389 kcal

蛋白质摄入量 =32.4×30%=9.7 g

脂肪摄入量 =43.2×30%=13 g

碳水化合物摄入量 =194.5×30%=58.4 g

程序 4　食物品种和数量的确定

方法同学习单元 1，但需要乘以 16 人，作为整个幼儿园食物采购的参考。

程序 5　设计出一日食谱

以计算出的每日每餐的饭菜用量为基础，再根据核定的每日每餐饭菜用量和就餐人数，可以计算出每日每餐食物用料的品种和数量，从而设计出每日食物用料计划，见表 4–15。

确定的食物乘以人数和天数，即为整个幼儿园所需购买的食物。

表 4–15　幼儿园一日食谱

餐次	食物名称	可食部用量	市品用量
早餐	金银卷	玉米面 10 g	玉米面 10 g
		特一粉 30 g	特一粉 30 g
	茶蛋	鸡蛋 30 g	鸡蛋 34 g
	拌青椒丝	青椒 50 g	青椒 61 g

续表

餐次	食物名称	可食部用量	市品用量
早餐	拌青椒丝	香油 3 g	香油 3 g
加点	牛奶	牛奶 200 mL	牛奶 200 mL
	饼干	饼干 10 g	饼干 10 g
午餐	馒头	特一粉 50 g	特一粉 50 g
	番茄豆腐	番茄 50 g	番茄 52 g
		豆腐 30 g	豆腐 30 g
		植物油 5 g	植物油 5 g
	肉片炒胡萝卜	瘦猪肉 25 g	瘦猪肉 25 g
		胡萝卜 50 g	胡萝卜 50 g
		植物油 6 g	植物油 6 g
加点	橘子	橘子 80 g	橘子 103 g
	面包	面包 50 g	面包 50 g
晚餐	米饭	特一粉 50 g	特一粉 50 g
	红烧带鱼	带鱼 40 g	带鱼 54 g
	香菇油菜	香菇 10 g	香菇 10 g
		油菜 100 g	油菜 115 g
		植物油 5 g	植物油 5 g
	炒芸豆丝	芸豆丝 50 g	芸豆 52 g
		植物油 5 g	植物油 5 g

程序 6　食谱营养分析计算

利用《中国食物成分表》，把以上食物数量和营养素含量进行计算加和，结果见表 4-16 和表 4-17。

表 4-16　食谱营养分析评价表

指标	能量（kcal）	蛋白质（g）	脂肪（%）	维生素 A（μgRAE）	维生素 B_1（mg）	维生素 C（mg）	钙（mg）	铁（mg）	锌（mg）
供给量	1 295.1	49.1	30	469.5	0.9	119.2	560.8	10.9	6.4
RNI	1 296.9	30	20%～30%	351	0.8	48	763	9.8	5.2
占比（%）	100	164	—	134	113	248	73	111	123

从这两张表可以看出要调整的营养素为钙。

表 4-17　餐次能量比例和宏量营养素供能比分析

指标	早餐＋早点	午餐＋午点	晚餐	合计
餐次能量（kcal）	371.5	552.8	370.8	1 295.1
餐次能量占比（%）	28.7	42.7	28.6	100
指标	**蛋白质**	**脂肪**	**碳水化合物**	**合计**
摄入量（g）	49.1	43.1	177.6	
提供能量（kcal）	196.4	387.9	710.4	1 294.7
供能比（%）	15	30	55	100

虽然可以用平均能量需要量来设计食谱，但儿童年龄不同，饭菜食用量应不同。

注意监测儿童身高、体重增长是否正常，必要时及时调整食谱。

程序 7　食谱的评价与调整

参照《中国食物成分表》初步核算该食谱提供的能量、宏量营养素的含量，与 DRIs 标准进行比较。从以上营养素计算可以看出，仅有钙的摄入量稍差，应加以调整；餐次比例分配合理，可认为符合要求。

一日食谱确定以后，可根据饮食习惯、市场供应情况等因素在同一类食物中更换品种和烹调方法，制备一周食谱。

学习单元 3　学生餐食谱设计

学生餐有两种形式，一是由集体用餐配送单位提供，二是由学校食堂提供。但不论如何，根据班级学生的身高、体重以及发育状况、饮食习惯的不同等，学生餐应该做到合法、合格、合理。《学生餐营养指南》（WS/T 554—2017）规定了 6 岁至 17 岁中小学生一日三餐能量和营养素供给量、食物的种类和数量以及配餐原则等。由教育部、市场监管总局及国家卫健委联合发布，于 2019 年 4 月 1 日起施行的《学校食品安全与营养健康管理规定》中规定：学校应当根据卫生健康主管部门发布的学生餐营养指南等标准，针对不同年龄段在校学生营养健康需求，因地制宜引导学生科学营养用餐。本单元重点学习学生餐的食谱设计。

学习目标

- 了解青少年生长发育和集体餐饮特点
- 掌握学生餐食谱设计的原则和方法

知识要求

1. 营养素需要特点

中小学生的营养需要有一个显著的特点，他们所获得的营养不仅仅要维持生命活动和生活与劳动的需要，更重要的还要满足其迅速生长发育的需要。在整个发育期间，由于机体的物质代谢是合成代谢大于分解代谢，因此，其所需的能量和各种营养素的数量（每千克体重）相对比成人高，尤其是能量和蛋白质、脂肪、钙、锌、铁等几种营养素。

2. 学生餐食谱的制定原则

中小学生一般不住校，只在学校进食中餐，早餐、晚餐在家中吃，营养午餐的制定应遵守以下原则。

（1）遵循“营养、卫生、科学、合理”的原则，体现平衡膳食，做到一周各类营养素配比合理，以满足学生生长发育的需要。

（2）结合中小学生的饮食习惯，并考虑季节、地区特点和学生的经济负担能力，因地制宜，充分利用当地食物资源，制定营养食谱。

（3）主食做到粗细搭配，搭配五谷杂粮、豆类、薯类，提倡粗粮细做。

（4）确保优质蛋白质的供应，优质蛋白质的摄入量应占膳食总蛋白质的一半以上。做到动物性食物与豆制品、根茎菜、绿叶菜、瓜类、豆类、薯类及菌藻类合理搭配。蔬菜中应有一半为绿色或其他有色的叶菜。

（5）尽量多提供富含钙的食物，以增加钙的摄入量，每份午餐提供的钙不应低于 400 mg。控制食盐摄入量，食盐摄入过多是高血压的危险因素，每份午餐食盐含量应限制在 3 g 以下（钠含量平均不超过 1 000 mg）。

（6）制定学生食谱应掌握以下几点：每周食谱不重样；目前中小学生普遍缺乏维生素 A、维生素 B_2、铁和钙，食谱应尽量选用这些营养素含量高的食物，如豆腐、肝、海带、胡萝卜等。每周吃一次含铁丰富的动物内脏，如鸡肝、鸭肝、猪肝等；为补充钙、碘，除经常提供含钙丰富的食物外，每周至少吃一次海带或其他海藻类食物。

（7）考虑操作间的加工能力，保证食谱的切实可行。如安排集中供餐，应考虑运餐的卫生、保温等。

（8）合理烹调，减少食物中营养成分的损失。

（9）注意学生的营养状况和身体生长发育状况，掌握学生的健康状态，消除营养不良。

（10）集体用餐场所应卫生，环境整洁。

3. 食物选购特点和参考

应结合中小学生的饮食习惯，并考虑季节、地区特点，制定出营养食谱。

（1）主食力求多样化，米、小麦粉、玉米面、各种干豆类，调配更换品种，防止长期摄取一种主食。

（2）副食

1）动物性食物。畜肉、禽肉、鱼肉、蛋等食物均为优质蛋白的良好来源，但其成分也有不同，故应品种多样。蛋类不能代替瘦肉，肉是预防缺铁性贫血良好的食物来源。畜肉、禽肉应以瘦肉为主，少吃肥肉，防止摄入过多的饱和脂肪酸。鱼油富含不饱和脂肪酸，有条件者可以多吃些鱼。由于中小学生对维生素 A 的摄入量普遍不足，而动物肝脏是维生素 A 含量最多的食物，故每周应摄入 25 g 动物肝脏。

2）豆类及其制品。豆制品种类很多，如豆粉、豆腐、腐竹、豆腐皮、素鸡等，可交替食用。

3）植物油数量。随菜量及年龄逐渐增多。

4）注意增加钙的摄入。为了增加钙的摄入，尽量吃些虾皮、海带、紫菜等海产品和芝麻酱，一定要用加碘食盐。

5）有条件者每日可吃适量水果。

学生营养午餐的食物供给应包括粮谷类、瓜果蔬菜类、大豆及其制品类、鱼肉禽蛋类、油脂类五类食物，重视菜谱色、香、味、形、质的合理搭配。要善于做些价廉物美又营养丰富的菜肴，如豆制品、猪肝、海带、瘦肉、胡萝卜等。

（3）合理烹调，减少食物中营养成分的损失

1）主食。米不应长时间浸泡在水中，洗米的次数不应太多，不宜采用捞饭方法，以防维生素及矿物质等溶于水的营养素流失；煮米粥不应加碱；发酵面

食最好使用鲜酵母，以减少对维生素的破坏。

2）副食。不要选用易变质的海鲜类食品及带小骨和小刺的肉类和鱼类食品；不选用油炸和烧烤食品；不选用刺激性强、气味大的食品。

3）蔬菜。蔬菜要先洗后切，不应在水中长时间浸泡，以防水溶性维生素的流失。

4. 学生餐营养标准

2017 年，《学生餐营养指南》（WS/T 554—2017）发布，推荐了学生餐营养标准，该标准是基于《中国居民膳食营养素参考摄入量》制定的。不同年龄段学生每人每天能量和营养素供给量见表 4-18。

学生营养午餐中各类食物的参考摄入量标准（每人每餐），与 2000 年中国营养学会最新修订的 RNI 相比，有些数值可能偏低或偏高。

表 4-18 每人每天能量和营养素供给量

能量及营养素（单位）	6～8 岁		9～11 岁		12～14 岁		15～17 岁	
	男	女	男	女	男	女	男	女
能量 kcal（MJ）	1 700（7.1）	1 550（6.48）	2 100（8.78）	1 900（7.94）	2 450（10.24）	2 100（8.78）	290（12.12）	2 350（9.82）
蛋白质	40	40	50	50	65	60	75	60
脂肪供能比（%）	占总能量的 20%～30%							
碳水化合物供能比（%）	占总能量的 50%～65%							
钙（mg）	750		850		950		800	
铁（mg）	12		14		18		18	
锌（mg）	6.5		8.0		10.5	9.0	11.5	8.5
维生素 A（μgRAE）	450		550		720	630	820	630
维生素 B_1（mg）	0.9		1.1		1.4	1.2	1.6	1.3
维生素 B_2（mg）	0.9		1.1		1.4	1.2	1.6	1.3
维生素 C（mg）	60		75		95		100	
膳食纤维（g）	20		20		20		25	

注：能量供给量应达到标准值的 90%～110%，蛋白质应达到标准值的 80%～120%。

各类食物每人每天食物种类及数量见表4-19。

表4-19 每人每天食物种类及数量 单位：g

	食物种类	6～8岁	9～11岁	12～14岁	15～17岁
谷薯类	谷薯类	250～300	300～350	350～400	350～400
蔬菜水果类	蔬菜类	300～350	350～400	400～450	450～500
	水果类	150～200	200～250	250～300	300～350
鱼禽肉蛋类	畜禽肉类	30～40	40～50	50～60	60～70
	鱼虾类	30～40	40～50	50～60	50～60
	蛋类	50	50	75	75
奶、大豆类及坚果	奶及奶制品	200	200	250	250
	大豆类及其制品和坚果	30	35	40	50
植物油		25	25	30	30
盐		5	5	5	6

注1：均为可食部分生重。
注2：谷薯类包括各种米、面、杂粮、杂豆及薯类等。
注3：大豆包括黄豆、青豆和黑豆，大豆制品以干黄豆计。

每人每天午餐、晚餐的食物种类及数量见表4-20。

表4-20 每人每天午餐、晚餐的食物种类及数量 单位：g

	食物种类	6～8岁	9～11岁	12～14岁	15～17岁
谷薯类	谷薯类	100～120	120～140	140～160	140～160
蔬菜水果类	蔬菜类	120～140	140～160	160～180	180～200
	水果类	60～80	80～100	100～120	120～140
鱼禽肉蛋类	畜禽肉类	12～16	16～20	20～24	24～28
	鱼虾类	12～16	16～20	20～24	20～24
	蛋类	20	20	30	30
奶、大豆类及坚果	奶及奶制品	80	80	100	100
	大豆类及其制品和坚果	30	35	40	50
植物油		10	10	10	15
盐		2	2	2	2.5

相关链接

学生餐的配送

对学生餐的制作和运输过程要有严格的标准和要求，不得在 10～60 ℃的温度条件下贮存和运输。

1. 冷链

为保持新鲜食品及冷冻食品的品质，应使其在从生产到消费的过程中，始终处于低温状态、配有专门设备设施的物流网络内。

烧熟后 2 h 的食品中心温度保持在 10 ℃以下（冷藏）的，保质期为烧熟后 24 h，供餐前应按规定再加热。

2. 热链

烧熟后 2 h 的食品中心温度保持在 60 ℃以上（热藏）的，其保质期为烧熟后 4 h。

运输集体用餐的车辆应配备符合条件的冷藏或加热保温设备或装置，使运输过程中食品的中心温度保持在 10 ℃以下或 60 ℃以上。

技能要求

学生餐食谱设计

1. 工作准备

准备记录笔、记录本、《中国食物成分表》、计算器、《学生餐营养指南》（WS/T 554—2017）、《中国居民膳食营养素参考摄入量》等。

2. 工作程序

程序 1　设计食谱

直接根据《学生餐营养指南》（WS/T 554—2017）中推荐的每天午餐食物种类及数量设计食谱，并计算食物购置量（见表 4-21）。

表 4-21　初中学生午餐食谱

食物名称	食材名称	可食部用量（g）	市品用量（g）
米饭	粳米	150	150
油菜海米炖豆腐	油菜	100	115
	海米（虾米、虾仁）	10	10
	北豆腐	50	50
	葵花子油	5	5
青椒胡萝卜炒肉片	青椒	50	61
	胡萝卜	50	52
	瘦猪肉	50	50
	葵花子油	10	10
牛奶	牛奶	125	125

程序 2　营养核查和调查（见表 4-22）

表 4-22　膳食能量和营养素供给量核查表

指标	能量（kcal）	蛋白质（g）	脂肪（%）	维生素 A（μgRAE）	维生素 B_1（mg）	维生素 C（mg）	钙（mg）	铁（mg）	锌（mg）
供给量	918.7	39.4	26	288.3	0.7	81.3	393.3	6.8	4.6

程序 3　根据食物交换法编制一周午餐食谱（见表 4-23）

表 4-23　初中学生一周午餐食谱

星期	主食	副食	奶制品
一	米饭 150 g	土豆烧牛肉（土豆 150 g，瘦牛肉 75 g） 蒜蓉菠菜（菠菜 100 g）	牛奶 125 mL
二	花卷 150 g	红烧鸡翅（鸡翅 100 g） 西芹炒胡萝卜（西芹 150 g，胡萝卜 50 g）	酸奶 150 mL
三	米饭 150 g	香菇鸡片（香菇 10 g，鸡脯肉 50 g） 小白菜炖豆腐（小白菜 250 g，豆腐 50 g）	牛奶 125 mL
四	馒头 150 g	红烧鱼块（鱼肉 125 g） 炒青椒（青椒 250 g）	酸奶 150 mL
五	米饭 150 g	熘肝尖（猪肝 100 g，竹笋 50 g，木耳少许） 西红柿炒卷心菜（西红柿 100 g，卷心菜 100 g）	牛奶 125 mL

交换法编制完成后，应核查主要营养素的含量是否在预期变化之内。集体供餐时，应乘以学生人数，计算食物用量。

学习单元 4　大学生食堂食谱编制

大学生的年龄多在 20 岁左右，由于几乎每天都在学校食堂用餐，所以良好的学校营养餐是保障学生健康的基础。学生食堂食谱应充分考虑保证身体健康和经济实惠的原则。

学习目标

- 了解大学生食物选择特点
- 掌握大学生学校食谱编制方法和原则

知识要求

1. 食物选择特点

大学生正处于由青春期向成熟期转变的阶段，饮食已成人化。大学生在大学学习阶段基本是寄宿制，在学校就餐者居多，多采用选餐制。因大学生晚上学习时间较长，能量消耗较大，应有一定的加餐。

2. 营养素需要特点

目前，中国大学在校生年龄大多数在 18 ~ 25 周岁，处于青春期的后期，是由青春期向成熟期转变的阶段。这一特定年龄段的年轻人，生理上趋于成熟，表现在身体形态、机能、神经系统、内分泌及性的发育变化，不仅身体发育需要有足够的能量和各种营养素，而且繁重的脑力劳动和较大量的体育锻炼也需消耗大量的能源物质。其能量及各种营养素的需要量相当于中等身体活动的成年人。由于大学生的学习任务较重，在餐次能量分配上应为早餐 30%、中餐和晚餐各 30% ~ 40%。

3. 学校食谱编制原则和方法

学校食谱的制定也应遵循平衡膳食的原则，根据大学生的营养和生活特点，结合学校所在地区季节的食物供应情况，以及食堂设备、炊事人员的技术力量等因素编制切实可行的食谱。

（1）所用食物原料应符合有关食品卫生标准的要求，不得采用有毒、有害、变质的食物。

（2）三餐食物要丰富，可供学生选择的食物要足够多。各类食物应经常调换品种，尽可能地做到食物多样化，做到粗细搭配、干稀搭配，这样不仅有利于营养素摄入全面，还可增加学生食欲。

（3）确保每份副食中都含有充足的优质蛋白质，做到荤素搭配。保证一定量蔬菜和水果的供应，深色蔬菜中含有丰富的维生素和矿物质，因此，蔬菜中应一半为绿色或其他有色的叶菜类。

（4）控制食盐、油的用量，特别是饱和脂肪量不超过 1/3。

（5）考虑当地的饮食状况和学生的经济负担能力，同样营养价值的食谱的价格应分为不同的层次，以方便学生选择。

4. 大学生饮食问题

目前，有较多的大学生饮食结构不合理，存在不良的饮食习惯，例如，不吃早餐，或者早餐吃得马虎；个别女大学生盲目减肥，实际上，女性在发育成熟后，生理上要求有一定的皮下脂肪积存，如果用控制进食来减少皮下脂肪的积存，很容易造成营养缺乏。

2019，教育部、市场监管总局和国家卫健委联合发布《学校食品安全与营养健康管理规定》，规定了实施学历教育的各级各类学校集中用餐的食品安全与营养健康管理要求。

技能要求

大学生食堂一日食谱编制

1. 工作准备

准备记录笔、记录本、《中国食物成分表》、计算器、《中国居民膳食营养素参考摄入量》等。

2. 工作程序

程序 1 确定能量摄入量目标

能量需要量的计算参考学习单元 2。

以某大学生食堂为例，若就餐人数 500 人，其中男生 250 人，女生 250 人，年龄为 18～23 岁。按中国居民膳食能量需要量（EER），中等身体活动，男性为 2 600 kcal/d，女性为 2 100 kcal/d。以平均能量需要量设置膳食目标。

以从事中等身体活动的女大学生为标准人，以其能量供给量 2 100 kcal 作为 1，则：

$$男生折合中等身体活动女生系数=\frac{中等身体活动成年男子能量需要量}{中等身体活动成年女子能量需要量}$$

$$=2\,600\div 2\,100=1.24$$

程序 2 宏量营养素参考摄入量计算

大学生标准人蛋白质的参考摄入量为 55 g，占总能量的 10%。脂肪占总能量的 25%，碳水化合物占 65%。

膳食能量需要量 =（男性能量需要量 + 女性能量需要量）÷2=（2 600+2 100）÷2=2 350 kcal/d

膳食中脂肪参考摄入量 =2 350×25%÷9=65 g

膳食碳水化合物参考摄入量 =2 350×65%÷4=382 g

程序 3 确定餐次比

标准人三餐的能量分配以早餐 30%、中餐 35%、晚餐 35% 左右为宜。

程序 4 食物品种和数量的确定（方法同学习单元 1）

程序 5 设计出一日食谱（见表 4-24）

表 4-24 大学生标准人一日食谱

餐别	食物名称	食材	可食部用量（g）	市品用量（g）
早餐	小米粥	小米	25	25
	花卷	面粉（特一）	75	75
	白煮蛋	鸡蛋	40	45
	拌黄瓜	黄瓜	50	54
		芝麻油	3	3
	牛奶	牛奶	250	250

续表

餐别	食物名称	食材	可食部用量（g）	市品用量（g）
午餐	米饭	粳米	175	175
	清炖小黄花鱼	小黄花鱼	50	78
		葵花子油	6	6
	番茄菜花	番茄	100	103
		菜花	150	183
		葵花子油	6	6
晚餐	馒头	面粉（特一粉）	100	100
	虾皮萝卜丝	虾皮	10	10
		青萝卜	150	158
		葵花子油	5	5
	白菜肉片炖豆腐	猪肉（肥瘦）	35	35
		大白菜	100	109
		豆腐（北）	50	50
		葵花子油	5	5

程序 6　食谱营养成分含量计算

膳食营养素摄入量评价和宏量营养素在每餐中的分布见表 4–25 和表 4–26。

表 4–25　女生膳食营养素摄入量评价表

指标	能量（kcal）	蛋白质（g）	脂肪（%）	维生素 A（μgRAE）	维生素 B_1（mg）	维生素 C（mg）	钙（mg）	铁（mg）	锌（mg）
供给量	2 104.6	77.7	24.9	236.0	1.2	169.5	721.6	15.7	8.6
RNI	2 100	55	20 ~ 30	700	1.2	100	800	20	7.5
占比（%）	100	141		34	100	170	90	79	115

表 4–25 中，可根据占 RNI 比值，进一步确定差距数值。

表4-26 餐次能量比例和宏量营养素供能比分析

指标	早餐	午餐	晚餐	合计
餐次能量（kcal）	579.0	819.6	706.0	2 104.6
餐次能量占比（%）	27.5	38.9	33.5	100.0
指标	蛋白质	脂肪	碳水化合物	合计
摄入量（g）	77.7	58.3	316.9	—
提供能量（kcal）	310.8	524.7	1 267.6	2 103.1
供能比（%）	14.8	24.9	60.3	100.0

程序7 餐次能量分配分析

用早餐能量579 kcal除以一天总能量，得到早餐能量占全天的27.5%，中餐和晚餐的能量分布计算相同，各为38.9%和33.5%，餐次能量分布合理。

程序8 食谱营养核查

参照《中国食物成分表》，初步将该食谱提供的能量和宏量营养素与DRIs标准进行比较，符合要求；餐次比例分配合理；但视黄醇提供量仅占RNI的34%，需要调整或增加富含维生素A的食物。

程序9 核算食堂一日食物原料的总用量

当食谱确定后，计算食物用量。

该食堂就餐人数为500人，男生250人，女生250人，本食谱设计以成年女性中等身体活动的能量需要2 100 kcal为1，总人日数为560（即250×1+250×1.24）。

该食堂某食物一日食物原料总用量＝某食物每人每日市品用量 × 总人日数

食物原料计量仅是购买食物的基础，一般应有一定调整范围。

以大米为例，每人每日粳米市品用量为175 g，则

一日大米总用量=175×560=98 kg

其余食物总用量以此类推，结果见表4-27。

表4-27 食堂一日食物原料的总用量

餐别	食物名称	食材	每人每日市品用量（g）	食堂一日食物原料总用量（kg）
早餐	小米粥	小米	25	14.0
	花卷	面粉（特一粉）	75	42.0

续表

餐别	食物名称	食材	每人每日市品用量（g）	食堂一日食物原料总用量（kg）
早餐	白煮蛋	鸡蛋	45	25.2
早餐	拌黄瓜	黄瓜	54	30.2
早餐	拌黄瓜	芝麻油	3	1.7
早餐	牛奶	牛奶	250	140.0
午餐	米饭	粳米	175	98.0
午餐	清炖小黄花鱼	小黄花鱼	78	43.7
午餐	清炖小黄花鱼	葵花子油	6	3.4
午餐	番茄菜花	番茄	103	57.7
午餐	番茄菜花	菜花	183	102.5
午餐	番茄菜花	葵花子油	6	3.4
晚餐	馒头	面粉（特一粉）	100	56.0
晚餐	虾皮萝卜丝	虾皮	10	5.6
晚餐	虾皮萝卜丝	青萝卜	158	88.5
晚餐	虾皮萝卜丝	葵花子油	5	2.8
晚餐	白菜肉片炖豆腐	猪肉（肥瘦）	35	19.6
晚餐	白菜肉片炖豆腐	大白菜	109	61.0
晚餐	白菜肉片炖豆腐	豆腐（北）	50	28.0
晚餐	白菜肉片炖豆腐	葵花子油	5	2.8

最后，根据上述过程，按等量食物交换份编制一周食谱。

3. 注意事项

（1）学生食堂餐要注意价格和营养的关系，尽量用低价位、高营养食谱。

（2）能量充足是重要的，注意三大营养素平衡，注意盐的用量。

（3）注意学生体重和体质变化，适时调整食谱。

培训课程 3 食谱营养评价和调整

对食谱进行营养评价是一个分析、调整和更合理化的过程。评价该食谱能否满足其营养需求，并发现某些营养素的缺乏，以便及时进行调整和纠正是其主要目的。

进行食谱的营养评价时，应参照《中国食物成分表》初步核算该食谱提供的能量和各种营养素的含量，并进行餐次比例分析、能量来源分析、食物来源分析等内容。

前面已经介绍了食物交换份的方法，本课程主要学习更细致的食谱调整，蛋白质、脂肪调整，食谱综合评价等内容。

学习单元 1 食谱餐次比例和修改

对于食谱调整来说，餐次比例的修改和调整是一个常见的问题。设计中常出现为凑足“营养素”的摄入量，而忽视了餐次比例的合理性的情况。

学习目标

- 了解儿童一日食谱的餐次分配原则
- 掌握餐次能量比例调整方法

知识要求

1. 餐次能量比例

饮食要有合理的膳食能量分布，保证一天的能量和营养素均衡，将一天的食物总量根据用餐次数、时间，按一定数量和质量进行分配。一般两餐时间间隔为4～5h，不超过6h，这与胃排空时间相近；我国多数地区居民习惯于一天吃三餐，三餐食物量的分配及间隔时间应与作息时间和劳动状况相匹配，一般早餐30%，晚餐、午餐各占30%～40%为宜，特殊情况可适当调整，可一日四餐或五餐。

2. 特殊问题

对于3～6岁儿童来说，餐次和能量比例可能不是绝对的，而对于青少年，应该培养合理合适的饮食习惯和方式。

对于感冒、腹泻、康复期患者等，还需要根据实际情况进行调整。

技能要求

食谱能量比例分析和调整

1. 工作准备

（1）准备2～3个全天食谱，如5岁男童一日食谱，见表4-28，食谱营养素成分计算表见表4-29。

表4-28　5岁男童一日食谱

餐次	食物
早餐	面包50 g
加餐	牛奶200 mL，饼干10 g
午餐	米饭（粳米50 g），番茄炒卷心菜（番茄50 g、卷心菜75 g），红烧鸡翅（鸡翅50 g），植物油10 g
零食	苹果80 g，面包50 g
晚餐	馒头（特一粉50 g），炒芸豆丝（芸豆100 g），氽丸子菠菜汤（瘦猪肉50 g、菠菜50 g），植物油10 g

表 4-29 食谱营养素成分计算表

餐别	名称	可食部用量（g）	市品用量（g）	能量（kcal）	蛋白质（g）	脂肪（g）	碳水化合物（g）
早餐、加餐	牛乳（均值）	200	200	108.8	6	6.4	6.8
	饼干（均值）	10	10	43.7	0.9	1.3	7.1
	面包（均值）	50	50	156.6	4.2	2.6	29.1
	合计	—	—	309.1	11.1	10.3	43.0
午餐、加餐	粳米（标二）	50	50	174.3	4.0	0.3	38.9
	甘蓝（圆白菜、卷心菜）	75	87	20.2	1.1	0.2	3.5
	番茄	50	52	10.9	0.5	0.1	2.0
	苹果（均值）	80	105	45.8	0.2	0.2	10.8
	鸡翅	50	72	97.1	8.7	5.9	2.3
	葵花子油	10	10	90.0	0.0	10.0	0.0
	面包	50	50	156.6	4.2	2.6	29.1
	合计	—	—	594.9	18.7	19.3	86.6
晚餐	小麦粉（特强粉）	50	50	175.4	5.2	0.6	37.3
	芸豆	100	104.2	25.3	0.8	0.1	5.3
	菠菜（赤根菜）	50	56.2	12.6	1.3	0.2	1.4
	猪肉（瘦）	50	50	71.9	10.2	3.1	0.8
	葵花子油	10	10	90.0	0.0	10.0	0.0
	合计	—	—	375.2	17.5	14.0	44.8
合计	—	—	—	1 279.2	47.3	43.6	174.4

（2）设计或准备餐次能量比例分析评价表格，可参考表 4-30。

表 4-30 餐次能量比例和宏量营养素供能比分析

指标	早餐	午餐	晚餐	合计
餐次能量（kcal）				
餐次能量占比（%）				

续表

指标	蛋白质	脂肪	碳水化合物	合计
摄入量（g）				
提供能量（kcal）				
供能比（%）				

（3）准备计算器、《中国食物成分表》等。

2. 工作程序

程序 1　三餐食物的供能比例分析

以计算早餐供能比例为例：由表 4-29 已知该食谱可提供能量 1 279.2 kcal，其中：

早餐、加餐提供能量占总能量比例 =309.1 ÷ 1 279.2=24.2%

午餐、加餐提供能量占总能量比例 =594.9 ÷ 1 279.2=46.5%

晚餐提供能量占总能量比例 =375.2 ÷ 1 279.2=29.3%

程序 2　食谱餐次能量比例分析

由上述计算可知三餐能量距离目标值 1 400 kcal（能量 EER）有一些差距，三餐能量比值分别为：24.2%、46.5%、29.3%，早餐所占全天能量比例较少，不足 30%；若去掉加餐，实际早餐可能更少。学龄前儿童上午活动量较大，为了保证学龄前儿童在整个上午能够保持旺盛的精力和体力，早餐、早点所提供的能量应占全日总能量的 30%。

程序 3　食谱修改和调整

对食谱的三餐能量配比进行调整。最简单的方法是午餐和晚餐不变，适当增加早餐食物量，既能提高早餐能量，又能提高全天能量数值，见表 4-31 和表 4-32。

表 4-31　食谱调整

餐次	食物
早餐	面包 50 g，鸡蛋 50 g，拌黄瓜丝（黄瓜 75 g）
加餐	牛奶 250 mL，饼干 15 g
午餐	米饭（粳米 50 g），番茄炒卷心菜（番茄 50 g、卷心菜 75 g），红烧鸡翅 50 g，植物油 10 g
加餐	苹果 80 g，面包 50 g
晚餐	馒头（特一粉 50 g），炒芸豆丝（芸豆 100 g），氽丸子菠菜汤（瘦猪肉 50 g、菠菜 50 g），植物油 10 g

表 4-32　食谱修改后餐次能量比例和宏量营养素供能比分析

指标	早餐	午餐	晚餐	合计
餐次能量（kcal）	439.2	594.9	375.2	1 409.3
餐次能量占比（%）	31.2	42.2	26.6	100.0
指标	蛋白质	脂肪	碳水化合物	合计
摄入量（g）	56.5	50.3	182.8	—
提供能量（kcal）	226.0	452.7	731.2	1 409.9
供能比（%）	16.0	32.1	51.9	100.0

由表 4-32 可知，早餐、加餐的能量占总能量的 31.2%，全天总能量达 1 409.3 kcal，符合营养要求。

学习单元 2　膳食蛋白质和脂肪调整

在儿童食谱中，蛋白质和脂肪摄入量过高常常是最容易产生的问题，因此，公共营养师应该掌握其尺度和调整方法。

学习目标

- 了解含较高和极少蛋白质、脂肪的食物
- 掌握食谱的修订方法

知识要求

1. 含较高和极少蛋白质的食物

高蛋白质食物分为动物性和植物性来源两种，动物性来源如各种海产、畜禽肉类等，植物性来源如大豆及其制品，称为优质蛋白。其他食物也含有较高蛋白质，如坚果类食物的蛋白质含量为 15%～30%，谷类蛋白质含量为 6%～10%。

蛋白质含量低的食物一般是能量较低，水分、膳食纤维含量较高的食物，如蔬菜、水果、纯淀粉类食物等。前500个低蛋白质的食物几乎都是水果、蔬菜及其制品类，含量为0.1～3.7 g/100 g。水果和瓜果类蔬菜含量一般为0.2～1.3 g/100 g，叶菜和根类蔬菜多为1.3～2 g/100 g，鲜蘑菇、液态奶为2.5～3.0 g/100 g。

2. 含较高脂肪和极少脂肪的食物

低脂肪的食物有很多，如淀粉、谷类、水果、蔬菜、菌藻类食物中脂肪的含量几乎没有或比较低。但是烹调中往往加入油才造成低脂肪食物成为高脂肪食物。

高脂肪的食物与高能量食物相仿，“油”排在首位，约含100%的脂肪；除此之外，含脂肪丰富的食物为动物性食物和坚果类。动物性食物以畜肉类的脂肪含量最丰富，且多为饱和脂肪酸。植物性食物以坚果类食物的脂肪含量最高，可达50%，但以必需脂肪酸亚油酸为主，是多不饱和脂肪酸的重要来源。

3. 烹饪方法

对食物进行烹调加工，可以使之具有令人愉快的色、香、味性状，提高食物的消化率并对食物进行消毒杀菌。但人们在烹调加工时要注意方式、方法，尽量减少营养素的损失，以达到合理营养、增进健康的目的。

食物期营养素损失因前期处理和烹饪方法不同而不同。营养素损失因子概念见学习单元4。

米类在烹饪前，一般是需要淘洗的，淘洗也可使营养素损失。根据试验，大米经过一般淘洗，维生素 B_1 损失率达40%～60%，维生素 B_2 和烟酸损失率为23%～25%，碳水化合物损失率为2%。洗的次数越多，水温越高，以及在水中浸泡的时间越长，营养素的损失越严重。因此，洗米时应根据米的清洁程度适当清洗，尽量减少淘米次数，不可用力搓洗，不要用热水烫洗。

面食常用的加工方法有蒸、煮、炸、烤等。因制作的方法不同，营养素的损失程度也不同。一般蒸馒头、包子、烙饼时，营养素的损失较少；捞面条的损失较多，大量的营养素会随面汤丢弃而损失；炸制的面食，如油条、油饼，由于温度高，可使一些维生素几乎全部被破坏，应尽量少用。

蔬菜是膳食中维生素C、胡萝卜素和矿物质的主要来源。烹调对蔬菜维生素的影响与烹调过程中的洗涤方式、切碎程度、pH值、加热温度及时间有关。蔬菜清洗方法不当，如先切后洗或泡在水中，维生素C会严重丢失。蔬菜煮5 min，维生素C损失率达70%～90%。因此，蔬菜的合理烹调加工原则是：最好用流水冲洗，先洗后切，炒前不用水泡，煮菜时要使汤浓缩与菜一起进食。

做汤时要等水开后再把菜下锅。焯菜时要在水沸腾时放入，尽量减少菜在水中的时间。蔬菜应现做现吃，切忌反复加热。尽可能用急火快炒。

油炸食品可严重破坏维生素，但若在所炸食品的表面挂糊，避免食物直接与油接触，可起到保护作用，减少营养素的损失。

蛋类的烹调方法很多，煮和炒的营养素损失较少，炸鸡蛋维生素损失较多。

烧鸡、烧鹅、烧鸭、烤鱼、烤羊肉等烧烤类食物，色鲜、味浓、肉嫩、油而不腻，为许多人所喜爱。但是从营养与卫生学的角度来讲，食品在煎、炸等烹饪过程中，会产生油脂和蛋白质劣变，引起机体肝脏和生殖毒性，并且可降低营养素的吸收和食物的营养价值，所以吃烧烤食物应适可而止，尤其是儿童更不宜多吃。

技能要求

食谱蛋白质和脂肪的分析和评价

1. 工作准备

（1）准备 1～3 份食谱

下面为一名 5 岁男童一日食谱。

1）食谱 1

早餐：面包 50 g、稀饭（粳米 25 g）。

加餐：牛奶 200 mL、饼干 15 g。

午餐：番茄鸡蛋面条（番茄 50 g、鸡蛋 30 g、面条 70 g）、植物油 10 g。

加餐：香蕉 80 g、蛋糕 40 g。

晚餐：馒头（特一粉 70 g）、红烧山药 75 g、醋熘土豆丝 75 g、植物油 10 g。

2）食谱 2

早餐：蛋糕 50 g、炸鸡蛋（鸡蛋 50 g、植物油 10 g）。

加餐：牛奶 200 mL，饼干 15 g。

午餐：米饭 75 g、排骨炖土豆（排骨 100 g、土豆 150 g）、植物油 10 g。

加餐：猕猴桃 80 g、面包 50 g。

晚餐：馒头（特一粉 75 g）、红烧五花肉 75 g、番茄炒菜花（番茄 50 g、菜花 100 g）、植物油 12 g。

（2）设计食谱分析表

每日膳食营养素摄入量评价表见表 4-33，三餐餐次能量比例和宏量营养素供能比见表 4-34。

表 4-33　每日膳食营养素摄入量评价表

指标	能量（kcal）	蛋白质（g）	脂肪（%）	维生素 A（μgRAE）	维生素 B_1（mg）	维生素 C（mg）	钙（mg）	铁（mg）	锌（mg）
摄入量									
RNI									
%									

表 4-34　三餐餐次能量比例和宏量营养素供能比分析

指标	早餐	午餐	晚餐	合计
餐次能量（kcal）				
餐次能量占比（%）				
指标	蛋白质	脂肪	碳水化合物	合计
摄入量（g）				
提供能量（kcal）				
供能比（%）				

2. 工作程序

程序 1　计算食谱蛋白质和脂肪含量

以食谱 1 为例，结果见表 4-35 和表 4-36。

表 4-35　食谱 1 膳食营养素摄入量评价表

指标	能量（kcal）	蛋白质（g）	脂肪（%）	维生素 A（μgRAE）	维生素 B_1（mg）	维生素 C（mg）	钙（mg）	铁（mg）	锌（mg）
供给量	1 402.6	38.4	24.1	180.8	0.6	42.4	332.2	9.5	4.7
RNI	1 400	30	20～30	360	0.8	50	800	10	5.5
占比（%）	100	128	—	50	75	85	42	95	85

表 4-36 三餐餐次能量比例和宏量营养素供能比分析

指标	早餐	午餐	晚餐	合计
餐次能量（kcal）	415.7	553.0	433.9	1 402.6
餐次能量占比（%）	29.6	39.4	30.9	100
指标	蛋白质	脂肪	碳水化合物	合计
摄入量（g）	38.4	37.5	227.7	—
提供能量（kcal）	153.6	337.5	910.8	1 401.9
供能比（%）	11.0	24.1	65.0	100

程序 2 食谱营养分析和评价

由食谱计算可知，该名儿童一日蛋白质摄入量为 38.4 g，占全日总能量的 11%。其中动物蛋白质为 9.8 g，占全日总蛋白质的 26%。而 3～6 岁的学龄前儿童生长发育很快，每天应有充足的蛋白质，一方面是补充消耗，另一方面是用来增长和构成新组织，因此制作儿童食谱时要注意食物的荤素搭配，保证儿童蛋白质的摄入数量和质量，其中优质蛋白质应占膳食蛋白质总量的 30% 以上。《中国居民膳食营养素参考摄入量》建议，5 岁男童蛋白质的 RNI 为 30 g。

程序 3 蛋白质调整

注意考虑优质蛋白数量。

增加肉类和豆制品，以提高优质蛋白质的比例为主，如卤猪肝、豆腐等。调整后食谱如下。

早餐：面包 25 g、卤猪肝 10 g、红豆米粥（红豆 15 g、粳米 20 g）、拌莴苣丝 30 g。

加餐：牛奶 200 g、饼干 15 g。

午餐：面条（面条 70 g）、番茄炒蛋（番茄 50 g、鸡蛋 30 g）、植物油 10 g。

加餐：香蕉 80 g、蛋糕 40 g。

晚餐：馒头（特一粉 60 g）、肉片烧山药（瘦肉 50 g、山药 75 g）、蒜蓉莜麦菜 75 g、植物油 10 g。

食谱 1 调整后膳食营养素摄入量评价见表 4-37，三餐餐次能量比例及宏量营养素供能比见表 4-38。

修改后的食谱中蛋白质为 51.9 g，其中动物蛋白质为 25.1 g，动物蛋白质的比例为 48%，能满足该儿童的蛋白质需求，符合营养要求。

表 4-37　食谱 1 调整后膳食营养素摄入量评价表

指标	能量（kcal）	蛋白质（g）	脂肪（%）	维生素 A（μgRAE）	维生素 B_1（mg）	维生素 C（mg）	钙（mg）	铁（mg）	锌（mg）
供给量	1 400.0	51.9	27.6	749.0	0.9	41.3	485.5	14.1	7.2
RNI	1 400	30	20～30	360	0.8	50	800	10	5.5
占比（%）	100	173	—	208	113	83	61	141	131

表 4-38　三餐餐次能量比例和宏量营养素供能比分析

指标	早餐	午餐	晚餐	合计
餐次能量（kcal）	422.4	553.0	424.7	1 400.1
餐次能量占比（%）	30.2	39.5	30.3	100
指标	蛋白质	脂肪	碳水化合物	合计
摄入量（g）	51.9	43.0	201.5	—
提供能量（kcal）	207.6	387.0	806.0	1 400.6
供能比（%）	14.8	27.6	57.5	100

程序 4　膳食脂肪的分析

计算食谱 2 营养素含量，结果见表 4-39 和表 4-40。

表 4-39　食谱 2 膳食营养素摄入量评价表

指标	能量（kcal）	蛋白质（g）	脂肪（%）	维生素 A（μgRAE）	维生素 B_1（mg）	维生素 C（mg）	钙（mg）	铁（mg）	锌（mg）
供给量	1 943.7	60.8	47.0	276.6	0.9	163.1	396.4	12.9	9.2
RNI	1 400	30	20～30	360	0.8	50	800	10	5.5
占比（%）	139	203	—	77	113	326	50	129	167

表 4-40　三餐餐次能量比例和宏量营养素供能比分析

指标	早餐	午餐	晚餐	合计
餐次能量（kcal）	508.4	769.7	665.6	1 943.7
餐次能量占比（%）	26.2	39.6	34.2	100
指标	蛋白质	脂肪	碳水化合物	合计
摄入量（g）	60.8	101.5	196.5	—
提供能量（kcal）	243.2	913.5	786.0	1 942.7
供能比（%）	12.5	47.0	40.5	100

程序 5 食谱营养素摄入量评价

由表中计算可知，该儿童一日脂肪摄入量为 101.5 g，占全日总能量的 47%，远远高于《中国居民膳食营养素参考摄入量》中的脂肪 AMDR（20%～30%），脂肪摄入过多，有导致肥胖、心血管疾病和某些癌症发病率升高的危险，应适当减少脂肪的摄入量。

程序 6 脂肪调整

主要减少油脂的使用量，食谱 2 调整后如下。

早餐：花卷 100 g、五香鸡蛋（鸡蛋 30 g）、拌黄瓜丝（黄瓜 75 g）。

加餐：牛奶 250 mL、饼干 10 g。

午餐：米饭 100 g、土豆炖排骨（猪小排 30 g、土豆 100 g、葵花子油 5 mL）、清炒小白菜（小白菜 100 g、葵花子油 5 mL）。

加餐：猕猴桃 50 g、面包 40 g。

晚餐：馒头（特一粉 50 g、小麦胚粉 20 g）、清蒸鲈鱼（鲈鱼 50 g、葵花子油 3 mL）、番茄菜花（番茄 100 g、菜花 100 g、葵花子油 7 mL）。

食谱 2 调整后膳食营养素摄入量评价表和三餐餐次能量比及宏量营养素供能比见表 4-41 和表 4-42。

表 4-41 食谱 2 调整后膳食营养素摄入量评价表

指标	能量（kcal）	蛋白质（g）	脂肪（%）	维生素 A（μgRAE）	维生素 B_1（mg）	维生素 C（mg）	钙（mg）	铁（mg）	锌（mg）
供给量	1 423.2	59.7	30.3	416.1	1.2	189.6	641.3	13.3	12.4
RNI	1 400	30	20～30	360	0.8	50	800	10	5.5
占比（%）	102	199	—	116	150	379	80	133	225

表 4-42 三餐餐次能量比例和宏量营养素供能比分析

指标	早餐	午餐	晚餐	合计
餐次能量（kcal）	443.8	540.6	438.8	1 423.2
餐次能量占比（%）	31.2	38.0	30.8	100
指标	**蛋白质**	**脂肪**	**碳水化合物**	**合计**
摄入量（g）	59.7	47.9	188.2	—
提供能量（kcal）	238.8	431.4	752.8	1 423.0
供能比（%）	16.8	30.3	52.9	100

学习单元 3　膳食蛋白质互补的原则和评价

两种或两种以上食物蛋白质混合食用，其中所含有的必需氨基酸取长补短、相互补充，达到较好的比例，从而提高蛋白质利用率，被称为蛋白质互补作用。

学习目标

- 了解常见植物、动物蛋白质的氨基酸组成
- 掌握膳食中蛋白质互补的原则和方法

知识要求

1. 常见蛋白质氨基酸组成

（1）常见食品及人体蛋白质含量和氨基酸组成见表 4-43。

表 4-43　几种食物及人体蛋白质氨基酸模式和蛋白质含量

氨基酸	全鸡蛋	牛奶	牛肉	大豆	面粉	大米	人体
异亮氨酸	3.2	3.4	4.4	4.3	3.8	4.0	4.0
亮氨酸	5.1	6.8	6.8	5.7	6.4	6.3	7.0
赖氨酸	4.1	5.6	7.2	4.9	1.8	2.3	5.5
蛋氨酸＋半胱氨酸	3.4	2.4	3.2	1.2	2.8	2.8	2.3
苯丙氨酸＋酪氨酸	5.5	7.3	6.2	3.2	7.2	7.2	3.8
苏氨酸	2.8	3.1	3.6	2.8	2.5	2.5	2.9
缬氨酸	3.9	4.6	4.6	3.2	3.8	3.8	4.8
色氨酸	1.0	1.0	1.0	1.0	1.0	1.0	1.0
蛋白质含量（g/100 g）	13.3	3.0	19.9	35.0	11.2	7.4	—

（2）食品蛋白质的优劣评价。蛋白质的营养价值主要取决于所含氨基酸的种类和数量。凡蛋白质氨基酸模式与人体蛋白质氨基酸模式接近的食物，其必需氨基酸在体内的利用率就高，反之则低。动物蛋白质中的蛋、奶、肉、鱼等以及大豆蛋白质的氨基酸模式与人体蛋白质氨基酸模式较接近，从而所含

的必需氨基酸在体内的利用率就较高，因此被称为优质蛋白质。植物蛋白质中，赖氨酸、蛋氨酸、苏氨酸和色氨酸含量相对较低，所以营养价值也相对较低。

2. 蛋白质互补原则

不同食物来源的蛋白质的营养价值不同，取决于该蛋白质中必需氨基酸的含量与比值。例如，玉米、小米、大豆单独食用时，其蛋白质的生物价分别为60、57、64，如按23%、25%、52%的比例混合食用，蛋白质的生物价可提高到73；如将玉米、面粉、大豆混合食用，蛋白质的生物价也会提高。这是因为玉米、面粉、小米、大米的蛋白质中赖氨酸含量较低，蛋氨酸相对较高；而大豆中的蛋白质恰恰相反，混合食用时赖氨酸和蛋氨酸两者可相互补充；若在植物性食物的基础上再添加少量动物性食物，蛋白质的生物价还会提高，如面粉、小米、大豆、牛肉单独食用时，其蛋白质的生物价分别为67、57、64、76，若按39%、13%、22%、26%的比例混合食用，其蛋白质的生物价可提高到89，可见动、植物性食物混合食用比单纯植物性食物混合食用要好。这些是设计和评价食谱时应特别注意的。

为充分发挥食物蛋白质的互补作用，在调配膳食时，应遵循三个原则。

（1）食物的生物学种属越远越好，如动物性和植物性食物之间的混合比单纯植物性食物之间的混合要好。

（2）搭配的种类越多越好，充分发挥各种食物在营养上的互补作用，使其营养全面平衡。

（3）食用时间越近越好，同时食用最好。因为单个氨基酸在血液中的停留时间约为4 h，然后到达组织器官，再合成组织器官的蛋白质，而合成组织器官蛋白质的氨基酸必须同时到达才能发挥互补作用，合成组织器官蛋白质。

技能要求

食谱蛋白质营养评价

1. 工作准备

准备午餐食谱1、午餐食谱2、记录笔、记录本、计算器、FAO/WHO

1973暂定氨基酸评分模式、《中国食物成分表》等。

2. 工作程序

程序1　午餐食谱1配方

米饭（粳米150 g）、蒜蓉菠菜200 g、红烧马铃薯100 g、植物油10 g。

程序2　查《中国食物成分表》中的食物必需氨基酸含量

分别对食谱中各种食物所含必需氨基酸含量进行计算，确定其限制氨基酸，并分别计算食谱中各种食物蛋白质的氨基酸评分。

例如，查表可知100 g粳米中含蛋白质7.2 g，含异亮氨酸378 mg，亮氨酸521 mg，赖氨酸229 mg，含硫氨基酸（蛋氨酸+胱氨酸）260 mg，芳香族氨基酸（苯丙氨酸+酪氨酸）734 mg，苏氨酸212 mg，色氨酸129 mg，缬氨酸383 mg。

程序3　计算每克蛋白质含有氨基酸的数量

已知100 g粳米含7.2 g蛋白质，含异亮氨酸378 mg，则每克蛋白质含异亮氨酸：

$$378 \div 7.2=52.5 \text{ mg}$$

其他氨基酸计算类推，则粳米每克蛋白质含亮氨酸72.4 mg，赖氨酸31.8 mg，含硫氨基酸（蛋氨酸+胱氨酸）36.1 mg，芳香族氨基酸（苯丙氨酸+酪氨酸）101.9 mg，苏氨酸29.4 mg，色氨酸17.9 mg，缬氨酸53.2 mg。

程序4　比较分析

将粳米中的必需氨基酸组成与参考蛋白质氨基酸模式进行比较，并按下式计算氨基酸评分（AAS）。

$$AAS\%=\frac{\text{每克待测蛋白质中必需氨基酸含量（mg）}}{\text{每克参考蛋白质中必需氨基酸含量（mg）}}\times 100$$

参考蛋白质可采用FAO/WHO联合专家委员会（1973）制定的“暂定氨基酸评分模式”（见表4-44）。在实际计算某种氨基酸评分时，首先将被测食物中必需氨基酸与参考蛋白质中的必需氨基酸进行比较，比值较低者，为限制氨基酸。由于限制氨基酸的存在，使食物蛋白质的利用受到限制，被测食物蛋白质的第一限制氨基酸与参考蛋白质中同种必需氨基酸的比值乘以100，即为该种蛋白质的氨基酸评分。

粳米蛋白质必需氨基酸与FAO/WHO 1973暂定氨基酸评分模式相比较，比值最低的是赖氨酸，为第一限制氨基酸，则：

表 4-44　粳米蛋白质氨基酸评分

必需氨基酸	大米（粳米）（mg/g 蛋白质）	FAO/WHO 氨基酸模式（mg/g 蛋白质）	AAS
异亮氨酸	52.5	40	131.3
亮氨酸	72.4	70	103.4
赖氨酸	31.8	55	57.8*
蛋氨酸 + 胱氨酸	36.1	35	103.1
苯丙氨酸 + 酪氨酸	101.9	60	169.8
苏氨酸	29.4	40	73.5
色氨酸	17.9	10	179.0
缬氨酸	53.2	50	106.4

* 该蛋白质氨基酸评分。

$$\text{大米蛋白质的 AAS \%}=\frac{\text{每克大米蛋白质赖氨基酸含量（mg）}}{\text{每克参考蛋白质赖氨基酸含量（mg）}}\times 100$$

$$=31.8\div 55\times 100=57.8$$

食谱中其余食物成分的氨基酸评分计算以此类推。

程序 5　计算午餐中各种食物混合后的蛋白质氨基酸评分

食谱混食后的氨基酸评分计算结果见表 4-45。

表 4-45　午餐氨基酸评分计算

蛋白质来源	氨基酸含量（mg/g 蛋白质）								氨基酸评分
	异亮氨酸	亮氨酸	赖氨酸	含硫氨基酸	芳香氨基酸	苏氨酸	色氨酸	缬氨酸	
WHO	40	70	55	35	60	40	10	50	—
大米	52.5	72.4	31.8	36.1	101.9	29.4	17.9	53.2	58（赖氨酸）
马铃薯	29.0	47.0	41.0	22.5	60.0	25.5	14.5	43.5	40（含硫氨基酸）
菠菜	38.5	70.0	56.5	13.8	73.8	43.8	13.8	46.2	64（苏氨酸）
混合食用	45.8	68.9	40.0	28.2	89.2	33.2	16.4	50.1	73（赖氨酸）

程序 6　午餐食谱修改

米饭（粳米，特一 150 g），肉末豆腐（猪肉 50 g、北豆腐 100 g），蒜蓉菠菜 200 g，红烧马铃薯 100 g，植物油 10 g。

程序 7　修改食谱后的午餐氨基酸评分

参照上述程序计算修改后午餐各种食物混合后的蛋白质氨基酸评分，见表 4–46。

本午餐食谱中大米蛋白质占总蛋白质的 29.3%，菠菜蛋白质占 14.1%，马铃薯蛋白质占 5.4%，猪肉蛋白质占 17.9%，豆腐蛋白质占 33.2%。

表 4–46　修改后午餐氨基酸评分计算

蛋白质来源	氨基酸含量（mg/g 蛋白质）								氨基酸评分
	异亮氨酸	亮氨酸	赖氨酸	含硫氨基酸	芳香氨基酸	苏氨酸	色氨酸	缬氨酸	
WHO	40	70	55	35	60	40	10	50	—
大米	52.5	72.4	31.8	36.1	101.9	29.4	17.9	53.2	58（赖氨酸）
马铃薯	29.0	47.0	41.0	22.5	60.0	25.5	14.5	43.5	40（含硫氨基酸）
菠菜	38.5	70.0	56.5	13.8	73.8	43.8	13.8	46.2	64（苏氨酸）
猪肉	39.3	69.2	68.5	25.6	60.2	35.4	11.5	44.6	73（含硫氨基酸）
豆腐	37.8	61.8	48.0	24.6	71.2	31.6	13.7	38.0	70（含硫氨基酸）
混合食用	42.0	66.6	47.8	26.5	78.0	33.1	14.6	45.1	76（含硫氨基酸）

程序 8　评价

通过对午餐食谱的蛋白质评分可以看出，如果午餐中只有粮食和蔬菜，混合食用前其氨基酸评分值仅有 73，而添加猪肉和豆腐的午餐混合食用后氨基酸评分值可提高到 76，说明多种食物蛋白质混合后食用，其中所含的必需氨基酸可取长补短、相互补充，达到较好的比例，从而提高蛋白质的利用率。而且，动植物性食物混合食用比单纯植物性食物混合还要好。因此，安排日常饮食时要注意荤素搭配。

学习单元 4　个体食谱的综合分析和评价

食谱的综合分析包括对食物和营养素的质和量的分析和评价。

学习目标

- 掌握食谱评价的原则和内容
- 掌握青少年食谱的评价方法

知识要求

1. 食谱的综合评价内容

（1）食谱的能量和营养素含量评价

以前学习的食谱能量和营养素计算是食谱评价的最基本方法，计算完成后应与推荐摄入量或营养目标比较，检查是否达到要求。首要看能量是否达到目标要求。

（2）食物种类和比例

另外，最常用的评价是食物品种和数量是否足够，食谱中所含五大类食物是否齐全，是否做到了食物种类多样化，各类食物的量是否充足。

（3）三种产能营养素（蛋白质、脂肪、碳水化合物）的供能比例是否适宜，动物脂肪是否过量。

（4）蛋白质来源分布或优质蛋白质占总蛋白质的比例是否恰当，其他主要微量营养素来源如何。

（5）三餐能量摄入分配是否合理，早餐是否保证了能量和蛋白质的供应。

（6）烹饪方法是否合适，营养损失率和数量损失率较少甚至最少为好。

2. 营养素动植物来源评价原则

人体所需要的能量和营养素主要靠食物获得。自然界供人类食用的食物种类繁多，根据其来源可分为植物性食物和动物性食物两大类。前者包括谷类、薯类、豆类、蔬菜、水果等，主要提供能量、蛋白质、碳水化合物、脂类、大部分维生素和矿物质；后者包括肉类、蛋类、乳类等，主要提供优质蛋白质、脂肪、脂溶性维生素、矿物质等。

各种食物由于所含能量和营养素的种类和数量能满足人体营养需要的程度不同，故营养价值有高低之分。含营养素种类齐全，数量及其相互比例适宜，易被人体消化吸收利用的食物，营养价值相对较高；含营养素种类不全，或数量欠缺，或相互比例不适当，不易为机体消化吸收利用的食物，其营养价值相对较低。如谷类食物蛋白质中赖氨酸较少，其蛋白质营养价值相对较低，但谷类食物含有较多的矿物质、维生素、膳食纤维等，有利于预防一些慢性病；肉类中蛋白质组成适合人体的需要，其营养价值较高，但脂肪组成中饱和脂肪酸比例较高，对患有心血管疾病、血脂过高的人不利。

3. 烹饪与营养素损失相关知识

一般食物从生到熟都有一个变化，一方面是重量变化，另一方面是营养素含量的变化。

（1）重量保留率

食品在烹调加工过程中，重量会发生一定的变化。这一因素与加工烹调的方式共同影响食物中营养素含量的变化。重量保留因子（weight retention factor，WRF）反映了烹调过程中食物总重量的变化（水分、蛋白质、碳水化合物、脂肪等）。一般计算公式如下：

$$\text{WRF\%}=\frac{\text{烹调后食物的重量（g）}}{\text{烹调前食物的重量（g）}}\times 100\%$$

（2）营养素损失率

营养素保留因子（nutrition retention factor，NRF）直接反映烹调过程中食物中维生素、矿物质等营养素含量的变化情况。它有两种计算方法：AR（表观保留率）和 TR（真实保留率）。

$$\text{AR\%}=\frac{\text{食物烹调后某种营养素含量（干重）}}{\text{食物原料中该种营养素含量（干重）}}\times 100\%$$

$$\text{TR\%}=\frac{\text{食物烹调后某种营养素含量（干重）}\times\text{食物烹调后重量（g）}}{\text{食物原料中该种营养素含量（干重）}\times\text{食物烹调前重量（g）}}\times 100\%$$

常见的营养素损失率和重量损失率可直接从《食物营养成分速查》中获得。

技能要求

青少年食谱的综合分析和评价

1. 工作准备

准备《中国食物成分表》、计算器、膳食营养素计算表等，食谱见表 4-47。以 12 岁男生一日食谱为例，对食谱进行评价。

表 4-47　12 岁男生一日食谱

餐次	食物名称	用量（可食部）
早餐	面包	面粉 150 g
	火腿	25 g
	牛奶	250 g
	苹果	100 g
午餐	青椒肉片	青椒 100 g
		瘦猪肉 45 g
		植物油 6 g
	熏干芹菜	熏干 30 g
		芹菜 100 g
		植物油 5 g
	馒头	面粉 150 g
晚餐	西红柿炒鸡蛋	西红柿 125 g
		鸡蛋 60 g
		植物油 5 g
	韭菜豆腐汤	韭菜 25 g
		南豆腐 30 g
		植物油 3 g
	米饭	大米 125 g

2. 工作程序

程序1　食物结构分析

首先按类别将食谱中食物归类排序，并列出每种食物的数量，看食物种类是否齐全，表4-47中所列食谱中包含的食物种类及质量，见表4-48。与《中国居民平衡膳食宝塔》比较分析是否适宜。

熏干和豆腐的换算可参照职业模块1的相关内容。豆制品含量相当于40 g大豆的量，分别是200 g豆腐、100 g豆腐干。蔬菜、水果参照可食部实际重量。

表4-48　食谱中的食物种类及质量

食物类别	原料及质量	总计
谷类、薯类	面粉150 g、面粉150 g、大米125 g	425 g
禽畜肉及鱼类	火腿25 g、瘦猪肉45 g	70 g
豆类及其制品（按大豆折算）	熏干30 g、南豆腐30 g	60 g
奶类	牛奶250 g	250 g
蛋类	鸡蛋60 g	60 g
蔬菜、水果	苹果100 g、青椒100 g、芹菜100 g、西红柿125 g、韭菜25 g	450 g
纯能量食物	植物油19 g	19 g

程序2　计算食谱的营养素含量

从《中国食物成分表》中查出每100 g食物所含营养素的量，算出每种食物所含营养素的量，计算公式为：

食谱中某营养素含量 = ∑［食物量（g）× 可食部分比例 ×100 g食物中营养素含量 ÷100］

以计算150 g面粉中所含营养素为例，从《中国食物成分表》中查出小麦粉100 g可食部为100%，含能量344 kcal，蛋白质11.2 g，脂肪1.5 g，碳水化合物73.6 g，钙31 mg，铁3.5 mg，维生素B_1 0.28 mg，维生素B_2 0.08 mg，故150 g面粉可提供：

能量 =344 × 150 ÷ 100=516 kcal

蛋白质 =11.2 × 150 ÷ 100=16.8 g

脂肪 =1.5 × 150 ÷ 100=2.25 g

碳水化合物 =73.6 × 150 ÷ 100=110.4 g

钙 =31 × 150 ÷ 100=46.5 mg

铁 =3.5 × 150 ÷ 100=5.25 mg

维生素 B_1=0.28 × 150 ÷ 100=0.42 mg

维生素 B_2=0.08 × 150 ÷ 100=0.12 mg

其他食物的计算方法和过程与此类似。计算出所有食物提供的营养素含量，分别累计相加，就得到该食谱提供的能量和营养素。如此食谱可提供：能量 2 181.1 kcal，蛋白质 82.2 g，脂肪 50.6 g，钙 579.9 mg，铁 20.6 mg，维生素 A 353.6 μg RAE，维生素 B_1 0.9 mg，维生素 C 120.3 mg。

程序 3　评价营养素含量

将计算结果与《中国居民膳食营养素参考摄入量》RNI 和 UL 中同年龄、同性别人群的水平比较，进行评价，见表 4-49。

达到或大于 RNI 的数值、小于 UL 的数值为参考标准。

表 4-49　膳食营养素摄入量评价表

指标	能量（kcal）	蛋白质（g）	脂肪（%）	维生素 A（μgRAE）	维生素 B_1（mg）	维生素 C（mg）	钙（mg）	铁（mg）	锌（mg）
供给量	2 181.1	82.2	20.9	353.6	1.7	120.3	579.9	20.6	12.2
RNI	2 350	60	20 ~ 30	670	1.3	90	1 200	15	10
占比（%）	93	137	—	53	130	134	48	137	122

参考 12 岁男生每日膳食营养素参考摄入量中 RNI 或 AI 数值，该食谱提供的能量、蛋白质、维生素 B_1、维生素 C、铁、锌基本符合要求，钙、维生素 A 不足。参考 UL 数值检查是否过量。可以通过增加奶制品及豆制品的摄入量补充钙，维生素 A 不足可通过每周补充 1 ~ 2 次动物肝脏来弥补。

程序 4　分析能量的来源

根据蛋白质、脂肪、碳水化合物的能量折算系数，分别计算出蛋白质、脂肪、碳水化合物三种营养素提供的能量及占总能量的比例。

蛋白质提供能量占总能量比例 =82.2 × 4 ÷ 2 181=15.1%

脂肪提供能量占总能量比例 =50.6 × 9 ÷ 2 181=20.9%

碳水化合物提供能量占总能量比例 =100%−15.1%−20.9%=64%

青少年蛋白质、脂肪、碳水化合物适宜的供能比分别为 10% ~ 15%、20% ~ 30%、50% ~ 65%。该食谱的蛋白质、碳水化合物的摄入比例比较合适，脂肪摄入偏低，可加量。

程序 5 分析蛋白质的来源

将来自动物性食物及豆类食物的蛋白质累计相加，本例结果为 35.2 g，食谱中总蛋白质含量为 82.2 g，可以算得：

动物性及豆类蛋白质占总蛋白质比例 =35.2÷82.2=42.8%

优质蛋白质占总蛋白质的比例超过 1/3，接近一半，可认为优质蛋白质的供应量比较适宜。

程序 6 计算三餐能量分布

将早、中、晚三餐的所有食物提供的能量分别按餐次累计相加，得到每餐摄入的能量，然后除以全天摄入的总能量得到每餐提供能量占全天总能量的比例。

早餐： 785.5÷2 181=36%

午餐： 761.1÷2 181=34.9%

晚餐： 634.4÷2 181=29.1%

三餐能量分配比中，早餐能量较高，中餐能量稍低，可适当减少早餐能量。

程序 7 评价烹饪方法

烹饪时可以调整油、盐、糖的用量，也可以对味道和风味进行调整。这里应避免油炸等方法。注意营养素损失因子不同。

总体看来，该食谱食物种类较齐全，考虑了优质蛋白质的供应，三餐能量分配合理，但部分营养素数量不足，只要稍做调整就是设计比较科学合理的营养食谱。

学习单元 5 群体食谱编制和评价

群体食堂为集体用餐，包括不同性别、不同年龄、不同生理状况及不同活动强度的个体，因此，常分为均匀性群体和非均匀性群体。在进行食谱设计和评价时，均不能以某个个体所需要的推荐摄入量作为标准，而应根据具体情况，分析该就餐人群的日常摄入量分布，确定营养素的营养目标（可能是暂时的），然后经过一段时间，观察体重和体质变化再进行调整完善。

学习目标

- 了解集体供餐特点
- 了解制定均匀性群体的食谱评价的原则和方法

知识要求

1. 集体供餐营养和价格、质量要求

一般来说，食堂是服务性机构。通常要求价格低、质量好。加强成本核算，严格按营养充足的要求设计和制备膳食，保障食物多样和充足供给是很重要的。

2. 集体供餐食品卫生要求

为防止学校食物中毒或者其他食源性疾患事故的发生，保障师生员工身体健康，根据《中华人民共和国食品安全法》，按照《学校食品安全与营养健康管理规定》进行集体供餐食品卫生管理。特别是从设备和物料采购、制备和从业人员卫生等关键环节入手，把安全作为第一要务。

3. 群体配餐目标设计

（1）均匀性群体膳食营养目标设计

均匀性群体膳食营养目标设计有概率法和 EAR 切点法两种。

1）概率法。满足以下两个条件用此方法：一是人群摄入量和需要量无关联，二是需要量分布不甚清楚。

2）EAR 切点法。EAR 切点法是一个“大约”的概率法，满足以下三个条件时用 EAR 切点法：一是人群摄入量和需要量无关联，二是需要量分布是对称的，三是摄入量的变化范围大于需要量的变化范围。

（2）非均匀性配餐计划设计

非均匀性配餐计划设计包括简单营养素密度法和靶营养素密度分布法两种。营养素密度指膳食中所含营养素和能量含量之比，表示为每 1 000 kcal 中该营养素含量，在不均匀的群体中，常用亚组中最高数值设定为整个群体配餐目标。

（3）膳食营养评价

基于设计均匀性群体膳食营养目标，要具体分析人群的分布和特点，假设本组人群是年龄段均匀性较差的不同年龄的男性和女性人群（年龄、能量需要、活动强度不相似）。

1）能量目标。与配餐设计一样，先从总体人群中区分出性别亚组，然后分别加总不同亚组人群的能量需要，计算能量需要平均数值。

公式：群体能量需要目标 = Σ不同（亚组能量 EER× 每组人数）÷ 总人数

膳食评价应根据膳食调查实际摄入和体重变化来确定。

2）宏量营养素目标。宏量营养素目标根据能量分布来确定。通常确定数值较固定或窄的范围，如蛋白质占 10%～15%；脂肪占 20%～30%；碳水化合物占 50%～65% 为适宜。当评价其实际摄入量时，则可以略宽或制定可接受分布范围。

3）其他营养素。根据具体情况采用概率法或切点法设计，评价营养素摄入状况，以 EAR 评价摄入不足的个体，以 UL 评价过量的个体。若营养素仅有 AI 数值，则用此 AI 数值评价（平均摄入量等于或超过 AI，摄入不足的比例很低）。

4. DRIs 使用以及注意事项

DRIs 四个数值的应用和在膳食指导中的用途如表 4–50 的建议。

表 4–50　膳食营养素参考摄入量在营养配餐中的应用建议

	个体配餐	群体配餐
EAR	不作为个体配餐应用	作为计划群体膳食切点或控制性指标，高于此水平使摄入不足者占的比例很低
RNI	用于配餐预期营养目标，如果日常摄入量达到或超过此水平则摄入不足的概率很低	不直接应用群体配餐预期目标
AI	用于配餐预期营养目标，日常摄入量达到或超过此水平则摄入不足的概率很低	用于群体配餐营养目标，平均摄入量达到或超过此水平则摄入不足者的比例很低
UL	用于配餐计划实施控制指标；日常摄入量低于此水平内，以避免摄入过量可能造成的危害	用作配餐计划实施控制指标，低于此水平使人群中有摄入过量风险的比例很小

利用 DRIs 应用理论的注意事项总结如下。

（1）不是每天膳食营养素数值都要等于 RNI 或 AI 量

实际上人体摄入的食物和营养素量每天都不相同，这里使用的“摄入量 RNI 或 AI”是指在一段时间，比如几周或几个月内的平均摄入水平。

（2）能量

与其他营养素不同，能量是采用平均需要量（EER）作为配餐唯一参考值。但要随时测定体重，根据体重的情况适时调整能量目标，使体重保持稳定。同时有必要考虑能量来源分布，即脂肪、碳水化合物和蛋白质供能百分比。

（3）EAR 不能用来计划个体膳食

如果膳食计划提供的营养素仅达到 EAR 水平，那将有 50% 的概率不能满足个体的需要，这对个体来讲风险太大，是不能接受的。

在任何情况下一个人的营养配餐设定目标都只是一个设想或假设，真正的需要量应该在经过一段时间后，基于对个体体重变化和机体营养状况等多方面信息进行评价和调整而确定。

技能要求

职工食堂一周食谱制定和评价

1. 工作准备

准备《中国食物成分表》、计算器、营养成分统计表（见表 4-51）等。

表 4-51 职工食堂一周食谱营养成分统计表

时间	营养素	蛋白质（g）	脂肪（g）	碳水化合物（g）	能量（kcal）	钙（mg）	铁（mg）	锌（mg）	维生素 A（μgRE）	维生素 B_1（mg）	维生素 B_2（mg）	维生素 C（mg）
	参考值											
周一	实际值											
周二	实际值											
周三	实际值											
周四	实际值											
周五	实际值											
周六	实际值											
周日	实际值											
周平均值												
周平均比例												

2. 职工人数和年龄分布了解

某职工食堂每天就餐平均人数为200人，男性、女性混合，年龄为20～59岁，试编制该食堂一周的食谱。职工人员组成见表4-52。

表4-52 职工人员组成

年龄（岁）	人群	男	女	活动强度
20～49	机关工作人员	30	30	轻
	司机	40	30	中
	建筑工人	29	11	重
	孕妇（中期）	—	3	—
	乳母	—	5	—
50～59	教师	10	12	轻
	合计	109	91	—

3. 工作程序

程序1 确定不同性别、年龄及不同生理状况人数

在确定人群能量供给时，应确定该人群的不同性别、年龄及不同生理状况，经分析，该食堂就餐人数：20～49岁男性99人，女性79人，其中孕妇3人，乳母5人；50～59岁男性10人，女性12人。

程序2 确定活动强度分级及人数

不同活动强度所需能量不同，活动强度分为3级。该食堂就餐人员中机关工作人员属于轻身体活动者；司机属于中身体活动者；从事半机械化搬运工作的建筑工作属于重身体活动。

程序3 计算能量需要量范围

根据人员组成表，这个群体是非均匀性群体。不同年龄、性别、生理状况及活动强度人员的能量需要量见表4-53。

表4-53 各个亚组能量需要量及人数一览表

年龄（岁）	身体活动水平	男性		女性	
		能量需要量（kcal/d）	人数（人）	能量需要量（kcal/d）	人数（人）
20～49	轻	2 250	30	1 800	30
	中	2 600	40	2 100	30
	重	3 000	29	2 400	11

续表

年龄（岁）	身体活动水平	男性		女性	
		能量需要量（kcal/d）	人数（人）	能量需要量（kcal/d）	人数（人）
20～49	孕妇（中）	—		2 100	3
	乳母	—		2 300	5
50～59	轻	2 100	10	1 750	12
能量需要量范围（kcal/d）	1 750～3 000（平均为 2 308.5）				

程序 4　估算营养素目标

群体中对能量需要不一致时，可以用最脆弱的亚组能量相对最高的人群作为目标，在不可能把最高需要作为目标的时候（如经济因素），可以用简单的营养素密度法。

例如，假设职工中男性维生素 C 日常营养素摄入量目标中位数是 138 mg/d，女性是 116 mg/d；假设男性的平均能量需要量是 2 600 kcal/d，女性是 2 100 kcal/d。那么：

男性职工的维生素 C 日常摄入量分布中值是：138÷2 600=53 mg/1 000 kcal

女性职工的维生素 C 日常摄入量分布中值是：116÷2 100=55 mg/1 000 kcal

因为 55 mg 比 53 mg 高，可以同时满足男性和女性的需要，因此膳食维生素 C 目标就是 55 mg/1 000 kcal。

其他营养素以此类推。

程序 5　编制一日食谱

进行食物选择和分配，先根据能量的分配计算碳水化合物所需要的主食，然后计算蛋白质量所需要的动物性食品，再设计蔬菜菜肴等，程序同前。

假设设计好的一日食谱如下。

早餐：牛奶 225 mL、茶蛋 60 g、面包 100 g、拌海带 100 g。

中餐：米饭 100 g、肉片烩鲜蘑（蘑菇 200 g、瘦肉 50 g）、松仁玉米（松仁 15 g、玉米 100 g）、海米冬瓜汤（冬瓜 100 g、海米 15 g）。

晚餐：馒头 100 g、二米粥（大米 15 g、小米 15 g）、白萝卜炖排骨（白萝卜 200 g、排骨 75 g）、炒小白菜粉丝（小白菜 150 g、粉丝 10 g）。

程序 6　在以上基础上，根据食物交换份法编制该食堂一周食谱（见表 4-54）

程序 7　食谱评价与修改调整（见表 4-55）

每标准人全日烹调用油为 25 g 左右，全日食盐用量在 6 g 以下。

表 4-54　食堂一周食谱（人/次）

餐次	一	二	三	四	五	六	日
早餐	牛奶 300 mL 茶蛋 60 g 面包 100 g 拌海带 100 g	牛奶 300 mL 咸鸭蛋 70 g 金银卷 125 g 青椒拌豆腐丝（青椒 50 g，豆腐皮 25 g）	豆浆 300 mL 白煮蛋 60 g 油饼 100 g 酸辣黄瓜（黄瓜 100 g）	牛奶 300 mL 卤鸡蛋 60 g 麻酱花卷 75 g 拌菠菜（菠菜 100 g）	牛奶 300 mL 五香蛋 60 g 芝麻烧饼 100 g 西芹花生米（西芹 100 g，花生米 25 g）	牛奶 300 mL 鸡蛋 60 g 豆沙包（面粉 100 g，豆沙 25 g） 清炝笋条（鲜笋 100 g）	燕麦粥（燕麦 25 g） 咸鸡蛋 60 g 馒头 100 g 拌香干（香干 75 g，大葱少许）
中餐	米饭 100 g 肉片烩鲜蘑（蘑菇 200 g，瘦肉 50 g） 松仁玉米（松仁 15 g，玉米 100 g） 海米冬瓜汤（冬瓜 100g，海米 15g）	米饭 125 g 清蒸武昌鱼（武昌鱼 75 g） 素三丁（竹笋 75 g，胡萝卜 50g，黄瓜 75g） 紫菜汤（紫菜 2 g，鸡蛋 10 g）	米饭 150 g 土豆烧牛肉（土豆 150g，牛肉 50g） 蒜蓉苦瓜（苦瓜 150 g） 虾皮小白菜汤（虾皮 15 g，小白菜 50 g）	米饭 150 g 红烧翅根（鸡翅根 100 g） 香菇油菜（香菇 10 g，油菜 150 g） 鸡蛋玉米羹（鸡蛋 15 g，玉米 30 g）	花卷 150 g 青椒炒肉（青椒 200 g，瘦肉 75 g） 醋熘白菜（白菜 150 g） 菠菜汤（菠菜 50 g）	米饭 150 g 红烧带鱼（带鱼 75 g） 蒜蓉茼蒿（茼蒿 200 g） 虾皮萝卜丝汤（虾皮 15 g，萝卜 50 g）	米饭 150 g 清氽肉丸（瘦肉 100 g，菠菜 50 g） 醋熘土豆丝（土豆 100 g） 番茄蛋汤（番茄 75 g，鸡蛋 15 g）
晚餐	馒头 100 g 二米粥（大米 15g，小米 15g） 白萝卜炖排骨（白萝卜 200 g，排骨 75 g） 炒小白菜粉丝（小白菜 150 g，粉丝 10 g）	烙饼 125 g 扁豆肉片（扁豆 100 g，瘦肉 50 g） 蒜蓉菠菜（菠菜 150 g） 白米粥（大米 25 g）	馒头 100 g 青椒肉片（青椒 150 g，瘦肉 50 g） 百合西芹（百合 10 g，西芹 150 g） 杂豆粥（大米 25 g，红豆 15 g，玉米 10g，花生米 10g）	烙饼 125 g 绿豆粥（绿豆 15 g，大米 30 g） 麻婆豆腐（豆腐 75 g，瘦肉 25 g） 清炒大头菜（大头菜 150 g）	米饭 150 g 海米黄瓜（海米 50 g，黄瓜 200 g） 红烧茄子（茄子 150 g，瘦肉 25 g）	馒头 100 g 绿豆粥（绿豆 15 g，大米 25 g） 番茄炒蛋（番茄 200 g，鸡蛋 60 g） 蒜蓉西蓝花（西蓝花 150 g）	芝麻火烧 100 g 小米粥（小米 25 g） 鱼香肉丝（瘦肉 50 g，笋丝 25 g，胡萝卜 25 g，香菇 10 g） 清炒芦笋（芦笋 150 g）

表 4-55 食堂一周食谱营养成分统计表

时间	营养素	蛋白质（g）	脂肪（g）	碳水化合物（g）	能量（kcal）	钙（mg）	铁（mg）	锌（mg）	维生素 A（μgRAE）	维生素 B_1（mg）	维生素 B_2（mg）	维生素 C（mg）
	参考值	65	—	—	2 250	800	12	12.5	800	1.4	1.4	100
周一	实际值	93.1	81.4	288.5	2 258.7	840.5	23.8	15.9	464.3	1.6	2.2	125.0
周二	实际值	112.8	66.4	299.9	2 245.5	835.2	27.5	14.5	824.9	1.6	1.5	112.0
周三	实际值	87.3	69.8	314.2	2 235.2	585.5	23.0	13.7	372.1	1.5	1.0	254.5
周四	实际值	96.4	64.5	326.3	2 269.5	888.8	23.3	13.9	633.9	1.5	1.6	154.3
周五	实际值	113.6	65.7	296.6	2 231.7	1 018.9	24.7	14.4	521.4	1.8	1.4	223.5
周六	实际值	102.6	57.2	335.8	2 264.9	953.8	25.7	12.4	1 631.7	1.5	1.7	169.0
周日	实际值	94.0	70.2	305.6	2 231.1	499.1	27.1	13.8	475.3	1.6	1.1	129.8
评价	周平均值	99.97	67.89	309.56	2 248.09	803.11	25.01	14.09	703.37	1.59	1.50	166.87

程序8　确定食堂一周食谱食物采购量

按照以上食谱设计计算并确定需购置的食物量。

程序9　一周食谱评价

把一周食物和营养素相加，按照程序8以及以前方法，评价食物种类，营养素摄入量的多少，能量、蛋白质来源分布等。也可对能量、经济、口味等进行分析评价，发现问题及时调整。

提示：要监测职工体重变化、体质情况，不断调整膳食结构和营养目标。

思　考　题

1. 群体膳食营养目标确定方法是什么？

2. 食谱评价的基本方法是什么？

3. 推荐自己（学生）家乡可以利用并应鼓励儿童经常食用的食物，并说明为什么推荐。

4. 练习编制一所中学560名学生一个午餐食谱，并进行调整和评价。

5. 常见的烹饪方法与营养素损失因子关系是什么？

6. 蛋白质互补原则和理论依据是什么？

职业模块 5 食品营养评价

食物的营养价值是指食物中所含的能量和营养素满足人体需要的程度。这个概念范畴包括了营养素的种类是否齐全，营养素的数量和比例是否合理，是否易于被人体消化吸收和利用等几个方面的评价。

在生活中人们经常可以听到“某某食品营养价值高”的说法，事实上这种说法并不准确。对于某种特定的营养素来说，在食品之间进行含量高低的比较是可以的；但是如果考虑到多种营养素的平衡、每种食物对膳食的贡献、营养素的吸收利用率等，单纯的营养成分含量比较只是一个方面而已。

事实上，每种食物，如谷类食品、豆类食品、蔬菜与水果、动物性食品、油脂和精制糖等都有各自的营养特点，在膳食中又都有独特的营养贡献。但没有一种食品是十全十美的，除母乳外没有一种食品能够满足人体的所有营养需要，所以，如何客观真实地评价和标示食品营养特色是一项非常重要的工作。这里主要学习食品营养评价的方法和相关资料编写的原则。

1 培训课程

食品营养标签制作

食品营养标签的制作是将食品营养特色合理合法地标示在食品标签上的过程，既要真实，又要遵循法规。

要评价一个食品的营养价值，食品的配料、营养成分表、营养声称都是非常重要的参考。食品配料表明了食品原料的基本构成和配比，而营养成分和声称则表明了它的营养组成和特点。在实际工作中，食品营养标签的制作要求必须科学、真实，它包括产品分析计划、营养标签和标签说明书的制作等一系列内容。这一培训课程的内容就是介绍如何完成食品营养标签的制作。

学习单元 1　谷类产品分析计划的制订

产品分析是一门研究和评定食品品质及其变化的学科，具有较强的技术性和实用性。原则上讲，产品分析应涉及从食品原料到产品产出、储藏、运输等各个环节。

食品原料学是从食品加工角度和食用价值角度对食品原料的种类、性质、特点、品质、规格及其生产、消费流通情况进行概述。原料的品质及加工工艺关系到后续的食品加工质量。

食品分析的任务是根据国家、行业或企业制定的技术标准，运用化学、物理或仪器等分析手段，对食品工业生产的原料、辅料、中间过程和最终产品进行检测分析，从而对产品的品质、营养和卫生等方面做出评价。在生产工艺过程中对产品进行分析和对有关参数进行监控，一方面为新产品开发、新技术应用提供可靠依据，另一方面也是控制污染、减少营养素损失和保证产品质量的不可缺少的手段。就食品营养标签制作而言，产品分析的最终目标是获得可以用于标示的食物营养成分基础数据。

学习目标

- 了解谷类食品的原辅料的基本营养特点和加工方法
- 掌握产品营养特点和宣传点
- 能根据产品标准和原料特点制订产品分析计划

知识要求

1. 谷类制品原辅料的主要营养特点

谷类作为中国人的传统饮食，几千年来一直是百姓餐桌上不可缺少的食物之一，在我国的膳食中占有重要的地位。谷类主要是指禾本科植物的种子，如稻米、小麦、玉米、小米、黑米、燕麦、薏仁米、高粱等。

本单元仅以各类产品为例，学习制订产品分析计划的基本思路，熟悉后可以举一反三应用。

应该说，谷类是人们生命活动中最重要的食物来源，在我国居民的膳食中，60% ~ 70% 的能量由谷类提供。虽然谷类中的蛋白质由于赖氨酸含量较低而影响了其吸收利用率，但是通过食物互补和产品改良，谷类仍不失为重要的蛋白质来源，约占推荐摄入量的60%。特别是小麦粉，通过加水、揉面、冲洗形成了具有黏弹性和延伸性的胶皮状物质——面筋。面筋不仅含丰富蛋白质而且是小麦粉具有独特性质的根源，因为面团可以夹持气体，使小麦粉可以制作出松软的烘烤食品。同时谷类食品提供了膳食纤维、B族维生素等，尤其加工粗糙的全麦粉、燕麦粉更是当今消费者喜爱的谷类食品。为进一步完善我国谷类食品的质量标准，国家相继颁布了系列标准，以保证谷物原料及加工过程中的技术要求、质量要求、卫生要求和相应的理化指标等，不同规格的同类谷物食品国标还规定了相应的与营养相关的指标要求，如高筋小麦粉蛋白质含量（干基）≥12.2%，低筋小麦粉蛋白质含量（干基）≤10.0%。

为了丰富谷物食品的风味、品质，人们不断尝试着与其他辅料搭配来改变谷物食品，同时这些辅料也有助于增进谷物食品的营养价值。

了解各类食品的原料组成及各种原料的品质特点和缺点是为了预测最终产品的营养成分分布或营养价值，以帮助制订有效的分析计划。

植物油脂在谷类加工食品中起到润滑、疏松、调节风味的作用，同时可以提供丰富的脂肪和不饱和脂肪酸、脂溶性维生素和少量矿物质。植物油中脂肪酸的分布因油的来源不同而有所差异，一般豆油中的多不饱和脂肪酸比例较高。值得注意的是，由于植物油中富含不饱和脂肪酸，因此易被氧化，破坏植物油的风味。为避免这一改变，植物油中往往加入抗氧化剂予以保护，或采用氢化加工的方法对脂肪酸进行改造，这种改造使植物油的饱和度上升，且反式脂肪酸含量增高。由于反式脂肪酸可能增加患心血管疾病的风险，国家对食用植物油、氢化油都颁布了相应的食品安全国家标准加以管理，如《食品安全国家标准　植物油》（GB 2716—2018）《食品安全国家标准　食用油脂制品》（GB 15196—2015）。

蛋类原料有鸡蛋、鸭蛋等，含有大量的优质蛋白质、脂肪、维生素A、维生素B_2和铁等。将蛋类原料加入谷类食品中可以提高蛋白质营养价值和吸收利用率，使谷类食品营养更全面。

奶类原料有牛奶、羊奶、奶酪等，是优质蛋白质、脂肪、维生素A、维生素D、维生素B_2的重要来源，可起到提香的作用。

果蔬食品原料的品种繁多，其主要营养特点是含有丰富的维生素、矿物质和膳食纤维，以及多种有功效作用的植物化学物，如皂苷、含硫化合物等。此外，水果还含有多种单糖、双糖和寡糖，蔬菜含有多种具有抗氧化功能的色素。

以上仅简单介绍了谷类加工食品的主要原料及其营养特点，具体到每一品种可根据产品特点和需要加以选择，如加糖的或不加糖的饼干，加入了发酵剂、膨松剂及营养强化剂的产品等。但不论何种食品都应该遵守相应的卫生法规，更多信息可查阅相关文献资料进行了解。

2. 常见焙烤类食品类型和加工方法

谷类食品的加工有上千年的历史，为了保证谷物的储藏时间、增加谷物食品的美味，人类不断改变着谷物的加工方法。蒸、煮、炒、发酵等一系列的烹调加工方法成为日常生活中必不可少的一部分。随着食品工业的兴起与发展，更多的加工工艺被引入谷物食品加工中，烘烤或焙烤类食品是最为常见的。

焙烤类食品包括面包、糕点、饼干等，这些食品在加工工艺的最后一道熟制程序是烘烤。不同的烘烤食品由于原料和工艺不同又可再划分为多个种类，不同的产品有不同的配方标准和要求。例如，根据国家标准《饼干》（GB/T 20980—2007），饼干可分为韧性饼干、酥性饼干、发酵饼干（如苏打饼干、粗饼干）、压缩饼干、曲奇饼干、夹心饼干、威化饼干、蛋圆饼干、蛋卷、煎饼、装饰饼干、水泡饼干等。根据国家标准《面包》（GB/T 20981—2007）面包又可按产品的物理性质和食用口感分为软式面包、硬式面包、起酥面包、调理面包和其他面包五类。根据《糕点分类》（GB/T 30645—2014），糕点可根据生产工艺分为热加工糕点，如烘烤糕点、油炸糕点、蒸煮糕点、炒制类糕点、冷加工糕点等。

尽管不同类型的焙烤食品在工艺上有一定差别，但总体来讲，工艺流程大致相似，下面介绍常见面包和饼干的加工方法。

（1）常见面包的加工方法

面包的制作方法大致可以分为 3 种：直接法，直接进行一次搅拌的方法；中种法，即分两次搅拌的方法；宵种法，即搅拌过夜的面包，第二天继续使用。以直接法为例简述加工流程，如图 5-1 所示。

（2）常见饼干的加工方法

饼干的生产工艺因产品类型而异，配方、投料顺序与操作方法有较大不同，总体来讲，基本工艺流程有原辅料预处理、面团调制、辊压、成型、焙烤、冷却、整理、包装等。饼干的成型又分为挤压法（辊轧成型）、切割法（辊切成型）、印花法和复合法。饼干生产企业的营养师应熟悉本企业饼干生产涉及的具体加工工艺和参数，了解加工工艺对营养成分造成的损失。这些数据可通过查阅相关文献并结合本企业的实际操作工艺实验获得。

了解食品加工方法的目的在于掌握加工过程中引起食品品质变化的原因和关键控制点。本单元介绍的面包和饼干加工方法仅起示例作用。

流程	简介
搅面	使面粉成团、扩展、成熟
基础饧发	使面团发酵、充氧、具延展性
分割	利于面团膨胀，表皮光滑、不会被粘连，内部质地均匀
搓圆	整形之前要经过中间饧发，以恢复面团的柔软性和延伸性
整形	面团中的酵母重新产生气体使面团体积增大
最后饧发	在这个过程中，生物活动被制止；微生物和酶被破坏，淀粉充分糊化；同时糖类物质及蛋白质发生美拉德反应而产生香味及色泽
烘烤	

图 5-1　面包制作的基本工艺

3. 产品质量控制

质量控制包括原料和辅料的起始控制、加工过程中间控制和最终产品的控制三个主要阶段。

产品质量控制是指对原料和辅料质量及成品质量进行控制，以确保产品质量，防止生产不合格产品的过程。

针对已有标准的原料，要进行鉴别和检查。对于无标准的原料，还应提供可食用证明和相关资料。此外，对原料要进行部分或全部检查，并留存原始检验报告。不合格的原料不得进入以后的生产过程。

辅料包括成型剂、赋形剂、填充剂、甜味剂、着色剂、添加剂、溶解剂及包衣材料等。要求有相关标准、生产企业、批号、合同、使用剂量、限量及混合应用说明及依据，特殊辅料及可食用依据、用量、安全程度，进行部分或全部检查，要留存原始检验报告。添加剂要符合 GB 2760—2014 和 GB 14880—2012 的规定，不合格的辅料不得进入以后的生产流程。

产品加工过程比较复杂，包括原辅料的前处理、生产工艺的设计研制及参数的确定、生产加工实施、产品包装等内容。各个食品生产企业的产品不同，产品制作过程也不一致，要根据具体情况对生产过程进行标准化的质量控制，确保最终产品质量的稳定。

成品要对照相应的食品安全标准、质量标准等进行理化指标、卫生指标及感官指标检验，计算成分含量偏差，评估成品率、合格率等，质检合格者才能入库储存。一般来说，生产企业自身产品标准要高于国家标准。

4. 谷类食品相关标准和产品分析计划

产品的分析计划一般根据产品标准和质量要求而确定。一般来说，食品产品的分析主要包括感官分析和评价、卫生学检验（微生物和污染物）、营养成分分析、功效成分分析、添加剂分析等几方面。具体项目根据分析目的而确定。

各类产品质量应符合标准与法规基本要求。

除了宏观的食品安全法规外，每种食品都有各自的食品卫生标准、要求和技术指标，以及相应的生产许可、贸易经营相关要求。以饼干为例，饼干的分类、技术要求、检测规则需要遵循国标《饼干》（GB/T 20980—2007），饼干的生产安全标准需要遵循《食品安全国家标准　饼干》（GB 7100—2015）；当饼干中添加了添加剂时，需遵守《食品安全国家标准　食品添加剂使用标准》（GB 2760—2014）；当饼干中为提高营养价值加入了营养强化剂时，需遵守《食品安全国家标准　食品营养强化剂使用卫生标准》（GB 14880—2012）；当饼干进行包装并进行标签标示时需遵循《食品安全国家标准　预包装食品标签通则》（GB 7718—2011），同时应该遵循《预包装食品营养标签通则》（GB 28050—2011）进行营养成分表的标示，以及相应的营养声称。

在食品相关法规框架下，有关食品安全的内容，包括技术要求、卫生标准、成分要求、分析方法等，应由多个行政部门合作整合纳入食品安全国家标准。在食品安全标准颁布前，现行的标准仍然有效，一旦纳入并颁布食品安全国家标准，应严格按照食品安全国家标准执行。本书中所涉及的食品相关标准以最新的食品安全国家标准为准。

产品的分析计划大致包括：感官评价；理化指标，如污染物、农药残留等限量指标，添加剂、强化剂、营养成分等成分指标；微生物指标。对于特殊的食品，可能还需要进行稳定性评价分析。

就营养成分分析来说，分析方法因食品基质的不同而有不同选择，首选食品安全国家标准，如果没有，可以选择现行的其他国家标准、AOAC 等国际标准、行业标准、地方标准或企业方法进行分析，选择方法时要注意方法的基本原理、适用范围，以及与所测成分在定义上的一致性。表 5-1 列出了用于食品营养标签必检成分的检测方法或计算方法。

表 5-1　用于营养标签必检成分的检验方法或计算方法

成分	国标号	备注
能量	GB/Z 21922—2008 食品营养成分基本术语	计算法
碳水化合物	GB/Z 21922—2008 食品营养成分基本术语	计算法
蛋白质	GB 5009.5—2016 食品安全国家标准　食品中蛋白质的测定	凯氏定氮法
脂肪	GB/T 5009.6—2016 食品中脂肪的测定	第一法索氏抽提法 第一法碱水解法
钠	GB 5009.91—2017 食品中钾、钠的测定	火焰原子吸收分光光度法

技能要求

饼干分析计划的制订

1. 工作准备

（1）了解分析目的

产品分析的目的有多种，也因此有不同的分析计划。如常见的有产品试制阶段的配方成分确定、企业标准制定等；工艺改进方面的确定成分影响、色泽和口味影响等；最终产品的标签编制、质量抽查等。本单元学习的产品分析计划是为制定食品营养标签而设置的。

（2）产品配方、原料档案查询

了解本企业饼干的配方配比、原辅料状况、加工工艺等内容。查阅、准备产品研制过程中，有关加工工艺对食品营养成分影响的相关资料。可以查阅国内外的相关文献，以更多地了解此类产品的营养特点和变化范围。

（3）标准的准备

根据本企业饼干特点，选择适合的产品标准和营养成分检测标准方法。确定要检查的项目和方法。如果有多个方法，应查阅相关文献，比较方法间的异同点以及分析结果的差异度来最终确定。

（4）根据原料，预算产品营养成分

根据产品的原辅料名称和来源，查询《中国食物成分表》、食品添加剂的说明书，初步计算和评估本产品的营养成分含量。

2. 工作程序

程序1　分析饼干产品的特点

按照以上准备工作中的内容，了解产品配方和原辅料清单，分析加工工艺和加工操作对产品特性和营养成分的影响，研究和比较营养成分检测标准方法的适宜性和差异，以确定产品分析计划的方向和目标。

程序2　根据标准确定需要的检验项目

根据《食品安全国家标准　饼干》（GB 7100—2015），决定检验分析的感官和理化指标、污染物限量和微生物限量指标。

感官指标检查包括确认产品具有正常的色泽、气味和滋味，不得有酸败、发霉等异味，食品内外不得有霉变、生虫及其他正常视力可见的外来异物。理化指标包括酸价、过氧化值，以及菌落总数、大肠杆菌和霉菌。污染物限量应符合《食品安全国家标准 食品中污染物限量》（GB 2762—2017），致病菌限量应符合《食品安全国家标准 食品中致病菌限量》（GB 29921—2013）的规定，若添加了食品添加剂和营养强化剂还需要根据要求测定。

检验项目应与计划目标相一致。

程序 3 确定营养成分检验项目

查阅《中国食物成分表》和相关文献，根据原辅料的营养特性和加工工艺的特点（如是否添加营养素强化剂）选择需要检验的营养成分项目。某些营养成分项目常用来控制原料和产品质量。

饼干的营养成分分析项目应为全分析，一般包括蛋白质、脂肪、碳水化合物（淀粉、抗性淀粉、糖、寡糖）、水分、膳食纤维（多种单体）、各种矿物质、维生素（维生素 B_1、维生素 B_2、烟酸等）。也可根据《食品安全国家标准 预包装食品营养标签通则》（GB 28050—2011）测定蛋白质、脂肪、钠，以及能量和碳水化合物，并计算所涉及的水分、灰分。

确定营养成分检验项目的原则：
1. 原料特有的营养成分
2. 国标或相关法规规定必检的营养成分
3. 特殊添加或强化的成分

饼干的某些营养成分含量见表 5-2。

表 5-2 三种饼干中营养成分的含量（每 100 g）

饼干品种	能量（kcal）	蛋白质（g）	脂肪（g）	碳水化合物（g）	维生素 B_1（mg）	维生素 B_2（mg）	钙（mg）	铁（mg）	锌（mg）
饼干（甜酥夹心）	557	5.6	35.1	55.6	0.08	0.07	17	3.0	0.24
饼干（苏打夹心）	463	7.6	19.3	69.8	0.06	0.11	26	1.3	0.66
曲奇饼（加奶油）	526	6.36	27.2	64.0	—	—	70	1.0	—
饼干（夹心）	449	6.2	15.9	75.3	0.03	0.12	45	1.3	0.38

注：数据引自《中国食物成分表》。

程序 4 确定送检样品和数量

根据饼干生产过程，可在原辅料阶段、关键生产环节的前后（如焙烤前后）、最终产品阶段，确定分析样品和实施抽样检查，以确保饼干的生产质量。

抽样方法的选择取决于分析计划的目标，关键在于可以代表总体质量。

检查数量根据生产操作环节的温控程度、分析成本的大小、分析结果的误差以及对最终产品质量的影响来决定。如感官检查可以逐批进行，在固定生产、运输、储藏条件下产品质量稳定时可适当减少分析批次。

"取样"是从一大批物品中取出一部分以代表全部的水平的方法。对于每次分析的采样量，遵循随机抽样原则。饼干可以采用每批、每天取样的原则送检三批或三天的代表样品。一般可采集 9～18 个独立包装，送检分析。

程序 5　落实实验室

拥有实验室的食品生产企业可以自检，但是要在本实验室建立起各种标准方法，并能通过国家或地方的计量认证或实验室认可，以保持与市场抽检和标签表达的一致性。

如果企业没有实验室，可以委托其他有资质的实验室检测。应选择通过国家或地方的计量认证或实验室认可的实验室，利用公认的检测方法（国标或国际公认方法），并确保分析数据的真实可靠。最后询问检验方法、价格、时间，签订委托检测合同，送检样品。

程序 6　撰写分析计划和实施方案

经过以上工作，可以动手撰写分析计划。分析计划内容包括产品名称、目的、拟定的分析项目、产品量和批次、采样地点、分析实验室的资质、采用的分析方法、单价和总经费需要、完成时间等。

另外准备相应的食品分析表格。准备出相同或相似的食品或其他饼干的成分数据，以备与本计划分析的项目结果进行核实和比较。

学习单元 2　液态奶的营养标签制作

食品营养标签属于食品标签的一部分，是向消费者提供食物营养特性的一种描述，包括营养成分表、营养声称和营养成分功能声称。无论对企业还是对消费者来说，食品的营养标签都是非常重要的。

标签上的食品营养成分表可以标注的营养相关项目有：能量、蛋白质、脂肪（饱和脂肪酸、不饱和脂肪酸、单不饱和脂肪酸、多不饱和脂肪酸、反式脂肪酸）、胆固醇、碳水化合物、糖、膳食纤维（可溶性和不可溶性膳食纤维、单体成分)、维生素(维生素 A、β-胡萝卜素、维生素 D、维生素 E、维生素 K、维生素 B_1、维生素 B_2、维生素 B_6、维生素 B_{12}、维生素 C、烟酸、叶酸、泛酸、生物素和胆碱)、矿物质(钙、磷、钾、钠、镁、铁、锌、碘、硒、铜、氟、铬、锰和钼)。现以液态奶为例,介绍营养成分基本的计算和表达方法。

学习目标

- 掌握食品营养成分的定义及计算方法
- 了解营养成分数据表达的基本方法、相关知识以及国家相关规定

知识要求

1. 营养成分的定义和计算

原则上,营养成分的定义应与相应的分析方法相匹配,但实际上限于技术和认知,能量和某些营养素采用了计算或换算的方法。

(1)能量

这里的能量指食品中的供能物质在人体代谢中产生的能。计算公式和折算系数如下:

能量(kcal)=4× 蛋白质(g)+4× 碳水化合物(g)+9× 脂肪(g)+3× 有机酸(g)+7× 乙醇(酒精)(g)+2× 膳食纤维(g)

(2)蛋白质

蛋白质是含氮的有机化合物,以氨基酸为基本单位组成。食品中的蛋白质含量可通过"总氮量"乘以"氮折算系数"或食品中各氨基酸含量的总和来确定。

(3)脂肪和脂肪酸

由于检测方法的不同,脂肪可用粗脂肪(crude fat)或总脂肪(total fat)表示,在营养标签上均可标示为"脂肪"。

1)粗脂肪。粗脂肪指食品中一大类不溶于水而溶于有机溶剂(乙醚或石油醚)的化合物的总称。除了甘油三酯外,还包括磷脂、固醇、色素等。

2)总脂肪。通过测定食物中单个脂肪酸并折算脂肪酸甘油三酯的总和来获得的脂肪含量,称为总脂肪。

（4）碳水化合物

食品中的碳水化合物是糖、寡糖、多糖的总称，是提供能量的重要营养素。食品中的碳水化合物含量可由减法或加法获得。

1）减法。食品总量为100，分别减去蛋白质、脂肪、水分和灰分的量即是碳水化合物的量。该减法中包含了膳食纤维成分，当计算能量时，应减去膳食纤维。用于食品营养标签的碳水化合物含量扣除了膳食纤维。

2）加法。淀粉和糖的总和即为碳水化合物，仅适用于普通食物。

（5）膳食纤维

膳食纤维是植物中不能被人体小肠消化吸收、对人体有健康意义、聚合度不小于3的一大类糖类物质，包括纤维素、半纤维素、木质素、果胶、菊粉等。膳食纤维或膳食纤维单体成分可根据国标或AOAC规定的分析方法获得。

AOAC是美国化学家学会，它推荐的方法常被国际组织所引用。

2. 营养成分分析数值表达及其标示要求

营养成分的标示是指对食品中各种营养素的名称和含量的描述。营养素使用每100 g（或100 mL）食品或每份食用量的食品中某一种营养素的质量来标示。

3. 数值修约

食品营养成分的数值常常需要经过修饰后再标在标签上，以下常用到的几个概念根据有关规定来定义。

（1）数值

用数字表示量的多少，称为这个量的数值，如3 m的“3”、5 kg的“5”等。

（2）有效位数

对有小数位数的数值，以最左侧一位的非零数字向右数得到的位数；对没有小数位且以若干个零结尾的数值，从非零数字最左一位向右数得到的位数减去无效零（即仅为定位用的零）的个数；对其他十进位数，从非零数字最左一位向右数而得到的位数，就是有效位数。例如，35 000，若有两个无效零，则为三位有效位数，应写为350×10^2；若有3个无效零，则为两位有效位数，应写为35×10^3。

（3）修约间隔

1）指定修约间隔为10^{-n}（n为正整数），或指明将数值修约到n位小数。

2）指定修约间隔为1，或指明将数值修约到“个”数位。

3）指定修约间隔为10^n，或指明将数值修约到10^n数位（n为正整数），或指明将数值修约到“十”“百”“千”……数位。

技能要求

液态奶的营养标签制作

1. 工作准备

（1）液态奶分析计划的拟订

按照学习单元 1 的分析计划的拟订方法，拟订液态奶的分析计划。要注意，液态奶重点关注的营养成分应为蛋白质和氨基酸、脂肪和脂肪酸、乳糖、维生素 B_2、钙、磷、胆固醇，如果添加其他营养素，一般为维生素 A 和维生素 D。卫生学指标有微生物、重金属（如铅、砷）、抗生素等。具体分析计划参考液态奶卫生标准。

本单元重点学习的是如何确定用于食品营养标签的营养成分含量数值和表达方法，是食品营养标签的基本内容。

（2）液态奶相关标准的查询

目前我国有关液态奶的国家标准和行业标准主要有以下几个，此外还有乳中不同成分的分析方法的标准，乳品企业的营养师应仔细研读。

1）GB 19301—2010《食品安全国家标准　生乳》

2）GB/T 4789.27—2008《食品卫生微生物学检验　鲜乳中抗生素残留检验》

3）GB 4789.18—2010《食品安全国家标准　食品微生物学检验　乳与乳制品检验》

4）GB/T 10942—2017《散装乳冷藏罐》

5）GB 25190—2010《食品安全国家标准　灭菌乳》

6）GB 19645—2010《食品安全国家标准　巴氏杀菌乳》

（3）奶源的营养成分数据及参考文献的准备

根据《中国食物成分表》，牛奶中的营养成分的大致含量为：蛋白质和脂肪为 2.5～3.5 g/100 g，碳水化合物（即乳糖）为 4.5～5.5 g/100 g，维生素 B_2 为 0.10～0.20 mg/100 g，胆固醇含量根据脱脂与否变异较大，为 10～50 mg/100 g，钙为 110 mg/100 g，磷为 70 mg/100 g。

（4）检测项目的了解

一般来说，不同类型的产品标准要求项目不同，但大致包括感官指标、微生物指标、卫生指标和营养指标，以灭菌乳为例，质量检验项目见表 5-3。

表 5-3　灭菌乳质量检验项目表

序号	检验项目	发证检验	定期监督检验	出厂检验	备注
1	脂肪	√	√	√	
2	蛋白质	√	√	√	
3	非脂乳固体	√	√	√	
4	酸度	√	√	√	
5	杂质度	√	√	√	
6	硝酸盐	√	√	*	
7	亚硝酸盐	√	√	*	
8	黄曲霉毒素 M_1	√		*	
9	微生物	√	√	√	
10	食品添加剂与营养强化剂	√		*	

液态奶中的各营养成分均可用 GB 5009 系列或 GB 5413 系列的检测方法来分析。

（5）产品营养成分检测分析单的制作

将要检测分析的项目及相关信息绘制成表格，以备工作需要，见表 5-4。

表 5-4　营养成分检测分析单（样例）

实验室名称＿＿＿＿＿＿

样品名称	样品信息	检测项目	检测方法	检测结果	检测日期
×××	包括：生产 / 批号、采样量、外观、采样人等	蛋白质			
		脂肪			
		乳糖			
		……			

检验员＿＿＿＿＿＿

2. 工作程序

程序 1　了解产品分析计划

仔细阅读产品的分析计划，核对液态奶的原辅料和生产环节的信息，确定抽检样品来自不同批次的最终样品。具体方法参见学习单元 1。

程序 2 确定检验项目

根据液态奶产品的原料和添加的辅料，确定产品的营养特点。如是否强化了维生素 A、维生素 D，是否用乳糖酶降解奶中的乳糖等。若没有，普通液态奶的检测项目可选择能量、蛋白质、脂肪、碳水化合物（乳糖）、钠、胆固醇、钙、维生素 B_2，也可以适当增加脂肪酸、氨基酸、维生素 A 等内容。

除营养指标外，其他国标必检指标也必须合格。

程序 3 送检样品

按照分析计划中的采样方案，采集原料乳或产品，送到本企业实验室或合同实验室进行分析检测，并记录检测结果和相关信息。用于制作营养标签的检测数据量要充分，不能仅根据数次的分析结果草草决定。

程序 4 整理检验数据

对样品检验单的数据进行整理，找出异常值，查出导致异常值的原因。如果是分析误差所致，则予以剔除；如果是样品所致，则要对产品的质量做进一步检查。将整理后的数据与文献中的食物原料的营养成分数据核对，检查其是否在正常范围内，要注意添加的营养成分。

用于计算营养标签标示值的数据，至少有 6～12 次不同批次送检结果才比较稳定并有说服力。并且在不断送检的过程中，所有的检测数据要全部纳入本企业产品营养成分数据库中，以便观察产品质量的变化或调整标签数据。

程序 5 数值修约

对所有的检测结果计算均值和标准差，以及单侧 95% 的可信限。并按照数值修约的要求，将均值和单侧 95% 可信限的数值进行修约。计算公式如下：

$$\overline{X} = \sum X_i / n$$

$$S = \sqrt{\frac{\sum X_i^2 - (\sum X_i)^2 / n}{n-1}}$$

$$\text{单侧 95\% 可信上限} = \overline{X} + t_{0.05(v)} \times S$$

$$\text{单侧 95\% 可信下限} = \overline{X} - t_{0.05(v)} \times S$$

式中 n——检测结果的总个数（或次数）；

X_i——第 i 个检测结果，其中 i 在（$1 \rightarrow n$）范围内；

$\overline{X}$——n 个检测结果的均值；

S——n 次检测结果的标准差，表示均值的离散性，S 越大表示检测结果的变异程度越大；

$t_{0.05(v)}$——由 t 界值表查到的自由度为 v、概率界限为 0.05 的 t 值，$v=n-1$。

如果某营养成分含量应大于（或小于）某一数值，宜采用单侧概率界值为 0.05 的 t 值，如果营养成分含量为一范围值，则可选择双侧概率界值 0.05。

例如，某牛奶的 12 组蛋白质、脂肪和碳水化合物的检测结果见表 5–5。

表 5–5　某牛奶 12 次检测结果　　单位：g

成分＼样品号	1	2	3	4	5	6	7	8	9	10	11	12
蛋白质	2.9	2.8	2.9	3.0	2.8	2.9	2.9	2.8	2.9	3.0	3.0	2.9
脂肪	3.0	3.1	3.2	3.0	3.1	3.1	3.1	3.0	3.0	3.1	3.1	3.0
乳糖	4.6	4.8	4.5	4.7	4.7	4.6	4.6	4.5	4.6	4.7	4.8	4.9

查 t 界值表可知，当 n=12 时，v=12−1=11，选择单侧概率 t 值，$t_{0.05(v)}$=1.796，代入上述公式，计算结果见表 5–6。

表 5–6　某牛奶营养成分检测结果数据统计表

成分	均值	标准差	单侧 95% 可信上限	单侧 95% 可信下限
蛋白质（g）	2.90	0.074	3.03	2.77
脂肪（g）	3.07	0.065	3.18	2.95
乳糖（g）	4.67	0.123	4.89	4.45
能量（kcal）	57.87	0.803	59.31	56.43

注：

（1）根据所掌握知识得知，纯牛奶中碳水化合物 90% 以上来自乳糖，因此在计算牛奶能量时，可用乳糖含量代替碳水化合物计算，能量计算采用换算系数，蛋白质、脂肪、碳水化合物分别为 4 kcal/g、9 kcal/g、4 kcal/g。

（2）当乳制品中加入了葡萄糖、蔗糖等物质时，采用乳糖含量与其之和作为碳水化合物总量计算能量。

程序 6　与国家产品质量标准比较

把以上计算数值与企业产品质量标准、国家相关产品标准进行比较，标准规定的产品合格指标为：全脂乳脂肪含量≥ 3.1%，蛋白质≥ 2.9%，非脂乳固体≥ 8.1%，核对后检查被测产品营养成分含量是否过低或者过高。

如不符合要求，应重新检查分析结果的正确性，并检查产品生产的细节和关键步骤。

程序 7　确定营养成分表标示值

在符合标准的情况下，根据液态奶的包装大小和设计安排，在预先设计的营养成分表中写入营养成分数据。这些数据是按照程序 5 的方法计算后的均数，并经过与标准核对后适当调整。调整的原则是：不违背国家标准，不高于检测数据可信上限或低于可信下限，以保证货架期内产品质量，同时给监督检查留出一定余地。本例确定的营养成分标示值见表 5-7。

表 5-7 营养成分表

项目	每 100 克（g）或每 100 毫升（mL）或每份
能量	242 千焦（kJ）
蛋白质	2.9 克（g）
脂肪	3.1 克（g）
碳水化合物	4.7 克（g）
其他营养素	×× 克（g）、毫克（mg）或微克（μg）

根据《预包装食品营养标签通则》，营养标签强制标识核心成分为 4+1，即能量、蛋白质、脂肪、碳水化合物、钠。

程序 8 分析结果存档

对检验数据报告编号，存档保留一年以上，并写出档案的名称、日期、产品说明。

如封面：某产品检验单、检验单位、时间、记录人。

内容：分析报告、数据计算结果、标签确定数值或标签式样。

学习单元 3 饼干的营养标签制作

食品标签上除了标注营养成分含量外，与其他同类食品相比有什么特点，以及某种含量突出的营养素对人体健康的作用等，可用营养声称和营养成分功能声称来说明。

营养声称主要针对食品中的营养成分含量，传递了营养素含量的多寡或者特点；而营养成分功能声称则声明了营养素的功能作用。应该说从某种意义上讲，食品的营养声称和营养成分功能声称体现了产品的营养特点，同时它们保障了消费者对食品营养价值的知情权。食品营养标签的制作应该本着真诚、善良、客观、科学的态度，既要对企业负责，更要对消费者负责。

本学习单元将以饼干的营养标签制作为例，进一步学习营养标签制作的相关知识。

学习目标

- ➤ 熟悉营养成分的含量表达方法
- ➤ 掌握营养声称相关知识和应用

知识要求

1. 营养声称

营养声称是对食品营养特性的描述和声明，包括如下内容。

（1）含量声称

含量声称即描述食品中能量或营养素含量水平的声称，包括“来源”“含有”“提供”“高”“富含”“低”“不含”“无”或“零”等的声称。

（2）比较声称

比较声称即与消费者熟知的同类食品的营养成分含量或能量值进行比较以后的声称。它包括“减少”“少于”“增加”“加”“大于”等的声称。

同类产品指牛奶和脱脂牛奶、面包和全麦面包等同样原料、不同形态的产品。

部分营养声称的条件见表 5-8。

表 5-8　能量和营养成分含量声称的要求和条件

项目	含量声称方式	含量要求[a]	限制性条件
能量	无能量	≤ 17 kJ/100 g（固体）或 100 mL（液体）	其中脂肪提供的能量≤总能量的 50%
	低能量	≤ 170 kJ/100 g 固体 ≤ 80 kJ/100 mL 液体	
蛋白质	低蛋白质	来自蛋白质的能量 ≤总能量的 5%	总能量指每 100 g/mL 或每份
	蛋白质来源，或含有蛋白质	每 100 g 的含量≥ 10% NRV 每 100 mL 的含量≥ 5% NRV 或者每 420 kJ 的含量≥ 5% NRV	
	高，或富含蛋白质	每 100 g 的含量≥ 20% NRV 每 100 mL 的含量≥ 10% NRV 或者 每 420 kJ 的含量≥ 10% NRV	

续表

项目	含量声称方式	含量要求	限制性条件
脂肪	无或不含脂肪	≤ 0.5 g/100 g（固体）或 100 mL（液体）	
	低脂肪	≤ 3 g/100 g 固体；≤ 1.5 g/100 mL 液体	
	瘦	脂肪含量≤ 10%	仅指畜肉类和禽肉类
	脱脂	液态奶和酸奶：脂肪含量≤ 0.5%；乳粉：脂肪含量≤ 1.5%。	仅指乳品类
	无或不含饱和脂肪	≤ 0.1 g/100 g（固体）或 100 mL（液体）	指饱和脂肪及反式脂肪的总和
	低饱和脂肪	≤ 1.5 g/100 g 固体 ≤ 0.75 g/100 mL 液体	1. 指饱和脂肪及反式脂肪的总和 2. 其提供的能量占食品总能量的 10% 以内
	无或不含反式脂肪酸	≤ 0.3 g/100 g（固体）或 100 mL（液体）	
胆固醇	无或不含胆固醇	≤ 5 mg/100 g（固体）或 100 mL（液体）	应同时符合低饱和脂肪的声称含量要求和限制性条件
	低胆固醇	≤ 20 mg/100 g 固体 ≤ 10 mg/100 mL 液体	
碳水化合物（糖）	无或不含糖	≤ 0.5 g/100 g（固体）或 100 mL（液体）	
	低糖	≤ 5 g/100 g（固体）或 100 mL（液体）	
	低乳糖	乳糖含量≤ 2 g/100 g（mL）	仅指乳品类
	无乳糖	乳糖含量≤ 0.5 g/100 g（mL）	
膳食纤维	膳食纤维来源或含有膳食纤维	≥ 3 g/100 g（固体） ≥ 1.5 g/100 mL（液体）或 ≥ 1.5 g/420 kJ	膳食纤维总量符合其含量要求；或者可溶性膳食纤维、不溶性膳食纤维或单体成分任一项符合含量要求
	高或富含膳食纤维或良好来源	≥ 6 g/100 g（固体） ≥ 3 g/100 mL（液体）或 ≥ 3 g/420 kJ	

续表

项目	含量声称方式	含量要求[a]	限制性条件
钠	无或不含钠	≤ 5 mg/100 g 或 100 mL	符合“钠”声称的声称时，也可用“盐”字代替“钠”字，如“低盐”“减少盐”等
	极低钠	≤ 40 mg/100 g 或 100 mL	
	低钠	≤ 120 mg/100 g 或 100 mL	
维生素	维生素 × 来源或含有维生素 ×	每 100 g 中≥ 15% NRV 每 100 mL 中≥ 7.5% NRV 或 每 420 kJ 中≥ 5% NRV	含有“多种维生素”指 3 种和（或）3 种以上维生素含量符合“含有”的声称要求
	高或富含维生素 ×	每 100 g 中≥ 30% NRV 每 100 mL 中≥ 15% NRV 或 每 420 kJ 中≥ 10% NRV	富含“多种维生素”指 3 种和（或）3 种以上维生素含量符合“富含”的声称要求
矿物质（不包括钠）	× 来源，或含有 ×	每 100 g 中≥ 15% NRV 每 100 mL 中≥ 7.5% NRV 或 每 420 kJ 中≥ 5% NRV	含有“多种矿物质”指 3 种和（或）3 种以上矿物质含量符合“含有”的声称要求
	高，或富含 ×	每 100 g 中≥ 30% NRV 每 100 mL 中≥ 15% NRV 或 每 420 kJ 中≥ 10% NRV	富含“多种矿物质”指 3 种和（或）3 种以上矿物质含量符合“富含”的声称要求

a 用“份”作为食品计量单位时，也应符合 100 g（mL）的含量要求才可以进行声称。

2. 营养成分功能声称

营养成分功能声称指某营养成分可以维持人体正常生长、发育和生理功能等作用的声称。营养成分功能声称是健康声称的一种。尽管各种教科书或文献都从不同角度、不同层次说明了某某营养素与健康的关系，但是当面对民众，这些被认为的功能是否具有足够的科学证据，是否适合不同的人群，还是被大家所关注的。国际组织 CAC 及包括我国在内的各国政府对营养成分功能声称采取了谨慎的态度。在经过严格的论证程序之后，CODEX 在食品营养标签指导文件中给出了允许声称的内容。我国《预包装食品营养标签通则》（GB 208050—2011）规定，当能量或营养素含量符合相应要求时，企业可以在规定的标准用语之中选择一条或多条营养成分功能声称，这些用语不得删改和添加。能量及部分营养素功能声称标准用语见表 5-9。

表 5-9 能量及部分营养素功能声称标准用语

营养素	营养成分功能声称标准用语
能量	• 人体需要能量来维持生命活动 • 机体的生长发育和一切活动都需要能量 • 适当的能量可以保持良好的健康状况 • 能量摄入过高、缺少运动与超重和肥胖有关
蛋白质	• 蛋白质是人体的主要构成物质并提供多种氨基酸 • 蛋白质是人体生命活动中必需的重要物质，有助于组织的形成和生长 • 蛋白质有助于构成或修复人体组织 • 蛋白质有助于组织的形成和生长 • 蛋白质是组织形成和生长的主要营养素
脂肪	• 脂肪提供高能量 • 每日膳食中脂肪提供的能量占总能量的比例不宜超过 30% • 脂肪是人体的重要组成成分 • 脂肪可辅助脂溶性维生素的吸收 • 脂肪提供人体必需脂肪酸
碳水化合物	• 碳水化合物是人类生存的基本物质和能量主要来源 • 碳水化合物是人类能量的主要来源 • 碳水化合物是血糖生成的主要来源 • 膳食中碳水化合物应占能量的 60% 左右
钠	• 钠能调节机体水分，维持酸碱平衡 • 成人每日食盐的摄入量不要超过 6 g • 钠摄入过高有害健康

3. 健康声称

健康声称是指食物或食物成分与人体健康关系的建议、暗示或说明。目前多数国家仅允许功能声称，对减少疾病危险的声称较谨慎。如美国营养标签可以声称钙有助于预防骨质疏松，大豆蛋白对心血管疾病预防有益等属于减少疾病声称的范畴。在我国减少疾病危险的声称属于保健食品管理，涉及 27 个功能声称，部分涉及减少疾病危险或疾病发生中间生物标识物质，如辅助降血脂、辅助降血糖等。

技能要求

饼干的营养标签制作

1. 工作准备

（1）准备饼干产品的营养成分数据，分析汇总结果。

本单元主要学习如何根据产品营养成分含量确立允许进行的营养声称。因此假设已经完成了必要的前期数据分析和数据积累。

（2）准备《中国食物成分表》和参考文献，作为进行食物营养成分含量比较的参考资料。

（3）准备《预包装食品营养标签通则》及解读文件，用于查找适宜的声称原则和声称用语。

（4）设计营养标签格式。

2. 工作程序（示例 1）

程序 1　了解产品分析计划和相关标准

根据国标给出的饼干定义和分类，查找对应的技术要求和卫生标准，参照学习单元 1 和学习单元 2 的相关内容。

程序 2　整理数据

对已获得的数据进行整理，数据可以是经过有资质的实验室测定的，找出异常值并分析原因。

另外，也可采用计算法。例如，根据饼干的原辅料和工艺流程，在确认食品生产经营活动中营养素保留率的前提下，利用《中国食物成分表》、产品合格检验报告或科学文献查找饼干原料的营养成分，根据营养素保留率进行校核后，来计算最终产品的营养成分数值。

如果条件允许，可以比较检测法和计算法获得结果的一致性。如果一致性较好，且结果相对稳定，在企业生产过程中也可在完善的质控体系下部分采用计算法进行质量监控。

程序 3　数据修约

根据学习单元 2 的程序 5～6 对数据进行必要的修约，使数据表达符合相应的规范。

程序 4 计算食品营养成分含量占营养素参考值的百分比

计算食品营养成分含量占营养素参考值的百分比是进行营养声称的基础，也是限制食品进行合理宣传的尺度，其计算方法如下。

$$NRV\% = \frac{\text{食品中某营养素含量}}{\text{该营养素的营养素参考值}} \times 100\%$$

程序 5 营养声称选择

根据食品中营养成分含量占营养素参考值的比例，按照声称要求条件判断是否允许进行声称，并选择适宜的营养声称内容和用语，如本例检查钙含量是否可以作为营养声称（见表 5-10）。

表 5-10 食品营养声称的选择和判断

营养声称	声称内容	含量要求	实测钙含量	判断
含量声称	钙来源 / 含有钙	≥ 120 mg/100 g	220 mg/100 g	√
	高钙 / 富含钙	≥ 240 mg/100 g		×
比较声称	增加钙	与参考食品比较，增加 25%	需要确定参考食品钙含量	×

程序 6 营养标签核定和归档

最终根据占营养素参考值的百分数计算、营养声称判断，绘制营养标签。并把所有检验单、计算、报告等归档，并建立用于营养标签的营养成分表。根据食品营养标签的面积、设计，营养成分表可以选择竖排或横排的格式，其中比较常用的格式见表 5-11。

表 5-11 ××饼干营养成分表

项目	每 100 g	NRV%
能量	千焦（kJ）	%
蛋白质	克（g）	%
脂肪	克（g）	%
碳水化合物	克（g）	%
钠	毫克（mg）	%
钙	220 毫克（mg）	28%
……	毫克（mg）或微克（μg）	%

××饼干是钙的来源（营养声称）。

3. 工作程序（示例 2）

程序 1　了解产品分析计划和相关标准

根据国标给出的饼干定义和分类，查找对应的技术要求和食品安全国家标准，参照学习单元 1 和学习单元 2 的相关内容。

程序 2　确定检验项目

根据饼干产品的原料和添加的辅料，确定产品的营养特点。如是否强化了维生素，是否是以儿童为食用人群的特殊膳食等。一般来说，饼干的营养检测项目根据强化营养素和销售目标而确定。可包括能量、蛋白质和氨基酸、脂肪和脂肪酸、碳水化合物、膳食纤维、多种维生素（如维生素 B_1、维生素 B_2、维生素 B_6、烟酸、叶酸、胡萝卜素、泛酸等）、各种矿物质（如钙、铁、锌、锰、钠、钾、碘等）。

程序 3　送检样品

按照分析计划中的采样方案，采集原料、预混料等辅料或饼干产品，送到本企业实验室或合同实验室进行分析检测，并记录检测结果和相关信息。

另外也可用计算法。例如，根据饼干的原辅料和工艺流程，在确认生产工艺带来的营养素损失因子的前提下，利用《中国食物成分表》查找饼干原料的营养成分，并根据损失因子进行校正来计算终产品的营养成分含量。

如果条件允许，可比较两种方法获得的结果。如果结果一致且比较稳定，在企业生产过程中也可在完善的质控体系下采用计算法进行分析检测。

程序 4　整理检验数据

对返回的检测数据进行整理，找出异常值，核对采样和送检信息，查出导致异常的原因。如果是分析误差所致，则予以剔除，如果是样品所致，则对产品的质量做进一步检查。

将检验数据录入数据库中进行计算，并与文献的参考数据进行比较，以便发现异常问题。所有的检测数据要全部纳入标签数据库中，以便观察产品的变化趋势。

程序 5 和程序 6　同学习单元 2 的程序 5 和程序 6

程序 7　占营养素参考值的百分数计算

NRV 即营养素参考值，其定义和数值在四级公共营养师教材中有描述。

把营养成分数值代入下列公式，计算营养成分占 NRVs 的多少。

$$\text{NRV\%}=\frac{\text{食品中某营养素含量}}{\text{该营养素的营养素参考值}}\times 100\%$$

程序 8　营养声称选择

根据以上营养素含量和声称要求条件，挑选营养素和声称内容，如检查钙含量是否可以作营养声称，见表 5-12。

表 5-12　食品营养声称的选择和判断

营养素	声称内容	含量要求	实际含量	判断
钙	钙的来源	≥ 120 mg/100 g	220 mg/100 g	√
	富含钙	≥ 240 mg/100 g		×
	增加钙	与参考食品比较，增加 25% 以上	假设参考饼干钙含量为 89 mg/100 g	√

程序 9　营养标签的核定和归档

最终根据营养素参考值计算和营养声称判断，绘制营养标签，并把所有检验单、计算值和报告等归档。推荐的表格形式见表 5-13。

假设参考饼干含钙 89 mg/100 g，那么本产品含 220 mg/100 g，与其（即同类产品）相比超过了 25% 标准，可以在标签做比较声称，比较声称的要求和条件参考 GB 28050—2011。

表 5-13　营养成分表

项目	每 100 克（g）或 100 毫升（mL）或每份	营养素参考值 % 或 NRV%
能量	千焦（kJ）	%
蛋白质	克（g）	%
脂肪	克（g）	%
碳水化合物	克（g）	%
钠	毫克（mg）	%
钙	220 毫克（mg）	28%

注：核心营养素应采取适当形式使其醒目。

学习单元 4　食品标签制作

食品标签是指食品包装上的文字、图形、符号及一切说明物。《中华人民共和国食品安全法》规定，预包装食品的包装上应当有标签。标签应当标明下列事项：①名称、规格、净含量、生产日期；②成分或者配料表；③生产者的名称、地址、联系方式；④保质期；⑤产品标准代号；⑥贮存条件；⑦所使用的食品添加剂在国家标准中的通用名称；⑧生产许可证编号；⑨法律、法规或者食品安全标准规定应当标明的其他事项。

我国对食品标签的管理是通过法律法规、标准及其他技术性法规文件来实现的。《食品安全国家标准 预包装食品标签通则》（GB 7718—2011）规定了预包装食品标签的通用性要求，如果其他食品安全国家标准有特殊规定的，应同时执行预包装食品标签的通用性要求和特殊规定。其中的营养标签标识应符合《食品安全国家标准　预包装食品营养标签通则》（GB 28050—2011）的通用要求。

学习目标

- 了解食品标签的基本要求和标示内容
- 掌握食品标签通用制作方法

知识要求

1. 食品标签的基本要求

应符合法律、法规的规定，并符合相应食品安全标准的规定。应清晰、醒目、持久，应使消费者购买时易于辨认和识读。应通俗易懂、有科学依据，不得标示封建迷信、色情、贬低其他食品或违背营养科学常识的内容。应真实、准确，不得以虚假、夸大、使消费者误解或具欺骗性的文字、图形等方式介绍食品，也不得利用字号大小或色差误导消费者。不应直接或以暗示性的语言、图形、符号，误导消费者将购买的食品或食品的某一性质与另一产品混淆。不应标注或者暗示具有预防、治疗疾病作用的内容，非保健食品不得明示或者暗示具有保健作用。不应与食品或者其包装物（容器）分离。应使用规范的汉字（商标除外）。具有装饰作用的各种艺术字应书写正确，易于辨认。可以同时使用拼音或少数民族文字，拼音不得大于相应汉字。可以同时使用外文，但应与中文有对应关系（商标、进口食品的制造者和地址、国外经销者的名称和地址、网址除外）。所有外文不得大于相应的汉字（商标除外）。预包装食品包装物或包装容器最大表面面积大于 35 cm^2 时，强制标示内容的文字、符号、数字的高度不得小于 1.8 mm。一个销售单元的包装中含有不同品种、多个独立包装可单独销售的食品，每件独立包装的食品标识应当分别标注。若外包装易于开启识别或透过外包装物能清晰地识别内包装物（容器）上的所有强制标示内容或部分强制标示内容，可不在外包装物上重复标示相应的内容；否则应在外包装物上按要求标示所有强制标示内容。

2. 食品标签的标示内容

直接向消费者提供的预包装食品标签标示应包括食品名称、配料表、净含量和规格，生产者和（或）经销者的名称、地址和联系方式，生产日期和保质期，贮存条件，食品生产许可证编号，产品标准代号及其他需要标示的内容。非直接提供给消费者的预包装食品标签应标示食品名称、规格、净含量、生产日期、保质期和贮存条件，其他内容如未在标签上标注，则应在说明书或合同中注明。

对于酒精度大于等于 10% 的饮料酒、食醋、食用盐、固态食糖类及味精可以免除标示保质期。当预包装食品包装物或包装容器的最大表面面积小于 10 cm^2 时，可以只标示产品名称、净含量、生产者（或经销商）的名称和地址。

推荐标示内容有批号、食用方法和致敏物质。

3. 食品标签的作用

食品标签是向消费者传递信息的载体，食品的特征和性能关系着消费者的健康。正确有效的食品标签不仅能够为消费者提供选择购买食品的信息，还能影响消费者的饮食行为，起到进行合理膳食科普宣传的作用。

食品标签的主要作用包括以下几项。

（1）引导和指导消费者购买食品。

（2）向消费者作出承诺。

（3）向监督机构提供必要信息。

（4）维护生产经营者合法权益。

（5）促进销售。

技能要求

橙汁饮料食品标签的制作

1. 工作准备

（1）食品标签相关知识准备

应熟悉《中华人民共和国食品安全法》及其实施条例、《食品标识管理规定》等法律法规的要求，以及食品标签标准体系（见表5-14），包括《国家食品安全标准　预包装食品标签通则》（GB 7718—2011）、《国家食品安全标准　预包装食品营养标签通则》（GB 28050—2011）、相关产品标识特殊标识标准（如特殊膳食用食品、保健食品等）、相关产品标准、相关产品卫生标准等。

表5-14　食品标签标准体系

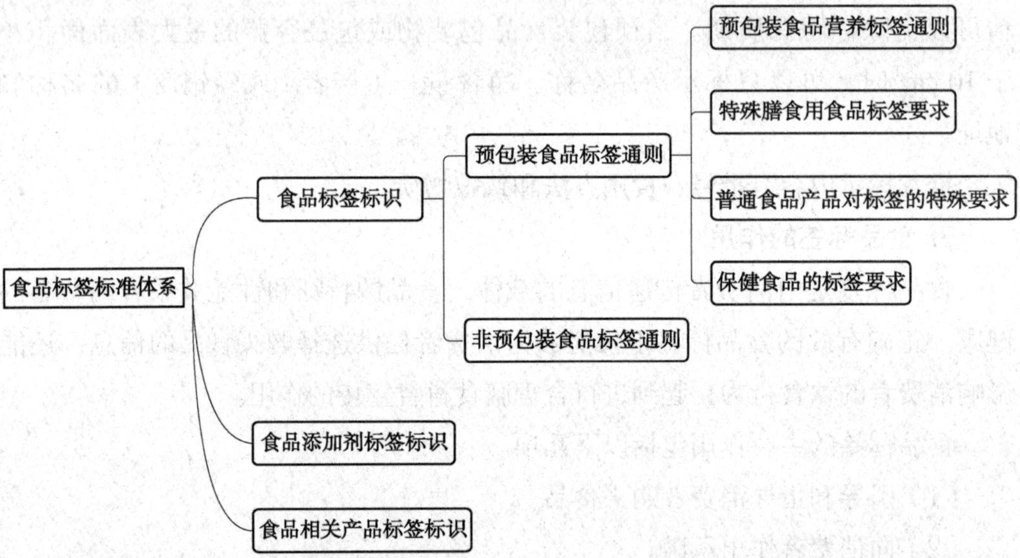

（2）相关文本准备

除和本产品生产者相关的信息、生产许可证、产品标准、营养成分分析结果外，还需要准备和本产品相关的各类标准。以橙汁饮料为例，相关标准如下。

《食品安全国家标准　预包装食品标签通则》（GB 7718—2011）

《食品安全国家标准　预包装食品营养标签通则》（GB 28050—2011）

《食品安全国家标准　食品营养强化剂使用标准》（GB 14880—2012）

《食品安全国家标准　食品添加剂使用标准》（GB 2760—2014）

《食品安全国家标准　饮料》（GB 7101—2015）

《饮料通则》（GB/T 10789—2015）

《果蔬汁类及其饮料》（GB/T 31121—2014）

《橙汁及橙汁饮料》（GB/T 21731—2008）

《浓缩橙汁》（GB/T 21730—2008）

《绿色食品　橙汁和浓缩橙汁》（NY/T 290—1995）

2. 工作程序

程序 1　分析资料

认真学习和仔细分析相关的法规和标准。

程序 2　产品分析

根据橙汁饮料的产品标准、生产工艺和营养成分分析报告（参考前三个单元的学习内容）等，考虑产品的推广思路。如该产品是否是增加了橙汁的含量，是否加入了橙果肉或囊胞；是否加入了食品营养强化剂或者食品添加剂；是否工艺上有革新，最大限度地提升了橙汁的口味和营养成分，减少添加糖的使用等。

程序 3　撰写食品名称

应在食品标签的醒目位置，清晰地标示反映食品真实属性的专用名称。食品名称应能够反映食品本身固有的性质、特性和特征，使消费者一看到就能联想到食品的本质。当国家标准、行业标准或地方标准中已规定了某食品的一个或几个名称时，应选用其中的一个或等效的名称。无国家标准、行业标准或地方标准规定的名称时，应使用不使消费者误解或混淆的常用名称或通俗名称。可以标示“新创名称”“奇特名称”“音译名称”“牌号名称”“地区俚语名称”或“商标名称”，但应在所示名称的同一展示版面标示其真实属性的名称并加以说明。当这些名称含有易使人误解食品属性的文字或术语（词语）时，应在所示名称的同一展示版面邻近部位使用同一字号标示食品真实属性的专用名称。若当食品真实属性的专用名称因字号或字体颜色不同易使人误解食品属性时，也应使用同一字号及同一字体颜色标示食品真实属性的专用名称。为不使消费者误解或混淆食品的真实属性、物理状态或制作方法，可以在食品名称前或食品名称后附加相应的词或短语，如干燥的、浓缩的、复原的、熏制的、油炸的、粉末的、粒状的等。

本例中，食品名称可以为：橙汁饮料（注：需同一字号及同一字体颜色）、×××（牌号或商标）橙汁（橙汁饮料）、×××（牌号或商标）橙汁饮料。

程序4　撰写配料表

食品标签上应标示配料表，配料表中各配料的标示应真实、准确。所有配料（包括食品添加剂）应遵守标示食品名称的规定。配料表应以“配料”或“配料表”为引导词。当加工过程中所用的原料已改变为其他成分（如酒、酱油、食醋等发酵产品）时，可用“原料”或“原料与辅料”代替“配料”“配料表”，并按要求标示各种原料、辅料和食品添加剂。加工助剂不需要标示。各种配料应按制造或加工食品时加入量的递减顺序一一排列，加入量不超过2%的配料可以不按递减顺序排列。如果某种配料是由两种或两种以上的其他配料构成的复合配料（不包括复合食品添加剂），则应在配料表中标示复合配料的名称，随后将复合配料的原始配料在括号内按加入量的递减顺序标示。当某种复合配料已有国家标准、行业标准或地方标准，且其加入量小于食品总量的25%时，不需要标示复合配料的原始配料，但在最终产品中起工艺作用的食品添加剂应一一标示。

食品生产经营企业在配料表中一定要如实标示所使用的食品添加剂。食品添加剂应当标示其在 GB 2760—2014 中的食品添加剂通用名称。食品添加剂通用名称可以标示为食品添加剂的具体名称，也可标示为食品添加剂的功能类别名称并同时标示食品添加剂的具体名称或国际编码（INS 号）。在同一预包装食品的标签上，应选择一种形式标示食品添加剂。当采用同时标示食品添加剂的功能类别名称和国际编码的形式时，若某种食品添加剂尚不存在相应的国际编码，或因致敏物质标示需要，可以标示其具体名称。食品添加剂的名称不包括其制法。

可食用的包装物也应在配料表中标示原始配料，国家另有法律法规规定的除外。在食品制造或加工过程中，加入的水应在配料表中标示。在加工过程中已挥发的水或其他挥发性配料不需要标示。如本例橙汁饮料中，使用水作为配料，需要在配料表中加以标示。

在一些情况下，需要对配料进行定量标示。如果在食品标签或食品说明书上特别强调添加了或含有一种或多种有价值、有特性的配料或成分，应标示所强调配料或成分的添加量或在成品中的含量。如果在食品的标签上特别强调一种或多种配料或成分的含量较低或无时，应标示所强调配料或成分在成品中的含量。当使用“不添加”等词汇修饰某种配料（含食品添加剂）时，应真实准确地反映食品配料的实际情况，即生产过程中不添加某种物质，其原料也未使用该物质，否则可视为对消费者的误导；当GB 2760—2014未批准某种添加剂在该类食品中使用时，不应使用“不添加”该种添加剂来误导消费者。食品名称中提及的某种配料或成分而未在标签上特别强调，不需要标示该种配料或成分的添加量或在成品中的含量。

本例的配料示例如下。

配料（配料表）：水、橙汁、白砂糖、食品添加剂（柠檬酸钠、柠檬酸、苹果酸、食用香料、维生素C）。

程序5　根据包装和工艺确定净含量

净含量的标示应由净含量、数字和法定计量单位组成，三者缺一不可。应依据法定计量单位，按以下形式标示包装物（容器）中食品的净含量。

（1）液态食品：用体积升（L或l）、毫升（mL或ml），或用质量克（g）、千克（kg）。

（2）固态食品：用质量克（g）、千克（kg）。

（3）半固态或黏性食品：用质量克（g）、千克（kg）或体积升（L或l）、毫升（mL或ml）。

净含量的法定计量单位可以是中文，也可以是符号。当净含量小于1 000 mL或1 000 g时，计量单位相应用毫升（mL或ml）或克（g）；当净含量大于等于1 000 mL或1 000 g时，计量单位相应用升（L或l）或千克（kg）。

本例的净含量示例如下。

净含量：250毫升。

程序6　营养标签

参考前三个单元的学习内容，本处略。

程序7　生产日期、保质期和贮存条件

生产日期是指成为最终销售单元的日期，包括“包装日期”和“罐装日期”。企业可以自主决定以具体时间的形式或固定时间段的方式标示保质期，但保质期必须与生产日期具有对应关系，即以生产日期为保质期计算起点或生产日期第二天为保质期计算起点。预包装食品必须同时清晰标示生产日期和保质期。如日期标示采用“见包装物某部位”的形式，应标示所在包装物的具体部位。日期标示不得另外加贴、补印或篡改。通常可以采用以下两种方式中的一种来标示。

（1）生产日期加保质期，如生产日期：2020 年 4 月 12 日，保质期 12 个月。

（2）生产日期加预包装食品的保质期的有效期限，如生产日期：2020 年 4 月 12 日，保质期至 2021 年 4 月 11 日。

应按年、月、日的顺序标示日期，如果不按此顺序标示，应注明日期标示顺序。保质期也可以采用下列的形式标示：最好在……之前食（饮）用；……之前食（饮）用最佳；……之前最佳；此日期前最佳……；此日期前食（饮）用最佳……；保质期（至）……；保质期 ×× 个月（或 ×× 日，或 ×× 天，或 ×× 周，或 × 年）。

预包装食品标签应标示贮存条件。贮存条件可以标示“贮存条件”“贮藏条件”“贮藏方法”等标题，或不标示标题。生产者可按食品的实际贮存条件，选用合适的格式和文字来表述贮存条件，下列标示形式可参考：常温（或冷冻，或冷藏，或避光，或阴凉干燥处）保存；××–××℃保存；请置于阴凉干燥处；常温保存，开封后需冷藏；温度：≤ ××℃，湿度：≤ ××%。

本例的标示示例如下。

保质期：12 个月。

贮存条件：避免阳光直晒及高温。

生产日期：2020 年 4 月 12 日。

程序 8　列出执行标准和食品生产许可证编号

在国内生产并在国内销售的预包装食品（不包括进口预包装食品）应标示产品所执行的标准代号和顺序号。涉及的标准可以是食品安全国家标准、食品安全地方标准、食品安全企业标准或其他相关国家标准、行业标准、地方标准。标准的年号可以免于标示。标题可以采用但不限于下列形式：产品标准号、产品标准代号、产品标准编号、产品执行标准号等。

本例的标示示例如下。

产品标准号：GB/T 21731。

或产品标准：GB/T 21731—2008。

《中华人民共和国食品安全法》规定预包装食品必须标示生产许可证编号。根据《食品生产许可管理办法》（2020 年 1 月 2 日国家市场监督管理总局令第 24 号公布），食品生产许可证编号由 SC（“生产”的汉语拼音字母缩写）和 14 位阿拉伯数字组成。数字从左至右依次为：3 位食品类别编码、2 位省（自治区、直辖市）代码、2位市（地）代码、2位县（区）代码、4位顺序码、1位校验码。

本例的标示示例如下。

生产许可证编号：SC10611×××××××××。

程序9　生产者和（或）经销者的信息

应当标注生产者的名称、地址和联系方式。生产者名称和地址应当是依法登记注册、能够承担产品安全质量责任的生产者的名称、地址。有下列情形之一的，应按下列要求予以标示。

（1）依法独立承担法律责任的集团公司、集团公司的子公司，应标示各自的名称和地址。

（2）不能依法独立承担法律责任的集团公司的分公司或集团公司的生产基地，应标示集团公司和分公司（生产基地）的名称、地址；或仅标示集团公司的名称、地址及产地，产地应当按照行政区划标注到地市级地域。

（3）受其他单位委托加工预包装食品的，应标示委托单位和受委托单位的名称和地址；或仅标示委托单位的名称和地址及产地，产地应当按照行政区划标注到地市级地域。

在标示生产者、经销者的名称、地址时，可以标示“生产者”“经销者”“生产商”“制造商”等。对于委托分装的情况，可标示为“分装商”。

依法承担法律责任的生产者或经销者的联系方式应标示以下至少一项内容：电话、传真、网络联系方式等，或与地址一并标示的邮政地址。

本例的标示示例如下。

生产商：北京市××饮料有限公司。

地址：北京市××路××号。

电话：010-××××××××。

传真：010-××××××××。

程序10　其他标示内容

【批号】根据产品需要，可以标示产品的批号。批号是指生产批次号，批号的标识方式由企业自定。

【食用方法】根据产品需要，由企业根据预包装食品的特性自主标示。如固体饮料、需要烹调的半成品（如速冻食品）、干制食品、调味品等，可以标示食用方法、烹调方法、复水再制方法、使用方法、开启后的贮藏方法等；新型、异型包装容器的食品可以标示开启方法等。

【致敏物质】食品中的某些原料成分，被特定人群食用后会诱发过敏反应，有效的预防手段之一就是在食品标签中标示所含有或可能含有的食品致敏物质，以便提示有过敏史的消费者选择适合自己的食品。下列食品及其制品可能导致过敏反应。

（1）含有麸质的谷物及其制品（如小麦、黑麦、大麦、燕麦、斯佩耳特小麦或它们的杂交品系）。

（2）甲壳纲类动物及其制品（如虾、龙虾、蟹等）。

（3）鱼类及其制品。

（4）蛋类及其制品。

（5）花生及其制品。

（6）大豆及其制品。

（7）乳及乳制品（包括乳糖）。

（8）坚果及其果仁类制品。

鼓励企业自愿标示以提示消费者，有效履行社会责任。八类物质以外的其他致敏物质，生产者也可以自行选择是否标示。

致敏物质的标示形式，由食品生产经营企业参照下列方式自行选择。

（1）如果用作配料，宜在配料表中使用易辨识的名称直接标示，如牛奶、鸡蛋粉、大豆磷脂等。

（2）或在配料表邻近位置加以提示，如“含有……”。

（3）或在配料表里用特殊字体加以提示。

对于配料表中不含某种致敏物质，但同一车间或同一生产线上还生产含有该致敏物质的其他食品，使得致敏物质可能被带入该食品的情况，则可以在邻近配料表的位置使用“可能含有……”“可能含有微量……”“本生产设备还加工含有……的食品”“此生产线也加工含有……的食品”“生产本产品的设备也处理……”等方式标示致敏物质信息。

培训课程 2

食品营养价值分析

评价食物的营养价值有很多种方法，如感官的、化学的、物理的，甚至包括动物实验或人体实验。根据前人大量的研究经验，其中最为基本的就是判定食物营养素的含量、形式是否可满足人体需要和满足的程度，以及在消化吸收利用率、血糖调节，甚至抗氧化能力等保健功能方面的作用。针对公共营养师的工作特点，本课程主要学习利用现有资料和数据对食物进行营养评价的方法。

学习单元 1 食品能量密度和营养质量指数评价方法

能量有助于维持机体生命，很多营养素的生理功能都体现在机体的能量代谢上。但是，如果能量摄入过高而营养素摄入过低，则造成了多余的能量负荷，导致肥胖、各种慢性病的风险增加。因此在综合评价一种食物时，需要在了解食物能量值的同时，把食物中的营养素与其提供的能量结合在一起，以判断食物能量和营养素之间的供求关系。营养质量指数（INQ）就是这样一个指标，人们可以根据营养质量指数值的大小直观地对食物营养价值进行判断，而且营养质量指数最大的特点就是可以按照不同人群的营养需求分别进行计算。本单元将重点介绍能量密度、营养质量指数的概念和计算方法。

学习目标

- 掌握能量密度和营养质量指数的概念
- 能利用食品标签数据计算食品能量密度
- 能将食品能量密度和营养质量指数用于食物营养咨询和指导

知识要求

1. 食物能量密度计算

用能量密度或营养素密度评价食物，关键在于对营养需求不同的人群，同一种食物可有不同的能量（或营养素）密度值，对不同的人，食物的营养价值是不一样的。

不同的食物能量差别极大，按能量由高到低排列，油脂、油料种子、干果、肉类、淀粉类食物都是能量密集食品，而蔬菜、水果能量较低。

为直观表示食品所提供的能量的多少，可采用能量密度进行评估。

$$能量密度 = \frac{一定量食物提供的能量值}{能量推荐摄入量}$$

另外，评价能量密度还可根据食物能量与某营养素的含量比值计算，但应用不广泛。

不同种类食物的能量密度各不相同，这是了解不同食物能量高低、对人体满足程度的一个简单分析方法。长期食用低能量和能量密度低的食物，会影响儿童生长发育；长期食用高能量和能量密度高的食物，容易造成成人体重过重或肥胖。

2. 营养质量指数计算方法

营养质量指数（INQ）是一种结合能量和营养素对食物进行综合评价的方法，它能直观、综合地反映对食物能量和营养素需求的情况。

（1）计算 INQ

首先求出能量密度，同理求出某一个所关心的营养素密度，两者相除，得到 INQ 数值。INQ 是评价食物综合营养的简明指标。

$$营养素密度 = \frac{一定量食物提供的营养素含量}{相应营养素推荐摄入量}$$

$$食物营养质量指数（INQ）= \frac{营养素密度}{能量密度}$$

（2）INQ 评价标准

INQ=1，表示食物提供营养素的能力与提供能量的能力相当，二者满足人体需要的程度相等。

INQ<1，表示该食物提供营养素的能力小于提供能量的能力，长期食用此食物，会发生该营养素不足或供能过剩的危险，为某营养素价值较低食物。

INQ>1，表示该食物提供营养素的能力大于提供能量的能力，为“营养质量合格食物”。

INQ 最大的特点就是根据不同人群的营养需求来分别计算。同一个食物，对一组正常人群可能是合格的，而对肥胖人群可能是不合格的，因此要做到因人而异。

INQ 能直观反映食物能量和营养素供给之间的情况，能比较不同食物提供同一营养素的能力。

技能要求

零食能量密度计算和评价

1. 工作准备

（1）3～5 种零食（如薯片、巧克力等）的营养标签、检验记录或食物成分数据，要求至少有能量数据。

（2）食物营养成分表和膳食营养素参考摄入量表。

（3）计算器、笔、纸等。

2. 工作程序

程序 1　观察食品标签

根据零食外包装上的标签，在营养成分表上查找能量数值。

程序 2　根据消费者特征查找能量推荐摄入量

确定消费者特征，如年龄、性别、生理状况、身体活动水平，查找能量推荐摄入量对应的数值。如 11 岁女孩，中度身体活动水平，其能量需要量为 2 050 kcal/d。

单一能量密度不能提供食物营养素的其他信息。膳食三大物质的供能比，应当是碳水化合物 55%～60%，脂肪 20%～25%，蛋白质 10%～15%。

程序 3　计算能量密度

如食品标签已经有数据，可直接应用并进行填表和计算。

如薯片能量为 555 kcal/100 g，11 岁女孩每日能量推荐摄入量是 2 050 kcal。

$$能量密度=\frac{一定量食物提供的能量}{能量推荐摄入量}=\frac{555}{2\ 050}=0.27$$

程序 4　进行食物营养评价

薯片能量是 555 kcal/100 g，能量密度是 0.27，对一个 11 岁的女孩来说，100 g 薯片就提供了全天 1/4 的能量，基本相当于一餐能量数值，故薯片是高能量食品。

方便面和面包营养质量评价

1. 工作准备

（1）准备好两种市售产品，如方便面和面包。其产品标签应至少具有能量和某维生素、某矿物质的含量，如蛋白质、脂肪、水分等。也可以查找《中国食物成分表》，选择合适的食物举例。

（2）《中国居民膳食营养素参考摄入量》。

（3）计算器、笔、纸等。

2. 工作程序

程序 1　查找食品能量和营养素对应数值

根据产品标签，查找外包装上的标签数据，在营养成分表一栏查找能量、营养素并记录。例如，葡萄干面包的能量为 260 kcal（1 088 kJ），维生素 B_1 含量为 0.05 mg，维生素 B_2 含量为 0.06 mg，与其他成分一起填入表 5-15。

表 5-15　食物营养成分及营养质量指数比较

能量 / 营养素	RNI/AI	面包	
		含量（每 100 g）	INQ
能量（kcal）	2 250	260	—
蛋白质（mg）	65	6.6	0.88
脂肪（g）*	75	3.7	0.43
碳水化合物（g）*	326	50.1	1.32
维生素 A（μgRAE）	800	—	—
维生素 B_1（mg）	1.4	0.05	0.31
维生素 B_2（mg）	1.4	0.06	0.37
钙（mg）	800	42	0.45
铁（mg）	12	1.2	0.86

带 * 表示脂肪根据供能比 30% 估算，碳水化合物根据供能比 58% 估算。

程序 2　根据消费对象查找相应的参考摄入量

假定消费对象为成年男子、轻体力劳动者。

在准备好的《中国居民膳食营养素参考摄入量》中查找对应的 RNI 或 AI 数值，根据查找的数值进行填表，见表 5-15（可只填写相关项目）。

程序 3　计算营养质量指数

按公式分别计算能量密度、营养素密度和食物营养质量指数，完成表 5-15 相关内容。

例如，100 g 面包维生素 B_1 营养质量指数计算如下，其他类推。

$$能量密度=\frac{260}{2\ 250}=0.116$$

$$维生素B_1密度=\frac{0.05}{1.4}=0.036$$

$$100\ g面包营养质量指数（INQ）=\frac{0.036}{0.116}=0.31$$

程序 4　进行评价

不同牌子的方便面和面包其加工方法可能存在差异，造成能量、维生素（尤其是 B 族维生素）、矿物质含量不同，最终会对营养质量指数产生一定影响。

根据计算出的 INQ 值对产品进行评价。

以葡萄干面包为例，本产品蛋白质、铁的 INQ 接近 1，说明对于蛋白质和铁来说，面包的营养价值和能量供给基本一致；碳水化合物的 INQ 略高，说明面包是富碳水化合物的食品；而维生素 B_1、维生素 B_2、钙的 INQ 均较低，说明对于这些营养素而言，面包的营养质量不高，不能满足需要，应注意及时从其他来源的食物补充。

依照上述步骤完成其他产品的营养评价，还可以比较面包和其他产品的营养质量。

相关链接

食物利用率的评价

食物利用率是评价食物的一个常用指标。但对于公共营养师而言，不容易直接操作，因此仅作为了解的知识进行介绍。

食物利用率是指食物进入体内后被机体消化、吸收和利用的程度，常用于整体食物或混合膳食的营养评价，一般用动物饲养方法来测定。常选用处于成长期的大鼠或小鼠，计算实际增长体重和消耗的一定量食物的比值，当一定时间内该群体消耗食物少而平均增重大的时候，说明食物的利用率高，反之则低。

食物利用率主要代表了对体重起作用的能量和宏量营养素（如蛋白质、脂肪、碳水化合物）的水平，常被用作新食物资源、婴幼儿食品的评价方法。

学习单元 2　食物蛋白质质量评价

蛋白质是人类生命中不可缺少的成分，氨基酸是组成蛋白质的基本单位。人体和食物蛋白质中包含 20 余种氨基酸，其中只有一部分氨基酸可在人体内自行合成，称为非必需氨基酸；另一部分氨基酸不能在体内合成或合成速度不够快，必须从膳食中摄入，这些氨基酸称为必需氨基酸。人体内的必需氨基酸共 9 种，分别是亮氨酸、异亮氨酸、赖氨酸、蛋氨酸、苯丙氨酸、苏氨酸、色氨酸、缬氨酸和组氨酸，当食物中蛋白质的氨基酸数量和组成符合人体需要时，其吸收利用率较高。

AAS 和 PDCAAS 均为英文缩写。

不同蛋白质由于化学组成、形状的差别，消化率和生物利用率也有所不同，所以要评价一种食物蛋白质质量的优劣，首先要了解和测定蛋白质的含量、氨基酸的组成，然后通过氨基酸评分模式、氨基酸评分（AAS）、经消化率校正后的氨基酸评分（PDCAAS）、蛋白质功效比值、蛋白质生物价、蛋白质净利用率等方法完成对氨基酸数量和比例以及蛋白质的营养价值评价。本单元主要学习蛋白质质量评价方法，侧重于氨基酸评分（AAS）、经消化率校正后的氨基酸评分（PDCAAS）。

学习目标

- 了解食物蛋白质的不同评价方法
- 掌握氨基酸评分（AAS）方法

知识要求

1. 食物蛋白质含量

对蛋白质含量的测算是评价食物蛋白质营养价值的基础。一般来讲，食物蛋白质含量的测定可通过凯氏定氮法测定氮含量，然后根据蛋白质的来源和性质乘以相应的折算系数。大多数动物性食物（如鸡蛋、肉类）折算系数为 6.25；谷类食物、豆类食物、坚果等则折算系数相对较低，全小麦粉为 5.83，大米为 5.95，大豆为 5.71，乳制品为 5.38，坚果为 5.46。当然，如果食物来源明确，通过《中国食物成分表》直接查找相关数据也不失为一种简便易行的方法。

不同食物蛋白质氮折算系数可查看《中国食物成分表》使用说明部分。

2. 氨基酸模式

因为鸡蛋的氨基酸种类全、利用率也最高，1946 年 Block 和 Mitchell 首先建议将鸡蛋中的氨基酸组成作为标准，用于评价蛋白质的质量，FAO 于 1957 年首次采用了此模式，并在 1965 年进行了修改。1973 年 FAO/WHO 联合专家委员会在 1965 年的基础上结合氮平衡实验、同位素测定等技术，并考虑其他一系列因素，提出以人体氨基酸需要量为基础的氨基酸评分模式。由于胱氨酸可由蛋氨酸转变，酪氨酸可由苯丙氨酸转变，当膳食中胱氨酸与酪氨酸充裕时可节约 30% 蛋氨酸和 50% 苯丙氨酸，所以考虑食物必需氨基酸组成时，将芳香族氨基酸（苯丙氨酸 + 酪氨酸）、含硫氨基酸（蛋氨酸 + 胱氨酸）分别分析并合并计算。人体氨基酸评分模式见表 5-16。

表 5-16　人体氨基酸评分模式（1973）

必需氨基酸	人体氨基酸模式	
	mg/g	比值
异亮氨酸	40	4.0
亮氨酸	70	7.0
赖氨酸	55	5.5
蛋氨酸 + 胱氨酸	35	3.5
苯丙氨酸 + 酪氨酸	60	6.0
苏氨酸	40	4.0
色氨酸	10	1.0
缬氨酸	50	5.0
总计	360	—

如果评价一种食物蛋白质是否满足某年龄段人群需要，应采用1985年氨基酸模式，如只是单纯地比较不同食物的营养价值可采用1973年模式。

FAO/WHO联合专家委员会在1973年建议的氨基酸评分模式被各个国家广泛采用，但随着应用的增加和方法的进展，也显示了其部分局限性——不同的年龄组用同一个模式，而没有考虑到学龄儿童对必需氨基酸的需要量要高于成年人这一事实，导致低估了一些食物的蛋白质营养价值。1985年FAO/WHO/UNU专家组报告了不同年龄组的不同氨基酸评分模式，并分别建议了婴儿、学龄前儿童、学龄儿童和成人的氨基酸模式。2007年，WHO/FAO/UNO专家委员会修订了不同年龄组的氨基酸评分模式，见表5-17。这提示一种食物的蛋白质质量可因消费者的年龄段不同而不同，满足儿童氨基酸模式的膳食和蛋白质同样可以很好地满足成年人的需要，反之则不然，但有可能低估蛋白质质量从而高估蛋白质需要量。对于1岁以下婴儿，母乳的氨基酸成分仍是评分的标准。

表5-17　不同年龄组的氨基酸评分模式（mg/g蛋白质）（2007）

必需氨基酸	年龄（岁）					
	0.5	1～2	3～10	11～14	15～18	>18
组氨酸	20	18	16	16	16	15
异亮氨酸	32	31	30	30	30	30
亮氨酸	66	63	61	61	60	59
赖氨酸	57	52	48	48	47	45
蛋氨酸＋胱氨酸	27	25	23	23	23	22
苯丙氨酸＋酪氨酸	52	46	41	41	40	38
苏氨酸	31	27	25	25	24	23
色氨酸	8.5	7	6.6	6.6	6.3	6.0
缬氨酸	43	41	40	40	40	39

注：2007年WHO/FAO/UNU报告中数据有误，2013年FAO报告进行了更正。

3. 食物氨基酸直接比较法

直接比较法是将食物蛋白质的必需氨基酸含量及比值与人体必需氨基酸需要模式进行直接比较，对该食物蛋白质进行评价，判断食物中氨基酸含量和比值是否接近人体氨基酸模式的一种方法。它是根据蛋白质中必需氨基酸的含量，以含量最少的色氨酸为1，计算出其他氨基酸的相应比值，以此来判断食物的氨基酸比例是否适合人体需要。表5-18列出了和1973年FAO/WHO人体氨基酸模式相比几种食物蛋白的必需氨基酸含量和比值。

表 5-18 几种食物蛋白质必需氨基酸含量（mg/g 蛋白质）及比值

氨基酸	全鸡蛋		牛奶		牛肉		大豆		面粉		大米	
	含量	比值	含量	比值	含量	比值	含量	比值	含量	比值	含量	比值
异亮氨酸	54	3.2	47	3.4	53	4.4	60	4.3	42	3.8	52	4.0
亮氨酸	86	5.1	95	6.8	82	6.8	80	5.7	71	6.5	82	6.3
赖氨酸	70	4.1	78	5.6	87	7.3	68	4.9	20	1.8	32	2.5
蛋氨酸 + 胱氨酸	57	3.4	33	2.4	38	3.2	17	1.2	31	2.8	30	2.3
苯丙氨酸 + 酪氨酸	93	5.5	102	7.3	75	6.3	53	3.8	79	7.2	50	3.8
苏氨酸	47	2.8	44	3.1	43	3.6	39	2.8	28	2.5	38	2.9
缬氨酸	66	3.9	64	4.6	55	4.6	53	3.8	42	3.8	62	4.8
色氨酸	17	1.0	14	1.0	12	1.0	14	1.0	11	1.0	13	1.0
总计	490	—	477	—	445	—	384	—	324	—	359	—

由上表可以看出，几种动物性蛋白质必需氨基酸总量均高于或接近模式含量，氨基酸比值也接近模式，其中以全鸡蛋蛋白质更为理想。面粉、大米的赖氨酸无论绝对值还是相对值均低于模式，所以质量稍差。

4. 氨基酸评分法（AAS）

氨基酸评分法也称为蛋白质化学评分，是用被测食物蛋白质的必需氨基酸与推荐的理想模式或参考蛋白质的氨基酸模式进行比较，计算出比值，比值最低者为第一限制氨基酸。由于限制氨基酸的存在，使食物蛋白质的利用受到限制，所以第一限制氨基酸的评分值即为该食物蛋白质的氨基酸评分。氨基酸评分可以明确哪种氨基酸是限制氨基酸，也可以发现其他氨基酸的不足，对于食物的营养价值分析是非常有帮助的。目前 AAS 是广为应用的一种食物蛋白质营养价值评价方法，不仅适用于单一食物蛋白质的评价，而且可用于混合食物蛋白质的评价，使用这种方法能够很直观地对食物蛋白质进行质量评价。

5. 蛋白质消化率及经消化率校正后的氨基酸评分法（PDCAAS）

氨基酸评分法简单，缺点是没有考虑食物蛋白质的消化率。蛋白质消化率反映了蛋白质在消化道被分解的程度，同时反映了消化后氨基酸和肽被吸收的程度。蛋白质消化率的评价方法主要包括蛋白质真消化率（TD）、表观消化率（AD），其差别在于表观消化率不计粪代谢氮，操作更简便，而真消化率更精确。一般来讲，动物性食品的蛋白质消化率高于植物性食品。

蛋白质真消化率计算公式如下：

$$蛋白质真消化率（\%）=\frac{吸收氮}{食物氮}=\frac{食物氮-（粪氮-粪代谢氮）}{食物氮}\times 100\%$$

经消化率校正后的氨基酸评分将食物蛋白质消化率纳入评分，更真实地反映了食物蛋白质的营养价值。经消化率校正后的氨基酸评分（PDCAAS）公式如下：

$$PDCAAS=氨基酸评分（AAS）\times 真消化率（TD）$$

6. 蛋白质利用率

对蛋白质利用率的评价也是常用的方法之一，对蛋白质利用率做出正确评估，有利于指导膳食蛋白质营养，利用和发现新的蛋白质资源。生物利用率高的蛋白质质量较高，可被人体很好地消化和吸收利用，摄入较少量就能达到人体最佳利用状态。

常用的评价蛋白质利用率的方法有以下几种。

（1）蛋白质功效比值

蛋白质功效比值（PER）是以体重增加为基础进行的蛋白质评价方法，指在严格规定的条件下，动物平均每摄取 1 g 蛋白质时所增加的体重克数。

$$蛋白质功效比值=\frac{试验期内动物增加体量（g）}{试验期内蛋白质摄入量（g）}$$

（2）蛋白质生物价（BV）

蛋白质生物价是用以表示蛋白质消化吸收后被机体利用的程度。生物价越高表示蛋白质的机体利用率越高，即蛋白质的营养价值越高，最高值为 100。

$$蛋白质生物价=\frac{氮储留量}{氮吸收量}\times 100$$

*注：氮吸收量 = 摄入氮 -（粪氮 - 粪代谢氮）

氮储留量 = 氮吸收量 -（尿氮 - 尿内源氮）

（3）蛋白质净利用率（NPU）

蛋白质净利用率是反映被测食物蛋白质利用程度的另一指标，指将蛋白质生物价与消化率结合起来评定蛋白质营养价值的方法。由于 NPU 考虑了被测食物蛋白质消化和利用两个方面，所以更全面地反映了被测食物蛋白质的实际利用程度。其公式为：

$$蛋白质净利用率 = 生物价 \times 消化率 = \frac{氮储留量}{氮吸收量} \times \frac{氮吸收量}{食物氮} = \frac{氮储留量}{食物氮} \times 100$$

（4）其他

除上述方法和指标外，还有相对蛋白质值（RPV）、净蛋白质比值（NPR）、氮平衡指数（NBI）等方法和指标可以用来评价蛋白质利用率。

技能要求

食物蛋白质营养评价——AAS 和 PDCAAS 方法

1. 工作准备

（1）食物准备

选择 2～3 种食物，如鸡蛋、大豆，登记食物的种类、来源、产地、是否有营养成分（特别是蛋白质、氨基酸）的检测记录或营养标签标示。

（2）准备必要的评价用资料

1）准备《中国食物成分表》。

2）查找文献，准备理想蛋白质或参考蛋白质的氨基酸评分模式，如 FAO/WHO 人体氨基酸评分模式；查找食物蛋白质真消化率的资料和数据，以用于氨基酸评分计算。食物的真消化率数据是经过人体试验而得到的数据，是计算 PDCAAS 的必需数据，见表 5–19。

表 5–19 部分食物中蛋白质的真消化率

食物名称	真消化率（%）	食物名称	真消化率（%）
酪蛋白	99	肉、鱼	94
鸡蛋	97	大豆粉	90
牛肉	98	大豆分离蛋白	95
牛奶、奶酪	95	花生	94
全麦	91	小麦	93

（3）准备计算器、笔、纸等以及相关表格。

2. 工作程序

程序 1　比较食物蛋白质含量

必需氨基酸如表 5-20 所列成分。

根据食物营养成分检测结果，或通过《中国食物成分表》查询，确定被评价食物的蛋白质含量，并和参考食物蛋白质含量进行初步比较。

以鸡蛋、大豆为例，首先查找《中国食物成分表》确认鸡蛋（编码为11—1—101）、大豆（编码为 03—1—101）蛋白质含量分别为 12.7 g/100 g、35.0 g/100 g，大豆蛋白质含量高于鸡蛋。

程序 2　确定必需氨基酸的含量值

不同食物中的蛋白质含量不同，不适宜直接以氨基酸含量相互比较。

根据食物营养成分检测结果或通过查阅《中国食物成分表》之“表二 食物氨基酸含量”，找出与被评价食物相对应的必需氨基酸含量，如果氨基酸含量的表示单位为每百克食物中氨基酸毫克数（mg/100 g），需要换算为每克蛋白质中氨基酸毫克数（mg/g 蛋白质），以方便下一步的计算和评价，换算公式如下：

氨基酸含量（mg/g 蛋白质）= 氨基酸含量（mg/100 g）/ 蛋白质含量（g/100 g）

计算必需氨基酸总量，将结果记录于表。

本例中，通过查找氨基酸含量表，选出编码相同的鸡蛋和大豆必需氨基酸含量，由于《中国食物成分表》中所列的氨基酸含量以 mg/100 g 表示，所以需要将数据进行换算，完成记录，见表 5-20。结果发现，鸡蛋和大豆蛋白中必需氨基酸的比例接近。

表 5-20　鸡蛋、大豆必需氨基酸含量

必需氨基酸	鸡蛋氨基酸含量		大豆氨基酸含量	
	mg/100 g	mg/g 蛋白质	mg/100 g	mg/g 蛋白质
异亮氨酸	619	49	1 853	53
亮氨酸	1 030	81	2 819	81
赖氨酸	837	66	2 237	64
蛋氨酸 + 胱氨酸	598	47	902	26
苯丙氨酸 + 酪氨酸	1 096	86	3 013	86
苏氨酸	568	45	1 435	41
色氨酸	219	17	455	13
缬氨酸	688	54	1 726	49
总计	—	445	—	413

程序3 食物氨基酸评分的计算

（1）计算

以理想模式或参考蛋白质氨基酸评分模式为标准，按照下列公式计算被评价食物蛋白质中必需氨基酸的评分值：

$$AAS\%=\frac{\text{每克待测蛋白质中必需氨基酸含量（mg）}}{\text{每克参考蛋白质中必需氨基酸含量（mg）}}\times 100$$

一般来讲，可以采用 FAO/WHO 1973 年提出的人体氨基酸评分模式作为评分标准；如果针对某个年龄段的人群进行氨基酸评价，可以采用 2007 年的人体氨基酸模式作为标准。

（2）找出限制氨基酸

根据必需氨基酸评分值计算结果，找出评分值最低的必需氨基酸，定为第一限制氨基酸，此氨基酸的评分值即为该食物蛋白质的氨基酸评分。

本例中，鸡蛋中异亮氨酸含量为 49 mg/g 蛋白质，以 FAO/WHO 人体氨基酸模式为评分标准，异亮氨酸 AAS 为 49÷40=1.23，也可表示为 123%。同理，计算其他必需氨基酸评分，分别将计算结果填于表 5-21。

表 5-21 氨基酸评分举例（鸡蛋和大豆）

必需氨基酸	FAO/WHO 人体氨基酸评分模式（1973）	鸡蛋氨基酸含量		大豆氨基酸含量	
	mg/g 蛋白质	mg/g 蛋白质	AAS	mg/g 蛋白质	AAS
异亮氨酸	40	49	1.23	53	1.33
亮氨酸	70	81	1.16	81	1.16
赖氨酸	55	66	1.20	64	1.16
蛋氨酸 + 胱氨酸	35	47	1.34	26	0.74
苯丙氨酸 + 酪氨酸	60	86	1.43	86	1.43
苏氨酸	40	45	1.13	41	1.03
色氨酸	10	17	1.70	13	1.30
缬氨酸	50	54	1.08	49	0.98
总计	360	445	—	413	—

结果表明鸡蛋蛋白质中的必需氨基酸评分均高于人体氨基酸模式，其中以缬氨酸的 AAS 评分最低，为 1.08，表明鸡蛋 AAS 为 1.08。大豆蛋白质中含硫氨基酸的 AAS 最低，为 0.74，说明含硫氨基酸是第一限制氨基酸。

程序 4　经消化率校正后的氨基酸评分（PDCAAS）的计算

（1）查找蛋白质的真消化率（TD）

根据食品来源、蛋白质组成和性质查找被测蛋白质的真消化率，根据表 5–19，查出鸡蛋的真消化率为 97%；大豆的真消化率为 90%。

（2）计算 PDCAAS

根据公式 PDCAAS=AAS × TD 依次计算各氨基酸的 PDCAAS，评分最低的为该食物最终的 PDCAAS 评分。

本例中根据表 5–21 确定的食物 AAS，乘以真消化率，计算得出鸡蛋和大豆的 PDCAAS 分别为 1.05 和 0.67。

传统的氨基酸评分（AAS）和经消化率校正后的氨基酸评分（PDCAAS）在评价蛋白质营养价值上各有优势。

程序 5　评价

根据以上计算结果，评价出食物的蛋白质营养价值，并给出可能的建议。

本例中，鸡蛋含有较高的蛋白质，必需氨基酸模式与理想的人体氨基酸模式接近，蛋白质质量高且消化利用率较高，是非常好的蛋白质来源，AAS 和 PDCAAS 分别为 1.08 和 1.05。相比之下，大豆蛋白质含量和必需氨基酸的比例更为丰富，但含硫氨基酸相对较低，使之蛋白质质量略低于鸡蛋，氨基酸评分为 0.74；大豆蛋白质真消化率为 90%，PDCAAS 为 0.67，但仍不失为一种较好的蛋白质来源，建议和其他蛋白质配合食用，以提高利用率。

相关链接

常见食物蛋白质的 AAS 和 PDCAAS

氨基酸评分法比较简单，只要有食物蛋白质氨基酸资料，即可通过与理想或参考蛋白质氨基酸模式进行比较计算氨基酸评分，对蛋白质的营养价值做出评价；但这种方法的缺点是没有考虑食物蛋白质的消化率。故近年美国发展食物蛋白质消化率纳入氨基酸评分，建立了一种新方法，称为经消化率校正后的氨基酸评分法。这种方法可以取代蛋白质功效比值（PER），对除了孕妇和婴儿以外所有人群的食物蛋白质进行评价。几种常见食物蛋白质的 AAS 和 PDCAAS 见下表。

几种常见食物蛋白质的 AAS 和 PDCAAS

食物蛋白质	真消化率（%）	AAS	PDCAAS
酪蛋白	99	1.19	1.00
鸡蛋	97	1.18	1.16
牛肉	98	0.94	0.92
豌豆粉	88	0.79	0.69
菜豆	83	0.82	0.68
浓缩大豆蛋白	95	1.04	0.99
大豆分离蛋白	98	0.94	1.00
向日葵子蛋白	94	0.39	0.37
小麦麦麸	96	0.26	0.25
花生粉	94	0.55	0.52
全麦	91	0.44	0.40
燕麦片	91	0.63	0.57

学习单元 3　食物蛋白质互补作用评价

不同食物来源的蛋白质的营养价值取决于该蛋白质中必需氨基酸的含量与比值，一般来讲，动物蛋白质的营养价值高于植物蛋白质。从理论上讲，选择营养价值高的蛋白质固然有助于身体健康，但事实上许多植物性食物（如谷类）虽然蛋白质营养价值相对较低，却在人们日常饮食中占有很重要的地位，也是不容忽视的蛋白质来源，如何充分利用这些食物的蛋白质营养价值，特别是通过合理的膳食搭配提高食物的利用率是非常重要的问题。本单元将学习蛋白质互补和混合膳食的蛋白质营养价值评估。

学习目标

- 了解混合食物的蛋白质组成
- 掌握食物蛋白质的互补作用和应用

知识要求

1. 食物中的蛋白质组成

食物中的蛋白质种类繁多，因化学组成、结构、功能等不同可以分为不同种类，例如，按照化学组成可分为单纯蛋白（如清蛋白、球蛋白、谷蛋白、组蛋白、硬蛋白等）、结合蛋白（如核蛋白、糖蛋白、脂蛋白等）；按照形状可分为纤维类蛋白（如胶原蛋白）、球状蛋白（如大部分酶、激素）等。不同食物蛋白质因氨基酸组成不同而具有不同的物理化学特性，而蛋白质的营养价值取决于氨基酸的种类和数量。如果食物蛋白质所含氨基酸种类齐全、数量充足且比例适当，可以维持成人健康和儿童发育，营养学上称为完全蛋白质，蛋类、肉类多为完全蛋白质；如果所含氨基酸种类齐全，但有的数量不全或比例不当，可以维持生命，但不能促进生长发育，则称为半完全蛋白质，如植物蛋白；如果所含氨基酸种类不全，既不能维持生命又不能促进生长发育，则称为不完全蛋白质，如胶原蛋白。

2. 蛋白质的互补作用

当食物蛋白质中必需氨基酸的含量与比值接近人体组织蛋白质氨基酸的组成和比值时，其利用率高，营养价值就大。但是有些蛋白质，因一种或几种必需氨基酸的含量过低或过高，比值与人体组织不接近，则利用率、生物价低。如果针对不同食物蛋白质的营养特点，将两种或两种以上的食物蛋白质混合食用，其中所含的必需氨基酸取长补短、相互补充，使混合后蛋白质生物价大大提高，这种效果就称为蛋白质的互补作用。例如，小麦、大豆、玉米，单独食用生物价分别为 67、64、60，如适量混合后生物价提高，即便与动物性食物混合，也可提高生物价。具体数据见表 5-22。

表 5-22 几种食物混合后蛋白质的生物价

食物名称	单独食用 BV	混合食用所占比例（%）		
小麦	67	37	—	31
大米	57	32	40	46
大豆	64	16	20	8
豌豆	48	15	—	—
玉米	60	—	40	—
牛肉干	76	—	—	15
混合食用 BV		74	73	89

表 5-22 显示了以生物价（BV）为指标，混合后食用比单独食用要好。

几种食物混合后蛋白质的氨基酸评分见表 5-23。

表 5-23 几类食物混合后蛋白质的氨基酸评分

蛋白质来源	氨基酸含量（mg/g 蛋白质）				氨基酸评分（限制氨基酸）
	赖氨酸	含硫氨基酸	苏氨酸	色氨酸	
FAO/WHO 标准	55	35	40	10	—
谷类	24	38	30	11	44（赖氨酸）
豆类	72	24	42	14	69（含硫氨基酸）
奶粉	80	29	37	13	83（含硫氨基酸）
混合食用	51	32	35	12	88（苏氨酸）

注：混合后谷类蛋白质占 48%，豆类蛋白质占 27%，奶粉蛋白质占 25%。

技能要求

膳食蛋白质质量比较分析

1. 工作准备

（1）膳食准备

准备一份混合食物或膳食，可包括 3～5 种原料或食物。记录每种原料或食物的来源、质量、比例。

以某一份早餐为例，包括燕麦片 30 g、牛奶 250 mL、面包 150 g；也可以一道菜为例。

（2）查找文献，准备用于食物蛋白质质量评价的参考蛋白质或理想氨基酸模式。

（3）准备《中国食物成分表》。

（4）准备必要的计算器、记录纸等。

2. 工作程序

以某一份早餐为例加以说明。

程序 1　确定混合膳食中蛋白质含量和重量比

（1）通过查阅《中国食物成分表》，查出每种配料和食物的蛋白质含量（A）。

（2）根据混合膳食中每种食物或配料的重量（B）计算每种食物或配料实际提供的蛋白质重量（$C=A\times B/100$），以及混合膳食中的蛋白质总量（$\sum C$）。

（3）计算各配料提供的蛋白质重量百分比（$D=C/\sum C\times 100\%$）。

结果见表 5-24。

表 5-24　混合食物蛋白质含量及重量比

食物 / 配料	蛋白质含量 A（g/100 g）	重量 B	$C=A\times B/100$	蛋白质重量比 D（%）
燕麦片	15.0	30 g	4.5	18.9
牛奶	3.0	250 mL	7.5	31.5
面包	7.9	150 g	11.8	49.6
总计	—	—	$\sum C$=23.8	—

程序 2　混合膳食蛋白质氨基酸评价

（1）通过查询食物氨基酸含量表，参照学习单元 2 的方法列出每种食物必需氨基酸的含量，要求以 mg/g 蛋白质表示（E）。为简便起见，可先列出一般含量较低的氨基酸，如赖氨酸、含硫氨基酸（蛋氨酸 + 胱氨酸）、苏氨酸、色氨酸。

（2）以 FAO/WHO 人体氨基酸评分模式（1973）为标准，按照学习单元 2 的方法计算混合膳食中各配料的必需氨基酸评分，确定各自的限制氨基酸和食物蛋白质 AAS。

（3）将各食物氨基酸含量（E）乘以相应的蛋白质重量比（D），再加和计算出混合膳食中每种氨基酸总量（$F=E\times D$）；如上法计算混合膳食的AAS。

本例中燕麦片、牛奶、面包的AAS分别为0.63、0.87、0.35，燕麦片和面包的第一限制氨基酸均为赖氨酸，牛奶的限制氨基酸为苏氨酸，混合后（早餐）的AAS为0.7，混合后膳食中各配料和膳食的蛋白质氨基酸评分见表5-25和表5-26。

表5-25　混合膳食中各配料的蛋白质氨基酸评分

食物	氨基酸含量（mg/g蛋白质）								氨基酸评分（限制氨基酸）
	赖氨酸		含硫氨基酸		苏氨酸		色氨酸		
	含量E	AAS	含量E	AAS	含量E	AAS	含量E	AAS	
燕麦片	34.9	0.63	43.3	1.24	32.1	0.80	16.9	1.69	0.63（赖氨酸）
牛奶	71.3	1.30	32.0	0.91	34.7	0.87	13.0	1.30	0.87（苏氨酸）
面包	19.1	0.35	42.4	1.21	25.6	0.64	10.5	1.05	0.35（赖氨酸）

表5-26　混合后膳食蛋白质氨基酸评分

食物	混合后氨基酸含量F（mg/g蛋白质）$=E\times D$				氨基酸评分（限制氨基酸）
	赖氨酸	含硫氨基酸	苏氨酸	色氨酸	
燕麦片	6.6	8.2	6.1	3.2	—
牛奶	22.5	10.1	10.9	4.1	—
面包	9.5	21.0	12.7	5.2	—
总计	38.6（0.70）	39.3（1.12）	29.7（0.74）	12.5（1.25）	0.70（赖氨酸）

注：括号内数字为AAS。

程序3　比较各配料食物蛋白质AAS和混合膳食的AAS，给出评价和建议

某人早餐搭配包括谷类（燕麦片、面包）、牛乳，蛋白质AAS比单纯食用谷类食品有所提高，说明蛋白质营养价值有所提高，但赖氨酸、苏氨酸仍略显不足，建议可同时配以赖氨酸、苏氨酸含量丰富的食物，如豆乳、玉米、强化了赖氨酸的面包等，或调配食物比例，减少面包的消费，改为粗粮。

程序4　再评价

当给出食物搭配建议后，如有必要可重复程序1～3进行再评价，直至得到恰当的蛋白质互补。

学习单元 4　食物碳水化合物评价——血糖生成指数

碳水化合物是人类膳食中最重要的能量物质，占能量的 40%～80%。根据组成、结构不同，FAO 将碳水化合物分为糖、低聚糖、多糖。除为机体提供能量外，不同碳水化合物因代谢途径不同发挥着不同的生理作用，如碳水化合物的消化吸收与血糖、胰岛素调控，大肠发酵与肠道健康等。因此，对碳水化合物的分类学分析和评价是食物碳水化合物评价的重要内容，其中碳水化合物与血糖的关系也是人们关注的重要内容。碳水化合物由于来源、结构、数量、加工方式等的不同可能有不同的血糖应答，为评价碳水化合物的生理效应，国际上提出了食物血糖生成指数（GI）的概念。食物 GI 同时考虑了碳水化合物的含量和数量，而随后引入的血糖生成负荷（GL）的概念，更加强了碳水化合物数量对血糖的影响。将 GI 和 GL 有效地结合，有利于对食物碳水化合物的血糖应答效应进行很好的评价，从而有利于科学利用食物中的碳水化合物。

学习目标

- 了解 GI 和 GL 的相关知识
- 掌握食物血糖生成指数的应用和评价方法

知识要求

对食物碳水化合物的评价主要包括供能、碳水化合物分类，以及消化吸收特性等。食物 GI 反映了碳水化合物与血糖的关系，是评价碳水化合物生理效应的直观指标。

1. 食物 GI 的概念

食物 GI 是 1981 年由 Jenkins 提出的评价碳水化合物血糖应答反应的方法，是经过人体试食实验测出来的数据，反映了人体在食用一定数量的食物以后血糖的变化特征，并同进食等量葡萄糖相比血糖变化的幅度大小。根据 WHO/FAO 对血糖生成指数的定义，食物 GI 是指人体进食含 50 g 可利用碳水化合物的待测食物后血糖应答曲线下的面积与食用含等量碳水化合物标准参考物后血糖应答曲线下面积之比。通常，标准参考物选择葡萄糖或白面包。

$$GI=\frac{\text{含 50 g 可利用碳水化合物试验食物餐后 2 h 血糖应答曲线下面积}}{\text{等量碳水化合物标准参考物餐后 2 h 血糖应答曲线下面积}}\times 100$$

碳水化合物是指可利用碳水化合物。

可利用碳水化合物=100−(蛋白质+脂肪+水分+灰分+总膳食纤维)。

不同来源的碳水化合物由于消化吸收速度不同可能有不同的 GI 值，消化吸收快的碳水化合物餐后血糖应答迅速，血糖升高幅度大，餐后 2 h 的血糖动态曲线下面积大，GI 值高；相反地，消化分解慢的碳水化合物，向血液中释放葡萄糖的速度缓慢，血糖上升较慢，因此具有较低的 GI 值，食物与血糖应答如图 5-2 所示。

快消化的食物在小肠上端即被消化吸收入血液，血糖上升快下降也快；慢消化的食物则反之。

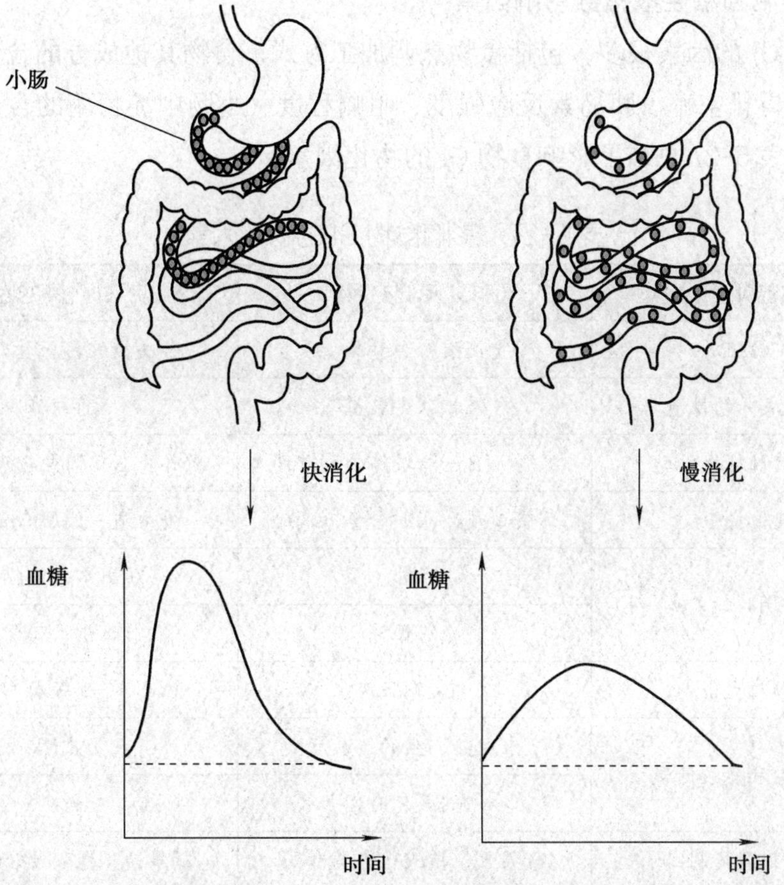

图 5-2 食物消化与血糖应答

2. 食物 GI 的评价

食物 GI 不是越低越好，应根据生理需要而定。不同人群可选择不同 GI 的食物。

同其他营养成分分析评价方法不同，食物 GI 的测定是在大量人体试食试验基础上完成的，因此 GI 更能反映人体的真实状况，但也因为受到试验者个体差异的影响，不同国家、地区的 GI 值有一定差异，但无论如何，食物 GI 的大致趋势一致，根据食物 GI 值可以判断食物对血糖影响的差异。

GI 大于 70 的为高 GI 食物，GI 在 55 ~ 70 的为中 GI 食物，GI 小于 55 的为低 GI 食物。

3. 混合膳食 GI 的计算

每种食物都应测定其 GI 值，但由于实验方法限制，使用者可以采用匹配的方法从 GI 表中查找相关数据，目前我国有 259 种食物 GI 表。

而对于混合食物，可以通过单一食物的 GI 和配比，来预测一餐（混合食物）的 GI。

4. 食物血糖生成指数影响因素

影响 GI 的因素很多，包括食物烹调加工方式、食物其他成分的含量等物化因素以及胃排空率、胰岛素反应强度、咀嚼程度、小肠中淀粉酶的含量等生理性因素。表 5-27 总结了影响食物 GI 的物化因素。

表 5-27　影响食物 GI 的物化因素

GI 的影响因素	使 GI 降低的因素	使 GI 升高的因素
淀粉组成	支链淀粉含量降低	支链淀粉含量升高
单糖成分的性质	果糖、半乳糖	葡萄糖
黏性纤维	胶体、β－葡聚糖含量升高	胶体、β－葡聚糖含量降低
其他成分	蛋白质、脂肪含量升高	蛋白质、脂肪含量降低
烹调 / 加工	半熟	压出水分，糊化
	冷冻压榨	晒干、膨化
颗粒大小	大颗粒	小颗粒
成熟度和食品储藏	未成熟、生的，酸度	熟透
	冷冻储藏、时间长	新鲜
α－淀粉酶限制因子	凝集素、植酸盐含量升高	凝集素、植酸盐含量降低

5. 食物血糖负荷（GL）

GL 的分级适用于西方人。因为我国主食谷物摄入量大，常不能应用此分级数值。

食物 GI 是以受试者食用等量碳水化合物（一般为 50 g）条件下测定的，而碳水化合物的受试量也同样可影响血糖应答。有些食物 GI 较低，但消费量较高，有些则反之，GL 的提出正是体现了碳水化合物数量对血糖的影响，其计算公式如下：

$$GL=GI\times\frac{\text{单位质量食物中可利用碳水化合物含量（g）}}{100}$$

GL 分级和评价为：GL>20 的为高 GL 食物；GL 在 11 ~ 19 的为中 GL 食物；GL 小于 10 的为低 GL 食物。

6. GI 的应用与意义

对血糖生成指数的研究，最早主要是研究其即时效应，即对血糖的控制，随后更多的研究发现，长期摄入低 GI 的食物，对心血管疾病、体重控制、调节血脂等诸多方面都有积极意义。

许多项研究结果证明，用食物的 GI 对Ⅱ型糖尿病人进行教育，与传统的食物交换份法相比，两种方法对血糖的控制作用相似，可使大部分人减少降糖药的用量或停药，并且由于食物 GI 的简单易懂和易接受性，更受到糖尿病患者的欢迎。许多研究显示，长期食用低 GI 的食物可降低血脂和减少心脏病的发病率等，对肥胖和体重控制也有明显作用，随后有很多研究者将其引入运动员膳食，证明给运动员吃低 GI 的食品，由于能量的缓慢释放，可提高其运动耐力和持久力。甚至有研究结果显示，摄入低 GI 的食品对阻止癌症的发展有益，如肠癌、乳腺癌等。无论如何，用食物的 GI 来评价一种食物，仍是一个有价值的指标。

技能要求

血糖生成指数和血糖负荷计算

1. 工作准备

（1）膳食准备

准备一份混合食物或膳食，可包括 3 ~ 5 种原料或食物。记录每种原料或食物的来源、质量、比例。

以一餐膳食为例，包括一杯牛奶（200 mL）、半个馒头（50 g）、一碗面条（150 g）。

（2）查找文献，准备血糖生成指数表、《中国食物成分表》。

（3）准备计算器、记录纸等。

2. 工作程序

程序 1 查阅食物碳水化合物含量和质量比

以一餐饮食为例加以说明。

（1）查阅《中国食物成分表》，查出膳食中每种食物的碳水化合物含量和膳食纤维含量，将碳水化合物含量减去膳食纤维含量获得可利用碳水化合物含量（A）。

（2）根据混合膳食中每种配料求食物的重量（B），计算每种配料中食物提供的碳水化合物量（$C=A\times B/100$），以及混合膳食中的碳水化合物总量（$\sum C$）

（3）计算各配料提供的碳水化合物所占比例（$D=C/\sum C\times 100\%$）。

混合食物碳水化合物含量及比例见表 5–28。

表 5–28 混合食物碳水化合物含量及比例

食物 / 配料	可利用碳水化合物含量 A（g/100 g）	重量 B	$C=A\times B/100$	占总碳水化合物的比例 D（%）
1 杯牛奶	3.4	200 mL	6.8	10.3
半个馒头	47.0−1.3=45.7	50 g	22.9	34.7
1 碗面条	24.3−0.1=24.2	150 g	36.3	55.0
合计	—	—	66.0	100

程序 2 混合膳食预测 GI 的计算

（1）查阅资料，按照食物分类、名称、加工方法、来源尽可能匹配原则查找并记录每种食物的 GI 值列于表 5–29。

（2）将每种食物的 GI 乘以占一餐中碳水化合物质量比（D），计算该食物对一餐总 GI 的贡献。

（3）将每种食物对 GI 的贡献相加得出一餐食物预测的 GI 值。

表 5–29 混合膳食血糖生成指数的计算

食物	食物 GI	占一餐碳水化合物的比例 D（%）	对一餐总 GI 的贡献
一杯牛奶	27.6	10.3	27.6×10.3%=2.8
半个馒头	88	34.7	88×34.7%=30.5
一碗面条	37	55	37×55%=20.4
总计	—	—	53.7

程序 3　食物 GL 计算

根据公式计算 GL：

GL= 食物 GI × 摄入该食物的实际可利用碳水化合物的含量（g）

本例中，GL=53.7% × 66 ÷ 100=35.4

程序 4　提出建议

综合预测 GI 与 GL 对混合膳食总 GI 进行评价，并结合它们的应用及意义，提出不同人群及不同情况下选择食物时的建议。

根据 GI、GL 分级和评价标准，本例中一餐 GI 为 53.7，属低 GI 膳食，GL 为 35.9，属高 GL 膳食；说明此餐为低 GI 膳食，但也不能食用过量。

相关链接

食物 GI 与 GL 的关系

GI 表示食物碳水化合物质量，而 GL 常常与“分量”相关。为了便于理解，下表列出一些食物 GI 和 GL，需要注意的是，当“一份”的重量变化的时候，GL 也随之变化，而 GI 是不变的。

部分食物的 GI 和 GL

食物	GI（Glucose=100）	一份重量	CHO 实际含量（g）	GL/ 份
干枣	103	60 g	40	42
烤土豆	85	150 g	30	26
白面包	73	1 片，30 g	14	10
方糖（蔗糖）	68	2 块，10 g	10	7
蛋糕	67	80 g	58	39
橘子	42	1 个，120 g	11	5
梨	38	1 个，120 g	11	4
苹果	38	1 个，120 g	15	6

续表

食物	GI（Glucose=100）	一份重量	CHO 实际含量（g）	GL/份
全麦	38	1 碗，30 g	23	9
脱脂奶	32	250 mL	13	4
干扁豆（煮）	29	1 碗，150 g	18	5
大豆（煮）	28	1 碗，150 g	25	7
腰果	22	30 g	9	2
花生	14	30 g	6	1

资料来源：B.Miller，美国临床营养杂志 1998。

学习单元 5　食物脂肪评价——脂肪酸比例

脂肪是人体必需的营养素之一，它与蛋白质、碳水化合物合称三大产能营养素，同时脂肪是构成人体细胞、生物膜、激素的重要物质，为人体提供了必需脂肪酸。膳食中脂肪来源包括动物性脂肪和植物性脂肪，一般来讲，将常温下呈液态的称为“油”，呈固态的称为“脂”，它们都是由脂肪酸与甘油组成的。随着社会的发展，人们对于动物、植物性脂肪摄入的比例、种类、加工方法都发生了很大变化。

对人类来讲，脂肪不可或缺，但如果过多地在体内堆积脂肪可导致肥胖，使高脂血症、心脑血管疾病、某些癌症的患病危险性增加，所以合理应用膳食脂肪是非常重要的。对食物脂肪的评价主要包括脂肪总量、消化率、脂肪酸类别等内容，其目标是尽量避免过多摄入营养价值较低的脂肪。

学习目标

- 了解食物脂肪酸的种类
- 掌握食物脂肪酸和脂肪评价方法

知识要求

1. 食物脂肪和必需脂肪酸

脂肪又称甘油三酯，是由一分子甘油和三分子脂肪酸结合而成的，食物脂肪主要为甘油三酯，因脂肪酸结构和组成不同对人体的作用也各不相同。除了人体可自身合成多种脂肪酸外，有些脂肪酸被机体生理需要却不能由体内合成，必须由膳食提供，这些脂肪酸称为必需脂肪酸，如亚油酸（十八碳二烯酸，C18：2）、α－亚麻酸（十八碳三烯酸，C18：3），花生四烯酸（二十碳四烯酸，C20：4）虽可由亚油酸衍生而来，但合成数量不足，因此也曾被称为必需脂肪酸。植物油中必需脂肪酸的含量较高，在动物肉中，禽类的必需脂肪酸含量高于畜类，内脏的含量高于肌肉，瘦肉又比肥肉中的含量高。

2. 脂肪酸的分类与命名

（1）分类

脂肪酸的化学式为 RCOOH，其中 R 是由碳原子组成的烷基链，碳原子数多为双数，脂肪酸的分类与其碳链长短、饱和程度等有关。根据碳原子数目可以将碳原子数为 2～6 的脂肪酸称为短链脂肪酸，8～12 的称为中链脂肪酸，14～26 的称为长链脂肪酸。大多数食物中以中、长链脂肪酸为主，短链脂肪酸主要存在于肠道内，起到为细胞提供能量的作用。根据脂肪酸碳链的饱和程度，还可将脂肪酸分为饱和、单不饱和、多不饱和脂肪酸。饱和脂肪酸的碳链中不含双键，单不饱和脂肪酸含有 1 个不饱和双键，多不饱和脂肪酸含有 2 个以上不饱和双键。多不饱和脂肪酸对自动氧化作用和过氧化作用有较大的防护作用。植物和鱼类中多不饱和脂肪酸的含量高于畜类，而细菌所含的不饱和脂肪酸全部为单不饱和脂肪酸。

（2）命名

脂肪酸的命名有两种系统，其中一种是以 n 或 ω 编号的系统，不饱和脂肪酸按 n 或 ω 编号系统可分为 n-3、n-6、n-7、n-9 四个系列。其中 n-3、n-6 系列具有重要的生物学意义。n-3 系列主要包括 α－亚麻酸、十八碳四烯酸、二十碳四烯酸、二十碳五烯酸（EPA）、二十二碳六烯酸（DHA）。n-6 系列主要包括亚油酸、γ－亚麻酸、二十碳三烯酸、花生四烯酸（AA）、二十二碳四烯酸、二十二碳五烯酸。

3. 脂肪酸的评价方法

（1）常用食用油的熔点及消化率

脂肪的消化吸收主要在小肠，在脂肪酶的作用下分解为脂肪酸和甘油，少量未被消化的脂肪则由粪便排出体外。不同脂肪的消化率与其熔点密切相关，一般来讲，熔点低于体温的脂肪消化率可达97%～98%，高于体温的脂肪消化率在90%左右，动物脂肪多属后者。另外，不饱和脂肪酸和短链脂肪酸含量高的脂肪熔点越低，越容易消化。常用油的熔点及消化率见表5-30。

表5-30　常用食用油的熔点及消化率

油脂名称	熔点（℃）	消化率（%）
羊脂	44～55	81
牛脂	42～50	89
猪脂	36～50	94
奶脂	28～36	98
椰子油	28～33	98
花生油	室温下液状	98
菜籽油	室温下液状	99
棉籽油	室温下液状	98
大豆油	室温下液状	91
橄榄油	室温下液状	98
芝麻油	室温下液状	98
葵花子油	室温下液状	96.5

（2）总脂肪含量及必需脂肪酸

脂肪是人体内的必需营养素却又不宜过多摄入，因此在评价食物脂肪营养价值时需要考虑食物总脂肪含量、必需脂肪酸含量。一般合理膳食中脂肪的供能比为20%～30%，必需脂肪酸应占有一定比例。

和其他营养素不同，脂肪酸比例更适用于评价一天膳食结构中而非一种食物中脂肪营养价值。

（3）脂肪酸的适宜比例

脂肪酸的适宜比例包括两个方面，一是饱和脂肪酸（S）、单不饱和脂肪酸（M）和多不饱和脂肪酸（P）之间的比例，二是n-6和n-3多不饱和脂肪酸之间的比例。关于饱和脂肪酸、单不饱和脂肪酸和多不饱和脂肪酸之间的比例，大多数国家提出 S∶M∶P 为 1∶1∶1。按脂肪酸提供的能量占总能量的百分比表示，认为多不饱和脂肪酸占 3%～7%，单不饱和脂肪酸和饱和脂肪酸的比例各为 5%～6% 比较适宜。《中国居民膳食营养素参考摄入量》建议我国 4 岁以上人群膳食脂肪的 AMDR 为 20%E～30%E，1～3 岁人群脂肪的 AI 值为 35%E，0.5～1 岁为 40%E，6 月龄以内为 48%E。4～17 岁人群饱和脂肪酸 <8%E，18 岁以上成人 <10%E。18 岁以上成人 n-6 多不饱和脂肪酸的 AMDR 为 2.5%E～9.0%E，n-3 多不饱和脂肪酸为 0.5%E～2.0%E。

（4）脂肪中含有的其他天然成分

评价食物脂肪或者油脂的优劣，除其风味、提供必需脂肪酸外，所含的其他一些成分也值得关注，如胆固醇、植物固醇、反式脂肪酸、维生素 E 的含量等。

技能要求

动植物油脂肪酸比例计算和分析

1. 工作准备

（1）油脂样品准备

准备几种动植物油脂样品，记录每种样品的来源、配料、重量，如果有营养标签或营养成分检验报告等需详细记录相关信息。

样品举例：大豆油、猪油、调和油（菜籽油 + 棕榈油）。

（2）准备《中国食物成分表》（含食物脂肪酸含量）。

（3）准备必要的计算器和记录纸等。

2. 工作程序

程序 1　仔细阅读样品相关信息

仔细阅读样品的相关信息，包括名称、来源、配料、相关食物成分数据，判断是动物性油脂还是植物性油脂，有没有反式脂肪酸的可能来源（如起酥油、人造黄油）等。

程序 2　分析和比较食物总脂肪含量

根据食物样品的营养标签、脂肪检验报告或《中国食物成分表》，分析和比较各种食品的总脂肪含量。

这里以植物性大豆油、调和油、动物性的猪油，以及动植物混合的食物为例，根据《中国食物成分表》，查得大豆油、调合油、猪油的总脂肪含量（g/100 g）分别为 99.8、99.9、99.6，将结果列于表 5–31 总脂肪列。

表 5–31　食物中脂肪酸含量的含量（占总脂肪量的百分比）　%

样品名称	总脂肪（g/100 g）	含量较高的脂肪酸*	必需脂肪酸	
			亚油酸（C18：2）	α－亚麻酸（C18：3）
大豆油	99.8	22.4（C18：1） 51.7（C18：2）	51.7	6.7
调和油	99.9	54.0（C18：1） 18.0（C18：2）	18.0	6.4
猪油	99.6	44.2（C18：1） 26.0（C16：0）	8.9	—

*：括号内为脂肪酸的结构。

如果样品是按一定比例混合的油脂或混合食物，则需采用权重法计算，即按照各配料脂肪含量及各配料占混合油脂（食物）的重量比，加权处理后计算总脂肪含量。以混合食物（里脊肉 100 g+ 菜籽油 20 g）为例计算：先查出里脊肉的脂肪含量为 7.9 g/100 g，菜籽油脂肪含量为 99.9 g/100 g，根据里脊肉和菜籽油占混合食物的比例计算，则总脂肪含量（g/100 g）$=7.9\times\frac{100}{120}+99.9\times\frac{20}{120}=23.2$。同理进行后续的计算。

程序 3　分析必需脂肪酸含量

继续查找食物脂肪酸含量表，查出食品中含量较高或较低的脂肪酸含量，目的是观察脂肪的脂肪酸组成特征；分析和计算必需脂肪酸含量（亚油酸 C18：2、α－亚麻酸 C18：3）。一般来讲，脂肪酸大多以占总脂肪的百分比（%）表示，但随着检测技术的提高，目前有些国家或实验室的食物脂肪酸数据表示为绝对含量，即每百克食物中脂肪酸的克数（g/100 g 食物），为方便比较，需将数据进行一定转换，即：

$$\text{脂肪酸占脂肪百分比（\%）}=\frac{\text{食物脂肪酸含量（g/100 g）}}{\text{食物总脂肪含量（g/100 g）}}\times 100\%$$

本例通过查阅食物脂肪酸含量表，将大豆油等样品含量较高的脂肪酸含量和必需脂肪酸含量列于表 5–31，可以看出大豆油中油酸（C18：1）和亚油酸（C18：2）含量较高且基本相当，调和油以油酸含量见长，猪油则含有较高的油酸和棕榈酸（C16：0）；相比之下，植物性油脂必需脂肪酸含量高于动物性油脂，特别是 α－亚麻酸在动物性油脂中含量几乎为 0。

程序 4　计算脂肪酸比例

分别查找或计算食物中饱和脂肪酸（S）、单不饱和脂肪酸（M）、多不饱和脂肪酸（P）占总脂肪的比例，以饱和脂肪酸为 1.0 计算 S：M：P 比值。混合食物各类脂肪酸的计算方法同总脂肪，采用权重法。

n–6 和 n–3 系列脂肪酸的比例、反式脂肪酸的含量、胆固醇及其他脂溶性营养素含量也是常见的评价指标。

本例通过计算得知，大豆油以单不饱和脂肪酸、多不饱和脂肪酸为主，调和油以单不饱和脂肪酸为主，猪油则以饱和脂肪酸和单不饱和脂肪酸为主，见表 5–32。

表 5–32　各类脂肪酸在总脂肪酸中的含量　%

食物	饱和脂肪酸	单不饱和脂肪酸	多不饱和脂肪酸
大豆油	14.4（1.0）	45.1（3.1）	41.2（2.9）
调和油	20.2（1.0）	55.2（2.7）	24.4（1.2）
猪油	43.2（1.0）	47.9（1.1）	8.9（0.2）

注：括号内数字为以饱和脂肪酸为 1.0 计算的各类脂肪酸的比值。

程序 5　通过以上分析对油脂进行评价，提出合理的饮食建议

根据以上对油脂脂肪酸的分析，可以从脂肪酸构成、必需脂肪酸含量、脂肪酸比例的角度对脂肪进行评价。本例中大豆油富含亚油酸，单不饱和、多不饱和脂肪酸含量丰富，是非常好的多不饱和脂肪酸来源；调和油中以单不饱和脂肪酸为主，是油酸的重要来源；猪油中饱和脂肪酸比例较高，多不饱和脂肪酸和必需脂肪酸含量较低。建议选择油脂时搭配使用，以相互弥补脂肪酸组成，提高脂肪营养价值。

相关链接

顺式脂肪酸与反式脂肪酸

不饱和脂肪酸中的双键大多数是顺式构型，在油脂的加工过程中会发生氢化反应，使油中的多不饱和脂肪酸减少而单不饱和脂肪酸增多。但部分氢化过程中可使脂肪酸的顺式双键变成反式的副产物，反式脂肪酸的键角小于顺式脂肪酸，熔点增高。顺式脂肪酸在室温下一般为液态，而反式脂肪酸一般为固态。

植物油的氢化能使液体油的熔点提高，生成固体脂，使油脂的硬度、可塑性和氧化稳定性增强。在制造人造奶油及其起酥油和涂抹型脂肪的基料油时，需要对富含多不饱和脂肪酸（PUFA）的植物油进行氢化，即在催化剂作用下将氢原子加成到脂肪酸分子不饱和键上。这个过程使残余的双键发生移位和异构化，形成顺反式的几何异构体。

一般食物中的反式脂肪酸主要来自以氢化植物油制成的人造奶油和起酥油。但在一些反刍动物中，不饱和脂肪酸可在动物瘤胃中被细菌部分氢化产生反式脂肪酸。所以牛乳、乳脂、牛肉和羊肉中也含有少量的反式脂肪酸，并且其含量随季节而变化，一般可占到脂肪总量的 2%～9%。鸡和猪也通过饲料吸收了部分反式脂肪酸。有研究表明，亚油酸顺—反、反—反式异构体失去必需脂肪酸的活性。大量摄入反式脂肪酸被认为可能会升高血液中的胆固醇水平，与冠心病、癌症的发生和幼儿发育过程不良有关。据估计，美国人群每日反式脂肪酸的摄入量为 7.6～8.1 g，英国人群的摄入量每日估计范围为 5～27 g（平均为 7 g），而印度人群的日平均摄入量仅为 2.04 g。这些差异与各地的食品加工、饮食习惯不同有关。

培训课程 3

食品营养资料编辑

随着时代的发展和人民健康意识的提高，民众对食品的营养越来越感兴趣，也越来越想从多种渠道得到有关健康的相关资料。食品营养资料是食品生产企业向消费者提供食品营养价值说明或食品营养特点等信息的宣传资料，它是推广均衡饮食、促进公众健康意识的一种工具，也是食品制造商制定适当的市场策略、吸引顾客选购的一种手段。

食品营养资料除了前面提到的营养标签、产品说明书外，还包括产品的宣传资料、市场调查报告的撰写等。

学习单元 1　产品宣传资料的编写

产品宣传资料是生产企业向消费者提供产品信息或者说明其特点的一个重要手段，是企业宣传产品特点、吸引消费者注意力的有力手段。总体来说，产品宣传资料的编写没有一个标准的模板，主要应根据产品特点、市场需求，并在研究竞争品牌的宣传资料的基础上，编写出符合产品特点、有竞争力的宣传文字。

一般来讲，产品宣传资料应着重注意以下几点：（1）设计和制作与国际惯例一致；（2）注意树立牢固的形象意识，任何宣传资料都不要忘了标明自己的身份，要善于利用一切机会推销自己的形象，时时处处宣传和维护自己的形象；（3）注意宣传资料的实用性。

学习目标

- ➤ 熟悉宣传资料的种类和形式
- ➤ 能根据食品的营养特点撰写产品宣传资料
- ➤ 掌握产品宣传资料的写作要领

知识要求

1. 宣传资料的种类

宣传资料的种类很多，按其形式，目前一般分为四大类，即印刷宣传品（平面资料）、视听资料、实物资料及新媒体传播资料，本节主要介绍前两类。

（1）印刷资料

印刷宣传品是传统的宣传资料，主要借助于印刷技术将产品信息和特征用静态的文字和图片反映出来。常见的有宣传画册（常用于正式场合）、宣传小册子（适用于非正式场合）、知识专集、宣传单、资料汇编等。根据食品企业的需求和目标群体，可制作不同类型的印刷宣传品。

印刷宣传品的优点主要体现在以下几个方面。

1）编制容易，成本低廉，制作周期短，发行快。

2）阅读容易，使用面广。印刷宣传品可制作成不同形式，向各个阶层人士发行。由于主要以文字和图片进行表达，适合大众阅读。

3）复制容易，便于借鉴。印刷宣传品可根据需要随时复制，供消费者阅读、携带。

4）传播容易，不受场所的限制。印刷宣传品可以在任何场所供消费者参阅，不受条件的限制。

5）形象具体。印刷宣传品是“看得见摸得着”的东西，便于使用者保存并随时查阅。

6）灵活多样。印刷宣传品可根据不同的使用对象，制作成不同的形式，反映不同方面的情况。

正因为印刷宣传品具有以上六大优点，才使得它自问世以来，一直沿用至今，并仍然是产品宣传资料中最重要的形式之一。但是，随着印刷宣传品的普及与流行，它也显示出了某些不足之处，主要表现在以下几个方面。

1）缺乏动感。印刷宣传品在计算机多媒体技术面前，显得单调静止，缺乏声情并茂的表现。

2）过于普及，得不到重视。由于印刷宣传品太流行、太普及，似乎有些泛滥成灾，使得使用者缺少新鲜感。因此，印刷宣传品时常受人冷落，只有当人们需要的时候，才会翻出来查阅。

3）携带不便。举办产品推广活动时，宣传人员总要带上一包又一包印刷宣传品，以保证每一个到会者都有一份宣传资料。因为数量大，给到异地进行宣传活动的人员造成许多不便。

尽管印刷宣传品存在着上述缺点，但目前对大多数人来说，信息情报的获得仍依赖于印刷品。因此，在产品宣传时，首先要把印刷宣传资料编制好，以满足不同层次消费者的需求。

（2）视听资料

视听资料是指以音响、图像等方式记录有知识的载体。常见的有幻灯片、录音带、录像带、声像光盘、电视、电影、电子显示屏等。

1）幻灯片。在各种宣传活动中，宣传人员除了发送文字宣传资料外，还常常要进行现场讲解，增强听者的第一印象。这时，宣传人员会借助于幻灯做演示，幻灯片的优点主要如下。

①形象、直观。与印刷宣传品相比，幻灯片表现出的信息更直观、更形象，具有一定的动感。

②清晰、准确。幻灯片是放大的印刷品，表现出来的信息比较清晰。由于在信息选择上更精练、更简洁，因此，更容易准确地表达信息。

③易引起注意和重视。幻灯片是在有限的场所向特定的观众传播信息的，比较有针对性，更易引起人们的关注。

④重点突出，针对性强。幻灯片表现本区域比较重要的信息，只向特定的观众传送，针对性强，目的明确，能系统地说明某个问题，具有很强的专题性。

⑤成本低廉，修改方便。幻灯一般不需大量地制作，一次做好的幻灯可在不同地点多次使用，并且修改起来也很方便。

但幻灯也有它的局限性和不足之处，主要体现在以下几个方面。

①信息量小。幻灯片因其载体特殊，容纳的信息很有限，只能表现某一

方面的问题，不能系统全面地展开描述。在一般情况下，只能以图表、提纲式的形式来表现。大部分内容要由报告人口头说明或以印刷宣传资料说明。

②传播面较小。受场地、设备的限制，幻灯片的传播面非常有限，不能向大众传播，只能在小范围内向特定的人群表现某些特定的内容。

③不易独立使用。幻灯片上的信息不易独立使用，只能辅助报告使用。因此，不适于复制编制成册，广为发送。

但是，目前幻灯片仍是各种正式的大型报告会上不可缺少的宣传资料，因为它直观、形象，既可吸引听众的注意力，又能辅助报告人做讲解。

2）录像带。录像带是磁带的一种，主要用来录制、播放影音。近年来，随着数码技术的发展，录像带已经不是主流的影像录制媒介。

3）光盘。光盘也是目前一种重要的产品资料宣传手段，其优点如下。

①内容丰富，信息量大。光盘可以将信息高度浓缩，一张光盘的信息量可达几百万字（包括图表），是一部活的“电子书”。

②可操作性强。光盘在一般的计算机上均可使用，由于现代计算机成熟的技术，使用者不需要熟悉操作系统环境即可用鼠标进行查询。

③复制容易，携带方便。光盘上的信息（一般情况下不加密）可以很容易复制使用，广为传播，并且可以随身携带。

④形象生动。光盘应用了先进科技，集声、像、影于一体，可以自动查询、播放，具有精美的表格、立体美观的图形、生动活泼的文字，构成了友好、美观的界面，可同时满足消费者视听方面的需求。

其不足之处主要如下。

①使用条件受限。光盘不能像印刷品那样随时随地观看，必须在计算机上展示；此外，还受到电源等条件的限制。

②制作较复杂，成本较高。一张产品宣传光盘的制作，需要有较长时间的酝酿、研制及调试；同时，更需要有计算机软件技术人员和产品宣传设计人员的相互配合。

虽然数码存储设备（存储卡、U 盘等）已经很大程度地取代了传统的录像带、光盘等，但影像视听资料的设计制作和传播的核心未变。随着技术的发展，也会有越来越多的新方法、新手段来丰富影像视听资料。

互联网技术的发展也使得新媒体传播成为产品宣传的主阵地。不同的宣传资料起着不同的作用，企业应根据自身产品的特点、预期投入的费用、目标群体的特征等来选择适用的宣传手段，制作相应的宣传资料。

2. 产品目标消费群体的定位知识

产品目标消费群体的定位是产品宣传效果的决定性因素。只有确定目标消费群体，才能确定产品传播的目标受众，提高品牌在目标群体中的认知度。这就好比一个人对着一屋子人讲话，如果一屋子的人都不是他的目标消费群体，无论他怎么说，都是徒劳的，只能是白白浪费时间。但如果这一屋子的人都是他的目标消费群体，即使他用很小的声音，也能把自己想说的话清晰地传达给目标消费群体，获得最大化的传播效果。

企业在制定营销方案时所面临的最大问题就是把产品卖给“谁”，也就是确定目标消费群体的问题。市场之大，消费者众多，国内尚且如此，更何况国际市场，因此，企业在确定目标消费群体时，首先要针对所有可能的消费者进行初步判别和确认。一方面寻找企业需要特别针对的具有共同需求和偏好的消费群体，另一方面寻找能帮助企业获得期望达到的销售收入和利益的群体。如世界杯期间，收视群体中年轻男性占了绝大部分，这部分人应该是啤酒生产企业或品牌男装的目标消费群体，而不是减肥产品的目标消费群体。

在确定了目标客户群体的轮廓之后，需要对这个范围较大的目标客户群体进行二次细分，目的是帮助企业确认目标客户群体的最终方案，确定首要关注对象、次要目标和辐射人群。首要关注对象是指在总体目标客户群体中，有最高消费潜力的那部分消费者；次要目标是指与企业战略目标有分歧的但能为产品创造重要销售机会的消费者；辐射人群是指总体目标客户群体内购买欲望最弱的那部分群体，但他们可以被企业的营销手段影响而形成偶然购买甚至最终成为固定购买群体。

宣传资料定位一定要准。

还要注意的一点是，目标消费群体往往不等于目标购买群体。例如，某些面向儿童或老年人的食品，购买人群是家长或者儿女，所以其广告及营销重点就需要放在购买人群关注的地方，而不仅仅是消费群体。

3. 基本格式和要求

产品宣传资料的内容因其种类不同而各有不同，没有固定格式，一般包括企业简介、主要产品名称和图片、产品特点介绍等，必要时可附一些与产品宣传有关的小知识等内容，具体可以根据企业需求来增减内容。一般来讲，印刷宣传品、幻灯片、录像带和光盘，其内容是各有侧重的。但不管哪种类型，其首要目的是向消费者传达产品的信息。因此，在编写产品宣传资料时，应注意以下几点。

（1）目的明确

编写产品宣传资料时，一定要明确编写宣传资料要达到什么目的，希望解决什么问题。

（2）针对性强

宣传资料的种类很多，各有各的优缺点，因此，不可能面面俱到，要在内容上和对象上有针对性。

（3）形式新颖

各种宣传资料很多，要想使本企业的宣传资料受青睐，必须在内容和形式上下功夫。形式要新颖、有特色。

（4）美观大方

爱美之心，人皆有之。任何产品的宣传资料要在“美”字上下功夫。要做到：文字描述美、图像美、设计美、包装美。宣传资料无论大小都要给人以美感，让人百看不厌，不忍随手抛弃。

（5）有创意

如今宣传资料满天飞，面对这种局面，编写者一定要多动脑筋，找准产品的宣传“热点”和“优势”，进行创新、加工、组合成新的产品宣传资料。

另外宣传资料要尽量做到图文并茂。因此，在图片选择上要有针对性和目的性，图文要对应，千万不能文不对图或张冠李戴，令消费者百“视”不得其解。

以录像带和光盘为载体的宣传资料，除了资料内容要符合以上的要求外，还要求画面清晰，不能模糊，也不能一闪而过；解说词要通俗易懂，解说速度适中，声音悦耳，增强录像的美感，以收到明显的效果。

技能要求

传统食品豆汁的宣传资料编写

1. 工作准备

宣传资料编写者需要做一些准备工作，包括以下几方面。

（1）了解豆汁的制作方法

豆汁是我国的传统食品，尤其是北京久负盛名的传统风味小吃，具有色泽灰绿、豆汁浓醇、味酸且微甜的特色。豆汁是北京具有独特风味的冬、春季流行小吃。尤其是老北京人对它有特殊的偏爱。这种老北京著名小吃，并有祛暑、清热、温阳、健脾、开胃、去毒、除燥等功效，唯味道馊酸，初尝者几乎无法下咽，而喝上瘾的则一日不可无，梁实秋曾在《雅舍谈吃》里写道，不能喝豆汁的人算不得北平城里人。

豆汁的制作方法虽然很多，但最基本的几个步骤如下。

第 1 步：制老浆水。老浆水是前一次制作淀粉时撇出的清水，经过乳酸的发酵而成，味酸，能促使豆汁变酸。

第 2 步：制作生豆汁。将绿豆淘洗干净，换水浸泡十几个小时后（水要超出绿豆 2 倍，冬季可用温水，待豆的皮用手一捻就掉时捞出），加水磨成稀浆（每千克绿豆约可出稀浆 5.3 kg），稀浆内加入老浆水 15 kg 和清水 120 kg（水要分次慢慢加入），过滤后可得粉浆 175 kg 左右，倒入缸内沉淀 12 h，沉入底层的是白色的淀粉，上面一层是灰绿色质地较浓的生豆汁，最上一层是浮沫和清水，把它撇去，生豆汁则舀出用来熬制熟豆汁。

第 3 步：熬制。将舀出的生豆汁再沉淀一次（夏季需沉淀 6 h，冬季需 12 h），然后下锅煮，煮前要在锅内先放少量清水烧开，再倒入生豆汁，倒时要边倒边搅边烧，力求做到不生不煳，一直熬到开锅时，移在小火上保温，不要用大火（火大就易变成麻豆腐），也不要煳锅或冷却，即可随吃随盛。喝豆汁时，一般要配上可口的酱菜。

（2）了解豆汁的营养成分

豆汁的营养成分可从《中国食物成分表》中查到，具体各营养物质的含量见表 5-33。

表 5-33 （生）豆汁的营养成分（以每 100 g 可食部计）

成分名称	含量	成分名称	含量	成分名称	含量
可食部	100	钠（mg）	6.5	硫胺素（mg）	0.02
蛋白质（g）	0.9	锌（mg）	0.11	维生素 C（mg）	0
膳食纤维（g）	0.1	锰（mg）	0	磷（mg）	21
维生素 A（μgRE）	0	水分（g）	97.4	镁（mg）	6
尼克酸（mg）	0.1	脂肪（g）	0.1	硒（μg）	0.25
钙（mg）	8	胆固醇（mg）	0	碘（mg）	0
能量（kcal）	10	核黄素（mg）	0.02	铁（mg）	0.4
碳水化合物（g）	1.4	维生素 E（mg）	0.34	铜（mg）	0.05
灰分（g）	0.2	钾（mg）	47		

如果可能，应由小组讨论会确定宣传主题。

另外，如果是参照传统豆汁的制作方法进行了改进或加入了新的成分，则需要重新测定各种营养成分含量，并作为宣传的重点。

2. 工作程序

程序 1　研究有关资料，形成初步的设计和想法

在了解了豆汁的制作方法和营养成分的基础上，要初步确定宣传重点，是其口味，还是其营养价值；是着重于传统饮食文化的一种宣传，还是传统文化与现代文化相结合，以满足不同人群的需求。如要体现历史传承，可以在宣传资料的开头加上豆汁的起源："老北京豆汁起源于清朝前期，据说是一家磨绿豆粉的铺子管理不善，馊了一桶豆料，勉强一尝却别有风味，结果歪打正着，发明出了这种极具北京特色的玩意儿。"这样可以激发消费者的兴趣，消费者在尝到特色小吃的同时，还增长了知识。

程序 2　确定目标消费群体

确定首要关注对象、次要目标和辐射人群。首要关注对象就指那些喝惯了豆汁的老北京人；次要目标是年轻人或移居北京的人们，他们可能经常听说豆汁，也有尝一尝的想法；辐射人群则包括所有来北京旅游度假或出差的人，甚至外国人。可以加一些类似"不尝豆汁，就不算到过北京"之类的话语，吸引消费者的注意力。

程序3 确定宣传资料种类

印刷宣传品的形式有纸质材料、折页、小册子、挂图等。

目标消费群体确定后，就应该确定宣传资料种类了。一般豆汁的价格低，消费对象大多是普通老百姓，所以用印刷宣传品就可以了，但要做到图文并茂。可以有目的地拍摄一些照片或从网上搜索一些图片，如将有传统风格的北京旧貌配以优美典雅的文字，介绍豆汁的来源、制作方法、营养成分，以及中医中有关豆汁作用的出处、饮用方法等，如图5-3所示。

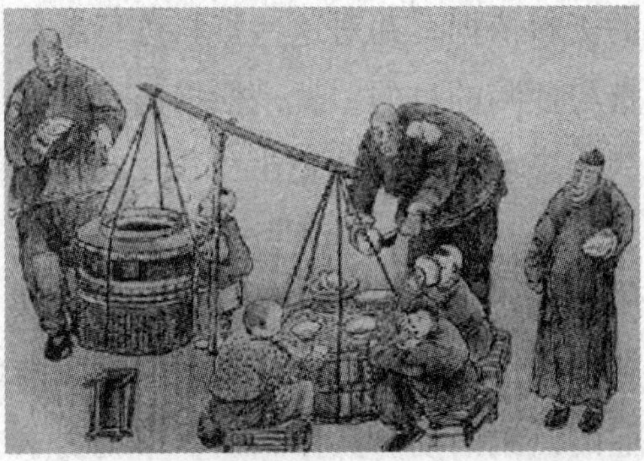

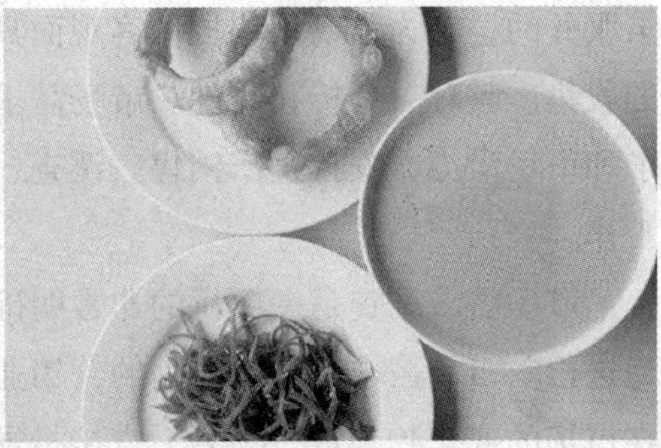

图5-3 豆汁宣传图片

可以结合图片介绍豆汁来源和如何饮用豆汁，以及豆汁的历史、营养、感官味觉的享受等。

程序4 针对食品特点确定重点宣传内容

结合对豆汁历史、营养价值、加工工艺的了解，重点的宣传内容可以围绕“原汁原味”，同类似食品相比有较高的营养价值，以及在当代技术条件下工艺的革新；对目标消费群体来说，老北京人和旅游者可能更喜欢“原汁原味”的豆汁，而年轻人则看重它的保健功能，如大豆异黄酮等。

程序5 编写宣传资料

通过以上步骤，尝试编写宣传资料，编写之后，集中讨论，选出最吸引人且真实可靠的资料。少量印刷后，可以进行初步宣传，根据消费者反馈信息进行进一步的修改，这样就可以节约成本，达到事半功倍的效果。

学习单元2　市场需求调查以及调查问卷设计

市场调查是与近代商品生产的发展伴随出现的。市场需求调查是市场调查的内容之一，是人们为了解某项产品的需求问题而有意识地对市场进行调查，认识市场的需求状况的过程和工作。市场需求调查是为制定产品营销的决策服务的，它为市场预测提供客观而具体的资料依据，并对这些资料进行系统的收集、整理、分析和处理。市场需求调查与预测的目的，就是根据消费者需求和市场潜力，安排生产销售。调查、预测、决策，是食品企业经营者的重要工作。

市场需求调查是一项目的非常明确的工作，必须有组织、有计划、有步骤地进行。市场需求调查与产品的营销业务直接相关，对消费者的需求变化和潜在市场的变化趋势进行预测，直接指导企业的营销活动。具体来讲，市场需求调查有以下几方面作用。

（1）为企业管理部门和有关负责人提供决策依据，任何一个企业都只有在对市场需求情况有实际了解的前提下，才能有针对性地制定市场营销策略和企业经营发展策略。

（2）有助于企业开拓市场，开发新产品。

（3）增强企业的竞争力和生存能力。通过市场调查，可以得到有助于企业及时地了解市场经济动态和科技信息的资料信息，提供最新的市场情报和技术生产情报，以便更好地学习和吸取同行业的先进经验和最新技术，改进企业的生产技术，提高人员的技术水平和企业的管理水平，从而提高产品的质量，加速产品的更新换代，增强产品和企业的竞争力，保障企业的生存和发展。

学习目标

- 掌握市场食品信息调查
- 能设计市场需求调查问卷并确定调查要点

知识要求

1. 调查目标和范围的确定

按照企业的不同需要，市场调查的目标有所不同。企业制定经营战略时，必须调查宏观市场环境的变化发展趋势，尤其要调查所处行业未来的发展状况。企业制定市场营销策略时，要调查市场需求状况、市场竞争状况、消费者购买行为和营销要素情况；当企业在经营中遇到了问题，应针对存在的问题和产生的原因进行调查。一般来讲，任何企业在决策前都必须做市场调查。有时候决策者往往都是凭经验，或者凭不科学的市场调查，结果往往导致决策失误。

一般可以将调查目标分为总体目标和具体目标，如总体目标是调查目前市场上方便面的需求情况，具体目标可以包括该不该上新产品，有关新产品的各种问题，如包装、价格、广告等，以及消费者习惯、销售终端情况、销售代表情况等，这些都可以作为市场需求调查的具体目标。只有明确了目标，才能设计出实用的调查表格，取得正确的调查结果。

调查范围的确定也是市场调查的关键因素，是保证市场调查结果科学性的前提。调查范围应该与食品企业产品销售范围相一致，当在某一城市做市场调查时，调查范围应该是整个城市。但由于时间、经费、人力等因素的限制，调查范围不可能遍及城市的每一个地方，一般可根据城市的人口分布情况，考虑收入、文化程度等因素，在城市中的若干小范围内进行抽样调查。调查结果准确度越高，抽取的样本数量应该越大，但相应调查的费用也就越高。如在一个中等以上规模的城市进行调查，按照调查项目的要求不同，一般抽样量为200～1 000个样本。

2. 资料的范围和关键信息点

确定了市场调查的目标和范围后，就需要确定信息资料的范围，该调查范围是收集资料的依据，是为实现调查目标服务的。可根据市场调查的目的确定具体的信息资料范围。如调查消费者行为时，可按消费者购买、使用、使用后评价三个方面列出调查所需的资料范围。调查资料范围的确定要全面、具体、条理清晰、简练，但也要避免面面俱到，内容过多，过于烦琐，使消费者不容易接受或产生厌倦感，避免把与调查目的无关的内容列入其中。

关键信息点是调查者主要关注的方面，是决定决策的关键信息或数据，也是整个调查工作的中心任务。如调查产品价格时，消费者对目前价格的看法或意见的统计结果；调查是否可以上新产品时，消费者的接受情况。因此，在调查时，主要信息点必须明确、突出、表达准确、不产生歧义，这样才能真正让决策者得到有用的信息。

3. 调查问卷设计程序

设计问卷的目的是更好地收集市场信息，因此在问卷设计过程中，首先要把握调查的目的和要求，同时力求使问卷取得被调查者的充分合作，保证提供准确有效的信息，具体可分为以下几个程序。

第 1 步：根据调查目的，确定所需的信息资料。然后在此基础上进行问题的设计与选择。

第 2 步：确定问题的顺序。一般将简单的、容易回答的问题放在前面，逐渐移向难度较大的问题。问题的排列要有关联、合乎逻辑，便于填卷人合作并产生兴趣。

第 3 步：问卷的测试与修改。在问卷用于实地调查以前，先初选一些调查对象进行测试，根据发现的问题进行修改、补充、完善。

问卷设计是由一系列相关的工作过程构成的。为使问卷具有科学性、规范性和可行性，一般可以参照以下程序进行问卷设计。

（1）确定调查目的、来源和局限。

（2）确定数据收集方法。

（3）确定问题回答形式。

（4）决定问题的措辞。

（5）确定问卷的流程和编排。

（6）评价问卷和编排。

（7）获得各相关方面的认可。

（8）预先测试和修订。

（9）准备最后的问卷。

（10）实施。

4. 调查问卷的设计要点和注意事项

调查问卷是市场调查的基本工具，调查问卷的设计直接影响市场调查的质量。设计一个调查问卷并不是一件非常困难的任务，只要表达出想了解什么，并写出能得到哪些信息的问题即可，但要设计出一个优秀的调查问卷却不是很容易的事情。

设计调查问卷要注意以下几点。

（1）调查问卷的设计要与调查主题密切相关，重点突出，避免可有可无的问题。

调查问题设计有单选、多选、排序、评判、对比和开发性回答题。

（2）调查问卷中的问题要容易让调查对象接受，避免出现调查对象不愿回答，或令调查对象难堪的问题。

（3）调查问卷中的问题次序要条理清楚、顺理成章、符合逻辑顺序，一般可将容易回答的问题放在前面，较难回答的问题放在中间，敏感性问题放在最后；封闭式问题放在前，开放式问题放在后。

（4）调查问卷的内容要简明，尽量使用简单、直接、无偏见的词汇，保证调查对象能在较短的时间内完成调查表。

技能要求

方便面市场需求调查问卷设计

1. 工作准备

（1）准备好计算机，熟悉 Windows 操作程序，熟悉相关的设计软件。

（2）搜索相关资料，看近期有无类似的调查或竞争对手是否做过类似调查等，以免进行重复劳动。同时，其他一些有用的调查问卷可以作为设计时的参考。

（3）确定调查目的

了解本次市场调查的目的：一般市场调查都是由市场部经理、品牌经理或新产品开发专家做决策时感到所需信息不足而发起的，所以一定要明白调查的目的。如本调查的目的是了解“某一品牌的方便面推出新品种，欲调查市场需求情况”。

（4）确定调查的范围和方法

城市是方便面主要消费地区，在全国抽取 4～5 个中等以上城市进行调查。

可采用面对面的问卷，或采用电话访谈或入户访谈等方式。确定调查对象局限于消费者，还是包括零售商、批发商、商场销售人员、超市采购人员等。因为这些内容关系到结果的解释和评价。

本例假定调查的范围是大城市，拟在北京市15家超级市场门口对消费者进行调查，调查的主要对象是18～55岁的人群，男女不限。

2. 工作程序

程序1 拟定问题

按照收集的信息，初步写出一些问题，并确定每个问题的类型。

例如，方便面产品要占领市场，既要了解该城市的人口分布、年龄情况、收入水平，也要了解消费者日常的购买渠道（是从超市、小摊点购买，还是从批发市场购买），喜爱吃方便面的人群的特征分布、年龄分布、喜欢的原因（口味、方便、营养）等。

程序2 设计关于调查对象基本信息的问题

对调查对象的信息了解是要解决“谁”购买的问题。问题的类型可以是开放性的也可以是封闭性的，要安排好问题的题型（单选、多选、判断等）、次序等，并尽量让语言通俗易懂且避免使用诱导性语言。

调查问卷设计是信息收集成败的关键之一。

一般的调查问卷都是从类似于“拉家常”的问题开始，如从以下几个问题开始。

（1）您家里的人口数

A. 2人　　B. 3人

C. 4人　　D. 5人以上

（2）您的年龄

A. 15～25　　B. 26～35

C. 36～45　　D. 46～55

E. 56岁以上

（3）您的文化程度

A. 小学　　B. 初中

C. 高中／中专／技校／职校　　D. 大专／本科

E. 本科以上

（4）您所从事的职业

A. 退休　　B. 机关、事业单位管理人员

C. 机关、事业单位办事员　　D. 国有企业管理人员

E. 国有企业一般职工　　F. 三资企业老总级

G. 三资企业高级职员　　H. 三资企业一般职员

I. 教育界　　J. 文体界

K. 个体户　　L. 学生

（5）您家庭平均月收入（包括工资、奖金、兼职等所有实际收入）

A. 1 000元以下　　B. 1 000～2 999元

C. 3 000～4 999元　　D. 5 000～7 999元

E. 8 000元以上

和其他调查设计相似，问题可采用开放式问题或封闭性问题，可采用单选答案或多选答案，主要依据调查目标和方法而定。

程序3　关键信息问题设计

在以上问题问完后，可以开始正式的话题，如下面一些问题（可以根据调查目的、范围、抽样方法的不同列出不同的问题）。

1. 您最喜爱的方便面品牌是什么？（可以列举常见的几个品牌）

2. 您大概多长时间吃一次方便面？（包括每周两次以上、一次、每月一次等）

3. 您一般在什么地方购买方便面？（百货商店、超级市场、网络店商、小卖部、食品商店、其他________）

4. 您购买时看重的是什么？（如价格、品牌、味道、广告等方面）

5. 您最近一次购买的方便面是（　　）品牌（　　）品种的方便面。

程序4　测试问卷

选择一些消费者做调查表的初步测试，并对一些问题征求意见，如某个问题易产生误解，某个问题消费者不愿意回答或答案模棱两可等。

程序5　修改

按照测试结果，对调查表进行修改，定出正式调查问卷，见表5–34。

程序6　设计版式

确定调查问卷的印刷质量和印刷数量，是采用较好的铜版纸做彩色印刷，还是采用普通的黑白打印，这要根据调查的投入来决定。

3. 注意事项

（1）调查问卷的指导语和说明

调查问卷的指导语是用于向调查对象说明调查的目的意义、调查所采取的

表5-34　方便面市场需求调查问卷

基本信息					
序号					
姓名					
性别		职业		联系方式	
年龄	A. 15～25岁　B. 26～35岁　C. 36～45岁　D. 46～55岁　E. 55岁以上				
家庭人数	A. 2人　B. 3人　C. 4人　D. 5人以上				
关键问题	1. 您最喜爱的方便面品牌？（可以列举常见的几个品牌） 2. 您大概多长时间吃一次方便面？（包括每周两次以上、一次、每月一次等） 3. 您一般在什么地方购买方便面？（百货商店、超级市场、网络店商、小卖部、食品商店、其他________） 4. 您购买时看重的是什么？（如价格、品牌、味道、广告等方面） 5. 您最近一次购买的方便面是（　　）品牌（　　）品种的方便面。 ……				

方式以及对调查对象个人隐私的保护，征求调查对象的知情同意，并希望其支持和配合。在指导语的设计中，需要说明调查目的以及对调查对象本人的意义，因为调查对象更多关心的是自身利益，所以设计者需要找到更具亲和力的语言和词语来表达。

在完成调查问卷设计的同时，也要完成调查问卷说明，这是为了保证所有调查人员和调查对象对调查项目以及填写方法有正确的理解，以统一标准。

（2）调查问题设计技巧

设计调查问卷的每个问题时，都要注意艺术性，避免对调查对象产生刺激而不能很好地合作。典型的如下面两种问句。

1）您至今不吃方便面的原因是什么？

A. 买不起　　B. 没有用

C. 不懂　　D. 没营养

2）您至今未吃过方便面的主要原因是什么？

A. 价格高　　B. 不方便

C. 性能不了解　　D. 不喜欢

显然第 2 组问句更有艺术性，能使调查对象愉快地合作。而第 1 组问句较易引起调查对象的反感，导致不愿合作或使调查结果不准确。

另外，调查问卷不要提不易回答的问题。这里可能有两种情况：一种是涉及调查对象的心理、习惯和个人生活隐私而不愿回答的问题，即使将其列入问卷也不易得到真实结果。遇有这类问题，如果实在回避不了，可列出档次区间或用间接的方法提问。如调查个人收入，如果直接询问，不易得到准确结果，而划分出不同的档次区间供其选择，效果就比较好。另一种不易回答的问题是时间久、不易回忆或回忆不准确的问题。

学习单元 3　市场调查报告的撰写

市场调查报告就是根据市场调查、收集、记录、整理和分析市场对商品的需求状况以及与此有关的文字叙述。撰写和提交市场调查报告是市场调查工作的最后一环，也是整个工作的核心成果。因此，要十分重视调查报告的撰写，并按时提交准确、实用的调查报告。切忌虎头蛇尾，在开展调查时风风火火，而调查结束后由于各种原因就放松了下来，不马上将数据整理分析、结果汇总，这样可能会导致贻误了最佳产品时机，给生产企业带来巨大损失，所以，市场调查报告的撰写是非常重要的一步。

学习目标

- 了解调查报告的信息整理方法
- 熟悉计量和计数资料的相关知识
- 掌握调查报告的写作要求和基本格式

知识要求

1. 调查数据的种类

调查数据的种类按统计学可以分为两类：计数资料（定性）与计量资料

（定量）。计数资料包括性别、学历、满意程度等。在调查表中，这些数据通常是通过消费者的选择而获得的，其结果可以表示为占总量的百分数。计量资料包括身高、体重、血压等，这些数据在调查表中往往填的是实际数值，结果可以用平均值来表示。调查表设计不同，计数资料和计量资料是可以转换的。如年龄，如果在调查表中填写的是实际年龄，则属于计量资料，其结果以“被调查者的平均年龄是____岁”来表示；而如果给出了不同的年龄段，让被调查者进行选择，则结果表达方式就是“被调查者中年龄为20～29岁的占××%，30～39岁的占××%”，属于计数资料。

2. 调查资料的统计分析和信息化

对调查资料进行分析整理，统计学的基础是关键。不过，如果只是做一个普通的市场调查，可能具备初步的统计学知识就足够了，如“您购买时看重的是：A. 价格　B. 品牌　C. 味道　D. 广告”，当对该项资料进行分析整理时，只需统计选择A、B、C、D各有多少或同时选择两项的有多少，占总量的百分比等，这个结果就足够了。

如果调查内容很多、数据复杂，就需要有一定的统计学知识，了解目前常用的统计软件的使用方法，如数据输入和分析的软件有EpiData、SPSS、SAS、FoxBase等，可以进行相关知识的学习和使用。EpiData可以进行调查表文件的建立、数据的录入与核对、数据的逻辑审查、数据的报告、数据管理程序的编写，SPSS软件和SAS软件具有对大型数据的录入和对大型数据库的管理等功能，还有编程的功能。

要使统计的结果成为对决策有用的信息，则还需要将统计的结果直观地表现出来，以引起决策者的注意，这就是统计结果的信息化。统计结果的表达有文字描述、数字表示、表格表达、图形展示等方式。与文字、数字、表格相比，图形可以让决策者一目了然地看到调查结果并找到自己需要的信息，所以是现在结果表达中不可缺少的内容，常用的图形有饼图、曲线图、柱图、条形图、散点图、面积图等，这些图形可以通过适当的软件制作出来，如Excel、SPSS等。

3. 调查报告的格式和基本要求

撰写市场调查报告时，要力求条理清楚、言简意赅、易读好懂，应满足以下几方面的基本要求。

（1）客观、真实、准确地反映调查成果。

（2）报告内容简明扼要，重点突出。

（3）文字精练，用语中肯。

（4）结论和建议应表达清晰，可归纳为要点。

（5）报告后附必要的表格、附件和附图，以便阅读和使用。

（6）报告完整，印刷清楚美观。

市场调查报告的格式有多种，一份完整的市场调查报告的格式一般由标题、目录、概述、正文、结论与建议、附件等几部分组成，可根据调查目的和内容的不同适当进行增减。

（1）标题

标题可以直接点明调查观点，如《方便面市场需求还有很大的扩大空间》，也可以不说明调查观点，如《关于方便面市场需求状况的调查报告》。

（2）目录

如果调查报告的内容较多，为了方便读者阅读，应当使用目录或索引形式列出报告的主要章节和附录，并注明标题、章节号码及页码，一般来说，目录的篇幅不宜超过一页。

（3）概述

概述主要阐述课题的基本情况，它按照市场调查课题的顺序将问题展开，并阐述对调查的原始资料进行选择、评价、作出结论、提出建议的原则等。主要包括三方面内容：第一，简要说明调查目的，即简要地说明调查的由来和委托调查的原因；第二，简要介绍调查对象和调查内容，包括调查时间、地点、对象、范围、要点及所要解答的问题；第三，简要介绍调查研究的方法，这样有助于使人确信调查结果的可靠性，还要说明选用方法的原因。

（4）正文

正文是市场调查分析报告的主体部分。这部分必须准确阐明全部有关论据，包括从问题的提出到引出的结论，即论证的全部过程，分析研究问题的方法，还应当有可供市场活动的决策者进行独立思考的全部调查结果和必要的市场信息，以及对这些情况和内容的分析和评论。

（5）结论与建议

结论与建议是撰写综合分析报告的主要目的。这部分包括对引言和正文部分所提出的主要内容的总结，提出如何利用已证明为有效的措施及解决某一具体问题可供选择的方案与建议。结论和建议与正文部分的论述要紧密对应，不能提出无证据的结论，也不要做没有结论性意见的论证。

（6）附件

附件是指调查报告正文包含不了或没有提及，但与正文有关必须附加说明的部分，它是对正文报告的补充或更详尽的说明。

技能要求

编写方便面市场调查报告

1. 工作准备

（1）熟悉常用的统计分析软件和绘图软件的使用方法。

（2）将调查好的表格统一保管，数据采用双人录入，录入完的表格要有专人保管，以备将来查实。

（3）了解方便面的基本制作工艺。

2. 工作程序

程序 1 审核调查表

审核每一份调查表，确保每一个数字都正确。对调查结果的统计结果慎重对待，最好两个人以上分别统计，一致时才作为正式结果。

程序 2 拟定题目

确定调查报告的题目是直接点明观点还是不点明。如可以使用直接观点《方便面市场还有很大商机》，或者不点明观点《中国方便面市场调查报告》，也可以直接点明调查目的《营养型方便面的市场前景预测调查》等题目。

程序 3 概述的编写

调查报告主体部分是核心，靠调查数据支撑。

如果本次调查结果较少，可不要目录，直接进入概述部分，交代本次调查的目的、方法、内容。如“为了了解方便面市场的潜在商机和消费空间，定位方便面消费群体，了解人们的消费偏好和消费习惯，为本企业近期是否发布新产品提供依据，本调查于 2018 年 10 月—2019 年 2 月，在全国 12 个大中城市，采用抽样调查、入户访谈的方法，访问了城市居民 1 800 余人”，也可以使用一个表格来说明这些内容，见表 5-35。

表5-35 中国方便面市场调查报告

报告名称	中国方便面市场调查报告		
产品种类	食品（方便面）	调查地点	12个大中城市
调查方法	抽样调查、入户访问	调查时间	2018年10月—2019年2月
样本量	1 800人	调查对象	城市居民
调查机构	某方便面生产企业或委托的咨询公司		

程序4　正文写作

正文部分要详细，可以以下列语言作开场白："随着人们生活节奏的不断加快，人们的饮食生活也被深深地打上了时代的烙印，快捷、简单、美味和低价的方便面迅速适应了时代发展的要求。方便面于1958年由日本首先进入市场，其产量增长非常迅速，我国现已成为世界方便面的产销第一大国，但近年来业内人士发现，过去方便面市场的那种热闹景象已不复存在，究竟未来方便面市场的潜力如何，行业的增长点是什么，营养型方便面是否会掀起方便面市场的又一次高潮？为此，本企业对市场进行了调查分析。"

在开场白后，就应该将调查结果逐一展示，可直接用数据，也可用表格、图形等形式，如本次调查的主要结果如下。

（1）方便面市场还有很大潜力

中国方便面市场孕育着很多的商机，在本次调查中，把食用方便面的消费者分为轻度消费者（每月消费≤2袋）、中度消费者（每月消费3～10袋）和重度消费者（每月消费≥11袋），结果表明，12个城市的重度消费者占消费者总数的19%，轻度消费者占22%，中度消费者占55%。男性略多于女性，年轻人多于老年人。单身上班族及青年学生是方便面的忠实消费群体，特别是男性群体，重度消费者占53.3%。

（2）营养型方便面有很大市场空间

随着我国由温饱型社会向小康型社会的逐步过渡，人们已不再满足过去吃饱即可的简单要求，许多人在吃方便面时会加入鸡蛋、火腿肠等食品，这说明方便面不够营养已成为人们的共识。虽然近年来方便面无论是在工艺上还是在用料上都取得了较大的改进，但是都没能从根本上改变方便面缺乏营养的现状。本次调查显示，营养问题正成为方便面的一大软肋，有57.3%的被调查者认为吃方便面最大的问题就是没有营养，因此，营养型方便面是市场的一大缺口。

（3）价格不会成为营养型方便面的制约因素

对消费者在营养与价格的选择上做了一个测试，即消费者是否会购买价格较高的营养型方便面，发现超过三成的消费者表示肯定会或会购买营养型方便面。因此，可以看出，在方便面未来市场的竞争中，价格的影响正逐渐被替代，目前国外企业推出的营养型方便面取得了一定的市场效果，这说明未来的方便面市场只有靠营养才能扩大。

（4）提高品牌信誉比打价格战更为理性

本次调查显示，在消费者购买方便面时主要考虑的因素中，有 56.4% 的人都会看产品品牌，品牌因素已超过价格成为继口味后的第二大因素，其次为价格、广告与包装。在对品牌的选择中，相当一部分消费者有较高的产品忠诚度，有 36.3% 的消费者主要消费某一品牌的方便面，购买两个品牌的消费者也占到 34.6%，两者的合计已占到被调查者的 70% 以上，而购买 5 个及以上品牌方便面的消费者不到 3%。由此看来，在目前品牌集中度日益提高的今天，对于各方便面企业而言，扩大品牌知名度、提高品牌美誉度和忠诚度比一味打价格战要理性得多。

讨论和结论需要结合国内外特别是地区现状。

程序 5　讨论结论

正文的主要内容阐述完毕后，紧扣该次调查的结果下一个结论，切忌想象或结论过多。

附件可以是具体数据、表格、图形和参加者名单等。

程序 6　附件部分的整理和准备

将主要的辅助材料放在报告后面一起上交。上交报告并不等于全部完成了，要随时准备为决策者解答疑问，共同商讨市场运作方法。

相关链接

调查结果和市场调查报告属于商业机密，应该实行一定的保密措施。

市场调查报告基本内容

一般市场调查提纲和主要内容如下。

1. 说明调查目的及所要解决的问题。

2. 介绍市场背景资料。

3. 分析的方法，如样本的抽取，资料的收集、整理、分析技术等。

4. 调研数据及其分析。

5. 提出论点，即摆出自己的观点和看法。

6. 论证所提观点的基本理由。

7. 提出解决问题可供选择的建议、方案和步骤。

8. 预测可能遇到的风险和对策。

思 考 题

1. 以方便面为例，说明如何确定产品分析计划的目的。

2. 制作食品营养标签应该注意哪些问题？

3. 在制作液态奶营养标签过程中，如何确定营养成分标示值的数据？

4. 在制作饼干营养标签的过程中，如何确定其检测项目？以儿童为食用人群的饼干，可以强化哪些营养素？

5. 食物能量和能量密度的意义是什么？

6. 食物蛋白质有哪些评价方法？

7. 食物血糖生成指数的意义和评估方法是什么？

8. 如何才能做好产品的宣传？宣传手段都有什么？

职业模块 6 社区营养管理和营养干预

社区营养管理和干预的工作，主要是运用营养科学知识、技术及措施，研究和解决社区人群营养问题，包括食物生产、食物供给、营养需要、膳食结构、饮食行为、社会经济、营养政策、营养教育及慢性疾病预防等。目的是增进居民健康，进一步提高社区人群的生活质量。同时为国家或当地政府制定食物营养政策、经济政策及卫生保健政策提供科学依据。社区营养工作的主要内容如下。

1. 社区人群膳食营养状况监测

开展社区人群膳食营养状况监测是社区营养工作的重要内容。营养监测的目的是全面了解被调查社区人群的食物消费水平、营养素摄入量，从而评价膳食结构是否合理、营养是否平衡等。同时，通过膳食营养调查可找出存在的营养问题，以便提出改善措施。

2. 营养与疾病调查和信息收集

通过营养流行病学调查，收集和分析各种因素与疾病发生的关系，如年龄、职业、文化程度、食物可及性、家庭收入、饮食行为、生活习惯、社会心理等。研究人群中因营养素摄入不足引起的营养缺乏病（如缺铁性贫血、佝偻病、骨质疏松症等），及营养不均衡导致的慢性疾病（如心血管病、糖尿病、肥胖、肿瘤等），整理统计并上报。

3. 保健和营养干预

开展妇女、儿童保健，围产期、哺乳期、病愈康复等特殊时期的保健工作，配合上级医疗部门开展相应工作。

针对人群中存在的营养问题，选择和采取特定的营养干预措施。例如，针对预防维生素 C 缺乏症，鼓励多摄入新鲜蔬菜水果，采取维生素 C 强化食品、维生素 C 补充剂，或通过扩种家庭菜园、果园等措施增加食物生产，改善由于食物维生素 C 供给不足引起的营养不良。在社区营养干预的同时，还需加强营养监测，掌握人群营养状况的变化趋势，以便进一步修改完善现行计划或拟订下一步行动计划，同时可对营养状况恶化的可能性做出预警，如自然灾害可能造成粮食生产不足，根据监测数据的预警可尽早采取弥补措施。

4. 营养教育和咨询服务

针对社区主要健康问题，使用适宜的健康教育方式。

向社区群众宣传国家的营养政策及营养知识，如《中国公民健康素养——基本知识与技能（2015 年版）》《中国居民膳食指南》《中国居民平衡膳食宝塔》

等。通过营养宣传教育活动，使社区广大群众提高营养知识水平，做到科学饮食、培养健康生活方式、增进健康。

本职业模块中主要围绕上述工作内容，针对三级公共营养师的要求，学习在社区营养管理和干预工作中所需要掌握的能力，主要包括以下内容。

（1）营养与健康信息的收集，重点学习社区调查和资料收集的基础知识，编制单一调查表的基本原则、内容与方法，以及编制人群健康信息综合调查表的方法。

（2）营养与健康档案建立和管理，包括学习建立个人健康档案的方法，掌握计量和计数资料的概念，以及人群基本资料百分比和营养缺乏病患病率的计算。

培训课程 1　营养与健康信息的收集

社区营养工作的开展需要建立在完整的营养与健康信息和科学的营养现况调查分析的基础上。营养与健康信息是进行社区营养工作的基本保障，只有通过科学、准确、完整的信息收集和管理才能保障后续的社区营养干预工作。营养与健康信息收集包括专项调查或单一目标调查、综合信息调查等，调查形式根据目标而设定，而调查表设计是保障信息收集的最关键步骤。

学习单元 1　专项调查表编制

调查表的设计对调查质量和结果影响极大。根据目的、对象、方法来设计科学有效的调查表，是一项技术性较强的工作。

专项或单一目标营养与健康调查表可以是基本信息调查表，基本信息包括姓名、性别、出生年月、文化程度、民族、职业、工作单位、现住址等；也可以是为了某一目的而设立的单项调查，如“居民摄入奶制品频率调查”“学生早餐情况调查”等。其特点是信息单一、内容简单、目的性强。

学习目标

- 熟悉调查表编制的基本原则、内容与方法
- 能根据调查目的设计简单的营养与健康调查表

知识要求

专项调查的形式主要包括问卷调查、电话调查、发表调查、文案调查、日记调查、访问调查、媒介调查等。问卷调查和访问调查是专项调查的基本形式。

1. 调查表编制的基本原则

发表调查是指印发专项调查表，定期或不定期地收集资料的形式。

（1）相关性

相关性即表格中的所有问题都应与调查研究的主题有关，否则会产生大量的无效信息，干扰对调查结果的分析。

（2）客观性

客观性即所有的问题都不允许带有调查者的某种主观倾向和暗示，应能够让调查对象做出真实的回答。

（3）适宜性

适宜性即表格所设计问题的内容、用语均能为调查对象接受和理解，避免使用专业术语来提问，要通俗易懂。

调查表还应标明被保密项说明，并使用一些保密的方法，如在调查表上使用应答者的一个号码（如身份证号）来代替姓名，再将应答者的姓名与号码记录在另一特定纸上，并保存在安全的地方。

（4）全面性

即表格问题的设计应完全对应于研究框架，各个变量的选择准确且无缺失，所有需要在调查中了解的信息都要在调查表中反映出来。同时，在封闭性问题中给出的答案应包括所有的可能回答，例如，一些人可能记不起或者不关心某些问题，因此问题的答案应适当提供“不知道”的回答，允许应答者拒绝应答和回答“不知道”。

（5）合理性

表格中从一个问题转到另一个问题时，应注意逻辑关系。询问的问题应从

一般到个别、从容易到困难。

（6）可比性

如果想将本调查与其他调查结果相比较，则应该考虑其他调查中提出的问题是否与表格中的问题相呼应。

2. 调查表的分类

调查表根据调查内容和具体需要可分为一览表和单一表两种。一览表是将许多调查对象（如一户、一班级、一村）同时列在一个表上，这种表格用于调查项目较少的调查。单一表是每个调查对象填写一份调查表，这种表可容纳较多的调查项目。但要注意，一份单一表不只限于一张表，如果调查项目多，可由若干张组成一份单一表。单一表的优点是便于整理，不易出差错，是专题调查研究常用的一种调查表。

调查表按填写方式不同，又可分为询问调查表和自填调查表两种。

3. 调查表的内容

一般调查表均包括几个部分，即调查表名称、封面信、指导语、调查对象基本情况、主体问题、答案、编码、作业证明记载等。

作业证明记载是指最后注明调查者姓名、访问日期、联系电话等。

（1）封面信

写给调查对象的短信，它的作用在于向调查对象介绍和说明调查者的身份、调查内容、调查目的和意义等，一般印在问卷表的封面或封二。封面信的篇幅宜短不宜长，200～300 字最好。虽然它的篇幅短小，但在问卷调查过程中却有特殊的作用。调查者能否让调查对象接受调查，并使他们认真如实地填写问卷，在很大程度上取决于封面信的质量。

在封面信中，首先要说明调查者的身份，如“我们是某社区卫生服务中心的工作人员，为了……”。当然，调查者的身份也可以通过落款来说明，如落款为“××研究所”。但是，如果落款只写“社区卫生服务调查组”或“社区老年人健康状况调查组”而不注明具体单位是不可取的，因为调查对象看到这样的署名，仍不知调查者的身份，这样就会增加他们的疑虑和防卫心理。除写清单位或组织外，最好还能附上单位的地址、电话号码、邮政编码、联系人姓名等，这样能够体现调查的正式性，消除调查对象的疑虑。

其次，要说明调查的大致内容和进行这项调查的目的。对调查内容既不能含含糊糊避而不谈，也不能过于详细地谈。通常的做法是用一句话指出其内容范围，如“我们正在进行社区老年人健康方面的调查”或“我们将调查社区居民对社区医院医疗服务质量的看法”等。对于调查的目的，则应尽可能说明其对整个社会，尤其是对包括调查对象在内群众的实际意义，而不能只谈“为了进行科学研究”。例如，可以说“我们这次调查的目的是要摸清我市目前社区医学的状况和存在的问题，以便为市政府制定社区卫生服务的有关政策提供科学的依据”。也可以针对实际情况说明调查对调查对象本身的意义，如“了解您的身体状况和营养水平”。这样更易于为调查对象所接受。

最后，要说明调查对象的选取方式和对调查结果的保密措施。对于咨询者和调查者，人们或多或少总存在一定的戒心，为消除调查对象的这种戒心，应该在封面信中简明扼要地作些说明，如“我们按照科学的方法挑选了一部分居民作为全市居民的代表，您是其中的一位。本调查以不记名方式进行，根据国家的统计法，我们将对统计资料保密，所有个人资料均以统计方式出现”。此外，在信的结尾处，一定要真诚地感谢调查对象的合作与帮助。

（2）指导语

指导语即用来指导调查对象填写问卷的一组说明，它的作用与仪器的使用说明相似。有些指导语集中在封面之后并标有“填表说明”的标题，其作用是说明填表的方法、要求、注意事项等，如“请在每个问题后适合自己情况的答案号码上画圈，或者在空格处填上适当的内容”。

（3）主体问题

从形式上看，问卷中的问题可分成开放式问题、封闭式问题和量表应答式问题。从内容看，问卷中的问题可分成三类，第一类是有关行为或事实的问题，如“您上周看了几次病”等；第二类是有关态度、意见、看法方面的问题，如“您认为选择医院最重要的条件是什么”“您是否赞成患者选择医生”等；第三类是有关调查对象个人背景资料的问题，如年龄、性别、文化程度、职业、婚姻状况、收入、家庭人口等。

1）开放式问题。这是一种不提供可选择答案，让调查对象自由地用自己的语言来回答或解释有关想法的问题类型。调查者没有对调查对象的选择进行任何限制，要做的就是尽量把调查对象的原话记录下来，如“您认为学校营养午餐目前存在哪些问题？”这类问题的最大优点是可让调查对象自由发挥，从而收集到丰富、生动的资料。缺点是对调查对象要求高，费时，且回答率低和统计分析困难。

2）封闭式问题。这是一种需要调查对象从一系列应答项中做出选择的问题，根据应答项的多少又可以分为两项式问题和多项式问题。调查者提出问题后，提供被选择的答案，让调查对象在其中选择，如“下列哪种食物中的钙最容易被人体吸收？[1] 大米 [2] 动物肝脏 [3] 牛奶 [4] 蔬菜”。它的主要优点是：容易回答、省时，且便于统计分析，但有时不能得到全部答案。目前的调查表多采用封闭式问题。

当需要了解更多内容时可设立开放式问题，这种问题需要更多的解释和说明，以及调动调查对象的兴趣。

当确定了主要答案或可能的全部答案之后可以设立封闭式问题，这种问题可以避免答案过于分散，有利于调查后的资料整理和数据处理。

在以封闭式问题为主的调查表中，由于许多统计软件需要将调查的变量转化成英文单词，将回答转化成数字，所以需要对问题和答案进行编码，可以在设计前，也可以在调查完后。编码一般放在调查表的最右边，可以用一条竖线隔开。例如：

您的性别：[1] 男 [2] 女	sex □
您的年龄：_____岁	age □

在表述问题时应该语句简洁、通俗易懂。问题的内容具体、清晰、含义单一，避免双重或多重含义。问题设计者应立场中立，客观谨慎，避免暗示效应。

问题的数量和调查表的长度要适中，通常以 20 min 内完成为宜，最多不超过 30 min。问题的排列原则：一般将简单问题放在前面，复杂难答问题放在后面；同类问题和有关联的问题放在一起；引起调查对象兴趣的问题放在前面，容易引起他们紧张或产生顾虑的放在后面；一般先问行为方面的问题，再问态度、意见和看法的问题；开放式问题放在调查表的最后。

（4）答案

答案的设计除了要与问题一致外，还要注意做到答案具有穷尽性和互斥性。穷尽性是指答案要包括所有可能的情况。如果无法列举所有答案，常在主要答案后加上“其他”之类的答案，以作补充。例如：“您的民族：[1] 汉族 [2] 回族 [3] 蒙古族 [4] 满族 [5] 其他，请注明________”。答案的互斥性是指答案相互之间不能交叉重叠或相包含。

几种封闭式问题答案设计的基本格式如下。

1）填空式。常用于一些事实性的能定量的问题，如“您通常一周有______天吃早饭？”

2）两项选择式。在问题后给出“是”和“否”两个答案，或者是两个相互排斥的答案。

3）多项选择式。在问题后给出 2 个以上备选答案。

4）排序式。让调查对象对列出的答案进行排序，以了解其对某些事情重要性的看法。例如："请将影响您选择食物的因素按照影响力大小从 1（影响最大）到 5（影响最小）排列：____卫生，____营养，____价格，____口味，____颜色"。

5）尺度式。将答案分成两个极端，中间分成若干个等距离线段，要求调查对象在适当位置上打"√"。例：您对"吸烟能引起肺癌"的说法。

很不同意　　不同意　　不能决定　　同意　　很同意

4. 调查表的修改

任何调查问卷都不可能一次设计成功，往往要经过若干次修改。应先将设计好的初稿用于一次预调查，而不能直接将它用于正式调查，这在问卷设计过程中至关重要。因为问卷设计中所出现的任何一点不足或缺陷，将在调查得到的问卷资料中留下难以弥补的损失。在正式调查前进行预调查，以使任何缺陷和遗漏都可以随时得到纠正和弥补，所以问卷初稿必须经过试用和修改后才能用于正式调查。

技能要求

社区居民住户调查表编制

1. 工作准备

找一份其他工作的调查表作为参考也是一个好办法。

要设计一份社区居民住户调查表，第一步工作是要了解调查目的，然后要做一定的探索性工作。先摸底，熟悉和了解一些基本情况，以便对各种问题的提法和可能的回答有一个初步的认识。设计者针对要调查的问题，自然地、随意地与各种对象交谈，并留心观察他们的特征、行为和态度。通过交谈，常常可以避免在设计问卷时出现许多含糊的问题，也可以避免设计出不符合客观实际的问题来。

准备纸张、卡片、铅笔、橡皮、签字笔、尺子等。

2. 工作程序

程序 1　表头（调查表名称）设计

表头设计的主要原则是突出主题，使调查内容一目了然，且接受性好，如

“居民住户调查表”信息范围太大，而“居民家庭基本信息调查表”主题突出，较好。

程序 2　封面信设计

如以家庭基本信息调查表为例，封面信措辞要婉转，并说明居民的支持对工作的重要性。详见表 6–1。

程序 3　调查表初稿设计

表 6–1 是一份简单的家庭基本信息调查表，更复杂的调查表可以参考表 6–2 和表 6–3。

表 6–1　居民家庭基本信息调查表

编号（ID）□ □ □ □

亲爱的居民：

您好！我们这次调查主要是为了制订社区营养改善计划，所以需要您配合提供一些家庭基本情况，以便为我们社区大众健康提供更好的发展和规划。请您真实地回答每个问题，您的信息会保存在社区健康档案中，并不会外泄。多谢您的合作！

×××（单位落款）

1. 姓名：________ 家庭地址：________________________联系电话：____________ 2. 出生日期（阳历）：________年________月________日 3. 性别：（1）男　　（2）女 4. 您的民族： （1）汉　　（2）回　　（3）蒙古 （4）满　　（5）其他，请注明______ 5. 您的文化程度： （1）文盲　　（2）小学　　（3）初中 （4）高中、职高或技校、中专　　（5）大专 / 职大 （6）大学本科及以上 6. 您的职业： （1）国家机关、党群组织、企事业单位负责人 （2）专业技术人员　　（3）办事人员和有关人员 （4）商业、服务业人员　　（5）农林牧渔水利生产人员 （6）生产运输设备操作人员及有关人员 （7）待业者、下岗者　　（8）离退休人员 （9）军人　　（10）其他劳动者 7. 您家里常住人口有几人？____，工作人数____，非工作人数____。 8. 去年一年您家人平均纯收入是多少？ （1）低于 800 元　　（2）800～1 999 元 （3）2 000～4 999 元　　（4）5 000～9 999 元 （5）10 000～19 999 元　　（6）20 000 元及以上	请勿在编码区填写 sex □ G1 □ G2 □ G3 □ G4 □ G5 □

表 6-2　××市小学生早餐行为调查表

封面信应单独为一页，与调查表在不同的纸面，便于以后归档。

（封面信）

为了解××地区学生营养状况，我们××××健康教育所与××市学生营养促进会联合，开展在校学生的营养与饮食行为的现状调查。并在调查研究的基础上，准备采取多种方式开展营养宣教活动，普及营养知识，培养学生良好的饮食习惯和生活方式。

本次行动已得到贵校领导支持，请家长配合完成以下内容的填写。为保证资料数据的正确，请注意以下填写方式。

1. 请直接在每个问题下的选项上打“√”，并在最右边的“□”写上答案号码。

如：你孩子平均每顿早餐花费？

（1）1元以下　（2）1～3元　（3）3～4元　（4）4～5元　（5）5元以上　□

2. 如果没有特别说明“可以多选”，请只选一个答案。

3. 如题目中有“______”，请用文字说明或数字填写。

谢谢合作！

××××健康教育所

学生早餐行为现况调查问卷　　编号______

1. 学生姓名______出生时间____年____月，学校______年级______学号______□□□□

2. 性别（1）男（2）女　□

请家长回答以下问题：

3. 父亲文化程度：（1）初中及以下（2）高中（3）大专（4）本科及以上　□

4. 母亲文化程度：（1）初中及以下（2）高中（3）大专（4）本科及以上　□

5. 准备早餐、晚餐家长的职业情况：　□

（1）工人　（2）个体经营者　（3）干部　（4）教师或医生

（5）公司职员　（6）待业或下岗　（7）其他______

6. 全家每月总收入（元）：（1）小于 20 000　（2）20 000～29 999　（3）30 000～39 999　（4）40 000～49 999　（5）50 000 以上　□

7. 你每天准备早餐平均用多长时间？　□

（1）5 min 以内　（2）5～15 min　（3）15 min 以上

8. 家里购买食物时经常考虑哪些因素（可以多选）？再请按考虑因素的重要性排序　□□□

（1）方便　（2）营养　（3）卫生　（4）孩子喜好

（5）种类搭配　（6）价格便宜　（7）其他______

按考虑因素的重要性排序：1______，2______，3______，4______，5______，6______

9. 你孩子平均每顿早餐花费？　□

（1）1元以下　（2）1～2元　（3）2～3元

（4）3～4元　（5）4～5元　（6）5元以上

以下请学生回答以下问题（在老师和家长的帮助下完成）：

10. 你每天几点从家里出发去上学：______点______分。　□□□

11. 你有特别喜欢吃的食物吗？　□

（1）有（2）没有（回答2的小朋友，请直接回答第13题）

如果有是哪一类？（1）糖果类（2）谷物类（3）饮料类（4）油炸类（5）其他______　□

（请举例写出你喜欢吃的食物名称）______、______、______、______。

续表

12. 你为什么喜欢吃这种食物呢？（可以多选） □ （1）口味好 （2）闻起来香 （3）颜色好 （4）包装好 （5）有玩具 （6）有营养 （7）家里经常吃 （8）广告做得好 （9）其他______ 最主要原因是________。
13. 你有不喜欢吃的食物吗？ □ （1）有 （2）没有（回答没有的小朋友，请直接回答第 15 题） 如果“有”，是什么______________、______________、______________。
14. 你不喜欢吃这种食物的原因是什么？（可以多选） □□□ （1）味道不好 （2）气味不好 （3）颜色不好 （4）外表难看 （5）没有营养 （6）家里吃得少 （7）单调 （8）其他______
饮食行为
15. 你吃早餐的次数是？ □ （1）每天 （2）一周 4 ~ 6 次 （3）一周 2 ~ 3 次 （4）一周 1 次及以下
16. 找出你不吃早餐的原因，可以多选。 □□□ （1）没有食欲 （2）没有时间吃 （3）家里没有时间做 （4）为了控制体重 （5）其他原因__________。 你不吃早餐的主要原因：第一是________，第二是________，第三是__________。
17. 你的早餐主要由谁来准备？ （1）父亲 （2）母亲 （3）祖父母或外祖父母 （4）自己 （5）其他人______________ □
18. 你早餐主要吃什么食物？ 你吃得最多的是：第一是____________，第二是____________，第三是____________。 □
19. 通常你在哪里吃早餐？ □ （1）家里 （2）学校 （3）上学路上 （4）饭馆、小摊 （5）其他（请说明）________。
20. 你是否常喝可乐或雪碧等碳酸饮料？ □ （1）从来不喝 （2）每周喝 1 次 （3）每周 2 ~ 4 次 （4）每周 5 ~ 6 次 （5）天天喝
21. 你每周有几天喝牛奶？ □ （1）从不喝 （2）1 天 （3）2 天 （4）3 天 （5）4 天 （6）5 天 （7）6 天 （8）每天喝
22. 平时经常饮用的牛奶种类：（可以多选） □ （1）鲜牛奶 （2）高温消毒奶 （3）奶粉冲调 （4）奶酪 （5）酸奶 （6）其他________
23. 如果你不是每天喝牛奶，是什么原因？（可以多选） □□□ （1）不喜欢奶的味道 （2）喝奶后不舒服（如腹泻、胀气） （3）没有奶供应 （4）对奶过敏 （5）其他原因________ 你最主要的不喝牛奶的原因是____________________。
24. 你是否每顿早餐都吃蔬菜？ □ （1）是 （2）否，不喜欢吃 （3）有时吃
25. 你是否每天吃水果？ □ （1）是，天天吃 （2）否，不喜欢吃 （3）有时吃（一周 2 ~ 4 次）

续表

26. 你每天户外活动的时间 □ （1）半小时以下 （2）半小时至1小时 （3）1～2小时 （4）2小时以上
27. 你每天看电视和玩电脑共多少小时？ □ （1）半小时以下 （2）半小时至1小时 （3）1～2小时 （4）2小时以上
28. 其他想说明的内容________________

表6-3 农村学龄儿童缺铁性贫血现状调查表（家长用）

亲爱的家长： 您好！我们这次调查主要是为了解学龄儿童缺铁性贫血的影响因素，为制定相应的干预措施以改善学龄儿童缺铁性贫血现状提供依据。请您根据实际情况按照下面的说明进行答卷，并在您所选择答案的编号上画圈。回答没有对错之分，我们对你的回答保密。 如果没有特殊说明，均为单选题。请逐项回答，不要遗漏。 填写方式举例： 你喜欢读书吗？（1）喜欢 （2）不喜欢 请于____月____日之前填好问卷交给孩子带回学校。 请注意：答卷时，不要在右侧编码区内做任何记录！ 谢谢合作！ ××××	
学生姓名：________ 班级：__________	请不要在编码区内填写
1. 填表人：（1）父亲 （2）母亲 （3）父母共同填写 （4）其他人，请注明____	P1 □
2. 孩子父亲的民族：________	P2 □
孩子母亲的民族：________ （1）汉 （2）回 （3）蒙古 （4）满 （5）其他，请注明____	P3 □
3. 孩子父亲的文化程度：______	P4 □
孩子母亲的文化程度：________ （1）文盲 （2）小学 （3）初中 （4）高中、职高或技校、中专 （5）大专/职大 （6）大学本科及以上	P5 □
4. 孩子父亲的职业：________	P6 □
孩子母亲的职业：________ （1）国家机关、党群组织、企事业单位负责人 （2）专业技术人员 （3）办事人员和有关人员 （4）商业、服务业人员 （5）农林牧渔水利生产人员 （6）生产运输设备操作人员及有关人员 （7）待业者、下岗者 （8）离退休人员 （9）军人 （10）其他劳动者	P7 □
5. 全家人均月收入是： （1）低于800元 （2）800～1 999元	P8 □

P2指父亲，P3指母亲，第三和第四个问题同样规律。

续表

（3）2 000～4 999 元　　（4）5 000～9 999 元	
（5）10 000～19 999 元　　（6）20 000 元及以上	
6. 您听说过《中国居民平衡膳食宝塔》吗？[若选择（2），请跳到第 8 题]	P9 □
（1）听说过　　（2）没听说过	
7.“中国居民平衡膳食宝塔”分为几层？	P10 □
（1）3 层　（2）4 层　（3）5 层	
（4）6 层　（5）7 层　（6）不知道	
8. 您听说过《中国居民膳食指南》吗？[若选择（2），请跳到第 10 题]	P11 □
（1）听说过　　（2）没听说过	
9.《中国居民膳食指南》共有几条？	P12 □
（1）六条 （2）七条 （3）八条 （4）十条 （5）不知道	P131 □ P132 □
10. 下列哪些食物含铁丰富？（可多选）	P133 □ P134 □
（1）动物血 （2）大豆 （3）牛奶 （4）动物肝脏和肾脏	P135 □ P136 □
（5）瘦肉 （6）黑木耳 （7）不知道 （8）其他________	P137 □ P138 □
11. 下列哪种食物有助于人体对铁的吸收？	P14 □
（1）牛奶 （2）新鲜蔬菜和水果 （3）豆腐	
（4）不知道 （5）其他______	
12. 下列哪些因素可以引起儿童缺铁性贫血？（可多选）	P151 □ P152 □
（1）食物摄入不足 （2）膳食中的铁不易被吸收利用	P153 □ P154 □
（3）感染性疾病和消化道疾病 （4）不知道 （5）其他	P155 □
13. 贫血对孩子的健康有哪些影响？（可多选）	P161 □ P162 □
（1）体格发育迟缓 （2）学习能力下降 （3）注意力不集中	P163 □ P164 □
（4）抵抗力下降 （5）不知道	P165 □
14. 您的孩子吃猪牛羊肉、鸡鸭鱼虾等动物性食物的频率是多少？	P17 □
（1）1 次 / 日　（2）4～6 次 / 周　（3）1～3 次 / 周	
（4）1～3 次 / 月　（5）每月小于 1 次	
15. 您家里动物性食物的主要来源是：	P18 □
（1）自己养殖 （2）市场购买 （3）政府救济 （4）其他	
16. 您家里蔬菜的主要来源是：	P19 □
（1）自己种植 （2）市场购买 （3）政府救济 （4）其他	
17. 您家里水果的主要来源是：	P20 □
（1）自己种植 （2）市场购买 （3）政府救济 （4）其他	
18. 您家里使用铁强化酱油吗？ （1）是　（2）否	P21 □
19. 你小孩吃过铁营养补充剂吗？（1）是　（2）否	
20. 过去一年您带孩子去医院查过孩子是否贫血吗？	P22 □
（1）是　（2）否	
21. 您的孩子现在贫血吗？	
（1）是　（2）否　（3）不知道	P23 □
如果是，您带孩子去医院治疗了吗？	
（1）是　（2）否	P24 □

续表

如果没去，不去的原因是什么？ （1）贫血对孩子身体影响不大，没必要去 （3）医院太远 （5）贫血不需要药物治疗，会自己好的	 （2）没钱 （4）没有时间 （6）其他	 P251 □ P252 □ P253 □ P254 □ P255 □ P256 □

经过了探索性工作后，可动手设计问卷初稿。

第 1 步，根据探索性工作所得到的印象和认识，把每一个问题写在一张卡片上。

第 2 步，根据卡片上问题的主要内容，将卡片分成若干堆，即把询问相同事物的问题卡片放在一起。

第 3 步，在每一堆卡片中，按合适的询问顺序将卡片前后排序。

第 4 步，根据问卷整体的逻辑结构排出各堆卡片的前后顺序，使卡片连成一个整体。

第 5 步，从应答者阅读和填答问题是否方便、是否会形成心理压力等角度，反复检查问题前后顺序及连贯性，对不当之处逐一调整和补充。

程序 4　调查表初稿的检验

问卷初稿设计好后，不能直接将它用于正式调查，而必须通过预调查，对问卷初稿进行试用和修改，以便发现和修改问卷中的问题，如用词是否恰当、涵盖内容是否充分等。

（1）客观检验法

客观检验法的具体做法是将问卷初稿打印若干份（一般为 30～100 份），然后在正式调查的总体中抽取（随机或不随机均可）一个小样本，用这些问卷初稿对他们进行调查，最后认真检查和分析试调查的结果，从中发现问题和缺陷并进行修改。检查和分析时应注意以下几点。

1）回收率。如果回收率较低，比如在 60% 以下，那么说明问卷设计有较大问题。如果问卷回收率较高，也不能说明问卷没有问题。

2）有效回收率。即扣除各种废卷后的回收率。回收的废卷越多，说明填答完整的越少，这也就意味着问卷初稿中的问题越多。

3）填写错误。填写错误有两类：一类是填答内容的错误，即答非所问，这是由于对问题含义不理解或误解造成的。对于这种情况，一定要仔细检查问题的用语是否准确、清晰，含义是否明确、具体。另一类是填答方式的错误，这主要是由于问题形式过于复杂或指导语不明确等原因所致。

4）填答不全。填答不全的情形主要有两类，一是问卷中某几个问题普遍未作回答，二是从某个问题开始，后面部分的问题都未回答。对于前一种情况，要仔细分析，找出原因，然后改进；对于后一种情况，则要仔细检查造成中断的那部分问题，分析出调查对象“卡壳”的原因。

（2）主观评价法

主观评价法的具体做法是将设计好的问卷初稿复印若干份（3~10份），分别送给该研究领域的专家，请他们阅读和分析问卷初稿，并根据他们的经验和对问卷的评论进行修改。

在实际工作中，往往需要同时使用客观检验法和主观评价法。

程序5　编码和设计小样

调查表内容定稿后还需设计表格的表现形式，如字号、字体、间距等，使表格清晰明了，并对问题进行编码。

程序6　检查并印制

调查表定稿、设计完成，再次检查勘误，确保无误后交付印刷。

3. 注意事项

（1）问卷中问题的文字要简单、直接、明确并且容易被理解。

（2）避免双重问题或问题要求太多。

（3）避免问题带有诱导性或带有个人主观倾向。如果问题有暗示性或运用了带感情的文字，则可能会诱导应答者的答案，从而造成偏倚。

（4）注意对敏感性或私人问题的提问方式。当在调查中涉及一些应答者敏感或私人的问题时，可以将问题的答案设定在一定的范围内，避免过分精确的数据。

（5）问题应提供合适的参考时点。有些问题如果没有提供参考时点，应答者就很难回答。提供的参考时点应适当，并符合问题的特点和研究的需要。

学习单元2　综合信息调查表的编制

综合信息仅指相对单一目标调查信息而言。在实际工作中，常需要调查了解更多方面的内容，包括社区人群膳食、行为、健康史、家族遗传史、收入等信息。膳食信息收集所得到的摄入量数据信息用途很广，它是国家政府机构制二手资料是别人获取的，或者早先获得的资料。本单元调查得到的为一手资料。

定政策的依据、学术界的科研依据以及企业研发新产品的数据基础。我国居民与营养不均衡相关的慢性病患病率，如心脑血管疾病、糖尿病、肿瘤、肥胖等一直保持上升的趋势，不但对居民健康造成极大的威胁，而且给个人、家庭和国家也带来巨大的负担。这些也在信息收集工作中备受关注。

信息收集方法总体上可分为二手资料法、访问法、实验法。其中，访问法是学习重点。

学习目标

- 熟悉营养与健康调查相关要求
- 能根据调查目的编制综合信息调查表

知识要求

1. 综合信息内容

对个体而言，调查人群健康为主题的相关信息内容主要包括基本情况、健康状况、疾病史、家族史、个人膳食习惯、相关行为和身体活动量等。

收集综合信息的目的是通过各种不同的方面对健康状况进行评估或预测，从而了解在一定时期内个人行为或膳食摄入与营养要求得到满足的程度。

对公共营养师而言，综合信息中有两点是必须调查的，即膳食和行为相关信息。

膳食信息的收集是社区营养工作的一个基本组成部分，它本身又是相对独立的内容。随着营养学研究的深入进展，膳食对人体健康的重要影响越来越受到关注。随着社会和经济的发展，人们在生活中出现了许多不利于健康的行为，如膳食不均衡、吸烟、酗酒、吸毒、赌博、缺乏运动等。从健康的角度看，这些行为都对健康产生不良的影响，被称为危害健康的行为或危险行为（risk behavior）。相反，有利于健康的行为则称为健康行为（health behavior），如合理的膳食、适量的运动和有规律的生活等。

2. 基本信息与膳食信息

个人基本信息是指姓名、出生日期、身高、体重等描述个人基本状况的资料；膳食信息是描述食物摄入量、进食频率的资料。调查内容设计可用简化食物频率法或 24 小时回顾法，参见本书职业模块 1 膳食调查和评价中的内容。

3. 行为信息

（1）不健康生活方式

现代社会中，人们有很多危害健康的行为，从对环境的污染和破坏到不注意个人卫生，很难列举全面。可以选择性地介绍一些危害人类健康的主要行为。不健康饮食行为主要包括进食过多或过少、偏食、挑食、进食不规律和食物加工方面存在的问题。其他不健康的生活方式还包括以下几项。

1）吸烟。进入 20 世纪以后，吸烟已经成为影响人类健康最为重要的自身行为。吸烟对健康的危害从最近几十年有关戒烟的研究中也得到了证实。现代流行病学研究已将吸烟与很多疾病的发生联系在一起。

2）不健康的饮酒行为。适量饮酒不是一个健康问题。问题是在正常饮酒和非正常饮酒之间并没有明确的界限。酗酒和慢性酒精成瘾是一个严重的社会问题。

3）生活不规律。生活不规律指生活节奏的混乱。一些流行病学的研究表明，规律的生活是长寿的一个重要原因。在现代社会中，不少人通宵达旦地工作或娱乐，睡眠不足或没有规律。生活不规律是导致免疫功能低下和早衰的重要原因。

（2）促进健康的生活方式

健康行为是指一个人为了预防疾病、保持自身健康所采取的各种活动。在实际生活中，健康生活方式有两种表现形式，其一是形成有利于健康的行为，如养成良好的膳食和生活习惯；其二是放弃或减少危害健康的行为，如戒烟、戒酒等。健康行为主要有四类。

1）日常健康行为。如合理营养、充足睡眠、积极休息、适量运动、讲究个人卫生、保持规律的生活节奏等。

2）保健行为。如定期体检、接受预防接种、有病主动求医、积极配合医疗护理、遵循医嘱等。

3）预防性行为。这是指通过一定的安全防范措施或行为以避免发生导致健康损伤的环境和事件，如避免环境中有害物质的侵入，系安全带以预防车祸，带安全套保障性行为的安全等。

4）改变危害健康的行为。如戒烟、戒酒、戒毒、戒赌等。

（3）行为调查表的设计

行为调查表的设计原则有以下几点。

1）调查表中所列项目的含义、定义、标准必须明确，不致使人误解，以保证调查结果的统一。如调查吸烟、饮酒时，应首先定义清楚，如什么情况算吸烟，什么情况算饮酒。如果仅偶尔吸过一支烟，或偶尔饮一杯啤酒算不算吸烟、饮酒？如果每天仅吸烟叶（丝）或仅饮果酒或啤酒时，怎样计算吸烟与饮酒的量？这些都应预先规定标准，以便于对资料的统计分析和对分析结果做出正确的解释。

2）调查表中所列项目内容在资料统计分析时要求既能定性，又能定量。如调查吸烟和饮酒时，不仅要调查“是”与“否”（吸烟或饮酒），而且还应调查每天吸烟、饮酒量及持续时间。

3）调查表中所列项目的用词应简明扼要，令调查对象易于理解，易于回答。避免使用专业术语，应适合不同文化层次的调查对象。选择式调查表通常设计成可编码形式，以便于将调查信息录入和储存于计算机中，也为数据的处理分析提供便利。必要时还应附填表说明。

不确切的提问如“你估计一下，每个月购买音像制品花多少钱？”

诱导性提问如“有人说吃零食不好，你的看法呢？”

4）调查表中提出的问题应尽可能确切，针对性要强，避免出现含混不清、模棱两可的问题，以免令调查对象产生误解或多解，或统计、分析时出现困难。

5）调查表中列出的项目应避免带有诱导性的提问或强制性的提问，以免使所获得的资料、信息出现偏倚；或令调查对象反感，使所获得的资料、信息失真。

行为调查表的设计与一般调查表一样，其结构包括封面信、填表说明和问题三部分。可参考小学生早餐行为调查表（见表 6-2）。

4. 遗传信息

许多疾病的发生都与遗传因素有关，如肥胖、糖尿病、高血压病等。因此在研究遗传因素对这些疾病的影响时，通常还要收集调查对象的父母、祖 / 外祖父母、兄弟姐妹患相应疾病的情况。在设计时要注意对涉及个人或家庭隐私问题的处理，以获取准确的信息。

5. 健康状况信息

此部分常包括个人疾病史（女性还应包括月经、生育史等）、家族疾病史、近期体检信息及生化指标。

6. 调查表的修订

调查表设计出初稿后，要找出其中存在的问题，并逐一对问题进行认真分析和修改，最后才能定稿。在对修改后的调查表进行印制的过程中，同样要十分小心和仔细，无论是版面安排上的不妥，还是文字上、符号上的印刷错误，都将直接影响到最终的调查结果，只有经过试用和修改，并对校样反复检查后，才能把调查表送去印刷，并用于正式调查中。检查修订方法如学习单元1所述。

技能要求

居民营养健康信息调查表编制

1. 工作准备

个人营养健康信息调查表所覆盖的调查项目是根据调查目的编制的。因此，其准备工作包括如下几项。

（1）确定调查主题

立题目标是调查表编制的指南和灵魂，一切变量都应围绕其设定。本次立题拟订膳食与慢性病调查。

（2）确定变量

根据研究目的，收集并列出在该项调查中需详细调查的主题或所需测量的变量。本调查的目的是了解调查对象营养和健康现状及其相互关系，所以调查表中应包括人口学特征、营养、健康状况三部分内容。膳食资料应包括摄入食物种类、摄入频率、摄入量，体格测量资料，与营养有关的健康状况资料，包括患有慢性疾病如高血压、糖尿病等的现状。要获得这些资料，除了询问外，还要通过体格测量和实验室检验获得，所以调查表中应包括体检表。

（3）探索性工作（同学习单元1的工作准备）

2. 工作程序

程序1　确定表头

突出主题，使调查内容一目了然，且接受性好。

程序2　设计封面信

封面信中应介绍调查者的身份、调查内容和目的，以及调查对象的选取方式和对调查结果的保密措施，并说明调查对象的支持对工作的重要性。篇幅简短，措辞委婉。

程序3　确定调查变量和分类

根据确定的调查变量，将每个变量转化成问句，设计好答案，写在一张是否式回答即为封闭式。

卡片上。人口学资料问题和答案的设计见培训课程2学习单元1。考虑到人力、物力，营养资料的收集一般使用3日24小时回顾法或简化食物频率法，可使用通用的调查表。与营养有关的健康问题，询问部分主要是问疾病史："是否患高血压？""诊断时间（年/月）""近两周内是否服用降压药""是否患糖尿病？""诊断时间（年/月）""是否采取措施来控制糖尿病？"……是否得病的答案采用是否式，诊断时间采用填空式，是否采取措施的答案采用是否式。

然后根据卡片上问题的主要内容，将卡片分成几类，如人口学资料、膳食资料、健康资料、体测资料，将同类卡片放在一起。

程序4　设计调查表初稿（见表6-4）

（1）按照合适的顺序将每一堆卡片排序。

膳食调查表内容和排序是固定的。健康资料应分为询问疾病史和体检表两部分，询问疾病史部分在前，体检表在后。每个疾病的询问顺序应该是：是否得病—诊断时间—是否采取措施控制。体检表排列顺序一般为：身高（长）、体重、腰围、臀围、血压。注意要注明度量衡单位。

（2）根据问卷整体的逻辑结构排出各堆卡片的前后顺序，使卡片连成一个整体。一般是人口学资料在调查表的最前面，然后是营养调查表，最后是健康状况调查表。

（3）对问题的前后顺序和连贯性进行检查和调整。

（4）把调整好的问题卡片依次写到纸上，并加上题目、说明和指导语，编码，形成调查表初稿。

表6-4　居民营养与健康综合信息调查表

编号　□□□□　ID 亲爱的居民： 您好！ 我们这次调查主要是通过了解您的食物摄入以及慢性病状况等资料，以便发现我们社区营养和健康方面存在的问题，并预防慢性病的发生发展，为社区公共卫生服务规划提供一些基础资料。请您真实地回答每个问题，您的回答我们会保密。多谢您的合作！ ××××（单位落款）
一、基本情况 姓名：__________　性别：①男　②女 出生日期（阳历）：________年________月________日

续表

工作单位：________________

家庭地址：________________

联系电话：________________

民族：①汉 ②回 ③蒙古 ④满 ⑤其他（请注明）

婚姻状况：①未婚 ②已婚 ③丧偶 ④离婚 ⑤未说明的婚姻状况

文化程度：①文盲或半文盲 ②小学 ③初中 ④高中及中专 ⑤大学专科和专科学校 ⑥大学本科 ⑦研究生

身高：________cm 体重：________kg

二、健康状况

1. 您目前患有以下何种疾病：（乡以上卫生院诊断）

①高血压 ②冠心病 ③糖尿病 ④肺心病 ⑤脑血栓 ⑥脑出血 ⑦哮喘 ⑧先天性心脏病 ⑨癌症（请注明何种癌） ⑩其他慢性疾病（请注明）

2. 诊断时间：________________

诊断地点：________________

3. 如果您是女性，请回答以下问题：

（1）您的初潮年龄是（　　）岁。

（2）您是否已绝经？①是 ②否

（3）如果已绝经是在（　　）岁。

（4）您（　　）岁结婚。

（5）您生第一个孩子时（　　）岁。

（6）您做过乳腺检查吗？①是 ②否

（7）您做过子宫涂片检查吗？①是 ②否

……

三、家族遗传史

1. 您的父母、兄弟姐妹及子女中是否有人患有糖尿病？①是 ②否 ③不知道

2. 您的父母、兄弟姐妹中是否有人患有高血压？①是 ②否 ③不知道

3. 您的父母、兄弟姐妹中是否有人患有冠心病？①是 ②否 ③不知道

4. 您的祖母、妈妈、姐妹中有人患乳腺癌吗？

……

四、膳食习惯询问表（参考本书有关膳食调查频率法的内容）

请回忆一下您在过去1年中的食物消费情况，请根据您的实际情况，在每种食物后填写食用次数和平均食用量。如果您不吃某种食物请在平均每次食用量一栏中填“0”。根据您食用频率的多少，每种食物只选择每天、每周、每月、每年中的1项，填写出在选择的时间范围内，能代表您饮食习惯的食用次数。

食物名称	平均食用次数（请选择适当周期填写）				平均每次食用量
	每天	每周	每月	每年	
大米					
面粉					
其他粮谷					
猪肉					

实际工作中每类问题最好单独成页，方便记录、归档。

续表

食物名称	平均食用次数（请选择适当周期填写）				平均每次食用量
	每天	每周	每月	每年	
禽肉					
鱼虾					
蛋类					
奶及奶制品					
干豆类					
豆制品					
新鲜蔬菜					
新鲜水果					
咸菜					
糖					
白酒、啤酒等					

您家有（　　　）人在一起吃饭？

您全家每月吃（　　　）斤植物油？

您全家每月吃（　　　）斤动物油？

您全家每月吃（　　　）斤盐？

您全家每月吃（　　　）斤酱油？

您认为自己的口味是：①轻　②适中　③重

说明：帮助填写食物频率调查表的公共营养师，应给调查对象显示杯子的大小，用于牛奶、啤酒等液体食物的调查。

五、生活方式调查

1. 吸烟

（1）您是否吸烟？　①是　　②否

如果是，请继续回答

（2）您平均每天抽多少支香烟？

（3）您是多大年龄开始吸烟的？

（4）您已经吸烟多少年了？

（5）如果您已经戒烟，那么是多大年龄戒的烟？

……

2. 身体活动及锻炼

（1）您的职业身体活动是以下哪项？

①不太活动（如办公室工作等）②轻度活动（如流水线工作）③中度活动（如安装工、电工等）④重度活动（如炼钢、农业生产等）⑤极重度活动（如铸造、伐木等）

工种______

（2）您的工作时间：

①您平均每周工作（　　　）天？

②您平均每天工作（　　　）小时？

（3）一般情况下，您的出行方式

①步行　②自行车　③公共交通　④自驾车　⑤其他　⑥基本不外出

续表

（4）体育锻炼 ①平常是否参加体育锻炼？①是　②否 ②平均每周锻炼（　　　）次？ ③您最常用的锻炼方式是______（请注明） ④您平均每次的锻炼时间是（　　　）分钟？ …… 六、医学体检及实验室检查等（略） ……

程序 5　修订调查表

找 30～50 个调查对象进行预调查，观察调查员是否容易提问和解释、调查对象能否理解、答案的完整性和真实性等。把调查表初稿发给营养专家和社会学专家，征求他们的意见，根据预调查结果和专家意见进行调整和修改，最后定稿。

程序 6　调查表格式设计

调查表内容定稿后，还需设计其格式，如字号、字体、间距等，使其清晰明了。

3. 注意事项

（1）综合性调查内容较多，所以每一类问题要少而精，不能贪多，要紧紧围绕调查目的。

（2）把同类的问题放在一起，各类问题不能混着排列。

（3）注意跳项问题的设计。

（4）编码部分要根据答案的合理值设置有效的位数和小数位数。

（5）描述问题的语言要尽量简单。无论是设计问题还是设计答案，所用语言的第一标准应该是简单、确切、无倾向性，如："您的父母退休了吗？""您抽烟吗？""您是否赞成对物价进行改革？"。

不要使用"您不抽烟，是吗？""您是否赞成不对物价进行改革？"等诱导性和倾向性提问。

（6）不要问调查对象不知道的问题，如"您知道您的 BMI 是多少吗？"，因为一般居民并不知道什么是 BMI。

（7）不要直接询问敏感性问题。

（8）问卷太长会影响应答，最好控制在 30 min 以内能完成。

学习单元 3　社区卫生基本资料的收集

社区卫生基本资料的收集必须根据调查方法、目的和对象确定其方式和方法。一般来说可分为两种方法，一是直接收集社区居民健康档案历年综合信息数据，这些数据早已存在；另外一种是从单一家庭一个个收集再综合。理论上，收集资料的用途可以分为两个方面。

一方面是描述性研究。即利用观察记录或专题调查的资料进行整理归纳，描述疾病或健康状态在不同地区、时间、人群中的分布特征，然后提出健康影响因素的假设，为寻找病因或健康问题提供线索。现况调查是一种常见的描述性研究。

另一方面是分析性研究。分析性研究是探索疾病的可疑危险因素，或对描述性研究提出的病因假设进行检验的方法。病例对照研究和队列研究是常用的两种方法。

实际工作调查目的常有三个：一是了解情况，用以说明总体的特征，如了解社区老年人糖尿病的患病率；二是比较事物，如比较两个社区间老年人糖尿病患病率的高低；三是研究事物间的相互联系，用以预测控制和探索影响因素，如某病发生与特殊生活习惯的关系、环境污染与健康的关系等。

要根据调查目的和分析指标，确定观察对象、观察单位和调查内容。

学习目标

- 熟悉社区调查和资料收集以及常用的现场调查方法
- 能根据调查目的收集社区目标人群基础特征资料和营养相关资料

知识要求

1. 资料性质和分类

社区健康调查统计资料通常可分为数值变量和分类变量。各种资料可根据需要进行相互转化。不同类型的资料应采用不同的统计分析方法。

（1）数值变量资料

数值变量亦称定量变量，是对每个观察单位用定量的方法测定某项指标

（特征）的数值大小所得的变量，一般有度量衡单位，故亦称计量资料，如年龄、身高等，都属于数值变量。这类变量常用平均数、标准差、方差分析、直线相关与回归等指标和方法进行统计分析。

（2）分类变量资料

分类变量亦称定性变量，一般无度量衡单位。分类变量是将观察单位按某种属性或类别进行分组，清点各组观察单位数所得的资料，如性别，人群血型的 A、B、O、AB 分型等。分类变量的统计分析，应先分组，再计算观察单位数，故亦称计数资料。这类变量常用相对数、卡方检验等指标和方法进行统计分析。

（3）等级资料

调查居民的经济状况时，可按照贫穷、一般、富裕等级分组，然后清点每组人数。这种资料将观察单位按某种属性或类别的等级顺序进行分组，清点各组观察单位数，有等级顺序，故亦称等级资料。这类变量常用相对数、秩和检验等指标和方法进行统计分析。

不同的统计资料用不同的方法进行统计分析，所以区别统计资料的类型很重要。只有弄清统计资料的类型，才能选择正确的统计方法，进而得出正确的统计分析结论。

2. 社区调查和资料收集方法

社区调查的目的是掌握社区人群健康或疾病状况的分布特征及变化趋势，探索健康的影响因素，经过综合分析，明确和推测社区人群中现在和将来要出现的健康问题，从而采取必要的措施，以达到促进健康、控制疾病，提高社区健康水平的目的。

回收率和有效率是收集方法评价的最主要指标。

确定调查方法常按调查范围分为普查（亦称全面调查）和非全面调查，后者又以抽样调查和典型调查最为常用。

调查的具体方法如下。

（1）观察法

观察法即通过对事件或研究对象的行为及其影响因素等进行直接的观察来收集数据，是定性研究方法中收集非语言行为等资料的一种主要方法。

（2）访谈法

访谈法即调查者与调查对象之间进行面对面交谈或通过电话交谈，以获取所需信息的一种资料收集方法。调查者按表上提出的问题逐项询问，并记录其结果。优点是获得的信息资料准确性较高，资料收集快捷。缺点是费时、费力、费经费。

（3）自填问卷法

自填问卷关键是内容通俗易读、易懂。

自填问卷法又称信访法，是社会调查研究中广泛应用的一种资料收集方法。本法要求调查对象在规定的时间内自行完成问卷填写。填写好的问卷可由调查对象寄回或由调查者统一回收。优点是保密性好，适用于对一些个人隐私或不易公开的项目（如性知识、性生活、性病、婚姻状况等）的调查。缺点是应答率较低，准确性也较差。

（4）专题小组讨论法

专题小组讨论法是根据调查目的确定讨论主题，在主持人的领导下，调查对象在1小时左右的时间内，围绕主题进行讨论并由记录员现场记录讨论内容。

调查的组织计划包括组织领导、宣传动员群众、时间进度、经费预算等，应在调查工作开始前进行。

3. 调查项目和表格确定方法

确定调查项目是根据调查指标确定对每个观察单位的调查项目，包括分析项目和备查项目。分析项目是直接用于计算调查的指标以及分析排除混杂因素影响的内容。备查项目是为了保证分析项目填写的完整和正确，便于对其核查、补填和更正而设置的，通常不直接用于分析。调查项目要求精简，一般来说分析项目一个也不可少，备查项目则不宜多。项目的定义要明确，提法要通俗易懂，使人不致误解。尽量做到统一标准，不要模棱两可，不加说明或少加说明。

调查表，亦称问卷，是把调查项目按提问的逻辑顺序列成表格，使调查对象易于接受和防止遗漏。为了便于用计算机处理资料，将调查表中需要用计算机储存、汇总、分析的项目，给予适当代码进行编码。调查表的填写应力求简洁、清楚，多用填空以及简单的符号或数字，少用文字回答。为了保证所有调查人员均能做到对调查项目及填写方法正确理解、统一认识，还应编制详细的填表说明，供培训调查员使用和调查时查阅。

在正式调查之前，应先作小范围的预调查，检验调查表设计的合理性，并进行必要的修改，同时进行调查员培训。

4. 社区基本公共卫生服务相关知识

（1）社区卫生保健概述

WHO认为，基本公共卫生服务必须贯彻“社区化”原则。社区卫生保健突出了社区的特点和保健需求，强调社区对其全体成员的健康应负有主要责任。开展社区卫生保健，提高社区人群的健康水平，已成为许多国家卫生事业发展的主要方向。

（2）社区卫生保健的含义

社区卫生保健是指社区的卫生工作者和有关机构，通过对社区内人群、文化教育、风俗习惯、生活方式、社会特征等一系列与健康有关的因素进行全面深入的调查研究，并在此基础上做出社会诊断、提出社会处方及实施社区基本公共卫生服务，并对社区卫生保健方案的实施过程进行检查评价的过程。

（3）社区卫生保健的产生

自 19 世纪以来，随着社会的迅速发展，公共卫生事业有了巨大的进步，它以开展环境卫生和公共预防工作为重点，承担起对社会的群体健康提供保护和承担责任的职责。到 20 世纪时，公共卫生工作的重点逐渐向社区方向倾斜，它不仅强调突出社区的特点和保健要求，而且强调社区对其全体成员健康应负有主要的保护责任。从此，社区卫生保健作为一种新生事物，不仅越来越受到世人的关注，而且获得了显著的发展。

（4）社区卫生保健的意义

医学模式的转变，要求卫生服务必须从单纯医疗型扩大为医疗预防保健型，社区卫生保健适应了这种趋势，通过综合预防的措施，对社区人群开展防病治病、健康教育、增进健康的卫生服务工作，从而达到改善社区卫生状况、提高社区人群健康水平的目的。

WHO 曾经提出“2000 年人人健康”的全球卫生战略，其立足于四项原则：采用适宜的技术，致力于保护和增进健康的政治意识，卫生组织和其他社会组织密切配合，人人参与。在社区卫生保健计划实施过程中，其服务对象不分种族，不分阶层，不局限于个体和某种疾病，而是面向社区全体成员，提供等同的卫生保健服务，充分体现了“人人参与、人人健康”的原则。

我国于 2009 年启动国家基本公共卫生服务项目，在基层医疗卫生机构得到了普遍开展。实施国家基本公共卫生服务项目是促进基本公共卫生服务逐步均等化的重要内容，是我国公共卫生制度建设的重要组成部分。国家基本公共卫生服务项目适合我国国情，融医疗、预防、康复于一体，充分调动人们主动参与的积极性，可望以较少的卫生投入，使社区人群的健康状况得到普遍提高。

2017 年 2 月，《国家基本公共卫生服务规范（第三版）》颁布，此规范是乡镇卫生院、村卫生室和社区卫生服务中心（站）等基层医疗卫生机构为居民提供免费、自愿的基本公共卫生服务的参考依据。

技能要求

社区基本资料收集

1. 工作准备

（1）了解社区基础资料包括的信息，一般包括人口数、人口动态、性别、年龄结构、居住分布、职业、教育程度等人口资料和有关的环境资料，社区健康状况资料等。

二手资料要注意资料的完整性、准确性、可比性。

（2）确定基础资料的来源。有两种方法可以得到居民基本资料，首先是二手资料的获得，其次是从调查资料获得整体资料。如人口资料可以从社区登记、派出所等途径获得，社区卫生资源和健康状况资料可以从卫生行政部门统计报表、社区健康档案等获得。与各相关部门进行联系沟通，表明身份，告知自己的目的以及想了解哪些资料，取得他们的同意和配合，并确定联系人及见面的时间。

（3）设计并打印出记录用的表格。如：

社区名称:________

总人数:________

性别比:________

年龄构成:________

民族分布：汉族____%，回族:____%；满族:____%；

壮族:____%；其他:____%（可根据不同地区确定）

出生率:________

死亡率:________

人口自然增长率:________

平均寿命:________

新生儿死亡率:________

孕产妇死亡率:________

……

（4）准备好记录笔、录音笔。

（5）若第一次上门采访调查，需备介绍信。

2. 工作程序

程序1 登门拜访

做好了采访前的准备之后，就要开始与拟定的受访者进行初步接触，建立良好的人际关系，这样能为个体采访的顺利展开打下基础。在约定的时间到达资料收集地点，最好提前10 min。找到联系人，进行自我介绍，并呈上单位介绍信。

参考职业模块3中人际交流沟通技巧，学习练习访问调查式交流方法。

程序2 说明目的

简要说明访问目的和必要性，征得同意后，说明所需资料。

程序3 整体资料

若受访者提供整体资料，根据事先设计好的表格，把需要的数据从获得的资料上抄写上去。或由受访者口述回答整体数据问题。为了准确，征得同意后，可用录音笔记录，或用手机拍照保存。

程序4 个体资料

有时社区不能提供整体资料，则需要到居民家中入户调查，然后再总结分析数据。

程序5 核查数据

填写完后对数据进行检查、核对，看是否收集齐全，年代、名称、数据等填写是否正确。

向联系人致谢、道别。最好请联系人留下电话，以备万一资料没收集全或有不清楚的地方时，能直接和他联系。

把收集的所有资料放到专门的位置保管好，以备下一步的整理分析用。

程序6 资料的整理、分析和报告

资料的分析从受访者的现场笔记、录音的记录开始。分析资料时，对每类回答进行编码，同类的回答给予同一编码，并归纳成多种亚主题，使用合适的标题标记分类信息，描述研究主题的重点发现。也可用资料分析表来分析资料，即按访谈提纲准备主要或次要主题的清单。分析时，根据能力或条件可以用手工或计算机完成。报告的写作可先列出提纲，包括研究题目、目的、资料分析方法、各分题的主要发现、讨论、结论、干预措施和建议。

3. 注意事项

在应用访谈法进行资料的收集时，应注意以下几点。

（1）应以友好的问候开始访谈，注意倾听知情人所提供信息的每个细节。

（2）受访者在访谈中提到的关键词语或术语，访谈者要让其进一步解释对此的想法。

（3）注意知情者回避的话题，留心其故意的歪曲、不正确的概念或误会，对这些问题应立即采取措施进一步解释澄清。

（4）引导知情者自然地从一个话题过渡到另一个话题，采取沉默形式给知情者足够的谈话余地，对预期之外的信息保持开放性。

（5）从已有的资料上抄写数据时一定要看清楚，不能错行，数字的位数、小数点、百分比等单位一定要注意。抄写时字迹要清楚。

培训课程 2 营养与健康档案的建立和管理

社区居民健康档案是记录有关社区居民健康资料的系统文件，包括个人基本信息、健康体检、重点人群健康管理记录和其他医疗卫生服务记录。建立科学、完整、系统的个人健康档案，是掌握社区居民健康状况的基础工作，可为居民享受到连续、综合、协调的高质量卫生保健服务提供重要的依据。因此，建立健全社区居民健康档案，科学管理、有效使用健康档案是社区的一项重要工作。学习建立社区居民健康档案和对社区健康信息进行综合管理，便于公共营养师在开展社区预防和干预活动中应用。

在社区卫生工作中通常可以通过健康档案、经常性工作记录、统计报表和专题调查收集到大量数据，如出生数、患病人数、死亡数等，但它们只能反映事物的实际水平或总量水平。由于各种数据的基数不同，不能用于不同时期或不同地区之间直接进行比较。在本培训课程中还将学习运用相对数来对不同的数据进行比较。

学习单元 1 个人健康档案的建立

目前，各城市、乡镇都在当地医院、社区卫生中心的帮助下，为辖区内常住居民（指居住半年以上的户籍及非户籍居民）建立了居民健康档案。本单元学习带有普遍性的健康档案设计。

学习目标

➢ 了解建立个人健康档案的目的和意义

➢ 熟悉个人健康档案的主要内容

➢ 掌握个人健康档案的设计原则和方法

知识要求

1. 个人健康档案的主要内容

个人健康档案的内容包括以问题为中心的个人健康问题记录和以预防为导向的周期性健康检查记录。前者由基本资料、问题目录、问题描述、病情流程表等组成。后者是指运用格式化的健康体检表针对不同年龄、性别而进行的周期性健康检查的结果记录。

（1）基本资料

医疗费用类型常需要了解清楚，以方便今后的指导。

基本资料一般包括如下几项。

1）人口学资料。包括年龄、性别、文化程度、职业、婚姻状况、民族、家庭关系、社会经济状况、宗教信仰、身份证号码及家庭住址等。

2）健康行为资料。包括吸烟、酗酒、滥用药物、饮食习惯、运动、精神状态评价等。

3）生物学基础资料。指身高、体重、血压、血型等指标。

4）临床资料。如主诉、现病史、既往史、家族史、个人史（药物过敏、月经、生育史等）、各种检查结果、心理评估等资料。

（2）问题目录

所记录的问题是指过去影响过、现在正在影响或将来还要影响病人健康的异常情况。可以是明确的或不明确的诊断，可以是无法解释的症状、体征或实验室检查结果，也可以是社会、经济、心理、行为问题（如失业、丧偶等）。问题目录常以表格形式记录，将确认后的问题按发生的时间顺序逐一编号记入表中。分主要问题目录和暂时性问题目录，前者多指慢性问题和长期未解决的问题，见表 6–5，后者只列出暂时性问题，见表 6–6。问题目录常置于健康档案之首，以便医生对病人的情况一目了然。

有的城市使用疾病史、家族史。

表 6-5　主要问题目录

问题序号	发生日期	记录日期	问题名称	解决日期	转归
1	2005	2011.7.2	高血压		
2	2010.12	2011.7.2	丧偶		
3	2011.5	2011.10.3	脑血栓		

表 6-6　暂时性问题目录

序号	问题名称	发生日期	就诊日期	处理及结果
1	踝关节扭伤	2011.2.6	2011.2.7	热敷，治愈
2	急性痢疾	2016.6.7	2016.6.8	肌注庆大霉素，治愈

（3）问题描述及问题进展记录

问题描述即将问题表中的每一问题依序号顺序逐一以“S-O-A-P”的形式进行描述。S 代表病人的主观资料（subjective data），如病人的主诉、症状、病史等；O 代表客观资料（objective data），如实验室检查以及病人的态度、行为等；A 代表评估（assessment），完整的评估应包括诊断、鉴别诊断、与其他问题的关系、问题的轻重程度及愈后等；P 代表计划（plan），是针对问题提出的，每一问题都有一相应的计划，包括诊断计划、治疗计划、病人指导等。

问题进展记录也采取 SOAP 方式，对问题目录中不同编号的各种问题，依照进展情况加以记录。若某一问题有更进一步的诊断名称时，则将该问题更正，并将最新资料添入各问题 SOAP 内；如在追踪中发现新问题，则在进展记录中添加新的问题及编号。

（4）病情流程表

以列表的形式描述病情（或其他问题）在一段时间内的变化情况，包括症状、体征、检验、用药、行为等的动态观察，见表 6-7。

表 6-7　病情流程表

问题 1　高血压					
日期	血压	心脏	眼底	尿蛋白	用药及建议
2019.7.2	180/120				
2019.7.10	164/110				
2019.7.20	160/110				
2019.8.15	160/100				

个人健康档案建立的原则是“数据真实可靠，不断更新，发现问题及时处理”。内容和形式应统一、简明、实用。

2. 个人健康档案的建立方法

（1）健康数据的收集

健康数据可通过以下几种方式收集。

1）利用现存资料。各个部门和系统都有常规性的报表，如保健卡、体检表等，从中可以得到大量信息。

2）经常性工作记录。例如医院的病例记录、卫生监测记录，定期对这些资料进行分析，就会发现一些规律，但是由于这些工作记录受各种条件限制，有一定的局限性。如医院的住院记录尽管能提供大量的信息，但在医院门诊记录往往没有连续性，诊断不详细，使信息的可靠性降低。

3）社区调查。以特定社区的全体居民为调查对象，可了解该社区人群的健康状况及社会因素、自然条件、遗传因素对人群健康的影响，大规模的人群调查可以得到较为全面和可靠的信息。

4）健康筛查。通过一项或几项专科筛查，确定受检者有无疾病、身体缺陷和健康问题及其轻重程度，以便采取必要的防治对策和措施，保护人们的身心健康。健康筛查涉及内科、外科、妇科、骨科、皮肤科、口腔科、眼科、耳鼻喉科、实验室等多项内容，可以充分利用这些资料丰富个人健康档案的内容。

（2）资料的核查和录入

原始数据是数据汇总、分析的基础。首先要对其内容进行复查，其次对数据的完整性和准确性进行复核，检查有无漏项和编码错误等，核查后方可保存文本档案或将数据录入计算机。数据录入要建立文档，按栏目输入，可采用两人同时录入，然后比较两人的录入结果来保持准确性，必要时要进行核对。

（3）资料的管理

采用科学的方法管理好健康档案，使其脉络清楚、库藏有数、排架合理，以便于核对、检查和提供使用。对于文本档案需要编号，装订贴上封面，同时要给每一份卷内的档案文件以固定的位置；对于数据档案，可按照社区分类，或者按疾病分类，如可将患有高血压的病人建立一个数据库。

（4）资料的保存

对于文本档案要将所有档案袋按顺序存放在档案柜内，保证安全完好。档案在存放过程中注意对室内温湿度的调节，注意防虫蛀，以维护健康档案的完整与安全，防止损毁，最大限度地延长档案的使用寿命。计算机数据资料应有备份。

技能要求

个人健康档案与家庭健康档案配合，更能说明或分析相关问题。

居民健康档案建立

居民健康档案建立和管理流程如图6-1所示。

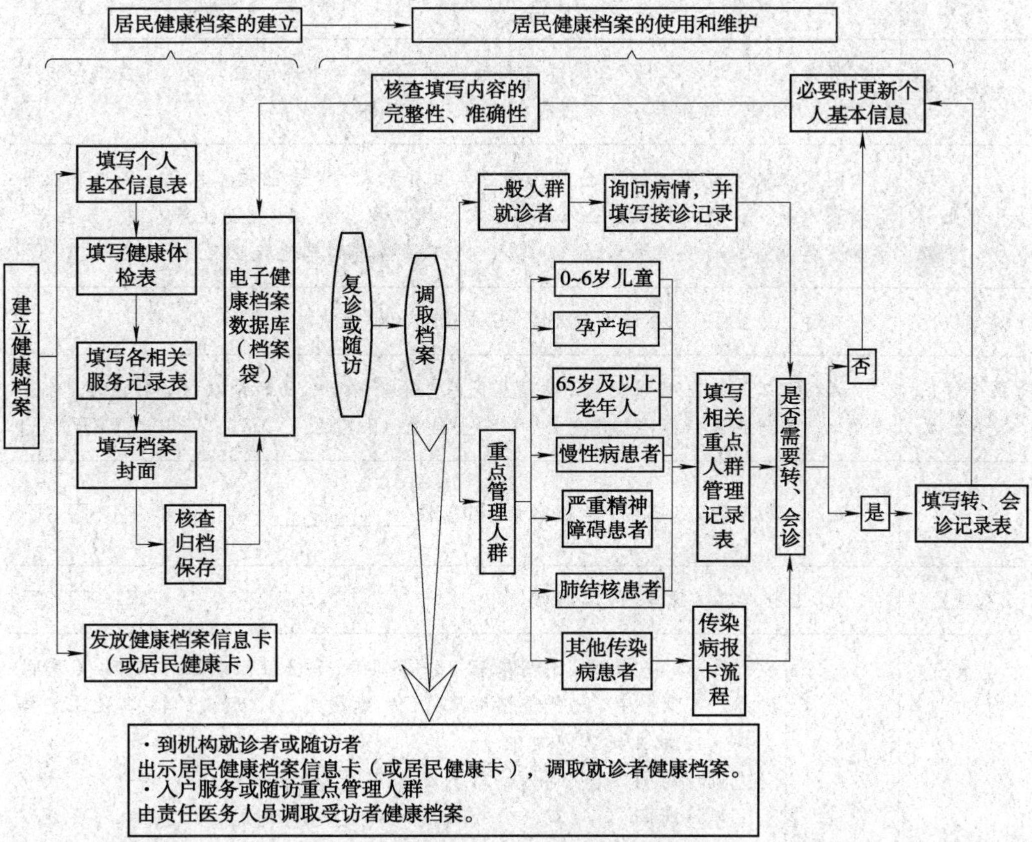

图6-1 居民健康档案建立和管理流程图

1. 工作准备

个人资料的收集方法同培训课程1学习单元3。

准备计算机、个人健康基本信息表（可参考表6-8）和信息数据。

2. 工作程序

程序1 收集社区人群的健康信息并进行整理

可以根据某个社区的一份个人健康基本信息表（见表6-8）的具体项目来录入数据。表中文字右边的方框代表编码。

表 6-8　个人健康基本信息表

姓名：　　　　　　　　　　　　　　　　　　　　　　　　编号□□□ - □□□□□

<table>
<tr><td>性别</td><td colspan="3">1男　2女　9未说明的性别　0未知的性别　□</td><td>出生日期</td><td>□□□□ □□ □□</td></tr>
<tr><td>身份证号</td><td colspan="2"></td><td>工作单位</td><td colspan="2"></td></tr>
<tr><td>本人电话</td><td></td><td>联系人姓名</td><td></td><td>联系人电话</td><td></td></tr>
<tr><td>常住类型</td><td colspan="2">1户籍　2非户籍　□</td><td>民族</td><td colspan="2">01汉族　99少数民族______　□</td></tr>
<tr><td>血型</td><td colspan="5">1A型　2B型　3O型　4AB型　5不详 / RH：1阴性　2阳性　3不详□ / □</td></tr>
<tr><td>文化程度</td><td colspan="5">1研究生　2大学本科　3大学专科和专科学校　4中等专业学校　5技工学校　6高中　7初中　8小学　9文盲或半文盲　10不详　□</td></tr>
<tr><td>职业</td><td colspan="5">0国家机关、党群组织、企业、事业单位负责人　1专业技术人员　2办事人员和有关人员　3商业、服务业人员　4农、林、牧、渔、水利业生产人员　5生产、运输设备操作人员及有关人员　6军人　7不便分类的其他从业人员　8无职业　□</td></tr>
<tr><td>婚姻状况</td><td colspan="5">1未婚　2已婚　3丧偶　4离婚　5未说明的婚姻状况　□</td></tr>
<tr><td>医疗费用支付方式</td><td colspan="5">1城镇职工基本医疗保险　2城镇居民基本医疗保险　3新型农村合作医疗　4贫困救助　5商业医疗保险　6全公费　7全自费　8其他　□ / □ / □</td></tr>
<tr><td>药物过敏史</td><td colspan="5">1无　2青霉素　3磺胺　4链霉素　5其他__________　□ / □ / □ / □</td></tr>
<tr><td>暴露史</td><td colspan="5">1无　2化学品　3毒物　4射线　□ / □ / □</td></tr>
<tr><td rowspan="4">既往史</td><td>疾病</td><td colspan="4">1无　2高血压　3糖尿病　4冠心病　5慢性阻塞性肺疾病　6恶性肿瘤　7脑卒中　8严重精神障碍　9结核病　10肝炎　11其他法定传染病　12职业病　13其他
□确诊时间　　年　　月 /　□确诊时间　　年　　月 /
□确诊时间　　年　　月 /　□确诊时间　　年　　月 /
□确诊时间　　年　　月 /　□确诊时间　　年　　月</td></tr>
<tr><td>手术</td><td colspan="4">1无　　2有：名称①______时间______ / 名称②______时间______　□</td></tr>
<tr><td>外伤</td><td colspan="4">1无　　2有：名称①______时间______ / 名称②______时间______　□</td></tr>
<tr><td>输血</td><td colspan="4">1无　　2有：原因①______时间______ / 原因②______时间______　□</td></tr>
</table>

续表

<table>
<tr><td rowspan="3">家族史</td><td>父亲</td><td>□/□/□/□/□/□</td><td>母亲</td><td>□/□/□/□/□/□</td></tr>
<tr><td>兄弟姐妹</td><td>□/□/□/□/□/□</td><td>子女</td><td>□/□/□/□/□/□</td></tr>
<tr><td colspan="4">1 无　2 高血压　3 糖尿病　4 冠心病　5 慢性阻塞性肺疾病　6 恶性肿瘤　7 脑卒中　8 严重精神障碍　9 结核病　10 肝炎　11 先天畸形　12 其他</td></tr>
<tr><td>遗传病史</td><td colspan="4">1 无　2 有：疾病名称＿＿＿＿＿＿＿＿ □</td></tr>
<tr><td>残疾情况</td><td colspan="4">1 无残疾　2 视力残疾　3 听力残疾　4 言语残疾　5 肢体残疾　6 智力残疾　7 精神残疾　8 其他残疾　□/□/□/□/□/□</td></tr>
<tr><td rowspan="5">生活环境</td><td>厨房排风设施</td><td colspan="3">1 无　2 油烟机　3 换气扇　4 烟囱　□</td></tr>
<tr><td>燃料类型</td><td colspan="3">1 液化气　2 煤　3 天然气　4 沼气　5 柴火　6 其他　□</td></tr>
<tr><td>饮水</td><td colspan="3">1 自来水　2 经净化过滤的水　3 井水　4 河湖水　5 池塘水　6 其他　□</td></tr>
<tr><td>厕所</td><td colspan="3">1 卫生厕所　2 一格或二格粪池式　3 马桶　4 露天粪坑　5 简易棚厕　□</td></tr>
<tr><td>禽畜栏</td><td colspan="3">1 无　2 单设　3 室内　4 室外　□</td></tr>
</table>

填表说明：

1. 本表用于居民首次建立健康档案时填写。如果居民的个人信息有变动，可在原条目处修改，并注明修改时间或重新填写。若失访，在空白处写明失访原因；若死亡，写明死亡日期和死亡原因；若迁出，记录迁往地点基本情况、档案交接记录。0～6 岁儿童无须填写该表。

2. 性别：按照国标分为男、女、未知的性别及未说明的性别。

3. 出生日期：根据居民身份证的出生日期，按照年（4 位）、月（2 位）、日（2 位）顺序填写，如 19490101。

4. 工作单位：应填写目前所在工作单位的全称。离、退休者填写最后工作单位的全称，下岗待业或无工作经历者需具体注明。

5. 联系人姓名：填写与建档对象关系紧密的亲友姓名。

6. 民族：少数民族应填写全称，如彝族、回族等。

7. 血型：在前一个“□”内填写与血型对应编号的数字，在后一个“□”内填写与“RH”血型对应编号的数字。

8. 文化程度：指截至建档时间，本人接受国内外教育所取得的最高学历或与现有水平相当的学历。

9. 药物过敏史：表中药物过敏主要列出青霉素、磺胺或者链霉素过敏，如有其他药物过敏，请在其他栏中写明名称。

10. 既往史

（1）疾病栏中填写现在和过去曾经患过的某种疾病，包括建档时还未治愈的慢性病或某些反复发作的疾病，并写明确诊时间，如有恶性肿瘤，请写明具体的部位或疾病名称，如有职业病，请填写具体名称。对于经医疗单位明确诊断的疾病都应以一级及以上医院的正式诊断为依据，有病史卡的以卡上的疾病名称为准，没有病史卡的应有证据证明是经过医院明确诊断的。可以多选。

（2）手术填写曾经接受过的手术治疗。如有，应填写具体手术名称和手术时间。

（3）外伤填写曾经发生的后果比较严重的外伤经历。如有，应填写具体外伤名称和发生时间。

（4）输血填写曾经接受过的输血情况。如有，应填写具体输血原因和发生时间。

11. 家族史：指直系亲属（父亲、母亲、兄弟姐妹、子女）中是否患过所列出的具有遗传性或遗传倾向的疾病或症状。有则选择具体疾病名称对应编号的数字，可以多选。没有列出的请在其他栏中写明。

12. 生活环境：农村地区在建立居民健康档案时需根据实际情况选择填写此项。

程序 2　文本档案的建立

（1）文本档案录入

要严格按照要求，对各表及项目进行认真填写，建立客观可靠的健康档案。表格和项目可以根据实际情况增加和删减。

（2）文件的排列与编号

组合在同一案卷内的档案文件，应当按顺序排列起来，使之系统化。排列卷内的文件时，要求保持档案文件之间的联系并具有条理性，同时要给每一份卷内的档案文件以固定的位置。排列社区的档案文件可以按时间、地区、人名的姓氏笔画或拼音字母顺序排列。

排列好之后，进行统一编号，用来固定案卷中每份文件的位置。为方便查找，除设计好档案编号外，还可按英文字母顺序编写个人健康档案的姓名索引。

（3）档案的装订

装订文件是为了固定档案文件的排列顺序，防止文件散失和磨损，便于管理。装订前应去掉档案上的金属物，如订书钉、曲别针、大头针等。装订时要将文件折叠整理好并用线订牢固。对于已破损的文件，要做必要的裱糊和修补工作。

程序 3　档案目录的编制

将已经排列完毕并编好号的档案登入档案目录的工作，称为编制档案目录。通常是一个社区一个年度的案卷编制一本目录。目录的项目主要有：案卷的顺序号、名称、起止日期、备注。案卷目录全部登记好后，应该加上封皮和封底，装订成册，封皮如图 6-2 所示。

编号□□□□□□-□□□-□□□-□□□□□

居民健康档案

姓　　名：

现 住 址：

户籍地址：

联系电话：

乡镇（街道）名称：

村（居）委会名称：

建档单位：

建 档 人：

责任医生：

建档日期：__________年____月____日

图6-2　居民健康档案封皮

目录内容示例如下。

居民健康档案表单目录

1. 居民健康档案封面
2. 个人基本信息表
3. 健康体检表
4. 重点人群健康管理记录表（见各服务规范相关表单）

4.1　0~6岁儿童健康管理记录表

4.1.1　新生儿家庭访视记录表

4.1.2　1~8月龄儿童健康检查记录表

4.1.3　12~30月龄儿童健康检查记录表

4.1.4　3~6岁儿童健康检查记录表

4.1.5　男童生长发育监测图

4.1.6　女童生长发育监测图

4.2　孕产妇健康管理记录表

4.2.1　第1次产前检查服务记录表

4.2.2　第2~5次产前随访服务记录表

4.2.3　产后访视记录表

4.2.4　产后42天健康检查记录表

4.3　高血压患者随访服务记录表

4.4　Ⅱ型糖尿病患者随访服务记录表

4.5　严重精神障碍患者管理记录表

4.5.1　严重精神障碍患者个人信息补充表

4.5.2　严重精神障碍患者随访服务记录表

4.6　肺结核患者管理记录表

4.6.1　肺结核患者第一次入户随访记录表

4.6.2　肺结核患者随访服务记录表

4.7　中医药健康管理服务记录表

4.7.1　老年人中医药健康管理服务记录表

4.7.2　儿童中医药健康管理服务记录表

5. 其他医疗卫生服务记录表

5.1　接诊记录表

5.2　会诊记录表

6. 居民健康信息卡

程序4　档案保存

社区健康档案的管理一般以家庭为单位，每一个家庭拥有一个档案袋，上面标明家庭档案编号，内装有家庭健康档案及其所有成员的个人健康档案。各社区卫生服务站（点）应备有专门的档案柜，将所有的家庭档案袋按编号顺序存放在档案柜内，保证安全完好。

（1）档案的排放

在一个档案柜内同时存放多个档案时，不得混插排放。档案在柜架内的排放次序，应先左后右、先上后下。对于一个柜架来说，起始卷号在架的左上角，终止卷号在架的右下角。在每一排柜架靠近主通道的一端，选择适当高度位置统一贴上字体工整醒目的标签，写明该排柜架所存放档案的名称、案卷起止号等。

（2）温湿度的调节

档案在存放过程中应注意对室内温湿度的调节，不适宜的温湿度，特别是高温高湿，会加快纸张水解和字迹褪变的速度，提高有害气体和灰尘的吸附能力，导致害虫的滋生和霉菌的蔓延，这都会给档案造成严重的危害，一般温度控制在 14 ~ 24 ℃，相对湿度为 45% ~ 60%。为了掌握房间的温度和湿度，一般用仪表进行测量，常用的是水银温度计和湿度表，控制和调节房间温湿度的措施主要是密闭、通风、吸潮。房间门窗密闭，可以防止室外不适宜的温湿度对室内造成影响，以使屋内适宜的温湿度保持稳定。根据空气流动的规律，有计划地使室内外的空气进行交换，以达到调节室内空气温湿度的目的，采用自然通风措施，简便易行，比较经济。吸潮是调节房间湿度的重要方法，一般使用吸潮剂或机械设备来除去室内空气中的部分水蒸气。

（3）防虫措施

应做好消灭档案害虫的措施。档案害虫对档案的危害很大，轻者蛀蚀成洞，重者使档案成为碎片，失去利用价值。对于档案中少量害虫可使用振落法，即把档案竖直，用手轻轻拍动，使害虫掉下，然后进行人为消灭。对于木架、木箱中的档案害虫，使用涂刷法，在木质档案箱、架中有害虫或虫蛀的洞隙，用杀虫剂涂刷。当档案中发现大量害虫时，采用熏蒸法，如使用磷化铝片剂对房间进行熏蒸。还可以使用杀虫药剂直接除治害虫。

程序 5　电子档案的建立

电子文本和纸质文本档案常需同时建立。

将文本档案变成电子档案，可使档案更好地保存，并且能更方便人们用来分析和利用。

（1）数据录入

新建一个 Excel 文档，依次选取单元格分别输入字段名，见表 6–8 中的“姓名、性别、身高、体重、是否患高血压”等调查的内容，具体方法参照书中

“数据录入”有关内容，表格和项目可以根据实际情况增加和删减。按表 6–8 的健康调查表录入数据，录入结果如图 6–3 所示。

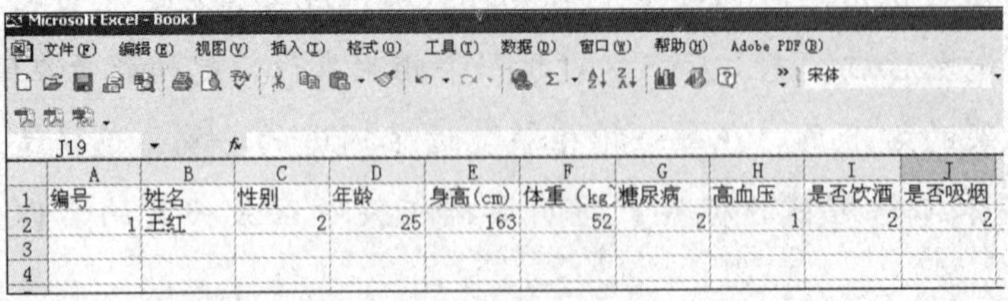

	A	B	C	D	E	F	G	H	I	J
1	编号	姓名	性别	年龄	身高(cm)	体重(kg	糖尿病	高血压	是否饮酒	是否吸烟
2	1	王红	2	25	163	52	2	1	2	2
3										
4										

图 6–3　录入结果

（2）数据的储存

注意做好数据备份工作，并定期对计算机进行查杀病毒工作。

程序 6　建立健康档案的查询方法

文件档案：一般是在建立个人及其家庭健康档案的同时，发给居民一张健康卡，上面注明家庭健康档案和个人健康档案的编号。居民可根据卡片上提供的编号找出所需的档案袋，并阅读个人及其家庭健康档案，以获得关于个人、家庭及社区健康问题的基本印象。

电子档案：按照编号方式查找，可以查找到每个人的具体档案信息。

例：要在某社区健康调查表中查找编号为 5 的人的健康档案。

（1）打开一个已经建立好的数据档案，如图 6–4 所示。

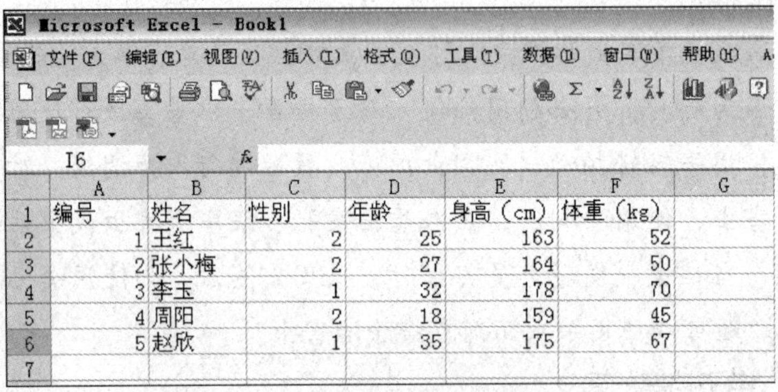

	A	B	C	D	E	F	G
1	编号	姓名	性别	年龄	身高（cm）	体重（kg）	
2	1	王红	2	25	163	52	
3	2	张小梅	2	27	164	50	
4	3	李玉	1	32	178	70	
5	4	周阳	2	18	159	45	
6	5	赵欣	1	35	175	67	
7							

图 6–4　××市鼓楼社区健康调查表

（2）选中编号所在的 A 列，如图 6–5 所示。

（3）选择菜单栏“编辑”中的“查找”，在跳出的文本框“查找内容”中输入数字 5，单击“查找全部”按钮，计算机会自动在编号中用黑色粗框圈出所要查找的资料，如图 6–6 和图 6–7 所示。

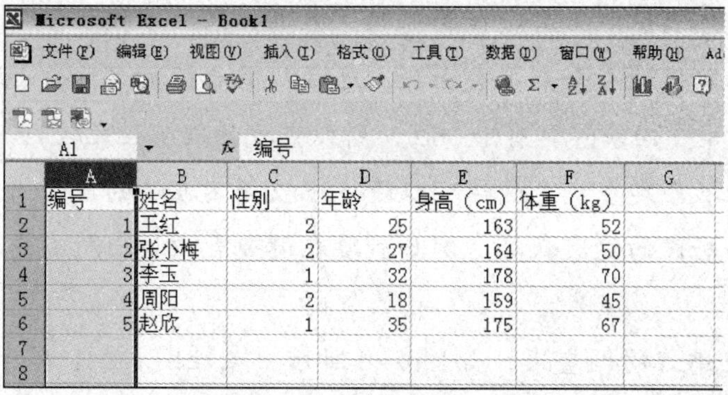

图 6-5 选定编号所在的列

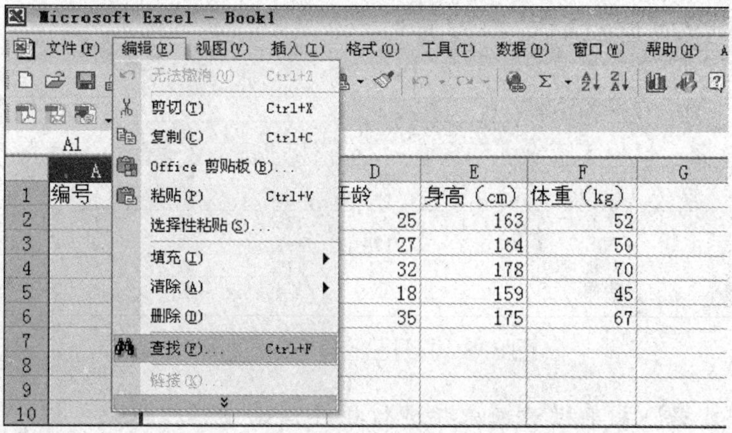

图 6-6 选择菜单栏“编辑”中的“查找”

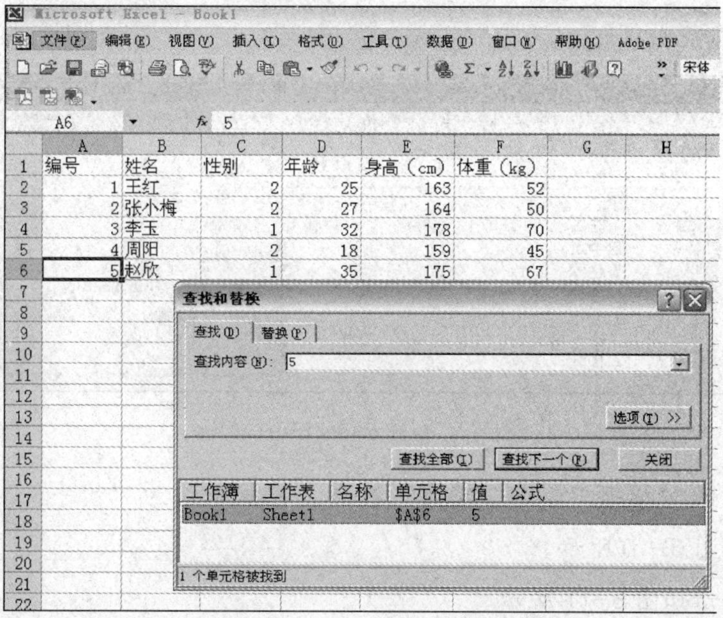

图 6-7 填写查找内容

同样，还可以选中姓名所在的那列，根据姓名来查找。但需要注意的是计算机会把同名同姓的人全部筛选出来，这样就需要根据具体情况来判断需要查找的是哪个档案。而编号具有唯一性，所以查找的准确性比较好。

（4）还可以分类查找，这样可以获得比较翔实准确的社区卫生信息，较全面地了解社区居民的健康状况。例如，要在调查表中找出所有患糖尿病的个人的健康资料。

打开已经建好的调查表，如图 6–8 所示（在性别栏：1 表示男性，2 表示女性；在糖尿病栏：1 表示患有糖尿病，2 表示没有患糖尿病）。

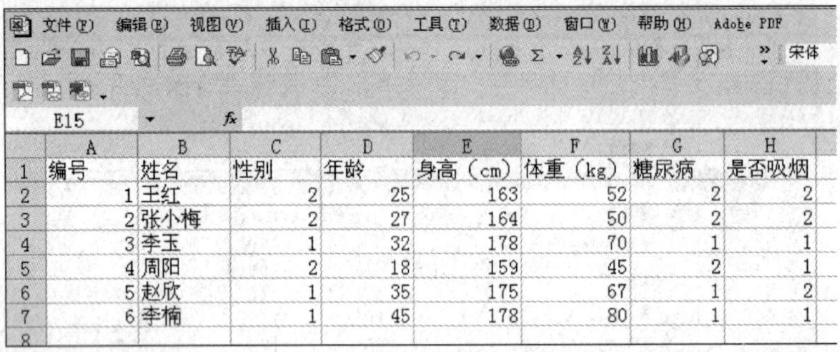

	A	B	C	D	E	F	G	H
1	编号	姓名	性别	年龄	身高（cm）	体重（kg）	糖尿病	是否吸烟
2	1	王红	2	25	163	52	2	2
3	2	张小梅	2	27	164	50	2	2
4	3	李玉	1	32	178	70	1	1
5	4	周阳	2	18	159	45	2	1
6	5	赵欣	1	35	175	67	1	2
7	6	李楠	1	45	178	80	1	1
8								

图 6–8　打开已经建好的数据库

打开“数据”菜单栏对糖尿病进行排序，选中“糖尿病”这一字段或下面的任意一个数值，然后单击菜单栏中的“数据”选项，选择“排序”子菜单，如图 6–9 所示。

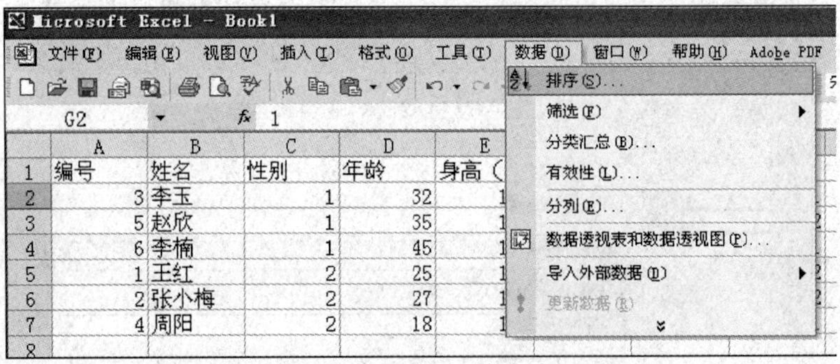

	A	B	C	D	E
1	编号	姓名	性别	年龄	身高（
2	3	李玉	1	32	1
3	5	赵欣	1	35	1
4	6	李楠	1	45	1
5	1	王红	2	25	1
6	2	张小梅	2	27	1
7	4	周阳	2	18	1
8					

图 6–9　对糖尿病一栏进行排序

在弹出的对话框中单击“确定”按钮，系统默认为“升序”，也可以选择“降序”，如图 6–10 所示。

结果显示如图 6–11 所示。

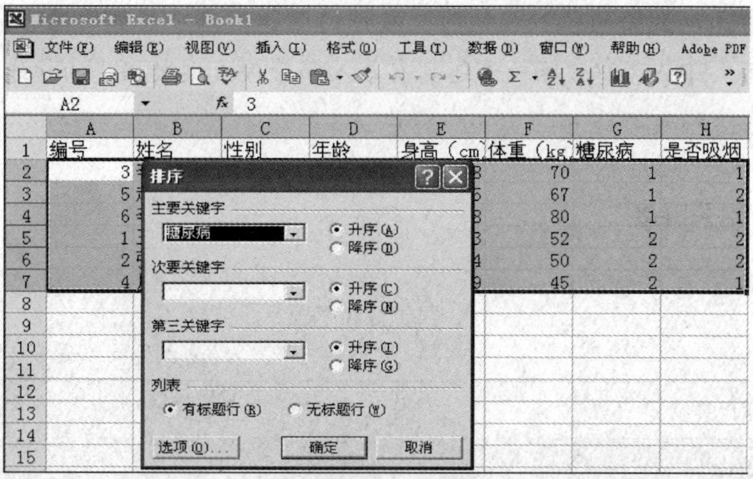

图 6-10 对“糖尿病”进行升序排列

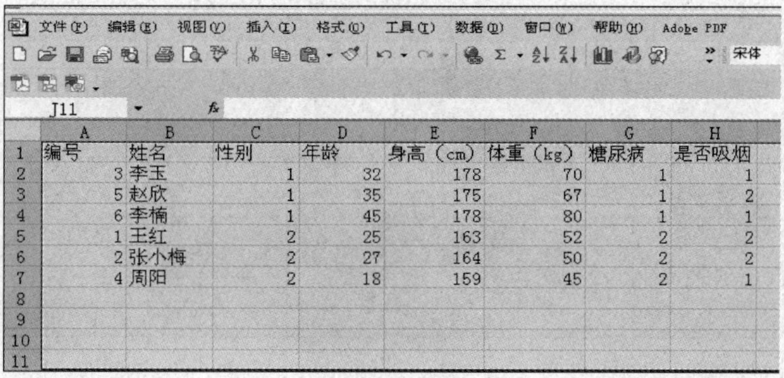

图 6-11 结果显示

从图中可以看到，“糖尿病”栏所有数值为 1 的都排在数值为 2 的前面，由于数字 1 代表患有糖尿病，因此可以得到所有患糖尿病个人的健康资料。

此种方法适用于数值资料。因为排序只能针对数字排序，对文字资料没有作用，所以在输入资料时尽量将数据设为数值资料。

3. 注意事项

（1）可采取入户或电话调查的方法收集社区人群的健康信息。

（2）社区人群的健康信息资料应该定期收集，并对影响健康的主要危险因素进行分析及定期监测和追踪。

（3）社区健康档案应该由专人用计算机进行统一管理。

（4）对档案资料实行保密措施。

（5）能对数据进行输入和分析的软件有很多，包括 EpiData、SAS、SPSS、FoxBase 等，有兴趣的学员可以进行相关知识的学习。这些软件可以进行调查表文件的建立、数据的录入与核对、数据的逻辑审查、数据的报告、数据管理程序的编写，SPSS、SAS 等软件还具有录入和管理大型数据库的功能。

相关链接

健康体检表

姓名：　　　　　　　　　　　　　　　　　　编号□□□—□□□□□

<table>
<tr><td colspan="2">体检日期</td><td colspan="3">年　　月　　日</td><td>责任医生</td><td></td></tr>
<tr><td>内容</td><td colspan="6">检查项目</td></tr>
<tr><td>症状</td><td colspan="6">1 无症状　2 头痛　3 头晕　4 心悸　5 胸闷　6 胸痛　7 慢性咳嗽　8 咳痰　9 呼吸困难　10 多饮　11 多尿　12 体重下降　13 乏力　14 关节肿痛　15 视力模糊　16 手脚麻木　17 尿急　18 尿痛　19 便秘　20 腹泻　21 恶心呕吐　22 眼花　23 耳鸣　24 乳房胀痛　25 其他
□/□/□/□/□/□/□/□/□/□</td></tr>
<tr><td rowspan="9">一般状况</td><td>体温</td><td>℃</td><td>脉率</td><td colspan="3">次 / 分钟</td></tr>
<tr><td rowspan="2">呼吸频率</td><td rowspan="2">次 / 分钟</td><td rowspan="2">血压</td><td>左侧</td><td colspan="2">/　mmHg</td></tr>
<tr><td>右侧</td><td colspan="2">/　mmHg</td></tr>
<tr><td>身高</td><td>cm</td><td>体重</td><td colspan="3">kg</td></tr>
<tr><td>腰围</td><td>cm</td><td>体重指数（BMI）</td><td colspan="3">kg/m²</td></tr>
<tr><td>老年人健康状态自我评估*</td><td colspan="5">1 满意　2 基本满意　3 说不清楚　4 不太满意　5 不满意　□</td></tr>
<tr><td>老年人生活自理能力自我评估*</td><td colspan="5">1 可自理（0～3 分）　2 轻度依赖（4～8 分）　□
3 中度依赖（9～18 分）　4 不能自理（≥ 19 分）</td></tr>
<tr><td>老年人认知功能*</td><td colspan="5">1 粗筛阴性　□
2 粗筛阳性，简易智力状态检查，总分________</td></tr>
<tr><td>老年人情感状态*</td><td colspan="5">1 粗筛阴性　□
2 粗筛阳性，老年人抑郁评分检查，总分________</td></tr>
<tr><td rowspan="3">生活方式</td><td rowspan="3">体育锻炼</td><td>锻炼频率</td><td colspan="4">1 每天　2 每周一次以上　3 偶尔　4 不锻炼□</td></tr>
<tr><td>每次锻炼时间</td><td>分钟</td><td>坚持锻炼时间</td><td colspan="2">年</td></tr>
<tr><td>锻炼方式</td><td colspan="4"></td></tr>
</table>

续表

内容	检查项目		
生活方式	饮食习惯		1 荤素均衡 2 荤食为主 3 素食为主 4 嗜盐 5 嗜油 6 嗜糖 □/□/□
	吸烟情况	吸烟状况	1 从不吸烟 2 已戒烟 3 吸烟 □
		日吸烟量	平均______支
		开始吸烟年龄	______岁 戒烟年龄 ______岁
	饮酒情况	饮酒频率	1 从不 2 偶尔 3 经常 4 每天 □
		日饮酒量	平均__________两
		是否戒酒	1 未戒酒 2 已戒酒，戒酒年龄：____岁□
		开始饮酒年龄	岁 近一年内是否曾醉酒 1 是 2 否 □
		饮酒种类	1 白酒 2 啤酒 3 红酒 4 黄酒 5 其他 □/□/□/□
	职业病危害因素接触史		1 无 2 有（工种____从业时间____年） □ 毒物种类 粉尘__________防护措施 1 无 2 有 □ 放射物质________防护措施 1 无 2 有 □ 物理因素________防护措施 1 无 2 有 □ 化学物质________防护措施 1 无 2 有 □ 其他__________防护措施 1 无 2 有 □
器官功能	口腔		口唇 1 红润 2 苍白 3 发绀 4 皲裂 5 疱疹 □ 齿列 1 正常 2 缺齿—┼— 3 龋齿—┼— 4 义齿（假牙）—┼— □/□/□ 咽部 1 无充血 2 充血 3 淋巴滤泡增生 □
	视力		左眼_____右眼_____（矫正视力：左眼_____右眼_____）
	听力		1 听见 2 听不清或无法听见 □
	运动功能		1 可顺利完成 2 无法独立完成任何一个动作 □
查体	眼底*		1 正常 2 异常 □
	皮肤		1 正常 2 潮红 3 苍白 4 发绀 5 黄染 6 色素沉着 7 其他 □
	巩膜		1 正常 2 黄染 3 充血 4 其他 □
	淋巴结		1 未触及 2 锁骨上 3 腋窝 4 其他 □
	肺		桶状胸：1 否 2 是 □
			呼吸音：1 正常 2 异常 □
			啰音：1 无 2 干啰音 3 湿啰音 4 其他 □

续表

内容	检查项目		
查体	心脏		心率：_____次 / 分钟　心律：1 齐　2 不齐　3 绝对不齐 □ 杂音：1 无　2 有 □
	腹部		压痛：1 无　2 有 □ 包块：1 无　2 有 □ 肝大：1 无　2 有 □ 脾大：1 无　2 有 □ 移动性浊音：1 无　2 有 □
	下肢水肿		1 无　2 单侧　3 双侧不对称　4 双侧对称 □
	足背动脉博动 *		1 未触及　2 触及双侧对称　3 触及左侧弱或消失　4 触及右侧弱或消失 □
	肛门指诊 *		1 未及异常　2 触痛　3 包块　4 前列腺异常　5 其他 □
	乳腺 *		1 未见异常　2 乳房切除　3 异常泌乳　4 乳腺包块　5 其他 □/□/□/□
	妇科 *	外阴	1 未见异常　2 异常 □
		阴道	1 未见异常　2 异常 □
		宫颈	1 未见异常　2 异常 □
		宫体	1 未见异常　2 异常 □
		附件	1 未见异常　2 异常 □
	其他 *		
辅助检查	血常规 *		血红蛋白____g/L 白细胞_____$\times10^9$/L 血小板______$\times10^9$/L 其他______________________________
	尿常规 *		尿蛋白_______尿糖_______尿酮体______尿潜血______ 其他______________________________
	空腹血糖 *		______________ mmol/L 或______________ mg/dL
	心电图 *		1 正常　2 异常 □
	尿微量白蛋白 *		____________mg/dL
	大便潜血 *		1 阴性　2 阳性 □
	糖化血红蛋白 *		______________%
	乙型肝炎表面抗原 *		1 阴性　2 阳性 □
	肝功能 *		血清谷丙转氨酶______U/L　血清谷草转氨酶______U/L 白蛋白_______g/L　总胆红素_______μmol/L 结合胆红素_______μ mol/L

续表

<table>
<tr><th>内容</th><th colspan="5">检查项目</th></tr>
<tr><td rowspan="8">辅助检查</td><td>肾功能*</td><td colspan="4">血清肌酐______μmol/L　血尿素______mmol/L
血钾浓度______mmol/L　血钠浓度______mmol/L</td></tr>
<tr><td>血脂*</td><td colspan="4">总胆固醇______mmol/L　甘油三酯______mmol/L
血清低密度脂蛋白胆固醇__________mmol/L
血清高密度脂蛋白胆固醇__________mmol/L</td></tr>
<tr><td>胸部X线片*</td><td colspan="4">1 正常　2 异常　□</td></tr>
<tr><td rowspan="2">B超*</td><td colspan="4">腹部B超　1 正常　2 异常　□</td></tr>
<tr><td colspan="4">其他　1 正常　2 异常　□</td></tr>
<tr><td>宫颈涂片*</td><td colspan="4">1 正常　2 异常　□</td></tr>
<tr><td>其他*</td><td colspan="4"></td></tr>
<tr><td rowspan="13">现存主要健康问题</td><td rowspan="2">脑血管疾病</td><td colspan="4">1 未发现　2 缺血性卒中　3 脑出血　4 蛛网膜下腔出血
5 短暂性脑缺血发作</td></tr>
<tr><td colspan="4">6 其他　□/□/□/□/□</td></tr>
<tr><td rowspan="2">肾脏疾病</td><td colspan="4">1 未发现　2 糖尿病肾病　3 肾功能衰竭　4 急性肾炎
5 慢性肾炎</td></tr>
<tr><td colspan="4">6 其他　□/□/□/□/□</td></tr>
<tr><td rowspan="2">心脏疾病</td><td colspan="4">1 未发现　2 心肌梗死　3 心绞痛　4 冠状动脉血运重建
5 充血性心力衰竭　6 心前区疼痛</td></tr>
<tr><td colspan="4">7 其他　□/□/□/□/□/□</td></tr>
<tr><td rowspan="2">血管疾病</td><td colspan="4">1 未发现　2 夹层动脉瘤　3 动脉闭塞性疾病</td></tr>
<tr><td colspan="4">4 其他　□/□/□</td></tr>
<tr><td rowspan="2">眼部疾病</td><td colspan="4">1 未发现　2 视网膜出血或渗出　3 视乳头水肿　4 白内障</td></tr>
<tr><td colspan="4">5 其他　□/□/□/□</td></tr>
<tr><td>神经系统疾病</td><td colspan="4">1 未发现　2 有　□</td></tr>
<tr><td>其他系统疾病</td><td colspan="4">1 未发现　2 有　□</td></tr>
<tr><td rowspan="6">住院治疗情况</td><td rowspan="3">住院史</td><td>入/出院日期</td><td>原因</td><td>医疗机构名称</td><td>病案号</td></tr>
<tr><td>/</td><td></td><td></td><td></td></tr>
<tr><td>/</td><td></td><td></td><td></td></tr>
<tr><td rowspan="3">家庭病床史</td><td>建/撤床日期</td><td>原因</td><td>医疗机构名称</td><td>病案号</td></tr>
<tr><td>/</td><td></td><td></td><td></td></tr>
<tr><td>/</td><td></td><td></td><td></td></tr>
</table>

续表

<table>
<tr><td rowspan="7">主要用药情况</td><td>药物名称</td><td>用法</td><td>用量</td><td>用药时间</td><td>服药依从性
1 规律　2 间断　3 不服药</td></tr>
<tr><td>1</td><td></td><td></td><td></td><td></td></tr>
<tr><td>2</td><td></td><td></td><td></td><td></td></tr>
<tr><td>3</td><td></td><td></td><td></td><td></td></tr>
<tr><td>4</td><td></td><td></td><td></td><td></td></tr>
<tr><td>5</td><td></td><td></td><td></td><td></td></tr>
<tr><td>6</td><td></td><td></td><td></td><td></td></tr>
<tr><td rowspan="4">非免疫规划预防接种史</td><td>名称</td><td colspan="2">接种日期</td><td colspan="2">接种机构</td></tr>
<tr><td>1</td><td colspan="2"></td><td colspan="2"></td></tr>
<tr><td>2</td><td colspan="2"></td><td colspan="2"></td></tr>
<tr><td>3</td><td colspan="2"></td><td colspan="2"></td></tr>
<tr><td>健康评价</td><td colspan="5">1 体检无异常　□
2 有异常
异常 1
异常 2
异常 3
异常 4</td></tr>
<tr><td>健康指导</td><td colspan="2">1 纳入慢性病患者健康管理
2 建议复查
3 建议转诊
□/□/□</td><td colspan="3">危险因素控制：□/□/□/□/□/□/□
1 戒烟　2 健康饮酒　3 饮食　4 锻炼
5 减体重（目标________kg）
6 建议接种疫苗
7 其他</td></tr>
</table>

填表说明：

1. 本表用于老年人、高血压、Ⅱ型糖尿病和严重精神障碍患者等的年度健康检查。一般居民的健康检查可参考使用，肺结核患者、孕产妇和 0～6 岁儿童无须填写该表。

2. 表中带有 * 号的项目，在为一般居民建立健康档案时不作为免费检查项目，不同重点人群的免费检查项目按照各专项服务规范的具体说明和要求执行。对于不同的人群，完整的健康体检表指按照相应服务规范要求做完相关检查并记录的表格。

3. 一般状况

体质指数（BMI）= 体重（kg）/ 身高的平方（m^2）。

老年人生活自理能力评估：65 岁及以上老年人需填写此项，详见老年人健康管理服务规范附件。

老年人认知功能粗筛方法：告诉被检查者“我将要说三件物品的名称（如铅笔、卡车、书），请您立刻重复”。过 1 分钟后请其再次重复。如被检查者无法立即重复或 1 分钟后无法完整回忆三件物品名称为粗筛阳性，需进一步进行“简易智力状态检查量表”检查。

老年人情感状态粗筛方法：询问被检查者“你经常感到伤心或抑郁吗”或“你的情绪怎么样”。如回答“是”或“我想不是十分好”，为粗筛阳性，需进一步进行“老年抑郁量表”检查。

4. 生活方式

体育锻炼：指主动锻炼，即有意识地为强体健身而进行的活动，不包括因工作或其他需要而必需进行的活动，如为上班骑自行车、做强体力工作等。锻炼方式填写最常采用的具体锻炼方式。

吸烟情况：“从不吸烟者”不必填写“日吸烟量”“开始吸烟年龄”“戒烟年龄”等，已戒烟者填写戒烟前相关情况。

饮酒情况：“从不饮酒者”不必填写其他有关饮酒情况的项目，已戒酒者填写戒酒前相关情况，“日饮酒量”折合成白酒量（啤酒 /10= 白酒量，红酒 /4= 白酒量，黄酒 /5= 白酒量）。

职业病危险因素接触史：指因患者职业原因造成的粉尘、放射物质、物理因素、化学物质的接触情况。如有，需填写具体粉尘、放射物质、物理因素、化学物质的名称或填不详。

5. 器官功能

视力：填写采用对数视力表测量后的具体数值（5 分记录），对佩戴眼镜者，可戴其平时所用眼镜测量矫正视力。

听力：在被检查者耳旁轻声耳语“你叫什么名字”（注意检查时检查者的脸应在被检查者视线之外），判断被检查者听力状况。

运动功能：请被检查者完成以下动作：两手摸后脑勺，捡起这支笔，从椅子上站起，走几步，转身，坐下。判断被检查者运动功能。

6. 查体

如有异常请在横线上具体说明，如可触及的淋巴结部位、个数；心脏杂音描述；肝、脾、肋下触诊等。建议有条件的地区开展眼底检查，特别是针对高血压或糖尿病患者。

眼底：如果有异常，具体描述异常结果。

足背动脉搏动：糖尿病患者必须进行此项检查。

乳腺：检查外观有无异常，有无异常泌乳及包块。

妇科：外阴记录发育情况及婚产式（未婚、已婚未产或经产式），如有异常情况请具体描述。

阴道记录是否通畅，黏膜情况，分泌物量、色、性状以及有无异味等。

宫颈记录大小、质地、有无糜烂、撕裂、息肉、腺囊肿；有无接触性出血、举痛等。

宫体记录位置、大小、质地、活动度，有无压痛等。

附件记录有无块物、增厚或压痛；若扪及肿块，记录其位置、大小、质地；表面光滑与否、活动度、有无压痛以及与子宫及盆壁关系。左右两侧分别记录。

7. 辅助检查

该项目根据各地实际情况及不同人群情况，有选择地开展。老年人，高血压、Ⅱ型糖尿病和严重精神障碍患者的免费辅助检查项目按照各项规范要求执行。

尿常规中的“尿蛋白、尿糖、尿酮体、尿潜血”可以填写定性检查结果，阴性填“−”，阳性根据检查结果填写“+”“++”“+++”“++++”，也可以填写定量检查结果，定量结果需写明计量单位。

大便潜血、肝功能、肾功能、胸部X线片、B超检查结果若有异常，请具体描述异常结果。其中，B超写明检查的部位，65岁及以上老年人腹部B超为免费检查项目。

其他：表中列出的检查项目以外的辅助检查结果填写在此栏。

8. 现存主要健康问题：指曾经出现或一直存在，并影响目前身体健康状况的疾病，可以多选。若有高血压、糖尿病等现患疾病或者新增的疾病需同时填写在个人健康基本信息表既往史一栏。

9. 住院治疗情况：指最近1年内的住院治疗情况，应逐项填写。日期填写年月，年份应写4位。如因慢性病急性发作或加重而住院或设家庭病床，请特别说明。医疗机构名称应写全称。

10. 主要用药情况：对长期服药的慢性病患者，了解其最近1年内的主要用药情况，西药填写化学名及商品名，中药填写药品名称或中药汤剂，用法、用量按医嘱填写，用法指给药途径，如口服、皮下注射等。用量指用药频次和剂量，如每日三次，每次5 mg等。用药时间指在此时间段内一共服用此药的时间，单位为年、月或天。服药依从性是指对此药的依从情况，“规律”为按医嘱服药，“间断”为未按医嘱服药，频次或数量不足，“不服药”即为医生开了处方，但患者未使用此药。

11. 非免疫规划预防接种史：填写最近1年内接种的疫苗的名称、接种日期和接种机构。

12. 健康评价：无异常是指无新发疾病、原有疾病控制良好无加重或进展，否则为有异常，填写具体异常情况，包括高血压、糖尿病、生活能力，情感筛查等身体和心理的异常情况。

13. 健康指导：纳入慢性病患者健康管理是指对高血压、糖尿病、严重精神障碍患者等重点人群定期随访和健康体检。减体重的目标是指根据居民或患者的具体情况，制定下次体检之前需要减重的目标值。

学习单元 2 人群基本资料的计算分析

百分比和率是描述计数资料的常用指标，明确它们的含义，准确计算人群基本资料的百分比和营养缺乏病的患病率，对掌握人群营养缺乏病的发生状况，了解其发生特点，以及实施改善措施均十分重要。

学习目标

- 掌握比和率的概念和计算方法
- 掌握患病率的概念和计算方法
- 能计算社区目标人群基本资料（如年龄、性别、职业等）的百分比（构成比）和营养缺乏病患病率

知识要求

1. 比和率的概念及计算方法

（1）构成比

构成比表示某一事物内部各组成部分所占的比重或频率，常以百分数表示，计算公式为：

$$构成比=\frac{某一组成部分的数值}{同一事物各组成部分的数值总和}\times 100\%$$

构成比的分子部分包含在分母部分内，因此，构成比不能说明某事件发生的频率。例如，在某社区的人群基本资料中，女性占总人数的 56.9%，这就是构成比。

（2）比

比也称相对比，是表示两个数相除所得的值，说明两者的相对水平，常用倍数或百分数表示，计算公式为：

$$相对比=\frac{甲指标}{乙指标}$$，也可用百分数表示（×100%）。

例如，在一定时期内某人群中的出生性别比例为出生男孩数与出生女孩数之比，某年出生性别比例为 105%，就是表示某年出生的男孩数与女孩数的比

为 105：100。

（3）率

率是表示在一定的条件下某现象实际发生的例数与可能发生该现象的总例数之比，来说明单位时间内某现象发生的频率或强度。一般用百分率、千分率、万分率或 10 万分率表示。

计算公式为：

$$率=\frac{某现象实际发生的例数}{可能发生该现象的总例数}\times k$$

$$k=100\%，1\ 000‰\cdots$$

2. 发病率的概念及计算方法

发病率是指一定时期内某特定人群中某种疾病新病例出现的频率。

计算公式为：

$$发病率=\frac{一定时期某人群中某病新病例数}{同期暴露人口数}\times k$$

$$k=100\%，1\ 000‰\cdots$$

例如，某社区 2015 年缺铁性贫血的发病率为 8%，是用此小区在 2015 年一年中新增的患缺铁性贫血人数除以同期暴露人口数得到的。

3. 患病率的概念及计算方法

患病率亦称现患率、流行率，是指在特定时间内一定人群中某病新旧病例数所占的比例，计算公式为：

$$患病率=\frac{特定时期某人群中某病新旧病例数}{同期观察人口数}\times k$$

$$k=100\%，1\ 000‰，10\ 000/万或\ 100\ 000/10万$$

例如，如果想得到某小区缺铁性贫血的患病率，可用此小区所有患缺铁性贫血的人数除以同期该小区内的观察人口数。

4. 患病率与发病率的区别

（1）患病率的分子为特定时间所调查人群中某病新旧病例数，而不管这些病例的发病时间；发病率的分子为一定时期暴露人群中新发生的病例数。

（2）患病率是由横断面调查获得的疾病频率，衡量疾病的存在或流行情况，是一种静态指标。而发病率是由发病报告或队列研究获得的疾病频率，衡量疾病的出现，为动态指标。

技能要求

人群基本资料的百分比和营养缺乏病患病率的计算

1. 工作准备

经常性资料是各有关部门收集、掌握的常规资料，这类资料是按有关规定所作的记录，日积月累长期保存下来的资料，不需要进行专门的调查即可获得。经常性资料包括的内容如下。

（1）日常医疗卫生工作记录及其有关报告卡。

（2）统计报表。

（3）营养与健康监测、疾病监测资料。

（4）人口资料。

（5）社区居民健康档案

对调查表的录入和整理需要运用计算机，在计算机里应装有相应的应用软件（如 Excel），还需要掌握相关的计算机知识，熟练掌握录入和整理数据的技能。

2. 工作程序

程序 1 资料分析

实例：某街道有 7 个小区，对 60 岁以上老年人的一般资料和患有缺铁性贫血的情况进行统计和整理，得到的资料见表 6–9。该街道 2015 年 60 岁以上老年人口数为 41 767 人，其中女性 23 878 人，男性 17 889 人。

表 6–9 2015 年某街道老年人缺铁性贫血的情况

小区	年平均人口数（人）	缺铁性贫血发病人数（人）	缺铁性贫血患病人数（人）
A	6 367	658	2 433
B	10 455	890	3 033
C	4 778	237	1 650

续表

小区	年平均人口数（人）	缺铁性贫血发病人数（人）	缺铁性贫血患病人数（人）
D	4 111	213	1 503
E	5 391	245	1 282
F	6 394	546	1 853
G	4 271	198	1 130
合计	41 767	2 987	12 884

程序 2　计算人群基本资料构成比

$$根据公式：构成比=\frac{某一组成部分的观察单位数}{同一事物各组成部分的观察单位总数}\times 100\%$$

（1）性别构成比

该街道 2005 年 60 岁以上老年人口中女性人数的构成比

=23 878/41 767×100%=57.2%

该街道 2005 年 60 岁以上老年人口中男性人数的构成比

=17 889/41 767×100%=42.8%

将结果记录在表 6-10 中。

表 6-10　2015 年某街道老年人性别构成比

性别	人数（人）	性别构成比（%）
男性	17 889	42.8
女性	23 878	57.2
合计	41 767	100

（2）各小区患病人数构成比

2005 年患缺铁性贫血人数的构成比

A 小区 =2 433/12 884×100%=18.88%

B 小区 =3 033/12 884×100%=23.54%

仿照此可以计算其他各小区患病人数的构成比。结果见表 6-11。

表 6-11　某街道各小区 2015 年老年人患缺铁性贫血人数的构成比

小区	年平均人口数	缺铁性贫血患病人数（人）	各小区患病人数构成比（%）
A	6 367	2 433	18.88
B	10 455	3 033	23.54
C	4 778	1 650	12.81
D	4 111	1 503	11.67
E	5 391	1 282	9.95
F	6 394	1 853	14.38
G	4 271	1 130	8.77
合计	41 767	12 884	100.0

程序 3　比的计算

这里要计算女性和男性人数的相对比。

$$根据公式：相对比=\frac{甲指标}{乙指标}（或\times 100\%）$$

$$比=\frac{23\ 878}{17\ 889}=1.33$$

女性和男性人数之间的相对比为 1.33。

程序 4　发病率的计算

$$根据公式：发病率=\frac{一定时期某人群中某病新病例数}{同期暴露人口数}\times k$$

2005 年缺铁性贫血的发病率

A 小区 =658÷6 367×100%=10.33%

B 小区 =890÷10 455×100%=8.51%

仿照此可以计算其他各小区的发病率。将结果记录在表 6-12 中。

构成比不能说明某事件发生的频率。不同地区、不同条件下的构成比不能当作率使用，这种构成比也不能相互比较。如 G 小区（8.77%）不能说明该小区贫血的患病在全街道最轻。只是因为该小区人口数最少，所以患病数低于其他小区。

表 6-12　某街道各小区 2015 年老年人缺铁性贫血的发病率

小区	年平均人口数（人）	2015 年缺铁性贫血的发病人数（人）	2015 各小区年缺铁性贫血的发病率（%）
A	6 367	658	10.33
B	10 455	890	8.51

续表

小区	年平均人口数（人）	2015 年缺铁性贫血的发病人数（人）	2015 各小区年缺铁性贫血的发病率（%）
C	4 778	237	4.96
D	4 111	213	5.18
E	5 391	245	4.54
F	6 394	546	8.54
G	4 271	198	4.64
合计	41 767	2 987	7.15

程序 5　患病率的计算

根据公式：$患病率=\dfrac{特定时期某人群某病新旧病例数}{同期观察人口数}\times k$

缺铁性贫血的患病率

A 小区 =2 433 ÷ 6 367 × 100%=38.21%

B 小区 =3 033 ÷ 10 455 × 100%=29.01%

仿照此可以计算其他各小区的患病率。将结果记录在表 6–13 中。

表 6–13　某街道各小区老年人缺铁性贫血的患病率

小区	年平均人口数	缺铁性贫血患病人数（人）	各小区患病率（%）
A	6 367	2 433	38.21
B	10 455	3 033	29.01
C	4 778	1 650	34.53
D	4 111	1 503	36.56
E	5 391	1 282	23.78
F	6 394	1 853	28.98
G	4 271	1 130	26.46
合计	41 767	12 884	30.85

程序 6　报告编制

如需要，应对上述结果进行描述性报告，存档备用。

3. 注意事项

对观察单位数不等的几个率，不能直接相加求其平均率（或称总率）。如表 6–13

中应当以合计患病数除以合计年平均人口数，才是平均患病率（总患病率）。即：

$$年平均患病率=\frac{年内患病总人数}{年平均人口数}\times k$$

k=100%，1 000‰，10 000/万或 100 000/10 万

该街道 2005 年老年人缺铁性贫血的平均患病率 =12 884（各小区总患病数）/41 767（各小区老年人总数）×100%=30.85%

3 培训课程

营养干预方案设计和实施

营养干预是公共营养师的重要工作内容之一。营养干预以提高社区人群的营养状况、改善膳食结构、预防和控制营养不良、增进健康、提高社区人群的生活质量为目标，同时为国家或当地政府制定食物营养政策、经济政策及卫生保健政策提供科学依据。

营养干预常针对特殊营养问题的不同危险因素而选择不同的干预方法。干预内容和方式很多，如营养强化、营养教育、食物供应、相关政策、行为改变等。由于我国地理环境复杂，人口众多，因此，在进行社区营养干预前，首先要进行现状调查，以发现社区的主要营养问题，并针对这些问题，设计出切实可行的干预模式。干预方案的设计不仅包括干预方案制定，还应包括实施和效果评价的设计。

学习单元 1　社区营养干预方案设计

社区营养工作涉及各类人群，其中婴幼儿、青少年、孕产妇、乳母、老年人、慢性病患者等特殊人群是主要的工作对象。社区营养干预是主要的社区干预措施之一，通过分析人群中存在的营养问题及其产生的原因，在此基础上采取特定的食物营养干预措施以改善这些问题。社区营养干预方式包括膳食结构改善、食物强化、营养素补充等。

学习目标

- 熟悉社区常见营养问题
- 掌握营养干预方案的设计方法

知识要求

1. 社区常见营养问题及其预防

(1) 营养不良

营养失去平衡可产生营养不良。营养不良是指由于一种或一种以上营养素的缺乏或过剩所造成的机体健康异常或疾病状态。营养不良包括两种表现，即营养缺乏和营养失衡。

1) 营养缺乏病。由于营养素摄入不足所导致的疾病。目前世界上流行的四大营养缺乏病是：蛋白质－能量营养不良、缺铁性贫血、碘缺乏病、维生素 A 缺乏病。其他常见营养缺乏病还有钙、维生素 D 缺乏引起的佝偻病，维生素 B_1 缺乏引起的脚气病，维生素 C 缺乏引起的坏血病，锌缺乏引起的厌食症等，各种营养素的缺乏都可产生相应的缺乏病。

2) 营养失衡性疾病。由于营养素摄入过多所产生的疾病。如高能量、高脂肪、高蛋白、特别是动物脂肪摄入过多，可以引起营养失衡性疾病，如肥胖症、高脂血症、冠心病、糖尿病等。某些营养素摄入不合理可能还与一些肿瘤的发病有关，如脂肪摄入过多可能与乳腺癌、结肠癌、前列腺癌的发生相关。脂溶性维生素 A、D 摄入过多，可造成维生素 A、D 中毒。

(2) 铁缺乏和缺铁性贫血

贫血是世界范围内最常见的营养性疾病之一，在发展中国家主要影响儿童和妇女的健康。缺铁性贫血也是我国婴幼儿、育龄妇女和老年人普遍存在的营养问题，其患病高峰年龄主要集中在 6 个月至 2 岁的婴幼儿。孕妇、乳母及老年人也是患缺铁性贫血的高危人群。造成贫血的原因主要是铁摄入量不足、膳食铁生物利用率低、特殊时期对铁的需要量明显增加等。缺铁性贫血的预防，首先应纠正各种造成缺铁的原因并进行综合防治，可采取的防治措施包括：通过营养教育，掌握均衡膳食的原则；多吃含铁丰富的食物，如动物血、肝、瘦肉和新鲜水果蔬菜；对食物进行铁强化，如铁强化酱油、面包；加强妇幼保健、预防早产、做好喂养指导、纠正偏食等综合防治措施。

（3）钙与维生素 D 缺乏症

佝偻病是婴幼儿常见的营养缺乏病，其主要原因是日光照射不足（缺少户外活动）以及膳食中缺少维生素 D 和钙等。多做户外活动、多晒太阳、选择富含维生素 D 和钙的食物是预防佝偻病最简单有效的措施。建立和健全社区卫生保健组织，并开展行之有效的工作，是预防易感人群中佝偻病发生的有效手段，应从新生儿时期就开始定期家访和体检，并普及防治佝偻病的知识，新生儿出生后数日给予维生素 D 补充。

（4）锌缺乏

锌缺乏是婴幼儿和学龄前儿童常见的营养问题。引起锌缺乏的主要因素包括：膳食摄入不平衡，动物性食物摄入偏少，有挑食偏食习惯；婴幼儿对锌需要量高；腹泻、急性感染使锌的分解和排出增加等。预防锌缺乏的措施主要是增加动物性食物的摄入量，特别是红肉、动物内脏、贝类食物摄入等。如条件有限，则需要对高危人群采取干预措施，如补充锌制剂或锌强化食品。

（5）维生素 A 缺乏

维生素 A 缺乏是我国居民常见的营养问题，儿童和成年人都会发生。目前，严重的儿童维生素 A 缺乏已较少见，但维生素 A 边缘缺乏率仍然很高。在广大的边远贫困农村地区，儿童维生素 A 缺乏常构成中度甚至重度公共卫生问题。维生素 A 缺乏的主要原因是膳食维生素 A 摄入不足。进行干预的重点应该是学龄前儿童。

（6）超重和肥胖

从全世界范围看，发达国家和发展中国家儿童肥胖率均普遍上升。我国情况也是如此，过去 10 年中我国城乡居民超重和肥胖率均呈明显的上升趋势，我国 18 岁及以上成年居民超重率达到 30.1%，肥胖率达到 11.9%，两者合计达到 42%。我国 6～17 岁儿童超重率和肥胖率分别为 9.6% 和 6.4%。因此应给予足够的重视。另外，由于超重基数较大，预计今后肥胖率仍会增长，成为一个日益严重的公共卫生问题。

肥胖的发生受多种因素影响，包括遗传因素、社会经济文化因素、环境因素等。其中，高能量密度膳食、不健康的饮食行为和缺乏身体活动是造成近年来超重和肥胖发生率不断升高的主要原因。在肥胖干预措施的选择上要注意营养干预和生活方式的结合，特别是对处于生长发育时期的儿童，更要注意通过多种途径促使其形成良好的身体活动习惯。

（7）骨质疏松症

骨质疏松症正日益成为给老年人带来经济负担和精神负担的重大疾病，是一个应予以重视的公共健康问题。据估计，2004 年，我国骨质疏松的人数占全人口的 7% 左右。在社区营养干预上，除进行营养健康宣传教育外，还要鼓励老年人多参加户外活动，从事一些适合自己的身体活动或锻炼。

（8）其他与营养有关的慢性疾病

目前，严重威胁人类健康的慢性非传染性疾病大多与不恰当的膳食摄入和不良的饮食行为有关。自 20 世纪 90 年代后期以来，我国居民与营养不均衡相关的心脑血管疾病、糖尿病、肿瘤、高血压等的发病率一直保持上升趋势，严重影响我国居民的健康。尤其值得注意的是，尽管这些疾病的主要危害人群是中老年人，但近年来已出现了年轻化的趋势，即患病年龄不断降低，年轻人患慢性病的比例不断提高，儿童出现高血压、糖尿病的情况并不少见。

2. 营养干预主要设计类型和策略

（1）营养干预试验设计的类型

营养干预试验设计的类型在研究层面上常采取随机对照试验和类实验。

1）随机对照试验。如果一个人群能随机分成两部分，则可采取平行随机对照设计方案，即把干预人群随机分成两组，一组施加干预措施，另一组施加对照措施，然后追踪观察两组人群的结局。此种试验如严格遵循双盲法、随机、对照的设计原则，可得到较真实可信的结果，但设计和操作比较复杂，花费较多。

2）类实验。如果人群没法随机分配，不能开展平行随机对照试验，或者在干预措施实施过程中未设同期对照，则把此类实验设计称为类实验。当研究结束后，可将干预后的研究结果与干预前的结果或国内外同类研究结果进行比较。此种实验设计简单，但有时结果评价时的可比性较差。但它适合于实际工作中应用。

（2）干预对象的选择

在干预试验中，干预对象的选择取决于干预措施针对的条件和干预试验的目的，干预试验对象的选择应考虑如下几点。

1）选择预期发病率高的人群。因为干预疾病的发病率越高，试验所需的样本人群就越小，而且样本人群也容易获得。

2）选取高危人群。可通过筛查或社区诊断来获取高危人群。

3）选择能从干预试验中获得最大利益的人群。这种人群既代表了公共卫生规划实施干预的目标人群，也是疾病受累最严重的人群。例如，在碘缺乏区，所有人群均为补碘计划的目标人群。应排除对干预措施有较大风险的人群，如患严重疾病者、代谢异常而对试验结果有干扰的人群等。

4）选择稳定的人群。进行干预试验时，应选择人口相对稳定、流动性较小的人群，避免因人口流动而影响干预措施的效果。

（3）营养干预策略

1）政策环境（指制定有利于营养干预的政策、规定等）。推动社区教育部门和卫生行政部门建立学龄儿童缺铁性贫血的监测系统；无偿提供庭院养殖技术和服务；动员政府、关键人物、传媒、社区居民、医院等支持以学校为主的社区营养干预活动；提供多方位服务，如医务人员对病人进行保健指导、学校患缺铁性贫血学生的档案管理、缺铁性贫血的宣传周/宣传日等大型宣传和咨询活动。

2）营养教育干预（指通过公共信息、人际交流等进行传播，提高人群的营养知识，促进人们态度和行为的改变）。通过传媒教育，提高人群的缺铁性贫血的防治知识和意识。

3）行为干预（通过提供信息、示范、咨询等，帮助人们进行健康生活方式的选择，改变行为的必要技能，促进不良饮食行为的改变和保持良好的生活方式，改变个人行为和技能）。例如，6~12 岁学龄儿童每年至少测一次血红蛋白，增加含铁丰富的动物性食物的摄入，食用铁强化食品，家庭庭院养殖技术的培训。

4）食物营养干预（通过改变人们的膳食结构来达到减少营养缺乏病、慢性病的目的，如庭院种植计划、食物供应计划、食品强化、营养素补充剂等）。如提供铁强化酱油或碘盐，增加富含铁和碘的食物摄入等。

5）控油减盐干预措施。中国营养学会颁布的《中国居民膳食指南（2016）》建议：我国人均每天食用油摄入量应控制在 25 ~ 30 g，每天摄盐量不宜超过 6 g。WHO 于 2007 年倡议将成人每日食盐摄入量从 6 g 减至 5 g。2012 年中国居民营养与健康状况监测显示，我国人均每日摄油 42 g，人均每日摄盐 10.5 g。高血脂、高血压、高血糖、肥胖等已成为影响居民健康的大敌，只有合理地控制饮食中油盐的摄入量，才能更有效地降低高血压、冠心病等心脑血管疾病的发病率。控油限盐，不仅有利于控制肥胖，而且有利于降低高血压及其伴存的心脑血管病等的发病率，同时，有利于预防各种相关疾病。

3. 社区营养干预的步骤与方法

社区营养干预是指在社区内有计划、有组织地开展一系列活动，创造一个有利的健康环境，使社区居民认识自己的不合理饮食习惯，并予以纠正，以达到促进健康、提高生活质量的目的。社区营养干预计划是在社区诊断的基础上拟订的总体计划，包括人员培训、活动开展、信息收集、总结评价等。

（1）社区诊断

社区诊断是通过社区咨询、收集现有资料、专题小组讨论和深度访谈等定性研究方法以及问卷调查等收集社区资料并进行分析，了解需要优先解决的卫生问题、健康问题、资源问题等，了解干预的可行性和障碍、主要策略以及如何开始等。

（2）制定目标

1）总目标：即总的长期目标。

2）分目标：通过一定时间干预能达到的可测的目标。

目标应包括5个W（When，Where，Who，What，How much），即何时、何地、对谁、达到什么变化、变化多少。

（3）确定目标人群

一级目标人群：指建议健康行为改变的实施对象，即受影响最大或处于该营养问题的高危人群。

二级目标人群：指对一级目标人群有重要影响（如能激发、教育、支持和加强一级目标人群的信念和行为）的人，如卫生保健人员、家庭成员等。

三级目标人群：包括决策者、领导、提供资助者等。

分类列出目标人群，包括年龄分类（婴幼儿、学龄儿童、青少年、孕妇、乳母、老年人）、职业分类（工人、农民等）、经济水平（低收入、中等收入、高收入）、民族、文化程度（文盲、小学、初中、高中、大专、大学本科及以上）、居住情况（移居、定居）等。

（4）营养干预计划和选择

选择适当的干预措施是解决营养问题的先决条件，应针对社区不同的营养问题，采取不同的营养干预措施。由于受人力、物力等许多条件的限制，选择的干预措施不宜过多，一般只需选择主要的干预措施。

1）选择社区营养干预措施的基本原则

①考虑营养问题的重要程度。在选择社区营养干预措施时，要优先考虑解决重要营养问题的干预措施。

②考虑对解决营养问题的作用大小。干预措施最重要的选择标准是所选择的措施能否在解决营养问题中发挥最佳的作用。

③考虑实施干预的难易程度、参与性和成本效益以及对干预措施评估的难易程度和可持续发展等。

2）营养干预措施的选择和排序。根据以上分析，对相应的干预措施进行高、中、低排序后择优选择。选择和排序主要取决于以下因素。

①特定目标人群存在的该营养问题的程度、性质和原因。

②干预项目涉及的范围、可利用的资源以及社区参与等因素。

③干预措施的意义、干预的有效性、实施的可行性、成本效益、易于评价、干预的可持续性等。

3）确定干预手段。对社区营养问题的原因进行全面分析，确定最有意义的干预手段，如营养教育、推广家庭菜园、食物强化等。干预措施和手段应能解决相应的社区营养问题。

4）确定营养干预方案或措施。已初选的干预方法在纳入项目前，应按照标准要求仔细分析其可行性，参考有关文献，并向有关专家和社区人群代表咨询，在此基础上最终确定营养干预方案或措施。

4. 营养干预试验注意事项

营养干预试验是一项较大的系统工程，涉及大量的人力、物力，而且需要较长的时间，如果没有科学严谨的实验设计，则很难得出客观真实的结果，因此在干预试验前，应做好实验设计。在实验设计时要遵循一些基本原则，对某些问题还要加以特别的注意。

（1）干预的目标要明确，设计方案中的每一步都要具体。

（2）干预措施要具体、可操作性强，干预措施的实施要有针对性，而且保证对人安全、无害。

（3）人群的选择要与干预措施对应，还应考虑人群对干预措施的可接受性。

（4）随访的期限，应该以出现某种可测量的结果为期限。

（5）干预效果的评价指标应客观、特异、易观察且最好能定量观察。

（6）应根据资料的性质选择相应的统计学方法进行分析处理。

（7）符合伦理，现场干预试验的对象是人群，所以必须考虑伦理问题，整个试验要符合《赫尔辛基宣言》中的伦理问题。

（8）经济。应本着有效、经济的原则，尽可能用较少的费用获得较大的利益。

技能要求

农村学龄儿童缺铁性贫血干预方案设计

1. 工作准备

（1）需要的工具器材包括计算机（数据录入和分析）及各种文具。

（2）需要当地目标人群缺铁性贫血资料或数据，以及当地主要食物资源状况。

（3）现状调查分析。为了确认发病率和现况的严重程度，一般需要预先做一个小调查。

从所在社区的小学中随机选取 6 所小学，对每所学校的 1～6 年级的所有学生进行血红蛋白测定，对所有学生及其家长、所有教师进行问卷调查。对收集的问卷进行编码、录入、清理、分析，确定缺铁性贫血的患病率以及影响因素，包括营养知识的知晓率、饮食行为等。

1）基本情况。现场调查结果显示，该社区居民经济水平比较低，70% 的学龄儿童动物性食物摄入量较低。学龄儿童及家长、学校教师对缺铁性贫血防治知识的知晓率低，只有 20% 的学校常规体检中包括血红蛋白的测定。对铁强化食物的知晓率很低，只有很少的家庭使用过铁强化酱油。该社区 30% 的 6～12 岁人群患有缺铁性贫血，在检出的缺铁性贫血患者中，有 65% 的人不知道自己患有缺铁性贫血。

2）确定营养问题

①谁患缺铁性贫血——6～12 岁学龄儿童为高危人群。

②何种类型营养问题——缺铁性贫血。

③营养不良严重程度——30% 的 6～12 岁学龄儿童患缺铁性贫血。

④缺铁性贫血的原因——膳食摄入和饮食行为不合理，缺乏营养知识，社会支持力度不够。

2. 工作程序

程序 1　制定总体方案设计框架

一般包括背景、项目目标、营养干预内容和计划、技术路线和活动内容、项目评价、时间、预算、负责和参加人员。

程序 2　制定项目目标

项目目标与时间经费投入相关。

（1）远期目标。降低学龄儿童缺铁性贫血患病率。

（2）分目标

1）提高居民（学生、家长、教师和一般人群）营养知识的知晓率。

2）提高含铁丰富的动物性食物的摄入量。

3）提高铁强化酱油的覆盖率。

4）建立学龄儿童缺铁性贫血的监测系统。

5）提高缺铁性贫血儿童的就诊率。

程序 3　确定目标人群

一般人群、6～12 岁学龄儿童及其家长和教师、缺铁性贫血的儿童。

程序 4　制定营养干预策略

根据当地实际情况，家长、教师采用营养教育为主的方式，提高对贫血危害的认识，加强预防和改善方法知识的学习。儿童主要采用富铁食物营养干预。

程序 5　确定主要活动

各种干预活动常常相互配合，如食物营养应与营养教育相配合，才能有好效果。

社区营养干预应针对不同的场所和干预对象，根据干预策略制定相应的干预活动方案。

（1）学校

争取市及所在区的教育部门的支持，在学校将健康信息传播给儿童，将缺铁性贫血的防治列入学校健康教育内容和学校卫生防病工作技术规范中。

1）开展合理膳食教育。利用板报、宣传栏、广播、专家讲座、发放宣传材料（简单易懂、生动活泼）、知识竞赛等多种学生喜欢的形式，向学生传播《中国居民平衡膳食指南》、膳食与缺铁性贫血的关系、缺铁性贫血的危害和防治的意义、缺铁性贫血的危险因素等知识，纠正偏食、挑食等不良习惯。

2）鼓励老师日常教学活动中的点滴教育，可能比专门的教育更及时，更有针对性，同学们更容易接受。加强对校医和健康教育老师的培训，提高他们对缺铁性贫血儿童进行行为指导的能力。

3）鼓励开展学生营养午餐，安排有专业知识的人员对学生膳食进行营养指导，并不定期地对食堂炊管人员进行营养知识培训，同时加强对营养午餐的监测和监督。

（2）家庭

父母是儿童食物的主要准备和制作者，他们在儿童食物选择上往往起着决定性的作用。另外，家长本身的饮食习惯对儿童饮食习惯的影响也是巨大的。因此，除了对学龄儿童本身进行营养宣传教育外，家庭也是进行营养干预的主要阵地。

1）对学生家长进行合理膳食教育，内容同上。提高家长在改进孩子膳食结构、培养孩子良好的生活饮食行为方面的技能。

2）有计划地宣传家庭使用铁强化食品，如铁强化酱油、铁强化主食等。与社区和相关企业联系，降低铁强化酱油的价格，提高铁强化酱油在社区家庭中的覆盖率。必要时可建议食用铁补充剂。

3）鼓励庭院养殖和种植，增加食物供应。社区有关技术人员通过免费讲座或上门指导提供技术服务，政府提供低价或免费的种子和饲养动物的幼仔（缺铁性贫血的主要原因是铁摄入不足和膳食中铁的吸收利用率低，而经济状况对食物的摄入会产生影响）。另外，由于维生素C可促进铁的吸收，所以在增加动物性食物摄入的同时，也要注意新鲜蔬菜和水果的摄入，亦可通过庭院种植来增加新鲜蔬菜和水果类食物的供应。

（3）其他

1）控制病因，防治慢性腹泻和肠道寄生虫感染，开展以学校为单位的驱虫治疗。

2）把血红蛋白测定纳入学生的常规体检中，建立学生健康档案，做好缺铁性贫血患病率和治疗率的统计工作（见表6-14至表6-16）。对血红蛋白在100～110 g/L的学生，学校应与家长取得联系，做好膳食营养指导工作。对血红蛋白低于100 g/L的学生，应通知家长带学生去医院诊治，并进行重点观察。

表 6-14　学生铁缺乏症患病率统计表

年龄（岁）	受检学生数	患病学生数	患病率（%）
7～8			
9～11			
12 以上			
合计			

表 6-15　学生缺铁性贫血患病率统计表

年龄（岁）	受检学生数	患病学生数	患病率（%）
7～8			
9～11			
12 以上			
合计			

表 6-16　缺铁性贫血治疗率统计表

年龄（岁）	治疗学生数	受治学生数	治愈率（%）
7～8			
9～11			
12 以上			
合计			

程序 6　项目评价

营养干预的评价是社区营养干预的重要组成部分，贯穿于干预的始终，其目的是通过评价监测干预活动的进展情况和效果，进行信息反馈，以及时调整计划，达到预期目标。所以在设计营养干预方案时，应包括项目评价方法和指标的设计。具体方法参照干预研究的理论和方法。

主要评价指标应与目标相呼应。

（1）知识、态度、行为变化。各个目标人群的知识、态度和行为的干预前后变化，如人群中知晓富含铁的食物的比例、知晓哪种食物中的铁容易吸收的比例、知晓促进铁吸收因素的比例；含铁丰富食物的摄入情况；铁强化酱油的市场覆盖率和家庭使用率等。

知识、态度和行为常被简称为 KAP。可用调查表获得。

（2）铁缺乏患病率和缺铁性贫血患病率的变化。

（3）其他，如社区缺铁性贫血防治项目是否按计划执行，包括时间、覆盖人群、经费、项目材料的制备等。

程序7　制定执行时间表

按照起始时间到结束时间制定工作计划时间表。常见方式有两种：表格式和线型式。

程序8　制定经费预算

按照每个活动的支出预算经费，常包括消耗性材料、业务经费（如会议、印费、表格、差旅等）、人员费、协作费（支付学校）。

一般而言，活动内容要根据经费预算来选择。

程序9　写明参加单位和人员

写明主持单位、参加单位，一般主持单位是执行者，参加单位常为配合单位，如当地卫生局、学校等。参加人员包括双方主要工作人员，负责人一般1～5人。

相关链接

健康教育服务流程

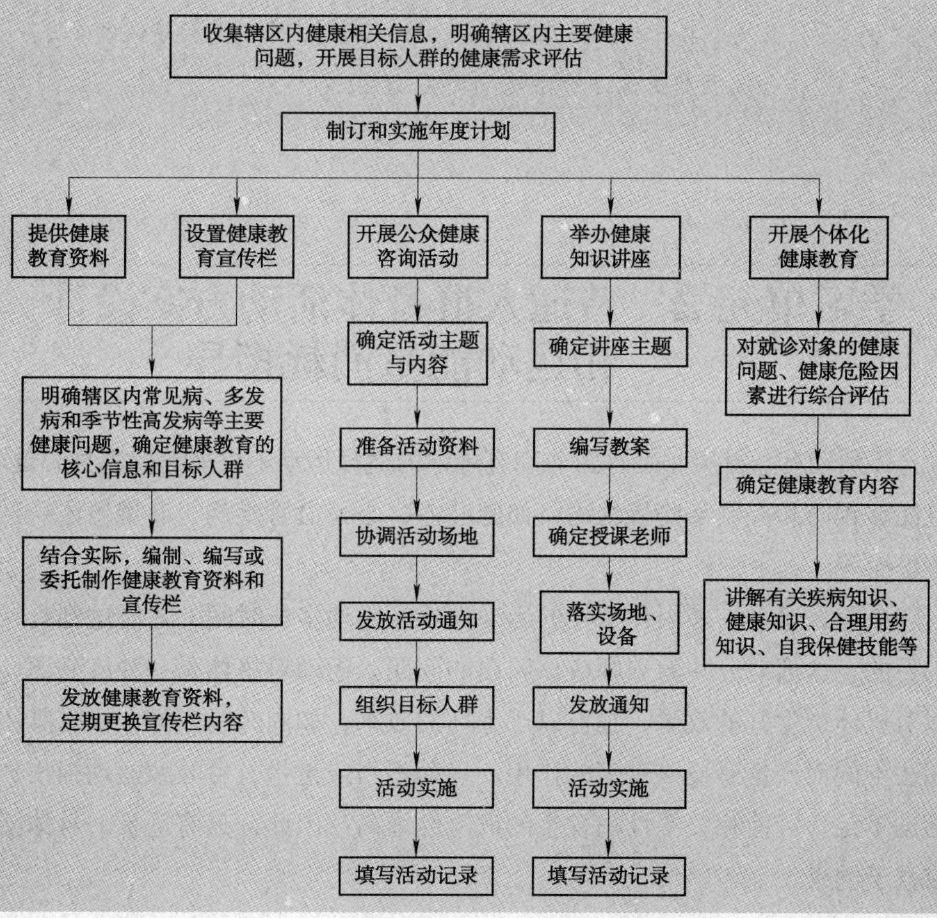

健康教育内容

1. 宣传普及《中国公民健康素养——基本知识与技能（2015 年版）》《中国居民健康膳食指南（2016 年版）》。配合有关部门开展公民健康素养促进行动。

2. 对儿童、妇女、老年人、0～6 岁儿童家长等人群进行健康教育。

3. 开展合理膳食、控制体重、适当运动、心理平衡、改善睡眠、限盐、控烟、限酒、科学就医、合理用药、戒毒等健康生活方式和可干预危险因素的健康教育。

4. 开展心脑血管、呼吸系统、内分泌系统、肿瘤、精神疾病等重点慢性非传染性疾病和结核病、肝炎、艾滋病等重点传染性疾病的健康教育。

5. 开展食品卫生、职业卫生、放射卫生、环境卫生、饮水卫生、学校卫生和计划生育等公共卫生问题的健康教育。

6. 开展突发公共卫生事件应急处置、防灾减灾、家庭急救等健康教育。

7. 宣传普及医疗卫生法律法规及相关政策。

学习单元 2　普通人群身体活动方案设计和运动能量消耗指导

身体活动有益健康。合理营养和有规律的适量运动不仅能够促进身心健康，而且能够预防和控制某些慢性病，如肥胖症、心脑血管疾病、Ⅱ型糖尿病、骨质疏松症等。

应该怎么运动，采用什么样的运动方式，运动多长时间，才能达到有益健康的目的，这都是公共营养师应该明白的问题。运动对机体是一种应激原，它可以对机体产生好的效果，也可以产生坏的效果，如同药物一样，根据其用量和用法不同而产生有益或有害的作用。运动不当或过量，可导致运动损伤；身体活动不足，可使相关慢性病发生的危险性增高。因此，只有适量的身体活动才有益于健康。

学习目标

- 熟悉科学合理的成人身体活动指南以及运动能量消耗基本知识
- 能设计普通人群科学运动方案并能指导运动相关的能量消耗

知识要求

1. 有益健康的身体活动指南

适量运动的内容包括运动类型、运动强度、运动持续时间、运动频率等。不同的运动强度、运动形式、运动时间和频率，其促进健康的作用有所不同。不同人群、不同生理和病理状态，适量运动的内涵也不同。对于平时缺乏身体活动的人，如果能够有规律地参加中等强度的身体活动，他们的健康状况和生活质量都可得到改善（促进健康的身体活动不必是很剧烈的运动）；对于平时已经有适量运动的人，增加身体活动量可以获得更大的有益健康的效应。由于不同人群的运动能力、对运动的反应和适应过程有差异，进行运动时应从实际出发，既要有针对性，也要有趣味性和可操作性。

针对普通成人的运动指南如下。

（1）运动类型

有氧运动和耐力运动为主，如快走、骑车、慢跑、做操、游泳、跳舞、爬山、水上运动、滑雪、滑冰等，以及各种球类运动，如乒乓球、羽毛球等。

（2）运动强度

中等强度，4 ~ 7 kcal/min，如快走（5.5 ~ 6 km/h），相当于最大心率的 60% ~ 70%。自觉疲劳程度：有一点累或稍累。每天运动消耗的能量为 150 ~ 300 kcal。耐力型中等强度有氧运动有利于改善脂质代谢，减少腹部脂肪，预防和控制体重增长。高强度运动对改善心肺机能、预防慢性病有良好的作用。

有氧运动是指人体在氧气供应充分的情况下进行的体育锻炼。即在运动过程中，人体吸入的氧气与需求相等，达到生理上的平衡状态。是指任何富韵律性的运动。

（3）运动时间

每天 30 ~ 60 min，或每周 150 min 以上。每天运动时间可以累积计算，但每次运动时间应在 10 min 以上，例如：每天 30 min，可以分 3 次完成，每次 10 min。

（4）运动频率

每周 5～7 日，最好每日 1 次。

关键是养成每天都有一定身体活动的良好运动习惯，即有规律的运动。这是因为一方面平时缺乏身体活动的人，只有经过一定时间规律适量的运动积累，才能出现相应的健康效应；另一方面因为日常有适量身体活动的人，如果停止规律的运动，相应的健康促进效应会逐渐消失。

2. 安全运动的条件

（1）遵守自己的步调。

（2）一开始不要做剧烈的运动。

（3）适宜的运动服装和鞋子。

（4）炎热或酷寒气候要避免运动。

（5）水分的补给要充足。

（6）注意运动负荷。

（7）营养与睡眠充足。

（8）身体不适时停止运动。

3. 常见身体活动和运动的能量消耗（见表 6-17）

据此表可计算出每 30 min 或每小时一个 60 kg 成人的能量消耗。

表 6-17　常见身体活动和运动的能量消耗

活动项目		每千克体重每 1 min 活动的能量消耗		按能量消耗估测运动中的心率（次 /min）
		kcal/（kg · min）	kJ/（kg · min）	
家务活动	盥洗、穿衣、办公室工作	0.045	0.188	80～100
	烹饪、扫地	0.048	0.201	80～100
	铺床、清扫房间	0.056	0.234	80～100
	上街购物、擦地、擦玻璃、熨衣服	0.062	0.259	80～100
跟孩子玩	坐位	0.040	0.167	80～100
	立位	0.060	0.251	80～100
	走、跑	0.088	0.368	80～100
步行	缓慢	0.048	0.201	80～100
	50～55 m/min	0.052	0.218	80～100

续表

活动项目			每千克体重每 1 min 活动的能量消耗		按能量消耗估测运动中的心率（次 /min）
			kcal/(kg · min)	kJ/（kg · min）	
步行	100 m/min		0.067	0.283	80 ~ 100
步行	110 ~ 120 步 /min		0.076	0.318	80 ~ 100
上下楼			0.057	0.239	80 ~ 100
跳舞	中等强度		0.061	0.225	80 ~ 100
跳舞	剧烈		0.083	0.347	100 ~ 120
跳绳			0.130	0.544	120 ~ 140
运动	体操		0.053 ~ 0.066	0.222 ~ 0.276	80 ~ 100
运动	武术	太极拳	0.078 ~ 0.130	0.326 ~ 0.544	80 ~ 120
运动	武术	太极剑	0.086	0.360	100 ~ 120
运动	武术	少林拳	0.121	0.506	120 ~ 140
运动	跑步（跑走结合，时间 <10 min）		0.098	0.411	100 ~ 120
运动	慢跑		0.115	0.481	100 ~ 120
运动	爬山		0121	0.506	120 ~ 140
运动	划船		0.060	0.251	80 ~ 100
运动	高尔夫球		0.058	0.243	80 ~ 100
运动	羽毛球		0.075 ~ 0.091	0.314 ~ 0.381	80 ~ 100
运动	台球		0.042	0.176	80 ~ 100
运动	乒乓球		0.068	0.285	80 ~ 100
运动	排球		0.052 ~ 0.076	0.218 ~ 0.318	80 ~ 100
运动	篮球		0.098 ~ 0.138	0.410 ~ 0.577	120 ~ 140
运动	网球		0.109	0.456	100 ~ 120
运动	足球		0.132	0.552	120 ~ 140
运动	滑冰		0.084 ~ 0.115	0.352 ~ 0.481	100 ~ 120
运动	滑旱冰		0.115	0.481	110 ~ 120
运动	滑雪		0.158	0.661	140 ~ 160
运动	骑自行车	慢骑	0.058 ~ 0.101	0.243 ~ 0.423	80 ~ 110
运动	骑自行车	快骑	0.101 ~ 0.142	0.423 ~ 0.594	120 ~ 140

续表

活动项目			每千克体重每 1 min 活动的能量消耗		按能量消耗估测运动中的心率（次/min）
			kcal/(kg · min)	kJ/（kg · min）	
运动	游泳	10 m/min	0.050	0.209	80 ~ 100
		20 m/min	0.070	0.293	80 ~ 100
		30 m/min	0.170	0.711	140 ~ 160

技能要求

普通人群运动方案设计和运动能量消耗指导

1. 工作准备

（1）一般情况调查表（见表 6–18）

表 6–18 一般情况调查表

姓名：	性别：□男 □女	年龄（岁）：	职业：
身高（cm）：	体重（kg）：	BMI：	
工作情况：			
工作性质：	□体力为主	□脑力为主	□脑体结合
工作姿势：	□坐位为主	□立位为主	□经常走动或外出
工作时间：	□低于 40 小时 / 周	□ 40 ~ 50 小时 / 周	□超过 50 小时 / 周
	□低于 8 小时 / 日	□ 8 ~ 10 小时 / 日	□超过 10 小时 / 日
工作节奏：	□紧张	□轻松	□一般
出差情况：	□经常	□偶尔	□从不

（2）身体活动水平和运动习惯调查表（见表 6–19）

表 6–19 身体活动水平和运动习惯调查表

运动方式	运动时间（分钟 / 日）				运动频率（日 / 周）		
	0	<30	≥ 30	≥ 60	<3	3 ~ 5	>5
1. 散步（慢走）	□	□	□	□	□	□	□
2. 快走	□	□	□	□	□	□	□
3. 跑步	□	□	□	□	□	□	□

续表

运动方式	运动时间（分钟 / 日）				运动频率（日 / 周）		
	0	<30	≥ 30	≥ 60	<3	3 ~ 5	>5
4. 上下楼梯	□	□	□	□	□	□	□
5. 骑自行车	□	□	□	□	□	□	□
6. 游泳	□	□	□	□	□	□	□
7. 爬山	□	□	□	□	□	□	□
8. 跳绳	□	□	□	□	□	□	□
9. 跳舞	□	□	□	□	□	□	□
10. 健美（身）操	□	□	□	□	□	□	□
11. 乒乓球	□	□	□	□	□	□	□
12. 羽毛球	□	□	□	□	□	□	□
13. 网球	□	□	□	□	□	□	□
14. 篮球	□	□	□	□	□	□	□
15. 足球	□	□	□	□	□	□	□
16. 排球	□	□	□	□	□	□	□
17. 高尔夫球	□	□	□	□	□	□	□
18. 保龄球	□	□	□	□	□	□	□
19. 划船	□	□	□	□	□	□	□
20. 太极拳	□	□	□	□	□	□	□
21. 太极剑	□	□	□	□	□	□	□
22. 家务劳动	□	□	□	□	□	□	□
23. 其他________（请注明）	□	□	□	□	□	□	□
24. 最喜欢的运动项目是：							

（3）推荐的中国居民膳食能量参考摄入量标准（见本书附录）

2. 工作程序

程序 1　一般情况调查

了解咨询者工作性质及其工作中的身体活动状况，为运动量设计和指导做准备。

程序 2　身体活动习惯调查

了解目前的运动状况和运动水平，特别是运动习惯，以便于指导。

如：在过去的一段时间内（如一周或一个月或半年）平均每周有________天你进行了运动，具体运动情况如何？可参考表 6–19 相应的内容。

程序 3　估计能量需要和运动水平

根据一般情况、工作性质和目前运动水平，参考推荐的每日膳食能量摄入量标准，确定每日膳食能量需要量。

（1）判断体重

能量负平衡的原则即加大运动量，支出大于摄入。

根据 BMI，判断体重是否正常（18.5 ≤ BMI ≤ 23.9）、超重（24 ≤ BMI ≤ 27.9）、肥胖（BMI ≥ 28）。如果是超重和肥胖，应按能量负平衡原则和减肥运动处方原则设计。

（2）计算平均每天运动时间

所有运动项目（不包括家务劳动）每周运动时间加起来除以 7，得出平均每天运动时间。

每项运动每周运动时间 = 每项运动的运动时间 × 运动频率

判断目前运动水平：根据平均每天运动时间，低：<30 min；中：30 ~ 60 min；高：>60 min。

（3）确定每日膳食能量需要量

根据工作性质和运动水平，参考推荐的每日膳食能量摄入量标准，确定每日膳食能量需要量。

如 40 岁男性，脑力工作为主，运动水平是低，其每日膳食能量摄入量应为 2 250 kcal；如是女性，则为 1 800 kcal。

程序 4　确定运动能量消耗量

按上述确定的每日膳食能量摄入量的 10% ~ 20% 计算运动能量消耗量。如每日膳食能量需要量为 2 400 kcal，那么运动消耗量应为 240 ~ 480 kcal。

运动处方应因人而异、因地制宜，关键要根据人体的承受能力采用循序渐进的方法，而不要盲目冒进。

程序 5　制定运动处方

（1）确定运动目标

运动目标即上一步确定的每天运动能量消耗量。

（2）选择运动方式

原则是自己喜欢又能坚持下去的运动，以有氧耐力运动为主，抗阻运动为辅。

（3）确定运动强度

一般为中低强度，根据目前运动水平，从小到大，逐渐增加。

（4）确定运动时间

一般为每天 30 ~ 60 min，根据个人具体情况，可以分 2 ~ 3 次完成，也可以一次完成。

（5）确定运动频率

一般为每周 3～7 日，最好每天都有适量运动。

例如：40 岁，男性，体重 70 kg，工作繁忙，无暇运动；运动目标为每天通过运动消耗能量 240 kcal，建议运动处方如下。

1）充分利用上下班和工作间歇时间，增加日常身体活动（目的是培养活跃的生活方式）。

2）快走（100 m/min），30 min/d，可以分 2～3 次完成，6 日 / 周。

3）周末休闲运动 1 次，游泳 70 min。

平均每天运动消耗量 =［30 min/d × 70 kg × 0.067 kcal/（kg · min）×6 日 / 周 +70 min/d × 70 kg × 0.17 kcal/（kg · min）×1 日 / 周］/7=239.6 kcal。

程序 6　运动指导

根据运动目标，以及目前的运动水平，遵循循序渐进原则，逐渐增加运动量至推荐量，一般以每周 10%～20% 的速度递增。

例如，上述例子的运动目标为平均每天运动能量消耗 240 kcal，每周运动消耗总量为 1 680 kcal。建议运动方案见表 6-20。

结合快走能量消耗，可计算出 20 min 的消耗量。

表 6-20　运动方案

运动项目	第 1 周	第 2 周	第 3 周	第 4 周	第 5 周	第 6 周
快走	20 min/d × 3 d	20 min/d × 4 d	20 min/d × 5 d	20 min/d × 6 d	25 min/d × 6 d	30 min/d × 6 d
游泳	20 min/d × 1 d	30 min/d × 1 d	40 min/d × 1 d	50 min/d × 1 d	60 min/d × 1 d	70 min/d × 1 d

3. 注意事项

（1）运动能量消耗即运动目标的制定要考虑性别差异、体重差异、个人身体活动水平差异。

（2）运动方案制定要特别考虑可行性。运动开始立足个人目前活动水平和能力。

运动处方和运动方案的制定一定要根据个人情况个体化。

（3）重视运动前的准备活动和运动后的整理活动。

缺乏日常锻炼的人，运动量应从小到大，循序渐进，逐渐增加运动量。

（4）对于患有可能影响运动能力疾病的人，应在医生指导下进行运动，或通过运动实验对身体活动能力进行评价后，确定适宜的身体活动量。

（5）注意穿着合适的衣服和鞋袜，预防运动损伤，避免过量运动。

（6）运动调节能量平衡，必须同时对饮食进行调整。

（7）停止运动的指征。如有以下症状之一者，立即停止运动。

1）不正常的心跳：如不规则心跳和过快的心跳、心悸、增快的脉搏突然变慢等。

2）运动中或运动后即刻出现胸部、上臂或咽喉部疼痛或沉重感觉。

3）特别眩晕或轻度头痛，意识紊乱、出冷汗、晕厥。

4）严重气短。

5）身体任何一部分突然疼痛或麻木。

6）上腹部区疼痛或“烧心”。

相关链接

WHO《有益健康的身体活动建议》

（1）18～64 岁成年人应每周至少完成 150 min 中等强度有氧活动，或每周累计至少 75 min 高强度有氧活动，或中等和高强度两种活动相当量的组合。

（2）有氧活动应每次至少持续 10 min。

（3）为获得更多的健康效益，成人应增加、达到每周 300 min 中等强度或每周 150 min 高强度有氧活动，或中等和高强度两种活动相当量的组合。

（4）每周至少应有 2 日进行大肌群参与的增强肌肉力量的活动。

老年人和儿童、青少年运动指南

1. 老年人运动指南

适量的身体活动 / 运动可以显著改善老年人的健康状况和生活质量，

但是，由于老年人身体活动能力有不同程度的降低，并往往患有各种慢性疾病，因此，他们的身体活动、运动量和强度不同于成年人。WHO 制定的老年人身体活动指南如下。

首先老年人每天都应该达到一定量的身体活动，可以通过一定强度的有氧锻炼，也可以通过购物、做饭、打扫卫生等日常活动来达到适度的身体活动水平。

根据个人具体情况，从事伸展、放松、柔软体操、有氧运动和力量练习，兼顾有氧、肌肉力量、关节柔韧性和平衡能力。

运动方式：强调形式简单、温和的身体活动，如步行、慢速跑步、太极拳、游泳、蹬自行车、坐位健身操等，使老年人感到力所能及、放松、快乐的运动锻炼。

老年人的运动锻炼应是规律的，最好每天都安排一定量的活动。

2. 儿童和青少年运动指南

推荐青少年的身体活动量应大于成年人，中学生不同于小学生。

国际儿科组织提出的青春期孩子身体活动指南如下。

（1）运动类型

活动形式应融合在家庭、学校和社区的各种活动中，包括玩耍、游戏、体育运动、工作、出行、休闲体育课或体育锻炼计划。

（2）运动强度

中等到较大强度。

（3）运动时间

每次 20 min 以上。

（4）运动频率

每周 3 次以上，每天都应该有身体活动。

美国国家体育运动和体育教育学会制定的小学生身体活动指南强调：每天或几乎每天都参加 30～60 min 与年龄及发育相适应的身体活动；鼓励每天能累计 60 min 乃至几小时这样的身体活动；这些身体活动中应包含至少持续 10～15 min 中等较大强度的运动，中等强度和大强度运动交替进行，并有短时间的休息和恢复间歇，儿童不应有很长的不活动时间。

思　考　题

1. 社区基础资料的收集方式有哪些？访谈法和专题小组讨论法各自有哪些优缺点？

2. 单一目标和综合信息调查表的设计原则是什么？

3. 个人健康档案的内容包括哪些？

4. 发病率、患病率、死亡率的概念分别是什么及如何计算？

5. 普通成人的运动指南包括什么内容？

附录

附录 1　中国居民膳食营养素参考摄入量

附表 1　中国居民膳食能量需要量（EER）

人群	能量 /（MJ/d）						能量 /（kcal/d）					
	身体活动水平（轻）		身体活动水平（中）		身体活动水平（重）		身体活动水平（轻）		身体活动水平（中）		身体活动水平（重）	
	男	女	男	女	男	女	男	女	男	女	男	女
0 岁~	—[a]	—	0.38 MJ/（kg·d）	0.38 MJ/（kg·d）	—	—	—	—	90 kcal/（kg·d）	90 kcal/（kg·d）	—	—
0.5 岁~	—	—	0.33 MJ/（kg·d）	0.33 MJ/（kg·d）	—	—	—	—	80 kcal/（kg·d）	80 kcal/（kg·d）	—	—
1 岁~	—	—	3.77	3.35	—	—	—	—	900	800	—	—
2 岁~	—	—	4.60	4.18	—	—	—	—	1 100	1 000	—	—
3 岁~	—	—	5.23	5.02	—	—	—	—	1 250	1 200	—	—
4 岁~	—	—	5.44	5.23	—	—	—	—	1 300	1 250	—	—
5 岁~	—	—	5.86	5.44	—	—	—	—	1 400	1 300	—	—
6 岁~	5.86	5.23	6.69	6.07	7.53	6.90	1 400	1 250	1 600	1 450	1 800	1 650
7 岁~	6.28	5.65	7.11	6.49	7.95	7.32	1 500	1 350	1 700	1 550	1 900	1 750
8 岁~	6.90	6.07	7.74	7.11	8.79	7.95	1 650	1 450	1 850	1 700	2 100	1 900
9 岁~	7.32	6.49	8.37	7.53	9.41	8.37	1 750	1 550	2 000	1 800	2 250	2 000
10 岁~	7.53	6.90	8.58	7.95	9.62	9.00	1 800	1 650	2 050	1 900	2 300	2 150
11 岁~	8.58	7.53	9.83	8.58	10.88	9.62	2 050	1 800	2 350	2 050	2 600	2 300
14 岁~	10.46	8.37	11.92	9.62	13.39	10.67	2 500	2 000	2 850	2 300	3 200	2 550
18 岁~	9.41	7.53	10.88	8.79	12.55	10.04	2 250	1 800	2 600	2 100	3 000	2 400
50 岁~	8.79	7.32	10.25	8.58	11.72	9.83	2 100	1 750	2 450	2 050	2 800	2 350
65 岁~	8.58	7.11	9.83	8.16	—[a]	—	2 050	1 700	2 350	1 950	—	—

续表

人群	能量/（MJ/d）						能量/（kcal/d）					
	身体活动水平（轻）		身体活动水平（中）		身体活动水平（重）		身体活动水平（轻）		身体活动水平（中）		身体活动水平（重）	
	男	女	男	女	男	女	男	女	男	女	男	女
80岁～	7.95	6.28	9.20	7.32	—	—	1 900	1 500	2 200	1 750	—	—
孕妇（早）	—	+0[b]	—	+0	—	+0	—	+0	—	+0	—	+0
孕妇（中）	—	+1.26	—	+1.26	—	+1.26	—	+300	—	+300	—	+300
孕妇（晚）	—	+1.88	—	+1.88	—	+1.88	—	+450	—	+450	—	+450
乳母	—	+2.09	—	+2.09	—	+2.09	—	+500	—	+500	—	+500

a：未制定参考值者用“—”表示；b：“+”表示在同龄人群参考值基础上额外增加量。

附表2　中国居民膳食蛋白质参考摄入量（DRIs）

人群	EAR/（g/d）		RNI/（g/d）	
	男	女	男	女
0岁～	—[a]	—	9（AI）	9（AI）
0.5岁～	15	15	20	20
1岁～	20	20	25	25
2岁～	20	20	25	25
3岁～	25	25	30	30
4岁～	25	25	30	30
5岁～	25	25	30	30
6岁～	25	25	35	35
7岁～	30	30	40	40
8岁～	30	30	40	40
9岁～	40	40	45	45
10岁～	40	40	50	50

续表

人群	EAR/（g/d）		RNI/（g/d）	
	男	女	男	女
11 岁~	50	45	60	55
14 岁~	60	50	75	60
18 岁~	60	50	65	55
50 岁~	60	50	65	55
65 岁~	60	50	65	55
80 岁~	60	50	65	55
孕妇（早）	—	+0[b]	—	+0
孕妇（中）	—	+10	—	+15
孕妇（晚）	—	+25	—	+30
乳母	—	+20	—	+25

a：未制定参考值者用“—”表示；b：“+”表示在同龄人群参考值基础上额外增加量。

附表 3　中国居民膳食碳水化合物、脂肪酸参考摄入量（DRIs）

人群	总碳水化合物 /（g/d）	亚油酸 / %E[b]	α－亚麻酸 / %E	EPA+DHA/（g/d）
	EAR	AI	AI	AI
0 岁~	60（AI）	7.3（0.15 g[c]）	0.87	0.10[d]
0.5 岁~	85（AI）	6.0	0.66	0.10[d]
1 岁~	120	4.0	0.60	0.10[d]
4 岁~	120	4.0	0.60	—
7 岁~	120	4.0	0.60	—
11 岁~	150	4.0	0.60	—
14 岁~	150	4.0	0.60	—
18 岁~	120	4.0	0.60	—
50 岁~	120	4.0	0.60	—

续表

人群	总碳水化合物 /（g/d）	亚油酸 / %E[b]	α－亚麻酸 / %E	EPA+DHA/（g/d）
	EAR	AI	AI	AI
65 岁～	—[a]	4.0	0.60	—
80 岁～	—	4.0	0.60	—
孕妇（早）	130	4.0	0.60	0.25（0.20[d]）
孕妇（中）	130	4.0	0.60	0.25（0.20[d]）
孕妇（晚）	130	4.0	0.60	0.25（0.20[d]）
乳母	160	4.0	0.60	0.25（0.20[d]）

a：未制定参考值者用“—”表示；b：%E 为占能量的百分比；c：为花生四烯酸；d：DHA。
注：我国 2 岁以上儿童及成人膳食中来源于食品工业加工生产的反式脂肪酸的 UL 为 <1%E。

附表 4　中国居民膳食宏量营养素可接受范围（AMDR）

人群	总碳水化合物 /%E[a]	添加糖 /%E	总脂肪 /%E	饱和脂肪酸 U-AMDR /%E	n-6 多不饱和脂肪酸 /%E	n-3 多不饱和脂肪酸 /%E	EPA+DHA /（g/d）
0 岁～	—[b]	—	48（AI）	—	—	—	—
0.5 岁～	—	—	40（AI）	—	—	—	—
1 岁～	50～65	—	35（AI）	—	—	—	—
4 岁～	50～65	<10	20～30	<8	—	—	—
7 岁～	50～65	<10	20～30	<8	—	—	—
11 岁～	50～65	<10	20～30	<8	—	—	—
14 岁～	50～65	<10	20～30	<8	—	—	—
18 岁～	50～65	<10	20～30	<10	2.5～9.0	0.5～2.0	0.25～2.0
50 岁～	50～65	<10	20～30	<10	2.5～9.0	0.5～2.0	0.25～2.0
65 岁～	50～65	<10	20～30	<10	2.5～9.0	0.5～2.0	0.25～2.0
80 岁～	50～65	<10	20～30	<10	2.5～9.0	0.5～2.0	0.25～2.0
孕妇（早）	50～65	<10	20～30	<10	2.5～9.0	0.5～2.0	—
孕妇（中）	50～65	<10	20～30	<10	2.5～9.0	0.5～2.0	—
孕妇（晚）	50～65	<10	20～30	<10	2.5～9.0	0.5～2.0	—
乳母	50～65	<10	20～30	<10	2.5～9.0	0.5～2.0	—

a：%E 为占能量的百分比；b：未制定参考值者用“—”表示。

附表 5　中国居民膳食微量营养素平均需要量（EAR）

人群	钙/（mg/d）	磷/（mg/d）	镁/（mg/d）	铁/（mg/d）		碘/（μg/d）	锌/（mg/d）		硒/（μg/d）	铜/（mg/d）	钼/（μg/d）	维生素 A/（μgRAE/d）[b]		维生素 D/（μg/d）	维生素 B_1/（mg/d）		维生素 B_2/（mg/d）		维生素 B_6/（mg/d）	维生素 B_{12}/（μg/d）	叶酸/（μgDFE/d）[c]	烟酸/（mgNE/d）[d]		维生素 C/（mg/d）
				男	女		男	女				男	女		男	女	男	女				男	女	
0 岁～	—[a]	—	—	—	—	—	—	—	—	—	—	—		—	—		—		—	—	—	—		—
0.5 岁～	—	—	—	7		—	2.8		—	—	—	—		—	—		—		—	—	—	—		—
1 岁～	500	250	110	6		65	3.2		20	0.25	35	220		8	0.5		0.5		0.5	0.8	130	5	5	35
4 岁～	650	290	130	7		65	4.6		25	0.30	40	260		8	0.6		0.6		0.6	1.0	150	7	6	40
7 岁～	800	400	180	10		65	5.9		35	0.40	55	360		8	0.8		0.8		0.8	1.3	210	9	8	55
11 岁～	1 000	540	250	11	14	75	8.2	7.6	45	0.55	75	480	450	8	1.1	1.0	1.1	0.9	1.1	1.8	290	11	10	75
14 岁～	800	590	270	12	14	85	9.7	6.9	50	0.60	85	590	450	8	1.3	1.1	1.3	1.0	1.2	2.0	320	14	11	85
18 岁～	650	600	280	9	15	85	10.4	6.1	50	0.60	85	560	480	8	1.2	1.0	1.2	1.0	1.2	2.0	320	12	10	85
50 岁～	800	600	280	9	9	85	10.4	6.1	50	0.60	85	560	480	8	1.2	1.0	1.2	1.0	1.3	2.0	320	12	10	85
65 岁～	800	590	270	9	9	85	10.4	6.1	50	0.60	85	560	480	8	1.2	1.0	1.2	1.0	1.3	2.0	320	11	9	85
80 岁～	800	560	260	9	9	85	10.4	6.1	50	0.60	85	560	480	8	1.2	1.0	1.2	1.0	1.3	2.0	320	11	8	85
孕妇（早）	+0	+0	+30	—	+0[e]	+75	—	+1.7	+4	+0.10	+7	—	+0	+0	—	+0	—	+0	+0.7	+0.4	+200	—	+0	+0
孕妇（中）	+160	+0	+30	—	+4	+75	—	+1.7	+4	+0.10	+7	—	+50	+0	—	+0.1	—	+0.1	+0.7	+0.4	+200	—	+0	+10
孕妇（晚）	+160	+0	+30	—	+7	+75	—	+1.7	+4	+0.10	+7	—	+50	+0	—	+0.2	—	+0.2	+0.7	+0.4	+200	—	+0	+10
乳母	+160	+0	+0	—	+3	+85	—	+3.8	+15	+0.50	+3	—	+400	+0	—	+0.2	—	+0.2	+0.2	+0.6	+130	—	+2	+40

a：未制定参考值者用“—”表示；b：视黄醇活性当量（RAE，μg）= 膳食或补充剂来源全反式视黄醇（μg）+ 1/2 补充剂纯品全反式 β－胡萝卜素（μg）+ 1/12 膳食全反式 β－胡萝卜素（μg）+ 1/24 其他膳食维生素 A 原类胡萝卜素（μg）；c：膳食叶酸当量（DFE，μg）= 天然食物来源叶酸（μg）+ 1.7× 合成叶酸（μg）；d；烟酸当量（NE，mg）= 烟酸（mg）+ 1/60 色氨酸（mg）；e：“+”表示在同龄人群参考值基础上额外增加量。

附表 6　中国居民膳食矿物质推荐摄入量（RNI）或适宜摄入量（AI）

人群	钙 /（mg/d）	磷 /（mg/d）	钾 /（mg/d）	钠 /（mg/d）	镁 /（mg/d）	氯 /（mg/d）	铁 /（mg/d）		碘 /（μg/d）	锌 /（mg/d）		硒 /（μg/d）	铜 /（mg/d）	氟 /（mg/d）	铬 /（μg/d）	锰 /（mg/d）	钼 /（μg/d）
	RNI	RNI	AI	AI	RNI	AI	RNI		RNI	RNI		RNI	RNI	AI	AI	AI	RNI
							男	女		男	女						
0 岁～	200（AI）	100（AI）	350	170	20（AI）	260	0.3（AI）		85（AI）	2.0（AI）		15（AI）	0.3（AI）	0.01	0.2	0.01	2（AI）
0.5 岁～	250（AI）	180（AI）	550	350	65（AI）	550	10		115（AI）	3.5		20（AI）	0.3（AI）	0.23	4.0	0.7	15（AI）
1 岁～	600	300	900	700	140	1 100	9		90	4.0		25	0.3	0.6	15	1.5	40
4 岁～	800	350	1 200	900	160	1 400	10		90	5.5		30	0.4	0.7	20	2.0	50
7 岁～	1 000	470	1 500	1 200	220	1 900	13		90	7.0		40	0.5	1.0	25	3.0	65
11 岁～	1 200	640	1 900	1 400	300	2 200	15	18	110	10	9.0	55	0.7	1.3	30	4.0	90
14 岁～	1 000	710	2 200	1 600	320	2 500	16	18	120	11.5	8.5	60	0.8	1.5	35	4.5	100
18 岁～	800	720	2 000	1 500	330	2 300	12	20	120	12.5	7.5	60	0.8	1.5	30	4.5	100
50 岁～	1 000	720	2 000	1 400	330	2 200	12	12	120	12.5	7.5	60	0.8	1.5	30	4.5	100
65 岁～	1 000	700	2 000	1 400	320	2 200	12	12	120	12.5	7.5	60	0.8	1.5	30	4.5	100
80 岁～	1 000	670	2 000	1 300	310	2 000	12	12	120	12.5	7.5	60	0.8	1.5	30	4.5	100
孕妇（早）	+0[b]	+0	+0	+0	+40	+0	—[a]	+0	+110	—	+2.0	+5	+0.1	+0	+1.0	+0.4	+10
孕妇（中）	+200	+0	+0	+0	+40	+0	—	+4	+110	—	+2.0	+5	+0.1	+0	+4.0	+0.4	+10
孕妇（晚）	+200	+0	+0	+0	+40	+0	—	+9	+110	—	+2.0	+5	+0.1	+0	+6.0	+0.4	+10
乳母	+200	+0	+400	+0	+ 0	+0	—	+ 4	+120	—	+4.5	+18	+0.6	+0	+7.0	+0.3	+3

a：未制定参考值者用“—”表示；b：“+”表示在同龄人群参考值基础上额外增加量。

附表 7　中国居民膳食维生素推荐摄入量（RNI）或适宜摄入量（AI）

人群	维生素 A/（μgRAE/d）[c]		维生素 D/（μg/d）	维生素 E/（mg α-TE/d）[d]	维生素 K/（μg/d）	维生素 B_1/（mg/d）		维生素 B_2/（mg/d）		维生素 B_6/（mg/d）	维生素 B_{12}/（μg/d）	泛酸/（mg/d）	叶酸/（μgDFE/d）[e]	烟酸/（mg NE/d）[f]		胆碱/（mg/d）		生物素/（μg/d）	维生素 C/（mg/d）
	RNI		RNI	AI	AI	RNI		RNI		RNI	RNI	AI	RNI	RNI		AI		AI	RNI
	男	女				男	女	男	女					男	女	男	女		
0 岁~	300（AI）		10（AI）	3	2	0.1（AI）		0.4（AI）		0.2（AI）	0.3（AI）	1.7	65（AI）	2（AI）		120		5	40（AI）
0.5 岁~	350（AI）		10（AI）	4	10	0.3（AI）		0.5（AI）		0.4（AI）	0.6（AI）	1.9	100（AI）	3（AI）		150		9	40（AI）
1 岁~	310		10	6	30	0.6		0.6		0.6	1.0	2.1	160	6		200		17	40
4 岁~	360		10	7	40	0.8		0.7		0.7	1.2	2.5	190	8		250		20	50
7 岁~	500		10	9	50	1.0		1.0		1.0	1.6	3.5	250	11	10	300		25	65
11 岁~	670	630	10	13	70	1.3	1.1	1.3	1.1	1.3	2.1	4.5	350	14	12	400		35	90
14 岁~	820	630	10	14	75	1.6	1.3	1.5	1.2	1.4	2.4	5.0	400	16	13	500	400	40	100
18 岁~	800	700	10	14	80	1.4	1.2	1.4	1.2	1.4	2.4	5.0	400	15	12	500	400	40	100
50 岁~	800	700	10	14	80	1.4	1.2	1.4	1.2	1.6	2.4	5.0	400	14	12	500	400	40	100
65 岁~	800	700	15	14	80	1.4	1.2	1.4	1.2	1.6	2.4	5.0	400	14	11	500	400	40	100
80 岁~	800	700	15	14	80	1.4	1.2	1.4	1.2	1.6	2.4	5.0	400	13	10	500	400	40	100
孕妇（早）	—[a]	+0[b]	+0	+0	+0	—	+0	–	+0	+0.8	+0.5	+1.0	+200	—	+0	—	+20	+0	+0
孕妇（中）	—	+70	+0	+0	+0	—	+0.2	–	+0.2	+0.8	+0.5	+1.0	+200	—	+0	—	+20	+0	+15
孕妇（晚）	—	+70	+0	+0	+0	—	+0.3	–	+0.3	+0.8	+0.5	+1.0	+200	—	+0	—	+20	+0	+15
乳母	—	+600	+0	+3	+5	—	+0.3	–	+0.3	+0.3	+0.8	+2.0	+150	—	+3	—	+120	+10	+50

a：未制定参考值者用“—”表示；b：“+”表示在同龄人群参考值基础上额外增加量；c：视黄醇活性当量（RAE，μg）= 膳食或补充剂来源全反式视黄醇（μg）+ 1/2 补充剂纯品全反式 β－胡萝卜素（μg）+ 1/12 膳食全反式 β－胡萝卜素（μg）+ 1/24 其他膳食维生素 A 原类胡萝卜素（μg）d：α－生育酚当量（α-TE），膳食中总－α-TE 当量（mg）= 1 × α－生育酚（mg）+ 0.5 × β－生育酚（mg）+ 0.1 × γ－生育酚（mg）+ 0.02 × δ－生育酚（mg）+ 0.3 × α－三烯生育酚（mg）；e：膳食叶酸当量（DFE，μg）= 天然食物来源叶酸（μg）+1.7× 合成叶酸（μg）；f：烟酸当量（NE，mg）= 烟酸（mg）+ 1/60 色氨酸（mg）。

附表 8　中国居民膳食微量营养素可耐受最高摄入量（UL）

人群	钙 /（mg/d）	磷 /（mg/d）	铁 /（mg/d）	碘 /（μg/d）	锌 /（mg/d）	硒 /（μg/d）	铜 /（mg/d）	氟 /（mg/d）	锰 /（mg/d）	钼 /（μg/d）	维生素 A[f] /（μg RAE/d）[b]	维生素 D/（μg/d）	维生素 E/（mg α-TE/d）[c]	维生素 B_6 /（mg/d）	叶酸[e] /（μg/d）	烟酸 /（mgNE/d）[d]	烟酰胺 /（mg/d）	胆碱 /（mg/d）	维生素 C/（mg/d）
0 岁~	1 000	—[a]	—	—	—	55	—	—	—	—	600	20	—	—	—	—	—	—	—
0.5 岁~	1 500	—	—	—	—	80	—	—	—	—	600	20	—	—	—	—	—	—	—
1 岁~	1 500	—	25	—	8	100	2	0.8	—	200	700	20	150	20	300	10	100	1 000	400
4 岁~	2 000	—	30	200	12	150	3	1.1	3.5	300	900	30	200	25	400	15	130	1 000	600
7 岁~	2 000	—	35	300	19	200	4	1.7	5.0	450	1 500	45	350	35	600	20	180	1 500	1 000
11 岁~	2 000	—	40	400	28	300	6	2.5	8	650	2 100	50	500	45	800	25	240	2 000	1 400
14 岁~	2 000	—	40	500	35	350	7	3.1	10	800	2 700	50	600	55	900	30	280	2 500	1 800
18 岁~	2 000	3 500	42	600	40	400	8	3.5	11	900	3 000	50	700	60	1000	35	310	3 000	2 000
50 岁~	2 000	3 500	42	600	40	400	8	3.5	11	900	3 000	50	700	60	1000	35	310	3 000	2 000
65 岁~	2 000	3 000	42	600	40	400	8	3.5	11	900	3 000	50	700	60	1000	35	300	3 000	2 000
80 岁~	2 000	3 000	42	600	40	400	8	3.5	11	900	3 000	50	700	60	1000	30	280	3 000	2 000
孕妇（早）	2 000	3 500	42	600	40	400	8	3.5	11	900	3 000	50	700	60	1000	35	310	3 000	2 000
孕妇（中）	2 000	3 500	42	600	40	400	8	3.5	11	900	3 000	50	700	60	1000	35	310	3 000	2 000
孕妇（晚）	2 000	3 500	42	600	40	400	8	3.5	11	900	3 000	50	700	60	1000	35	310	3 000	2 000
乳母	2 000	3 500	42	600	40	400	8	3.5	11	900	3 000	50	700	60	1000	35	310	3 000	2 000

a：未制定参考值者用“—”表示。有些营养素未制定可耐受摄入量，主要是因为研究资料不充分，并不表示过量摄入没有健康风险。b：视黄醇活性当量（RAE，μg）= 膳食或补充剂来源全反式视黄醇（μg）+1/2 补充剂纯品全反式 β－胡萝卜素（μg）+ 1/12 膳食全反式 β－胡萝卜素（μg）+ 1/24 其他膳食维生素 A 原类胡萝卜素（μg）。c：α－生育酚当量（α-TE），膳食中总－α-TE 当量（mg）= 1× α－生育酚（mg）+ 0.5× β－生育酚（mg）+0.1× γ－生育酚（mg）+0.02× δ－生育酚（mg）+ 0.3× α－三烯生育酚（mg）。d：烟酸当量（NE，mg）= 烟酸（mg）+ 1/60 色氨酸（mg）。e：指合成叶酸摄入量上限，不包括天然食物来源的叶酸量。f：不包括来自膳食维生素 A 原类胡萝卜素的 RAE。

附表 9　中国居民膳食营养素建议摄入量（PI-NCD）

人群	钾 /（mg/d）	钠 /（mg/d）	维生素 C/（mg/d）
0 岁～	—[a]	—	—
0.5 岁～	—	—	—
1 岁～	—	—	—
4 岁～	2 100	1 200	—
7 岁～	2 800	1 500	—
11 岁～	3 400	1 900	—
14 岁～	3 900	2 200	—
18 岁～	3 600	2 000	200
50 岁～	3 600	1 900	200
65 岁～	3 600	1 800	200
80 岁～	3 600	1 700	200
孕妇（早）	3 600	2 000	200
孕妇（中）	3 600	2 000	200
孕妇（晚）	3 600	2 000	200
乳母	3 600	2 000	200

a：未制定参考值者用“—”表示。

附表 10　中国居民膳食水适宜摄入量（AI）

人群	饮水量[a]/（L/d）		总摄入量[b]/（L/d）	
	男	女	男	女
0 岁～	—[d]		0.7[c]	
0.5 岁～	—		0.9	
1 岁～	—		1.3	
4 岁～	0.8		1.6	
7 岁～	1.0		1.8	
11 岁～	1.3	1.1	2.3	2.0
14 岁～	1.4	1.2	2.5	2.2
18 岁～	1.7	1.5	3.0	2.7

续表

人群	饮水量[a]/（L/d）		总摄入量[b]/（L/d）	
	男	女	男	女
50岁～	1.7	1.5	3.0	2.7
65岁～	1.7	1.5	3.0	2.7
80岁～	1.7	1.5	3.0	2.7
孕妇（早）	—	+0.2[e]	—	+0.3
孕妇（中）	—	+0.2	—	+0.3
孕妇（晚）	—	+0.2	—	+0.3
乳母	—	+0.6	—	+1.1

a：温和气候条件下，轻身体活动水平。如果在高温或进行中等以上身体活动时，应适当增加水摄入量；b：总摄入量包括食物中的水以及饮水中的水；c：来自母乳；d：未制定参考值者用“—”表示；e：“+”表示在同龄人群参考值基础上额外增加量。

附表11　中国成人其他膳食成分特定建议值（SPL）和可耐受最高摄入量（UL）

其他膳食成分	SPL	UL[c]
膳食纤维（g/d）	25（AI）	—[a]
植物甾醇（g/d） 植物甾醇酯（g/d）	0.9 1.5	2.4 3.9
番茄红素（mg/d）	18	70
叶黄素（mg/d）	10	40
原花青素（mg/d）	—	800
大豆异黄酮[b]（mg/d）	55	120
花色苷（mg/d）	50	—
氨基葡萄糖（mg/d） 硫酸或盐酸氨基葡萄糖（mg/d）	1 000 1 500	— —
姜黄素（mg/d）	—	720

a：未制定参考值者用“—”表示；b：指绝经后妇女。

附录 2　国民营养计划（2017—2030 年）

营养是人类维持生命、生长发育和健康的重要物质基础，国民营养事关国民素质提高和经济社会发展。近年来，我国人民生活水平不断提高，营养供给能力显著增强，国民营养健康状况明显改善。但仍面临居民营养不足与过剩并存、营养相关疾病多发、营养健康生活方式尚未普及等问题，成为影响国民健康的重要因素。为贯彻落实《“健康中国 2030”规划纲要》，提高国民营养健康水平，制订本计划。

一、总体要求

（一）指导思想

全面贯彻党的十八大和十八届三中、四中、五中、六中全会精神，深入贯彻习近平总书记系列重要讲话精神和治国理政新理念新思想新战略，紧紧围绕统筹推进“五位一体”总体布局和协调推进“四个全面”战略布局，认真落实党中央、国务院决策部署，牢固树立和贯彻落实新发展理念，坚持以人民健康为中心，以普及营养健康知识、优化营养健康服务、完善营养健康制度、建设营养健康环境、发展营养健康产业为重点，立足现状，着眼长远，关注国民生命全周期、健康全过程的营养健康，将营养融入所有健康政策，不断满足人民群众营养健康需求，提高全民健康水平，为建设健康中国奠定坚实基础。

（二）基本原则

坚持政府引导。注重统筹规划、整合资源、完善制度、健全体系，充分发挥市场在配置营养资源和提供服务中的作用，营造全社会共同参与国民营养健康工作的政策环境。

坚持科学发展。探索把握营养健康发展规律，充分发挥科技引领作用，加强适宜技术的研发和应用，提高国民营养健康素养，提升营养工作科学化水平。

坚持创新融合。以改革创新驱动营养型农业、食品加工业和餐饮业转型升级，丰富营养健康产品供给，促进营养健康与产业发展融合。

坚持共建共享。充分发挥营养相关专业学术团体、行业协会等社会组织，以及企业、个人在实施国民营养计划中的重要作用，推动社会各方良性互动、有序参与、各尽其责，使人人享有健康福祉。

（三）主要目标

到2020年，营养法规标准体系基本完善；营养工作制度基本健全，省、市、县营养工作体系逐步完善，基层营养工作得到加强；食物营养健康产业快速发展，传统食养服务日益丰富；营养健康信息化水平逐步提升；重点人群营养不良状况明显改善，吃动平衡的健康生活方式进一步普及，居民营养健康素养得到明显提高。实现以下目标：

——降低人群贫血率。5岁以下儿童贫血率控制在12%以下，孕妇贫血率下降至15%以下，老年人群贫血率下降至10%以下，贫困地区人群贫血率控制在10%以下。

——孕妇叶酸缺乏率控制在5%以下，0～6个月婴儿纯母乳喂养率达到50%以上，5岁以下儿童生长迟缓率控制在7%以下。

——农村中小学生的生长迟缓率保持在5%以下，缩小城乡学生身高差别；学生肥胖率上升趋势减缓。

——提高住院病人营养筛查率和营养不良住院病人的营养治疗比例。

——居民营养健康知识知晓率在现有基础上提高10%。

到2030年，营养法规标准体系更加健全，营养工作体系更加完善，食物营养健康产业持续健康发展，传统食养服务更加丰富，“互联网＋营养健康”的智能化应用普遍推广，居民营养健康素养进一步提高，营养健康状况显著改善。实现以下目标：

——进一步降低重点人群贫血率。5岁以下儿童贫血率和孕妇贫血率控制在10%以下。

——5岁以下儿童生长迟缓率下降至5%以下，0～6个月婴儿纯母乳喂养率在2020年的基础上提高10%。

——进一步缩小城乡学生身高差别，学生肥胖率上升趋势得到有效控制。

——进一步提高住院病人营养筛查率和营养不良住院病人的营养治疗比例。

——居民营养健康知识知晓率在2020年的基础上继续提高10%。

——全国人均每日食盐摄入量降低20%，居民超重、肥胖的增长速度明显放缓。

二、完善实施策略

（一）完善营养法规政策标准体系

推动营养立法和政策研究。开展营养相关立法的研究工作，进一步健全营养法规体系。研究制定临床营养管理、营养监测管理等规章制度。制定完善营养健康相关政策。研究建立各级营养健康指导委员会，加强营养健康法规、政策、标准等的技术咨询和指导。

完善标准体系。加强标准制定的基础研究和措施保障，提高标准制修订能力。科学、及时制定以食品安全为基础的营养健康标准。修订中国居民膳食营养素参考摄入量、膳食调查方法、人群营养不良风险筛查、糖尿病人膳食指导、人群营养调查工作规范等行业标准。研究制定老年人群营养食品通则、餐饮食品营养标识等标准，加快修订预包装食品营养标签通则、食品营养强化剂使用标准、婴儿配方食品等重要食品安全国家标准。

（二）加强营养能力建设

加强营养科研能力建设。加快研究制定基于我国人群资料的膳食营养素参考摄入量，改变依赖国外人群研究结果的现状，优先研究铁、碘等重要营养素需要量。研究完善食物、人群营养监测与评估的技术与方法。研究制定营养相关疾病的防控技术及策略。开展营养与健康、营养与社会发展的经济学研究。加强国家级营养与健康科研机构建设，以国家级和省级营养专业机构为基础，建立 3 ~ 5 个区域性营养创新平台和 20 ~ 30 个省部级营养专项重点实验室。

加强营养人才培养。强化营养人才的专业教育和高层次人才培养，推进对医院、妇幼保健机构、基层医疗卫生机构的临床医生、集中供餐单位配餐人员等的营养培训。开展营养师、营养配餐员等人才培养工作，推动有条件的学校、幼儿园、养老机构等场所配备或聘请营养师。充分利用社会资源，开展营养教育培训。

（三）强化营养和食品安全监测与评估

定期开展人群营养状况监测。定期开展具有全国代表性的人群营养健康状况、食物消费状况监测，收集人群食物消费量、营养素摄入量、体格测量、实验室检测等信息。针对区域特点，根据需要逐步扩大监测地区和监测人群。

加强食物成分监测工作。拓展食物成分监测内容，定期开展监测，收集营养成分、功能成分、与特殊疾病相关成分、有害成分等数据。持续更新、完善国家食物成分数据库。建立实验室参比体系，强化质量控制。

开展综合评价与评估工作。抢救历史调查资料，及时收集、系统整理各类监测数据，建立数据库。开展人群营养健康状况评价、食物营养价值评价。开展膳食营养素摄入、污染物等有害物质暴露的风险－受益评估，为制定科学膳食指导提供依据。

强化碘营养监测与碘缺乏病防治。持续开展人群尿碘、水碘、盐碘监测以及重点食物中的碘调查，逐步扩大覆盖地区和人群，建立中国居民碘营养状况数据库。研究制定人群碘营养状况科学评价技术与指标。制定差异化碘干预措施，实施精准补碘。

（四）发展食物营养健康产业

加大力度推进营养型优质食用农产品生产。编制食用农产品营养品质提升指导意见，提升优质农产品的营养水平，将“三品一标”（无公害农产品、绿色食品、有机农产品和农产品地理标志）在同类农产品中总体占比提高至80%以上。创立营养型农产品推广体系，促进优质食用农产品的营养升级扩版，推动广大贫困地区安全、营养的农产品走出去。研究与建设持续滚动的全国农产品营养品质数据库及食物营养供需平衡决策支持系统。

规范指导满足不同需求的食物营养健康产业发展。开发利用我国丰富的特色农产品资源，针对不同人群的健康需求，着力发展保健食品、营养强化食品、双蛋白食物等新型营养健康食品。加强产业指导，规范市场秩序，科学引导消费，促进生产、消费、营养、健康协调发展。

开展健康烹饪模式与营养均衡配餐的示范推广。加强对传统烹饪方式的营养化改造，研发健康烹饪模式。结合人群营养需求与区域食物资源特点，开展系统的营养均衡配餐研究。创建国家食物营养教育示范基地，开展示范健康食堂和健康餐厅建设，推广健康烹饪模式与营养均衡配餐。

强化营养主食、双蛋白工程等重大项目实施力度。继续推进马铃薯主食产品研发与消费引导，以传统大众型、地域特色型、休闲及功能型产品为重点，开展营养主食的示范引导。以优质动物、植物蛋白为主要营养基料，加大力度创新基础研究与加工技术工艺，开展双蛋白工程重点产品的转化推广。

加快食品加工营养化转型。优先研究加工食品中油、盐、糖用量及其与健康的相关性，适时出台加工食品中油、盐、糖的控制措施。提出食品加工工艺营养化改造路径，集成降低营养损耗和避免有毒有害物质产生的技术体系。研究不同贮运条件对食物营养物质等的影响，控制食物贮运过程中的营养损失。

（五）大力发展传统食养服务

加强传统食养指导。发挥中医药特色优势，制定符合我国现状的居民食养指南，引导养成符合我国不同地区饮食特点的食养习惯。通过多种形式促进传统食养知识传播，推动传统食养与现代营养学、体育健身等有效融合。开展针对老年人、儿童、孕产妇及慢性病人群的食养指导，提升居民食养素养。实施中医药治未病健康工程，进一步完善适合国民健康需求的食养制度体系。

开展传统养生食材监测评价。建立传统养生食材监测和评价制度，开展食材中功效成分、污染物的监测及安全性评价，进一步完善我国既是食品又是中药材的物品名单。深入调研，筛选一批具有一定使用历史和实证依据的传统食材和配伍，对其养生作用进行实证研究。建设养生食材数据库和信息化共享平台。

推进传统食养产品的研发以及产业升级换代。将现代食品加工工业与传统食养产品、配方等相结合，推动产品、配方标准化，推进产业规模化，形成一批社会价值和经济价值较大的食养产品。建立覆盖全国养生食材主要产区的资源监测网络，掌握资源动态变化，为研发、生产、消费提供及时的信息服务。

（六）加强营养健康基础数据共享利用

大力推动营养健康数据互通共享。依托现有信息平台，加强营养与健康信息化建设，完善食物成分与人群健康监测信息系统。构建信息共享与交换机制，推动互联互通与数据共享。协同共享环境、农业、食品药品、医疗、教育、体育等信息数据资源，建设跨行业集成、跨地域共享、跨业务应用的基础数据平台。建立营养健康数据标准体系和电子认证服务体系，切实提高信息安全能力。积极推动“互联网＋营养健康”服务和促进大数据应用试点示范，带动以营养健康为导向的信息技术产业发展。

全面深化数据分析和智能应用。建立营养健康数据资源目录体系，制定分级授权、分类应用、安全审查的管理规范，促进数据资源的开放共享，强化数据资源在多领域的创新应用。推动多领域数据综合分析与挖掘，开展数据分析应用场景研究，构建关联分析、趋势预测、科学预警、决策支持模型，推动整合型大数据驱动的服务体系，支持业务集成、跨部门协同、社会服务和科学决策，实现政府精准管理和高效服务。

大力开展信息惠民服务。发展汇聚营养、运动和健康信息的可穿戴设备、移动终端（App），推动“互联网+”、大数据前沿技术与营养健康融合发展，开发个性化、差异化的营养健康电子化产品，如营养计算器，膳食营养、运动健康指导移动应用等，提供方便可及的健康信息技术产品和服务。

（七）普及营养健康知识

提升营养健康科普信息供给和传播能力。围绕国民营养、食品安全科普宣教需求，结合地方食物资源和饮食习惯，结合传统食养理念，编写适合于不同地区、不同人群的居民膳食指南等营养、食品安全科普宣传资料，使科普工作更好落地。创新科普信息的表达形式，拓展传播渠道，建立免费共享的国家营养、食品安全科普平台。采用多种传播方式和渠道，定向、精准地将科普信息传播到目标人群。加强营养、食品安全科普队伍建设。发挥媒体的积极作用，坚决反对伪科学，依法打击和处置各种形式的谣言，及时发现和纠正错误营养宣传，避免营养信息误导。

推动营养健康科普宣教活动常态化。以全民营养周、全国食品安全宣传周、“5·20”全国学生营养日、“5·15”全国碘缺乏病防治日等为契机，大力开展科普宣教活动，带动宣教活动常态化。推动将国民营养、食品安全知识知晓率纳入健康城市和健康村镇考核指标。建立营养、食品安全科普示范工作场所，如营养、食品安全科普小屋等。定期开展科普宣传的效果评价，及时指导调整宣传内容和方式，增强宣传工作的针对性和有效性。开展舆情监测，回应社会关注，合理引导舆论，为公众解疑释惑。

三、开展重大行动

（一）生命早期 1 000 天营养健康行动

开展孕前和孕产期营养评价与膳食指导。推进县级以上妇幼保健机构对孕妇进行营养指导，将营养评价和膳食指导纳入我国孕前和孕期检查。开展孕产妇的营养筛查和干预，降低低出生体重儿和巨大儿出生率。建立生命早期 1 000 天营养咨询平台。

实施妇幼人群营养干预计划。继续推进农村妇女补充叶酸预防神经管畸形项目，积极引导围孕期妇女加强含叶酸、铁在内的多种微量营养素补充，降低孕妇贫血率，预防儿童营养缺乏。在合理膳食基础上，推动开展孕妇营养包干预项目。

提高母乳喂养率，培养科学喂养行为。进一步完善母乳喂养保障制度，改善母乳喂养环境，在公共场所和机关、企事业单位建立母婴室。研究制定婴幼儿科学喂养策略，宣传引导合理辅食喂养。加强对婴幼儿腹泻、营养不良病例的监测预警，研究制定并实施婴幼儿食源性疾病（腹泻等）的防控策略。

提高婴幼儿食品质量与安全水平，推动产业健康发展。加强婴幼儿配方食品及辅助食品营养成分和重点污染物监测，及时修订完善婴幼儿配方食品及辅助食品标准。提高研发能力，持续提升婴幼儿配方食品和辅助食品质量。

（二）学生营养改善行动

指导学生营养就餐。鼓励地方因地制宜制定满足不同年龄段在校学生营养需求的食谱指南，引导学生科学营养就餐。制定并实施集体供餐单位营养操作规范。

学生超重、肥胖干预。开展针对学生的"运动+营养"的体重管理和干预策略，对学生开展均衡膳食和营养宣教，增强学生体育锻炼。加强对校园及周边食物售卖的管理。加强对学生超重、肥胖情况的监测与评价，分析家庭、学校和社会等影响因素，提出有针对性的综合干预措施。

开展学生营养健康教育。推动中小学加强营养健康教育。结合不同年龄段学生的特点，开展形式多样的课内外营养健康教育活动。

（三）老年人群营养改善行动

开展老年人群营养状况监测和评价。依托国家老年医学研究机构和基层医疗卫生机构，建立健全中国老年人群营养筛查与评价制度，编制营养健康状况评价指南，研制适宜的营养筛查工具。试点开展老年人群的营养状况监测、筛查与评价工作并形成区域示范，逐步覆盖全国80%以上老年人群，基本掌握我国老年人群营养健康状况。

建立满足不同老年人群需求的营养改善措施，促进"健康老龄化"。依托基层医疗卫生机构，为居家养老人群提供膳食指导和咨询。出台老年人群的营养膳食供餐规范，指导医院、社区食堂、医养结合机构、养老机构营养配餐。开发适合老年人群营养健康需求的食品产品。对低体重高龄老人进行专项营养干预，逐步提高老年人群的整体健康水平。

建立老年人群营养健康管理与照护制度。逐步将老年人群营养健康状况纳入居民健康档案，实现无缝对接与有效管理。依托现有工作基础，在家庭保健服务中纳入营养工作内容。推进多部门协作机制，实现营养工作与医养结合服务内容的有效衔接。

（四）临床营养行动

建立、完善临床营养工作制度。通过试点示范，进一步全面推进临床营养工作，加强临床营养科室建设，使临床营养师和床位比例达到1：150，增加多学科诊疗模式，组建营养支持团队，开展营养治疗，并逐步扩大试点范围。

开展住院患者营养筛查、评价、诊断和治疗。逐步开展住院患者营养筛查工作，了解患者营养状况。建立以营养筛查—评价—诊断—治疗为基础的规范化临床营养治疗路径，依据营养阶梯治疗原则对营养不良的住院患者进行营养治疗，并定期对其效果开展评价。

推动营养相关慢性病的营养防治。制定完善高血压、糖尿病、脑卒中及癌症等慢性病的临床营养干预指南。对营养相关慢性病的住院患者开展营养评价工作，实施分类指导治疗。建立从医院、社区到家庭的营养相关慢性病患者长期营养管理模式，开展营养分级治疗。

推动特殊医学用途配方食品和治疗膳食的规范化应用。进一步研究完善特殊医学用途配方食品标准，细化产品分类，促进特殊医学用途配方食品的研发和生产。建立统一的临床治疗膳食营养标准，逐步完善治疗膳食的配方。加强医护人员相关知识培训。

（五）贫困地区营养干预行动

将营养干预纳入健康扶贫工作，因地制宜开展营养和膳食指导。试点开展各类人群营养健康状况、食物消费模式、食物中主要营养成分和污染物监测。因地制宜制定膳食营养指导方案，开展区域性的精准分类指导和宣传教育。针对改善居民营养状况和减少特定污染物摄入风险，研究农业种植养殖和居民膳食结构调整的可行性，提出解决办法和具体措施，并在有条件的地区试点先行。

实施贫困地区重点人群营养干预。继续推进实施农村义务教育学生营养改善计划和贫困地区儿童营养改善项目，逐步覆盖所有国家扶贫开发工作重点县和集中连片特困地区县。鼓励贫困地区学校结合本地资源、因地制宜开展合理配餐，并改善学生在校就餐条件。持续开展贫困地区学生营养健康状况和食品安全风险监测与评估。针对贫困地区人群营养需要，制定完善营养健康政策、标准。对营养干预产品开展监测，定期评估改善效果。

加强贫困地区食源性疾病监测与防控，减少因食源性疾病导致的营养缺乏。加强贫困地区食源性疾病监测网络和报告系统建设，了解贫困地区主要食源性疾病病种、流行趋势、对当地居民营养和健康状况的影响，重点加强腹泻监测及溯源调查，掌握食品污染来源、传播途径。针对食源性疾病发生的关键点，制定防控策略。开展营养与健康融合知识宣传教育。

（六）吃动平衡行动

推广健康生活方式。积极推进全民健康生活方式行动，广泛开展以“三减三健”（减盐、减油、减糖，健康口腔、健康体重、健康骨骼）为重点的专项行动。推广应用《中国居民膳食指南》指导日常饮食，控制食盐摄入量，逐步量化用盐用油，同时减少隐性盐摄入。倡导平衡膳食的基本原则，坚持食物多样、谷类为主的膳食模式，推动国民健康饮食习惯的形成和巩固。宣传科学运动理念，培养运动健身习惯，加强个人体重管理，对成人超重、肥胖者进行饮食和运动干预。定期修订和发布居民膳食指南、成年人身体活动指南等。

提高运动人群营养支持能力和效果。建立运动人群营养网络信息服务平台，构建运动营养处方库，推进运动人群精准营养指导，降低运动损伤风险。及时修订运动营养食品相关国家标准和行业标准，提升运动营养食品技术研发能力，推动产业发展。

推进体医融合发展。调查糖尿病、肥胖、骨骼疾病等营养相关慢性病人群的营养状况和运动行为，构建以预防为主、防治结合的营养运动健康管理模式。研究建立营养相关慢性病运动干预路径。构建体医融合模式，发挥运动干预在营养相关慢性病预防和康复等方面的积极作用。

四、加强组织实施

（一）强化组织领导

地方各级政府要结合本地实际，强化组织保障，统筹协调，制定实施方案，细化工作措施，将国民营养计划实施情况纳入政府绩效考评，确保取得实效。各级卫生计生部门要会同有关部门明确职责分工，加强督查评估，将各项工作任务落到实处。

（二）保障经费投入

要加大对国民营养计划工作的投入力度，充分依托各方资金渠道，引导社会力量广泛参与、多元化投入，并加强资金监管。

（三）广泛宣传动员

要组织专业机构、行业学会、协会以及新闻媒体等开展多渠道、多形式的主题宣传活动，增强全社会对国民营养计划的普遍认知，争取各方支持，促进全民参与。

（四）加强国际合作

加强与国际组织和相关国家营养专业机构的交流，通过项目合作、教育培训、学术研讨等方式，提升我国在营养健康领域的国际影响力。

参 考 文 献

1. American dietetic association. Nutrition Diagnosis And Intervention：Astandardized Language for the Nutrition care process［M］. NY，USA：Blackwell publishing，2007.

2. JS Garrow，WPT James，A Ralph. Human Nutrition and Dietetics［M］. 10th ed. London：Churchill Livigstone，2003.

3. Brony Thomas. Manual of Dietetic Practice［M］. UK：Blackwell Publishing，2006.

4. National Restaurant Association. Mange First Nutrition Competency Guide［M］. New Jersey：Pearson Prentice Hall，2007.

5. Michael J. Gibney，Hester H，Frans J Kok［M］. Human Nutrition. UK：Blackwell Publishing，2002.

6. Vickie A. Vaclavik，Marcia H. Pimentel. Dimensions of Food［M］. 4th ed. California：An Aspen Publication，2000.

7.［英］M. D. Ranken，R. C. Kill，C. G. Baker. 食品工业手册［M］. 北京：中国轻工业出版社，2001.

8.［美］Ekhard E. Ziegler，L. J. Filer. JR 现代营养学［M］. 第七版 . 闻芝梅，陈君石，译 . 北京：人民卫生出版社，1998.

9. 杨月欣 . 食物成分表 2002［M］. 第 3 版 . 北京大学医学出版社，2005.

10. 葛可佑 . 中国营养科学全书［M］. 北京：人民卫生出版社，2004.

11. 顾景范，杜寿玢，查良锭，等 . 现代临床营养学［M］. 北京：科学出版社，2001.

12. 何志谦 . 人类营养学［M］. 第 2 版 . 北京：人民卫生出版社，2000.

13. 杨月欣 . 食物营养成分速查 . 北京：人民日报出版社，2006 .

14. 孙秀发 . 临床营养学［M］. 北京：科学出版社，2008.

15. 中国营养学会 . 中国居民膳食营养素参考摄入量（2013 版）［M］. 北京：中国轻工业出版社，2014.